国家卫生健康委员会"十四五"规划教材

全国高等学校教材

供本科护理学类专业用

药理学

第 5 版

U0208186

主 编 杨俊卿 陈 立

副主编 龚冬梅 宋丽华

编 者（以姓氏笔画为序）

马月宏（内蒙古医科大学）　　　　　　　　张 玲（锦州医科大学）

马松涛（成都医学院）　　　　　　　　　　张轩萍（山西医科大学）

王宏婷（皖南医学院）　　　　　　　　　　张跃文（河南中医药大学）

王福刚（山东第一医科大学）　　　　　　　陈 立（吉林大学护理学院）

关凤英（吉林大学基础医学院）（兼编写秘书）　陈美娟（西南医科大学）

许健炜（贵州医科大学）　　　　　　　　　郭 凤（中国医科大学）

李 莉（安徽中医药大学）　　　　　　　　郭紫芬（南华大学药学院）

李凤梅（宁夏医科大学）　　　　　　　　　黄丽萍（江西中医药大学）

杨俊卿（重庆医科大学）　　　　　　　　　龚冬梅（哈尔滨医科大学）

邱红梅（重庆医科大学）（兼编写秘书）　　　曾祥周（海南医学院）

宋丽华（长治医学院）　　　　　　　　　　温 俊（厦门医学院）

人民卫生出版社

·北 京·

图书在版编目（CIP）数据

药理学 / 杨俊卿，陈立主编 . —5 版 . —北京：
人民卫生出版社，2022.6（2023.11重印）
ISBN 978-7-117-33138-8

Ⅰ.①药… Ⅱ.①杨…②陈… Ⅲ.①药理学 Ⅳ.
①R96

中国版本图书馆 CIP 数据核字（2022）第 089505 号

人卫智网	**www.ipmph.com**	医学教育、学术、考试、健康，
		购书智慧智能综合服务平台
人卫官网	**www.pmph.com**	人卫官方资讯发布平台

药　理　学
Yaolixue
第 5 版

主　　编：杨俊卿　陈　立
出版发行：人民卫生出版社（中继线 010-59780011）
地　　址：北京市朝阳区潘家园南里 19 号
邮　　编：100021
E - mail：pmph @ pmph.com
购书热线：010-59787592　010-59787584　010-65264830
印　　刷：三河市宏达印刷有限公司
经　　销：新华书店
开　　本：850×1168　1/16　印张：28　插页：1
字　　数：828 千字
版　　次：2002 年 9 月第 1 版　　2022 年 6 月第 5 版
印　　次：2023 年 11 月第 3 次印刷
标准书号：ISBN 978-7-117-33138-8
定　　价：89.00 元
打击盗版举报电话：**010-59787491**　**E-mail：WQ @ pmph.com**
质量问题联系电话：**010-59787234**　**E-mail：zhiliang @ pmph.com**
数字融合服务电话：**4001118166**　　**E-mail：zengzhi @ pmph.com**

第七轮修订说明

2020年9月国务院办公厅印发《关于加快医学教育创新发展的指导意见》(国办发〔2020〕34号),提出以新理念谋划医学发展、以新定位推进医学教育发展、以新内涵强化医学生培养、以新医科统领医学教育创新,并明确提出"加强护理专业人才培养,构建理论、实践教学与临床护理实际有效衔接的课程体系,加快建设高水平'双师型'护理教师队伍,提升学生的评判性思维和临床实践能力。"为更好地适应新时期医学教育改革发展要求,培养能够满足人民健康需求的高素质护理人才,在"十四五"期间做好护理学类专业教材的顶层设计和规划出版工作,人民卫生出版社成立了第五届全国高等学校护理学类专业教材评审委员会。人民卫生出版社在国家卫生健康委员会、教育部等的领导下,在教育部高等学校护理学类专业教学指导委员会的指导和参与下,在第六轮规划教材建设的基础上,经过深入调研和充分论证,全面启动第七轮规划教材的修订工作,并明确了在对原有教材品种优化的基础上,新增《护理临床综合思维训练》《护理信息学》《护理学专业创新创业与就业指导》等教材,在新医科背景下,更好地服务于护理教育事业和护理专业人才培养。

根据教育部《关于加快建设高水平本科教育 全面提高人才培养能力的意见》等文件要求以及人民卫生出版社对本轮教材的规划,第五届全国高等学校护理学类专业教材评审委员会确定本轮教材修订的指导思想为:立足立德树人,渗透课程思政理念;紧扣培养目标,建设护理"干细胞"教材;突出新时代护理教育理念,服务护理人才培养;深化融合理念,打造新时代融合教材。

本轮教材的编写原则如下:

1. 坚持"三基五性" 教材编写坚持"三基五性"的原则。"三基":基本知识、基本理论、基本技能;"五性":思想性、科学性、先进性、启发性、适用性。

2. 体现专业特色 护理学类专业特色体现在专业思想、专业知识、专业工作方法和技能上。教材编写体现对"人"的整体护理观,体现"以病人为中心"的优质护理指导思想,并在教材中加强对学生人文素质的培养,引领学生将预防疾病、解除病痛和维护群众健康作为自己的职业责任。

3. 把握传承与创新 修订教材在对原有教材的体系、编写体裁及优点进行继承的同时,结合上一轮教材调研的反馈意见,进一步修订和完善,并紧随学科发展,及时更新已有定论的新知识及实践发展成果,使教材更加贴近实际教学需求。同时,对于新增教材,能体现教育教学改革的先进理念,满足新时代护理人才培养在知识结构更新和综合能力提升等方面的需求。

4. 强调整体优化 教材的编写在保证单本教材的系统和全面的同时,更强调全套教材的体系性和整体性。各教材之间有序衔接、有机联系,注重多学科内容的融合,避免遗漏和不必要的重复。

5. 结合理论与实践　针对护理学科实践性强的特点,教材在强调理论知识的同时注重对实践应用的思考,通过引入案例与问题的编写形式,强化理论知识与护理实践的联系,利于培养学生应用知识、分析问题、解决问题的综合能力。

6. 推进融合创新　全套教材均为融合教材,通过扫描二维码形式,获取丰富的数字内容,增强教材的纸数融合性,增强线上与线下学习的联动性,增强教材育人育才的效果,打造具有新时代特色的本科护理学类专业融合教材。

全套教材共 59 种,均为国家卫生健康委员会"十四五"规划教材。

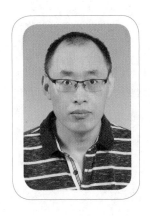

杨俊卿，二级教授，博士研究生导师，重庆医科大学药理学系主任，临床药学国家级一流本科专业负责人，为药理学重庆市学术技术带头人、重庆市高校优秀中青年骨干教师、重庆市"322"重点人才工程第二层次入选专家；兼任2018—2022教育部高等学校药学类专业教学指导委员会委员、重庆市药理学会理事长。

长期从事药理学教学和科研，研究方向为神经精神药理学，负责承担完成国家自然科学基金、省部级科研项目11项，参研国家新药创制重大专项/传染病防治重大专项等4项；已发表SCI论文50余篇，曾获2002年中国药理学会青年药理学工作者奖、2008年重庆市科技进步奖二等奖；专利授权1项，主编专著1本，主编、副主编、参编人民卫生出版社等教材10余部。

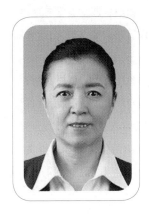

陈立，教授，吉林大学护理学院院长，吉林大学领军人才，基础医学院药理学系学科带头人；兼任中国药理学会常务理事、吉林省药理学会理事长、教育部高等学校教学指导委员会委员等职务；曾获宝钢优秀教师、吉林省有突出贡献的中青年专家技术人才等荣誉称号。

从事教学科研工作20余年，主编、副主编及参编药理学教材20余部，主要从事老年慢性病发病机制、新药研发、护理干预新模式等研究；主持国家级自然科学基金项目、省级重大科技计划项目20余项，在 Science Advance 和 Biomaterial 等权威杂志发表论文150余篇，他引1 800余次；获吉林省自然科学技术奖二等奖2项，国家授权发明专利3项。

副主编简介

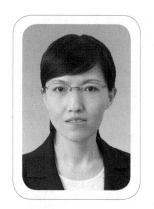

龚冬梅，博士，教授，任职于哈尔滨医科大学药学院；一直从事心血管药物作用及机制研究，工作在药理学理论及实验课教学一线。

发表国内外核心期刊文章 40 余篇；承担及完成国家及黑龙江省自然科学基金等课题 7 项；获得黑龙江省政府科技进步奖二等奖等奖项 5 项、曾获中国药理学会 Servier 青年药理学工作者奖；主持及参与省级教学改革课题 2 项，参编人民卫生出版社出版专著 5 部、《药理学》规划教材 4 部、教辅用书 4 部等。

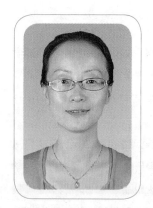

宋丽华，教授，硕士研究生导师，现任长治医学院药学系主任；"药理学"山西省优秀教学团队及山西省精品资源共享课程主要成员、山西省药学会常务理事、山西中医药科技创新联盟常务理事、山西省药理学会理事兼副秘书长、山西省药学会药事管理专委会委员。

从事药理学教学 27 年，研究方向主要为心血管药物及抗骨质疏松药物；主编、副主编或参编教材 20 余部，发表论文 30 余篇，发明专利 2 项；曾获山西省教科文卫体系统知识女性创新成果奖、山西省"1331 工程"立德树人建设计划高校教书育人"好老师"、山西省教学成果一等奖、第十九届山西省优秀学术论文二等奖。

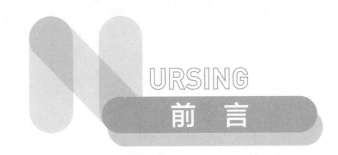

在全面实施健康中国战略背景下,为更好地适应新时期医学教育改革发展要求,培养能够满足人民健康需求的高素质护理人才,在全国20所高等院校药理学专家的共同努力下,我们对全国高等学校本科护理学类专业教材《药理学》(第4版)进行了修订。

修订工作注重传承与创新,体现时代特色。新修订教材主要特点如下:①将"立德树人"放在突出地位,强调体现作为教材的"三基"(基本理论、基本知识、基本技能)、"五性"(思想性、科学性、先进性、启发性、适用性)原则。②强调药理学学科的完整性,并注意与其他学科的交叉融合,用临床用药护理案例引入各章节,导入知识点;案例内容及思考强调护理学类专业的相关性,激发学习兴趣,启发独立思考,培养问题分析能力。③在结构与内容上,学习目标在知识目标的基础上增加了能力目标和素质目标;知识拓展栏目强调药物相关性特征;为了更好地学习和掌握药物药理作用及临床用途、不良反应,教材强调简明、科学而准确地阐述药物作用机制及主要药动学特征;在保持经典内容的基础上,强调体现药物及药理学学科的前沿进展。④强调纸质教材与数字教学资源的深度融合。⑤注重课程思政的有机融入。

本教材适合于高等医药院校护理学类本科专业的学生使用。须注意,在临床工作中各药物的具体使用方法宜按最新版《中华人民共和国药典》的规定和相关药品说明书等要求来使用。

教材得到各位编者及所在单位大力支持,在此表示衷心感谢。同时,第5版教材是在第4版基础上的修订,在此一并向前4版教材的所有编者的贡献表示衷心的感谢。

由于编者学术水平、时间仓促等因素的限制,本教材疏漏之处在所难免,敬请读者见谅,并真诚希望提出宝贵意见,以期再版时能予以更正。

杨俊卿　陈　立

2022年4月

NURSING

目 录

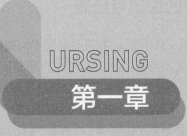

第一章

绪 言

01章 数字内容

学习目标

知识目标:

1. 掌握药物、毒物、药理学、药物效应动力学、药物代谢动力学的定义。

2. 熟悉新药的定义、新药研发的过程。

3. 了解药物与药理学发展历史,以及药物制剂与处方的基本知识。

能力目标:

1. 通过学习能应用章节知识做好患者用药护理沟通及健康人群用药咨询。

2. 将相关知识应用于参与实施完成新药临床研究。

素质目标:

1. 通过学习初步建立药物作用的矛盾二重性观念,强化自然科学中的哲学思想。

2. 坚持以患者为中心合理用药护理思维。

3. 建立创新价值观、药物专利保护理念。

第一节 药理学的性质与任务

药物(drug)指用以预防、诊断及治疗疾病的物质。从广义上讲,凡是能够影响或体现机体器官系统生理生化功能和/或细胞代谢活动的所有物质都属于药物,也包括计划生育用药。毒物(poison)指安全范围很小,在很小的剂量即对机体产生明显毒性的化学物质。药物与毒物没有本质的区别,药物在一定条件下可成为毒物,而毒物在某些特定的条件下可能成为有治疗作用的药物。

药理学(pharmacology)是一门研究药物与机体(包括病原体)相互作用及其作用规律的学科。药理学主要有两个组成部分,一个是研究药物对机体的作用及作用机制,称为药物效应动力学(pharmacodynamics),简称药效学;另一个是研究药物在体内的过程,即机体对药物处理的规律,称为药物代谢动力学(pharmacokinetics),简称药动学。药理学是一门以生理学、生物化学、病理学、病原生物学等为基础,为指导临床合理用药提供理论基础的桥梁学科。

药理学的学科任务是阐明药物对机体的作用及作用机制、研究机体对药物作用的规律性、为临床合理用药提供依据,同时为开发新药、发现药物新用途、探索细胞生理生化及病理过程提供实验资料。现代科学技术是不断推动药理学发展的基础。药理学是一门实验型的学科,以科学实验为手段,将理论与实践相结合,在严格控制的条件下,根据不同的要求,分别在整体、系统、器官、组织、细胞和分子水平,研究和观察药物与机体的相互作用和作用规律,研究药物的有效性和安全性。药理学的实验方法分为实验药理学方法、实验治疗学方法和临床药理学方法等。常用的药理学实验技术包括整体与离体功能检测法、行为学实验方法、形态学方法、生物鉴定法、电生理学方法、生物化学与分子生物学方法、免疫学方法以及化学分析法等。

护用药理学(pharmacology in nursing)属药理学的一个分支学科,以临床整体护理(holistic nursing care)为基础,遵循护理程序(nursing process)的主线,在研究药理学基本理论的同时,研究临床医疗护理中患者药物与患者之间相互作用规律。学习药理学的主要目的是要掌握药物作用机制、药理作用及如何充分发挥其临床疗效,理论联系实际,了解药物在发挥疗效过程中的因果关系。作为临床护理工作者,必须要掌握药理学的基本知识和基本理论,尤其是药物的主要作用、临床应用、不良反应和药物相互作用的基本规律,为预防、诊断、治疗疾病和临床护理工作奠定良好的基础,保证患者安全、合理和有效地使用药物。

第二节 药物与药理学的发展史

药物是人类在劳动生产中与疾病作斗争中萌芽的,与物质生活联系在一起,是凭着人类的本能从自然界选择必需的物质医治各种疾病过程中产生的。这些实践经验有不少流传至今,如饮酒止痛、大黄导泻、楝实祛虫、柳皮退热等,民间医药实践经验的累积常常流传集成本草。我国中医药对世界医药作出了重大贡献。我国现存最早的中药著作是《神农本草经》,最早的药典是《新修本草》。《本草纲目》由明代李时珍所撰,共52卷,收载药物1 892种,共有插图1 160幅,附方11 000余首,在国际上有多种文字译本流传。

药理学的发展与现代科学技术的发展密切相关。19世纪初,有机化学、植物化学和实验生理学及病理学飞速发展,使药物研究进入了新时代。如1806年,吗啡(morphine)从阿片中被提取到;1823年,奎宁(quinine)从金鸡纳树皮中被提取到,1833年,阿托品(atropine)从颠茄中被提取到等。1878年英国生理学家J.N.Langley(1852—1925)提出药物作用的受体(receptor)概念,为现代药物受体学说奠定了基础。同时实验药理学发展起来,被系统地用于药物筛选,使新药筛选和研发工作更加高效。20世纪上半叶是新药快速发展时期,尤其是20世纪30年代至50年代被研制的一些药物,如抗生素、抗癌药、抗精神病药、抗高血压药、抗组胺药、维生素等。随着分子生物学技术包括单克隆技术、基因重组技术等的发展,现代药理学分化出了许多新的分支,使药理学从原来的系统药理学、器官药理学发展为生化药理学、免疫药理学、遗传药理学、分子药理学、临床药理学等。药理学研究已经从系统器官水平达到了受体、受体亚基、分子和基因水平。可以预见随着现代先进科学技术的不断发展,在新药的研制、老药新用途的开发、发掘中医药学遗产等方面,以及预防、诊断和治疗疾病等,药理学将进一步为人类的健康作出更大的贡献。

第三节 药物制剂和处方的基本知识

一、药物制剂的基本知识

药物制剂是按照药物生产的各种法律法规,将药物按照临床医疗的需要,经过加工而形成的各种剂型。常用的剂型很多,这里仅作简要介绍。

(一)常用的剂型

1. **芳香水剂** 一般指挥发油或其他挥发性芳香药物的饱和或近饱和澄明水溶液,主要用作制剂的溶剂和矫味剂。个别芳香水剂使用水和乙醇的混合液作溶剂。

2. **溶液剂** 一般为非挥发性药物或少数挥发性药物的澄明溶液,多以水为溶剂,也有以乙醇、植物油或其他液体为溶剂者。溶液剂供内服和外用。

3. **合剂** 指由两种或两种以上可溶性或不溶性药物制成的液体制剂,一般以水作溶剂,供内服用,可分为溶液型合剂、混悬型合剂、胶体型合剂和乳剂型合剂等。

4. **糖浆剂** 指含有药物或芳香物质的浓糖水溶液。含糖量应不低于65%(g/ml),可分为单糖浆(85%)、药用糖浆和芳香糖浆。

5. **胶浆剂** 系水溶性高分子物质在水中分散而成的制剂。分散相粒子半径1~100μm。用于制备胶浆剂的高分子物质有明胶、阿拉伯胶、西黄蓍胶、白及胶淀粉、琼脂、聚乙烯醇、甲基纤维素、羧甲基纤维素钠等。

6. **酊剂** 指用不同浓度的乙醇浸制药材或溶解化学药物而成的澄清液体,亦可用流浸膏稀释制备。

7. **醑剂** 指挥发性药物的乙醇溶液,凡用于制备芳香水剂的药物一般都可以制成醑剂外用或内服。

8. **擦剂** 一般指含油、醇等为溶剂的外用液体制剂,按分散系统可分为溶液型、乳浊液型及混悬液型。不宜用于伤口或黏膜。

9. **洗剂** 一般指含水、醇等为溶剂的外用液体制剂;按分散系统可分为溶液型、乳浊液型及混悬液型;专用于清洗皮肤患处。

10. **涂剂** 指外用澄清液体制剂,一般以醇和/或其他有机溶剂作赋形剂;仅用于局部患处,应勿沾染正常皮肤或黏膜。

11. **栓剂** 指药物与适宜基质制成供腔道给药的固体制剂。如肛门栓和阴道栓等。

12. **乳剂** 属两种互不相溶的液体所组成的非均相的分散体系,由某一种液体以微球状(分散相)混悬于另一种液体(分散剂)中而制成的液体制剂。根据乳化剂的性质和两相的体积比可得两类不同性质的乳剂,即油/水乳(O/W型)和水/油乳(W/O型),可内服或外用。

13. **软膏剂** 指药物与适宜基质制成有适当稠度的膏状外用制剂。用乳剂型基质制成的软膏剂称为乳膏剂。

14. **糊剂** 含有大量粉末的半固体外用制剂。有较高的硬度、较低的油腻性和较强的吸收水分能力,适用于分泌液较多的病变部位,具有一定的保护和干燥作用。

15. **火棉胶剂** 是将火棉(硝化纤维素)溶于醇、醚混合液或再添加药物而制得的一类外用液体制剂。涂于皮肤表面可形成一层薄膜,起保护和治疗作用。

16. 滴耳剂　指滴入耳道内的液体药物制剂,一般以水、乙醇、甘油、丙二醇和聚乙二醇等为溶剂,对耳道起清洁、消炎和收敛等作用。

17. 滴鼻剂　用于鼻腔内的药物(液剂),有滴剂、喷雾剂、注入剂及洗净剂等。一般配成等渗或略为高渗,pH 为 4.5~6.5。

18. 滴眼剂　指药物制成供滴眼用的澄明溶液或混悬液,用以防治或诊断眼部疾病。

19. 眼膏剂　指药物与适宜的基质制成的无菌软膏。用于结膜囊或眼缘。作用较滴眼剂缓和持久。

20. 散剂　一种或数种药物均匀混合而制成的干燥粉末状制剂。供内服或外用。

21. 注射剂　用药物制成的、供注入体内(包括血管、肌肉和皮下)的无菌溶液(包括乳浊液和混悬液),以及供临用前配成溶液或混悬液的无菌粉末或浓缩液。

22. 透析液　一类含有多种离子和非离子物质的溶液,具有一定的渗透压,供直肠、腹腔或体外透析用。作用:①排除体内代谢废物(如尿素)。②排除体内毒物或过量的药物。③调节体液的水电解质平衡等,常用于肾衰竭或中毒患者。

23. 口腔用制剂　指口腔科医生在治疗或手术时为了在牙体、牙周或黏膜等特定部位,达到预期的治疗效果而使用的一些制剂。

24. 片剂　是药物与辅料按一定工艺均匀混合后压制而成的圆片状或异形片状的制剂。中药片剂分为药材原粉片和浸膏(半浸膏)片等。片剂以口服普通片为主,也有含片、舌下片、口腔贴片、咀嚼片、分散片、泡腾片、阴道片、速释或缓释或控释片与肠溶片等。

25. 丸剂　指药材细粉或药材提取物加适宜的黏合剂或辅料制成的球形或类球形制剂。有蜜丸、水蜜丸、水丸、糊丸、浓缩丸及微丸等。

26. 煎剂　又称汤剂,是中草药加水煎煮,滤去药渣的液体制剂。

27. 流浸膏剂　指药材用适宜的溶剂浸出有效成分,蒸去部分溶剂,调整浓度至规定标准而制成的制剂。除另有规定外,流浸膏剂每 1ml 相当于原药材 1g。

28. 浸膏剂　指药材用适宜的溶剂浸出(或煎出)有效成分,经浓缩后,调整浓度至规定标准而制成的粉状或膏状制剂。除另有规定外,浸膏剂每 1g 相当于原药材 2~5g。

29. 冲剂　指以药材提取物与适宜的辅料或药材细粉制成的颗粒状和块状制剂,分为可溶性或混悬性冲剂。

30. 甘油剂　指药物的甘油溶液,为胶状溶液或混悬液。具有黏稠性、防腐性和吸湿性,常用于口腔、鼻腔、耳腔与咽喉等处。

31. 海绵剂　指亲水性胶体溶液经发泡、硬化、冰冻、干燥、灭菌或其他方法制成的海绵状固体制剂。

(二) 新型制剂

近年来,随着科学技术的发展,药剂学发展非常迅速,研究开发了许多新剂型并开始用于临床,包括:

1. 微型胶囊　简称微囊,是利用高分子物质或共聚物(简称囊材)包裹于固体或液体药物(简称芯料)的表面,使成半透明、封闭的微型胶囊,外观呈粒状或圆球形,一般直径 5~400μm。

2. 毫微型胶囊　也是一种药物运载系统,其结构类似微型胶囊,而分散度比微型胶囊更微型化,是一种带乳光的分散体系,形似胶态离子的分子缔合物。毫微型胶囊是利用天然高分子化合物及纤维素类等制成的包裹药物的微粒,直径为 10~100nm。

3. 脂质体　也称类脂小球,是一种类似微型胶囊的新制剂。脂质体是磷脂质与水接触后,由于极性基与疏水烃基的作用,排列成封闭式的多双分子层球形结构,在各层之间有水相,水溶性药物可被包裹在水相中,而脂溶性药物可包裹在双分子层中。

4. 复合型乳剂 属于不稳定的分散系统,将水包油(W/O)或油包水(O/W)的初乳进一步分散在油相(O/W/O)或水相(W/O/W)中经过二次乳化所成的一种复合型乳剂,或成为更复杂的复合型乳剂,如 O/W/O/W 型或 W/O/W/O 型。若将药物溶解或混悬在较高浓度的明胶溶液(10%~20%)中,则胶凝后成固体状的"明胶水相",亦称凝聚微球(以符号 S 代之)。第一步将熔化的明胶溶液分散在油相中形成 S/O 型乳,亦称为微球乳;再进一步分散在水相中则成 S/O/W 型复合乳剂。

5. 磁性药物制剂 是将药物与铁磁性物质共同包裹于高分子聚合物载体中。用于体内后,利用体外磁场的效应引导药物在体内定向移动和定位集中,主要用作抗癌药物载体。这类制剂比较多,包括:①磁性微球。②磁性缓释片剂和磁性缓释胶囊剂。③外用磁疗剂。④其他磁性制剂,如磁性造影剂、放射性磁性治疗剂等都还在进行研究。

6. 固体分散物 又称固体分散剂(共沉化合物),是将难溶性药物,通过共融溶解或喷雾包埋等方法,使药物以分子、胶体或超细粒子状态分散于生理惰性而易溶于水的载体中,进入胃肠道后,水溶性载体迅速溶解,药物从载体中迅速而完全释放出远比微粉化粒子更小的粒子,从而产生高效、速效的作用;同时还具有药物稳定、遮蔽苦味及提高生物利用度的优点。

7. 透皮治疗系统(TTS) 又称透皮治疗贮库制剂,是经皮肤给药吸收入血发挥全身治疗作用的一类控释膜制剂。随着医用高分子化合物材料的不断开拓,控释给药系统迅速发展的同时,透皮治疗系统受到医药界的瞩目,发展很快。目前已研究成功或商品化的 TTS 已有十多种。

8. 膜剂 系指药物与适宜的成膜材料经加工制成的膜状制剂。膜剂早在《中华人民共和国药典》(简称为《中国药典》)1990 年版已有收藏。膜剂可适用于口服、舌下、眼结膜囊、口腔、阴道、体内植入、皮肤和黏膜创伤、烧伤或炎症表面等各种途径和方法给药,以发挥局部或全身作用。

9. 气雾剂 系指将药物与适宜的抛射剂装于具有特制阀门系统的耐压密闭容器中制成的澄明液体、混悬液或乳浊液,使用时借抛射剂的压力将内容物呈雾粒喷出的制剂。

二、处方的基本知识

根据《处方管理办法》第二条规定:处方(medical prescription)指由注册的执业医师和执业助理医师(以下简称医师)在诊疗活动中为患者开具的、由取得药学专业技术职务任职资格的药学专业技术人员(以下简称药师)审核、调配、核对,并作为患者用药凭证的医疗文书。处方包括医疗机构病区用药医嘱单。

处方是医师对患者用药的书面文件,是药剂人员调配药品的依据,具有法律、技术和经济责任。

2007 年 5 月 1 日,卫生部和国家中医药管理局公布的《处方管理办法》正式实施,医院医师在使用处方时必须符合管理办法的要求。

处方共有四部分。①处方前记:包括医院(或预防、保健)机构名称、处方编号、患者姓名、性别、年龄、门诊或住院病历号、科别或病室和床位、临床诊断、开具日期等,并可添列专科要求的项目。麻醉药品和第一类精神药品处方还应当包括患者身份证明编号,代办人姓名、身份证明编号。②处方头:处方以 "R." 或 "Rp." 标示,意为取下列药品。③处方正文:是处方的主要部分,包括药品的名称、剂型、规格、数量、用法等。④处方后记:包括医师、药剂人员、计价员签名以示负责,签名必须签全名。处方原则上不得涂改,如有涂改,处方人必须在涂改处签字以示负责。处方常用缩写。

医师在开具处方时,必须用规范的中文或英文名称书写,书写药品名称、剂量、规格、用法。用量要准确规范,药品剂量与数量一律用阿拉伯数字书写,而且西药、中成药、中药饮片处方要分别开具,其中西药和中成药处方每张一般不得超过 5 种药品。

1. 处方的药量 《处方管理办法》规定医师一般不得开出超过 7 日的用量;急诊处方一般不得超过 3 日用量;特殊情况,处方用量可适当延长,但医师必须注明理由。而且处方仅在开具当日有效,需延长有效期的由开具处方的医师注明有效期限,但最长不得超过 3 日。

2. 药品剂量与数量用阿拉伯数字书写 剂量应当使用法定剂量单位:重量以克(g)、毫克(mg)、微克(μg)、纳克(ng)为单位;容量以升(L)、毫升(ml)为单位;国际单位(IU)、单位(U);中药饮片以克(g)为单位。

片剂、丸剂、胶囊剂、颗粒剂分别以片、丸、粒、袋为单位;溶液剂以支、瓶为单位;软膏及乳膏剂以支、盒为单位;注射剂以克、毫克为单位,应当注明含量;中药饮片以剂为单位。

3. **常用处方用语**　Rp.:取或授予;S.i.g/S.:用法。

4. **剂型**　Tab.:片剂;Inj.:注射剂;Sol.:溶液;Emp.:贴膏剂;Cap.:胶囊;Ung.:软膏;Syr.:糖浆;Ap.:水剂;Mist.:合剂;Tr.:酊剂;Lot.:洗剂、擦剂。

5. **药品数量**　g 或(不写):克;ml 或 c.c.:毫升;mg:毫克;μg:微克;U:单位;#:片。

6. **服药次数**　q.d.:每日 1 次;b.i.d:每日 2 次;t.i.d:每日 3 次;q.2h.:每 2 小时 1 次;q.8h.:每 8 小时 1 次;q.i.d.:一日 4 次;q.o.d.:隔日 1 次;p.r.n. 或 s.o.s.:必要时服;q.w.:1 周 1 次;st.:立即使用。

7. **给药途径**　s.c.:皮下注射;i.v.:静脉注射;i.m.:肌内注射;p.o.:口服;i.v.gtt.:静脉滴注。

8. **协定处方**　部分医院根据本地区特点,针对一些常见病多发病,集思广益,总结经验,制定出一些行之有效、疗效较好的处方,供某医院或某地区医务人员共同遵照使用,称之为协定处方。

第四节　新药研究与开发

我国药品注册管理法规定,新药指"未曾在中国境内外上市销售的药品"。而对于已上市的药品改变剂型、改变给药途径、增加新的适应证,均不属于新药,但是其药品注册可按照新药申请的程序进行申报。药理学的发展为新药研究开发提供了理论基础和技术条件,尤其是临床医疗的需求和市场竞争极大地促进了新药研发快速发展。新药研究开发的原则是安全有效、质量可控。在新药的研究开发中,药物的安全性和有效性评价是药理学所要做的工作,而质量可控则是药学学科要完成的任务。新药研究开发是非常严格、复杂而艰辛的过程,各种药物的研究虽然要求不尽相同,但药理毒理学研究、安全性评价是必不可少的内容。临床有效的药物都具有相应的药理效应,但具有肯定药理效应的药物却不一定能用于临床治疗疾病。因此新药研究开发必须有一个逐步筛选与淘汰的过程。为了确保药物对患者的有效性和安全性,新药研究开发不仅需要可靠的科学实验结果,还必须遵守各国政府制定的有关新药研究开发和生产上市的法规。

新药研究过程大致可分三步,即临床前研究、临床研究和上市后药物再评价。药物临床前研究,包括涉及药学的药物的合成工艺、提取方法、理化性质及纯度、剂型选择、处方筛选、制备工艺、检验方法、质量指标、稳定性,以及药理学的药效学、毒理学评价和药代动力学研究等。中药制剂还包括原药材的来源、加工及炮制等;生物制品还包括菌毒种、细胞株、生物组织等起始材料的质量标准、保存条件、遗传稳定性及免疫学的研究等。药物的临床研究包括临床试验和生物等效性试验。按照新药研究的法律法规,临床试验分为 I、II、III、IV 期。申请新药注册一般应完成 I、II、III 期临床试验,有些情况下可仅进行 II 期和 III 期或者 III 期临床试验。I 期临床试验一般以 20~30 例健康志愿者为研究对象,进行初步的临床药理学及人体安全性评价试验,即观察人体对于新药的耐受程度和药物的药代动力学,为制定给药方案提供依据。II 期临床试验以不少于 100 例的适应证患者为研究对象,其目的是初步评价药物的有效性和安全性,也包括为 III 期临床试验研究设计和给药剂量方案的确定提供依据,此阶段的研究设计可以根据具体的研究目的,采用多种形式,包括随机双盲对照临床试验。III 期临床试验的病例数不少于 300 例,进行多中心、随机双盲对照研究,为治疗作用确证阶段,其目的是进一步验证药物的有效性和安全性,评价利益与风险关系,最终为药物注册申请获得批准提供充分的依据。IV 期临床试验又称为售后调研(postmarketing surveillance),指新药上市后进行的社会性考查与评价,多为新药上市后由申请人自主进行的应用研究阶段,其目的是考察在广泛使用条件下的药物的疗效和不良反应、评价在普通或者特殊人群中使用的利益与风险关系、改进给药剂量、发现药物新用途等。新药的监测期自批准该新药生产之日起计算,不超过 5 年。对于不同新药,根据其现有的安全性研究资料、境内外研究状况,确定不同的监测期限。根据科学技术的发展和在新药研究过程中出现的问题,新药研究的法律法规也在不断地修正,其趋势是日益严格。

(杨俊卿)

思 考 题

1. 药物、毒物、药理学、药效学和药动学的概念是什么?
2. 药理学在新药研究中的作用是什么?
3. 新药的临床研究包括哪些阶段?

Note:

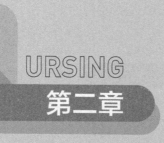

第二章

药物效应动力学

02章 数字内容

学习目标

- **知识目标:**
  1. 掌握药物的基本作用、药物作用的选择性、药物作用的二重性,药物作用的量效关系及参数意义,药物与受体相互作用的占领学说及主要内容,受体的调节。
  2. 熟悉药物作用的量效关系曲线特点、药物作用机制类型、受体分类及特点、第二信使。
  3. 了解物作用的药物作用的信号转导、药物与受体相互作用的速率学说和二态学说。

- **能力目标:**
  1. 通过学习能应用章节知识指导药理学各论部分药物知识的学习和掌握。
  2. 将相关知识应用于临床用药方案制订、处方审核、用药后疗效及不良反应观察及用药咨询服务。

- **素质目标:**
  1. 通过学习进一步建立药物作用的矛盾二重性、内因与外因关系等哲学思想观念。
  2. 建立以患者为中心、安全有效的护理用药观念。

患者,男,28 岁。眼部严重疼痛、畏光、流泪 7 日。临床诊断:虹膜睫状体炎。药物治疗:阿托品滴眼液滴眼。患者用药后出现口干。

请思考:

1. 从治疗效果来看,阿托品用药属于对因治疗还是对症治疗? 为什么?

2. 患者用药后出现口干属于哪一类不良反应? 该类不良反应有何特点?

3. 针对可能发生的口干不良反应,在用药护理和用药咨询方面要注意哪些内容?

药物效应动力学(pharmacodynamics)是药理学的一个组成部分,是研究药物对机体(及病原体)的作用及其规律的学科,简称药效学,其主要的任务是阐明药物的作用机制和药理作用。

第一节　药物基本作用

一、药物作用与药理效应

药物作用(drug action)指药物对机体的初始作用,即药物进入机体后与机体靶分子如受体、酶等之间的相互作用;药理效应(pharmacological effect)指药物作用的结果,是药物的初始作用的基础上,通过一系列复杂的信号转导过程,所引起的机体组织器官和系统在功能和形态上的变化。

药物的药理效应实际上是机体组织器官和系统原有功能水平的改变,因此,药物使机体原有的功能提高称为兴奋(excitation);机体原有功能的降低称为抑制(inhibition)、麻痹(paralysis)。过度兴奋转入衰竭,是另外一种性质的抑制。

药物作用具有选择性(selectivity)。有的药物选择性高,只作用于一种组织器官,影响一种功能;而有的药物选择性低,可作用于多种组织器官,影响多种功能。药物组织器官的选择性高低是决定药物副作用的重要因素,但选择性具有相对性,且与剂量相关。

大多数药物的作用是通过化学反应来实现的,而化学反应的专一性使药物的作用具有特异性(specificity)。许多药物通过与机体组织细胞上特异性的大分子物质如受体结合而产生作用,如阿托品可特异性地拮抗 M 胆碱受体。特异性强的药物不一定引起选择性高的药理效应,两者不一定平行。如阿托品特异性拮抗 M 胆碱受体,但由于 M 受体存在于多种组织中,使其药理效应的组织器官选择性并不高,对心脏、血管、平滑肌、腺体及中枢神经系统等的功能都有影响,而且有的是兴奋作用,有的是抑制作用,作用性质完全不同。

二、药物作用的结果

药物作用的结果包括治疗作用(therapeutic effect)和不良反应(adverse reaction)。一般情况下,由于药物自身特性所致,药物的治疗作用和不良反应常常同时存在,即药物作用具有二重性。进入机体的药物有时甚至可以对机体的组织器官产生不可逆的损伤,导致药源性疾病。因此,临床选用药物时,必须充分考虑患者的病情,认真权衡药物的安全性和有效性利弊,不可盲目选择。

(一) 治疗作用

治疗作用指符合用药目的,能够防治疾病,有利于患者康复的药物作用。治疗作用包括对因治疗和对症治疗。

1. 对因治疗(etiological treatment)　或称治本,用药目的在于消除原发致病因子,彻底治愈疾病的治疗称为对因治疗,例如应用抗生素消除体内致病菌,应用特异性解毒药治疗某些重金属中毒等。

2. 对症治疗（symptomatic treatment） 或称治标,用药目的在于改善症状,以挽救患者生命的治疗称为对症治疗。对症治疗虽然不能根除病因,但是由于临床上有许多疾病的病因暂时尚未明确或缺乏特效治疗药物,因而经常需要对症治疗,有的疾病甚至需要终生对症治疗。如对临床某些重危急症如休克、惊厥、心力衰竭、脑水肿等的处理多属对症治疗。因此,在临床工作中需要根据患者的病因、病情,按照"急则治其标,缓则治其本"的原则,选择对症治疗或对因治疗,或者对因治疗和对症治疗同时进行。

（二）不良反应

凡不符合用药目的并给患者带来不适甚至痛苦的药物反应称为不良反应。药物不良反应的种类较多,多数是药物作用的延伸,并且常常可以预知,但不一定都能避免。少数较严重的不良反应如果难以恢复,称之为药源性疾病（drug-induced disease）,例如庆大霉素引起神经性耳聋,肼屈嗪引起红斑性狼疮等。

1. 副反应（side reaction） 是药物所固有的,是在治疗剂量下出现的与治疗目的无关的药理效应。这是由于药物作用的选择性低,影响多个组织器官,当某一药理作用被当作治疗作用时,其他药理作用就成为副反应,因而副反应与治疗作用可因治疗目的的变化而发生相互转化。例如阿托品用于解除胃肠道痉挛时,会引起口干、心悸、便秘等副反应。副反应常常难以避免,但是一般不太严重,多为功能性的变化,停药后可较快恢复。

2. 毒性反应（toxic reaction） 指药物剂量过大或蓄积过多时发生的对机体组织器官的危害性反应,比较严重,但是常常可以预知,也是应该避免发生的不良反应。药物的毒性反应包括急性毒性和慢性毒性两种。急性毒性一般发生较快,多损害循环、呼吸和神经系统功能;而慢性毒性一般发生较缓,多损害肝、肾、骨髓、内分泌等器官功能。因此,在临床上如果要想通过增加剂量或延长疗程来增加疗效或达到治疗目的是有限的,过量用药对患者十分有害。致癌（carcinogenesis）、致畸（teratogenesis）、致突变（mutagenesis）是药物的特殊毒性,也属于慢性毒性。

3. 后遗效应（residual effect） 后遗效应指停药后血药浓度已降至最低有效浓度（阈浓度）以下时仍残存的生物效应。后遗效应可以是短暂而轻微的,如服用镇静催眠药次日清晨的宿醉现象。

4. 停药反应（withdrawal reaction） 指突然停药后原有疾病或症状加剧,又称回跃反应（rebound reaction）。例如长期服用抗高血压药物,突然停药后次日血压急剧回升。

5. 变态反应（allergic reaction） 变态反应是一类免疫反应,也称过敏反应。常为非肽类药物进入体内作为半抗原与机体蛋白结合成为抗原后,经过 10 日左右致敏过程而发生,一般见于过敏体质患者。变态反应的性质与药物原有的药理效应和剂量无关,且无药理学特异性的拮抗解救剂。临床表现因人因药各异,其反应严重度程度差异很大,Ⅰ型到Ⅳ型的变态反应均可出现,包括轻微的皮疹、发热、过敏性休克、造血系统抑制、肝肾功能损害等。患者可能只有一种症状,也可能同时出现多种症状。停药后反应逐渐消失,再用时可能再次发作。变态反应的致敏物质比较复杂,可以是药物本身,或是其代谢产物,也可能是药物制剂中的杂质。预防药物变态反应的办法之一是在临床用药前先做皮肤过敏试验,但仍有少数假阳性或假阴性反应,在临床上应引起高度重视。

6. 特异质反应（idiosyncratic reaction） 少数特异体质的患者对某些药物反应特别敏感,很小的剂量即可引起超出常人的强烈的药理效应,但这种反应的性质与药物所固有药理作用基本一致,只是程度不同而已。其反应严重度与剂量成比例,药理拮抗药救治可能有效。这种反应与免疫反应无关,可能是一类与遗传异常有关的反应,如骨骼肌松弛药琥珀胆碱的特异质反应就是由于先天性血浆假性胆碱酯酶缺乏所致。

第二节 药物剂量与效应关系

量效关系（doseeffect relationship）指在一定范围内,药理效应随剂量增加而增大。由于药理效应与血药浓度的关系非常密切,故在药理学研究中常用浓度-效应关系(concentration-effect relationship)来表示量效关系。如将药理效应为纵坐标,药物剂量或药物浓度为横坐标作图,则得到药物的量效关系曲线。

药理效应分为量反应(graded response)和质反应(all-or-none response 或 quantal response)。如果药理效应的强弱或大小是可以连续增减的量化指标,则为量反应,如药物所导致的机体血压的升降、平滑肌的舒缩等,可用具体数量或最大反应的百分率表示。量效曲线的纵坐标为量反应效应,其曲线为直方双曲线。如将横坐标的药物剂量或药物浓度改用对数值作图,则呈典型的对称S形曲线,这就是一般所讲的量反应量效曲线(图2-1)。

从量效曲线中可以有几个特定位点:最小有效浓度(minimal effective concentration)或最小有效剂量(minimal effective dose),即引起药物效应的最小药量或最小药物浓度,也称阈剂量或阈浓度(threshold dose or concentration)。能引起毒性反应的最小药物剂量为最小中毒量(minimum toxic dose)。如果反应指标是死亡则此时的剂量称为最小致死量(minimum lethal dose)。

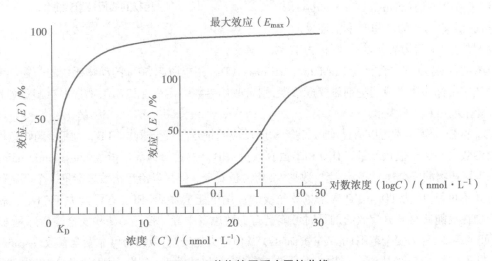

图 2-1　药物的量反应量效曲线

随着药物剂量或浓度的增加,药物的效应也相应增加,当药物的效应增加到一定程度后,若继续增加药物的剂量或浓度而其药物的效应不再继续增加,这时的药物效应称为药物的最大效应,在量反应中称为效能(efficacy),它一定程度反映药物内在活性的大小。药物的效价强度(potency)指能引起等效反应(一般采用50%效量)的同类药物的相对浓度或剂量,其值越小则强度越大,它一定程度反映药物与受体的亲和力大小。药物的效能与效价强度的含义是不同的,两者并不平行。在几种具有相同作用的同类药物中,效能大的药物不一定效价强度也大(图2-2)。一般而言,药物的效能值有较大实际意义,但临床上相同疾病在某种情况下患者用药可能更强调选择效能大的药物,而在另一状况下可能更强调药物的效价强度。量效曲线中段斜率(slope)越大提示药物剂量微小变化,即可引起药物效应明显变化。

有些药物的药理效应只能用全或无、阳性或阴性来表示,则称为质反应,如死亡与存活、惊厥与不惊厥等。若将动物按药物剂

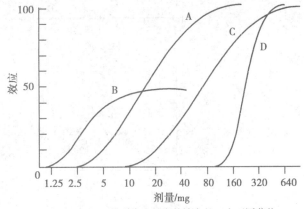

A、B、C、D分别代表具有某效应的四个不同药物。

图 2-2　几种药物的作用强度及效能比较
横坐标为对数尺度。

量分组,以动物阳性反应的百分率为纵坐标,以药物剂量或浓度为横坐标,得到质反应的量效关系曲线,如果按照药物剂量或药物浓度的区段对阳性反应率作图则呈正态分布;如果按照药物对数剂量或浓度对累加阳性率作图也可得到与量反应量效关系曲线相似的对称 S 形量效曲线(图 2-3)。在质反应量效曲线中,曲线斜率较大提示实验个体的个体差异较小。曲线上的每个具体数据常用标准差(standard deviation)表示个体差异(individual variation)。

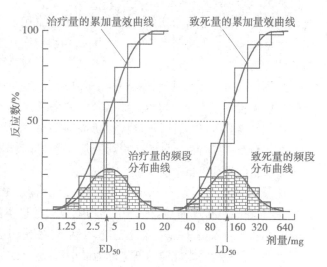

图 2-3 **药物的质反应量效曲线**
横坐标为对数尺度。

从质反应量效曲线中也可以有几个特定位点:半数有效量(median effective dose,ED_{50})指能引起 50% 的动物产生阳性反应的药物剂量,如用药物浓度表示,则称为半数有效浓度(EC_{50})。半数致死量(median lethal dose,LD_{50})指能引起 50% 的动物死亡的药物剂量。如果药物效应指标为中毒或药物剂量变成浓度,则可改用半数中毒浓度(TC_{50})、半数中毒剂量(TD_{50})或半数致死浓度(LC_{50})来表示。

LD_{50} 和 ED_{50} 等常常可以通过动物实验,从质反应的量效曲线上求出。LD_{50} 为评价药物急性毒性大小的参数之一。半数致死量(LD_{50})和半数有效量(ED_{50})的比值为治疗指数(therapeutic index,TI),常用来表示药物的安全性,一般治疗指数越大,药物越安全。但只以治疗指数来衡量一个药物的安全性有时并不可靠,因为 TD 与 ED 两条量效曲线的首尾可能重叠,即 ED_{95} 有可能大于 TD_5,也就是说有的药物在没能获得充分疗效的剂量时可能已有少数患者中毒。较好的药物安全性指标是 ED_{95} 至 TD_5 之间的距离,称为安全范围(margin of safety),其值越大越安全;或称为可靠安全系数(certain safety factor),即 LD_1 与 ED_{99} 的比值。药物的安全性与药物剂量(或浓度)有关,因此如果将 ED 与 TD 两条量效曲线同时画出并加以比较则更加清楚(图 2-4)。

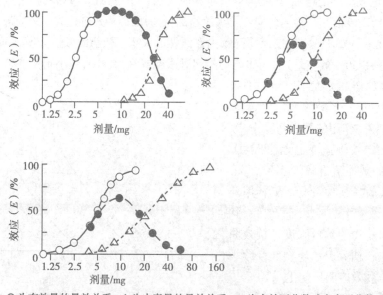

○为有效量的量效关系;△为中毒量的量效关系;●为有效百分数减中毒百分数。

图 2-4 **药物的治疗指数、安全范围**
横坐标为对数尺度。

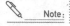

为了保证用药的安全，每个国家在药典规定的药物最大允许用量，称极量（maximal dose）或最大治疗量（maximal therapeutic dose），是一个有法律意义的剂量概念，它约小于最小中毒量。临床用药一般不允许超过极量，否则，造成医疗事故，处方者应负法律责任。最小有效量到极量之间的剂量范围为治疗量（therapeutic dose）。药品说明书或药物手册中标示的剂量一般是大于最小有效量而小于极量的一个剂量范围，称常用量（commonly used dose），临床用药通常在常用量的范围选择适当的剂量。

第三节 药物作用机制

药物作用机制（mechanism of action）是研究药物如何和怎样产生作用。大多数药物产生的药理作用，是药物与机体的生物大分子间相互作用的结果。药物效应的多种多样是不同药物分子与机体不同靶细胞间相互作用的结果，这种药物效应与药物结构之间的关系称为药物的构效关系（structure-activity relationship）。药物作用的性质首先取决于药物的化学结构，包括基本骨架、活性基团、侧链长短及立体构型等因素。药物的作用机制十分复杂，包括多个方面。

一、非特异性作用机制

有些药物并无特异性作用机制，如消毒防腐药对蛋白质的变性作用，因此只能用于体外杀菌或防腐，不能内用。一些麻醉催眠药（包括乙醇）可对细胞膜脂质结构产生扰乱作用，因此对各种细胞均有抑制作用，只是中枢神经系统较敏感。有些药物可改变细胞膜的兴奋性，但不影响其静息电位。膜稳定药（membrane stabilizer）能阻止动作电位的产生及传导，如局部麻醉药、某些抗心律失常药等；反之，称为膜易变药（membrane labilizer），如藜芦碱等，都是特异性低的药物。

二、理化反应

药物通过简单的化学反应及物理作用而产生的药理效应，如应用抗酸药中和胃酸以治疗溃疡病，应用甘露醇在肾小管内提高晶体渗透压而利尿等。

三、参与或干扰细胞代谢

临床应用的许多药物可以参与或干扰细胞的新陈代谢，如补充机体的生命代谢物质以治疗相应缺乏症，如铁盐治疗贫血、胰岛素治疗糖尿病等。有些药物的化学结构与正常代谢物非常相似，可掺入代谢过程但不能产生正常代谢的生理反应，从而导致组织细胞功能的抑制或阻断代谢的后果，这类药物也称抗代谢药（antimetabolites）。例如 5- 氟尿嘧啶结构与尿嘧啶相似，掺入肿瘤细胞的 DNA 及 RNA 中干扰核酸或蛋白质的合成而发挥抗肿瘤作用。

四、影响体内生物活性物质的转运

机体内许多无机离子、代谢产物、神经递质、激素在体内的跨膜转运需要转运体参与，干扰这一环节即可产生显著的药理效应。许多药物可以影响机体内生物活性物质转运的不同环节，如利尿药因抑制肾小管 Na^+ 的重吸收而发挥排钠利尿作用。

五、激活或抑制机体内酶的活性

在机体内有许多种类的酶类，其分布极广，参与细胞内外众多的生理、生化和物质代谢活动，但又极易受多种因素的影响，是药物作用的主要靶点之一。有的药物能抑制酶的活性，如新斯的明竞争性抑制胆碱酯酶、奥美拉唑不可逆性抑制胃黏膜氢 - 钾 ATP 酶（抑制胃酸分泌）、尿激酶激活血浆纤酶溶原、苯巴比妥诱导肝药酶、解磷定能使被有机磷酸酯抑制的胆碱酯酶复活等，而有些药本身就是酶，如胃蛋白酶。

Note：

六、作用于细胞膜的离子通道

在机体细胞膜上,有许多离子通道,对于维持细胞的正常生理生化活动十分重要。如细胞膜上的无机离子通道控制 Na^+、Ca^{2+}、K^+、Cl^- 等离子的跨膜转运,对维持细胞的功能有重要作用。有的药物可以直接干扰或阻断这些离子通道,从而影响细胞的生理生化功能。

七、影响核酸代谢

核酸(DNA 及 RNA)是控制机体遗传物质复制、蛋白质合成及细胞分裂增殖的生命物质。许多抗癌药物通过干扰癌细胞 DNA 或 RNA 代谢过程而发挥疗效。临床常用的许多抗生素及喹诺酮类等也是通过影响细菌核酸代谢而发挥抑菌或杀菌效应。

八、影响机体免疫机制

除免疫血清及疫苗外,部分药物如免疫增强药(左旋咪唑)及免疫抑制药(环孢素)可以通过影响机体免疫机制而发挥疗效。

九、作用于受体

目前认为受体是药物作用的主要靶点,大多数药物通过受体发挥作用。

第四节 药物与受体

一、受体的概念与特性

受体(receptor)是一种大分子蛋白质,存在于机体组织器官的细胞膜、细胞质或细胞核中。自从 Langley 提出受体学说一百多年后,受体已被证实为客观存在的实体,且种类繁多,其作用机制多已被阐明。受体可由一个或多个亚基或亚单位组成。在受体结构中能与配体(ligand)特异性结合的部位为结合位点或受点(receptor site)。受体能识别和传递信息,与体内的神经递质、激素、自身活性物质或药物等配体结合后,触发特定的第二信使等信息转导系统,引发特定的生理生化效应。一般情况下,每种受体在体内都有相应的内源性配体(endogenous ligand),而外源性的药物则常是化学结构与内源性的配体相似的物质。

受体主要有以下特点。①灵敏性(sensitivity):大多数配体在浓度极低的情况下就可以作用受体产生较强的药理效应。②特异性(specificity):特定的配体只有与特定结构的受体结合,才能产生药理效应。③饱和性(saturability):在细胞膜、细胞质或细胞核中的受体数量有限,故与高浓度的配体的结合具有饱和性。④多样性(multiple variation):许多分布于不同细胞的同一受体可有多种亚型,因此使用对受体及受体亚型选择性不同的药物可以产生不同的药理作用。⑤可逆性(reversibility):配体与受体结合后可以解离。⑥可调节性(regulation):受体的反应性和数量可受机体生理变化和配体的影响。

二、受体的类型

根据受体的结构、信息传导过程、效应性质、受体位置等特点,受体主要可分为 4 类(图 2-5)。

(一)离子通道型受体

此类受体又称配体门控型离子通道受体,常存在于快速反应细胞的膜上,常由单一肽链反复 4 次穿透细胞膜而形成 1 个亚单位,并由 4~5 个亚单位形成穿透细胞膜的离子通道。受体激动时离子通道开放,细胞外离子进入细胞,使细胞膜去极化或超极化,从而引起兴奋或抑制效应。最早发现的 N

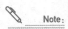

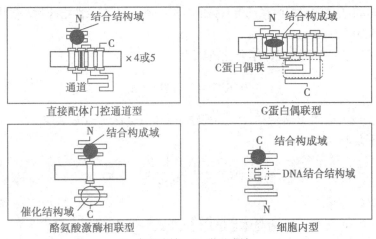

N：氨基末端；C：羧基末端。

图 2-5　**受体类型**

型胆碱受体就是由 $\alpha \times 2$、β、γ、δ 共 5 个亚单位组成的钠离子通道。脑中 γ- 氨基丁酸（GABA）受体情况亦类似，其他如甘氨酸、谷氨酸、天冬氨酸受体都属于这一类型。

（二）G 蛋白偶联受体

此类受体数量最多。数十种神经递质及激素的受体都需要 G 蛋白（G-protein）转导至细胞内的第二信使，最后产生生理效应。如肾上腺素、多巴胺、5- 羟色胺、乙酰胆碱、阿片类、嘌呤类、前列腺素及一些多肽激素等的受体都是 G 蛋白偶联受体。这些受体的结构非常相似，常为单一肽链形成 7 个 α 螺旋来回穿透细胞膜，其 N 端在细胞外，C 端在细胞内。然而这两段肽链氨基酸组成在不同受体差异很大，因而能识别配体及转导不同的信息。细胞内部分有 G 蛋白结合区。G 蛋白是鸟苷酸结合调节蛋白的简称，存在于细胞膜内侧，由三个亚单位组成，主要有两类，其一为兴奋性 G 蛋白（G_s），能激活腺苷酸环化酶（AC）；另一类为抑制性 G 蛋白（G_i），能抑制 AC。G 蛋白还能介导心房钠尿肽及一氧化氮（NO）对鸟苷酸环化酶（GC）的激活作用。此外 G 蛋白对磷脂酶、磷脂酶 A_2、Ca^{2+}、K^+ 离子通道等有重要调节作用。一种受体能激活多个 G 蛋白，一个 G 蛋白可以转导多个信息，调节细胞的许多功能。

（三）含有酪氨酸激酶活性的受体

这类细胞膜上的受体由三个部分组成，在细胞外有一段能与配体结合，中段穿透细胞膜，细胞内段具有酪氨酸激酶活性。当配体与受体结合后，受体能促进酪氨酸残基的自我磷酸化而增强酶的活性，再对细胞内其他底物产生作用，促进其酪氨酸磷酸化，激活胞内蛋白激酶，从而增加 DNA 及 RNA 合成，加速蛋白合成，产生细胞生长分化等效应。这类受体包括胰岛素、胰岛素样生长因子、表皮生长因子、血小板生长因子及某些淋巴因子等的受体。

（四）细胞内受体

有些受体存在于细胞内，甾体激素受体即属于此类。它存在于细胞质内，与相应甾体结合形成复合物后，暴露出 DNA 的结合区段，进入细胞核能识别特异 DNA 碱基区段并与之结合，增加转录并促进种活性蛋白质的合成。甲状腺素受体存在于细胞核内，功能大致相同。这两种受体触发的细胞效应很慢，常需数小时。

三、药物与受体相互作用

占领学说（occupation theory）是研究药物与受体相互作用的第一个学说。此学说认为受体只有与配体结合才能被激活从而产生生理效应，其效应的强弱与配体占领受体的数量成正比，当受体全部被占领时则产生药物的最大效应。但此学说不能解释有些药物（拮抗药）能与受体结合却不能产生激动效应的现象。因此有学者对占领学说进行了修正，即药物通过受体发挥效应，不仅需要有结合受体的能力即亲和力(affinity),还需要有内在活性(intrinsic activity)。内在活性指药物与受体结合,激动受体产生生理效应的能力。

药物作用的第一步是药物与受体结合,按照质量作用定律

$$D+R \underset{k_2}{\overset{k_1}{\rightleftharpoons}} DR \cdots\blacktriangleright E$$

上式中 D 为药物或配体,R 为受体,DR 为药物 - 受体复合物,E 代表效应。

当反应达到平衡时

$$K_D = \frac{k_2}{k_1} = \frac{[D][R]}{[DR]}$$

上式中 K_D 是解离常数。

因为 $[R_T]=[R]+[DR]$(R_T 为受体总量),代入上式并经推导得

$$K_D = \frac{[D]([R_T]-[DR])}{[DR]}$$

由于只有 DR 才发挥效应,故效应的相对强弱与 DR 相对结合量成比例,即

$$\frac{E}{E_{max}} = \frac{[DR]}{[R_T]} = \frac{[D]}{K_D+[D]}$$

当 $[D]=0$ 时,效应为 0。

当 $[D] \gg K_D$ 时,$[DR]/[R_T]=100\%$,达最大效能,即 $[DR]_{max}=[R_T]$。

当 $[DR]/[R_T]=50\%$ 时,即 EC_{50} 时,$K_D=[D]$。

K_D 表示药物与受体的亲和力,单位为摩尔。各药物与受体亲和力不同,K_D 越大其亲和力越小,两者成反比。令 $pD_2=-\lg K_D$,pD_2 为亲和力指数,其值不必用摩尔单位,数值变小且与亲和力成正比。

药物与受体结合产生效应不仅要有亲和力,还要有内在活性,后者用 α 表示,$0 \leq \alpha \leq 1$。故加入这一参数上述公式为:$\frac{E}{E_{max}} = \alpha \frac{[DR]}{[R_T]}$。两药亲和力相等时其效应强度取决于内在活性强弱,当内在活性相等时则取决于亲和力大小(图 2-6)。

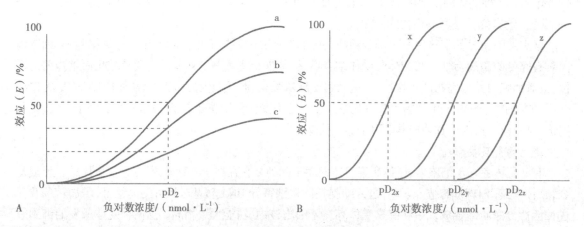

图 2-6 药物的亲和力和内在活性

A. a、b、c 分别代表具有某效应的三个不同药物,其亲和力相等,而内在活性不等;B. x、y、z 分别代表具有某效应的三个不同药物,其亲和力不相等,而内在活性相等。

根据占领学说,激动剂需要占领全部受体才产生最大效应,实际上,激动剂产生最大效应时,仍存在未被占领的受体即储备受体(spare receptor)。因而有学者提出受体的速率学说(rate theory)。该学说认为药物所产生的药理效应并不取决于配体占领受体的数量大小,而是取决于药物分子与受体结合与解离的速率,即药物分子在单位时间内与受体接触的频率。完全激动剂的解离速率大,部分激动

剂的解离速率较小,拮抗剂的解离速率最小。

四、作用于受体的药物分类

药物与受体相互作用的前提是必须具有受体亲和力,而要产生药理效应则必须要有内在活性(图2-7)。

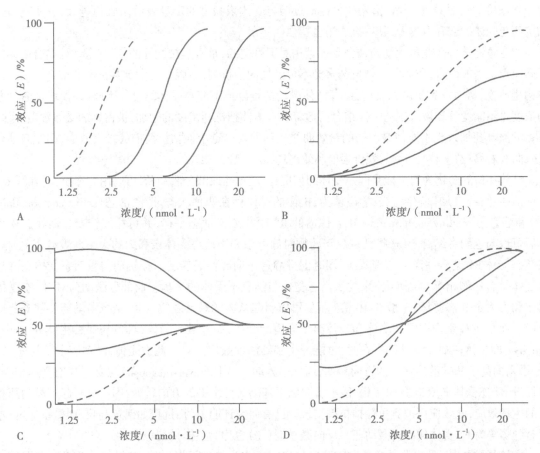

图 2-7 受体竞争性拮抗药(A 图)、非竞争性拮抗药(B 图)和部分激动药(D 图)对激动药量效曲线的影响(虚线),以及激动药(C 图)对部分激动药(虚线)量效曲线的影响
横坐标为对数尺度。

(一)激动药

既有受体亲和力又有内在活性的药物称为激动药(agonist),它们能与受体特异结合并产生药理效应。根据内在活性系数 α 值的大小,可将激动药分为完全激动药(full agonist)和部分激动药(partial agonist)。完全激动药有较强的亲和力,内在活性 α=1,即能产生与内源性配体相似的效应;如不加说明时激动药指完全激动药。由于激动药内在活性 α=1,其分子与受体亲和力的大小可以用 K_D 或 pD_2 作定量表示。而部分激动药有较强的亲和力但却只有较弱的内在活性(0<α<1);部分激动药单独存在时有较弱的激动作用,但是当它和完全激动药同时存在时,在效应超过部分激动药的效能时有对抗完全激动药的作用。值得注意的是,可能存在超激动药(剂),其内在活性 α>1,能产生大于内源性配体的效应,如 GnRH 受体的超激动剂戈舍瑞林。

(二)拮抗药

拮抗药(antagonist)指有较强的亲和力而无内在活性(α=0)的药物。拮抗药又可以分为竞争性拮抗药(competitive antagonist)和非竞争性拮抗药(noncompetitive antagonist)。竞争性拮抗药能与激动药竞争同一受体的相同位点,且竞争性结合是可逆的。当竞争性拮抗药与激动药同时存在时,能使激动药的量效曲线将平行右移,效价强度减小,而最大效应不变。因此,不管竞争性拮抗药的浓度有多大,只要通过增加激动药的浓度与竞争性拮抗药竞争相同的受体,最终都能夺回被竞争性拮抗药所占领的受体,从而达到原来激动药的最大效应(效能)。

竞争性拮抗药拮抗作用强度可用 pA_2 定量表示。pA_2 值含义为在实验时,加入一定量的竞争性拮抗药,使两倍的激动药刚好达到原来未加入竞争性拮抗药时激动药的药理效应,此时竞争性拮抗药的摩尔浓度的负对数值。pA_2 值是竞争性拮抗药与受体亲和力的定量表示,pA_2 值越大,表明竞争性拮抗药与受体的亲和力越大,其拮抗作用也越强。

非竞争性拮抗药竞争激动药结合受体是相对不可逆的,常常是难逆性的,或与激动药结合受体的不同位点。一般而言,非竞争性拮抗药多为不可逆性的拮抗剂,原因是化学键共价键的结合或引起受体构型改变,从而导致受体的反应性下降,使激动药难以或不能与受体结合。因此,即使增加激动药的浓度也不能竞争和被占领的受体结合。随着非竞争性拮抗药浓度的增加,被占领的受体数量更多,再多的激动药加入也不能使激动药的量效曲线达到加入非竞争性拮抗药前的最大效应,即使激动药量效曲线右移(右下移),药物的效价强度和效能均减小(图 2-7B)。

结构相似的药物为何可能是同一受体的拮抗药、激动药或部分激动药,可以用二态模型学说(two-state model theory)加以解释。该学说认为,机体的受体存在两种状态,即激活态(active conformation,R*)和静息态(resting conformation,R)。体内的 R* 和 R 处于动态平衡,并可相互转变。药物进入机体后可以与这两者结合,其选择性取决于药物对静息态和激活态受体亲和力的大小。激动药主要与激活态受体 R* 结合并产生药理效应,同时促进静息态向激活态转变。拮抗药与激活态受体和静息态受体结合比例相等,不影响原来的激活态受体与静息态受体的平衡。而部分激动药对 R* 态受体的亲和力大于 R 态受体(一般 5~10 倍),不但可以引起微弱的激动效应,亦能拮抗激动药的部分药理效应。而某些 G 蛋白偶联的受体和门控离子通道的受体,如 GABA 受体,具备基础活性(constitutive activity),即受体在缺乏激动剂存在时,也能产生基础活性效应。对于此类受体,激动药主要与 R* 结合,平衡向高于基础活性水平的方向转变;而反向激动药(剂)(inverse agonist)主要与 R 态受体结合,并促进 R* 态受体向 R 态方向转化,使平衡向低于基础活性水平的方向转变,因而可引起与激动药相反的生理效应,此效应可被竞争性拮抗剂拮抗。已有研究证明 H_1 拮抗药如西替利嗪、地氯雷他定、左西替利嗪等为 H_1 受体的反向激动药。反向激动剂(药)也称为负激动剂(药)。

应该指出的是,受体学说都是以实验室的研究工作为基础而提出的,其目的是解释已存在的一些现象,经过实践的检验并逐步完善。但是每一种受体学说都是从不同的角度来解释药物与受体之间相互作用的规律性,适用于药物与受体间的某些相互作用方式,还不能解释所有的药物作用,都有一定局限性。因而受体学说并不是一成不变的,总是在不断发展变化的,如近年来又有学者提出了多态模型学说和 G 蛋白偶联受体的复合模型等,也能从一定角度解释药物与受体的相互作用规律。

五、第二信使和细胞内信号转导

在细胞信号转导体系中,细胞膜及细胞膜上的某些特定结构如受体首先要接受细胞外的信使物质所传递的生物信息,这些细胞外的信使物质包括神经递质、多肽类激素、细胞因子和药物等第一信使物质。这些物质通过与受体特异结合、激活受体并改变受体的构象,将信号传导至细胞内的其他信使物质或效应器,从而完成信使物质经过细胞信号传导系统的传递而引起细胞的生理效应和调节细胞功能的过程。

受体在识别相应配体并特异与之结合后,需要细胞内第二信使(second messenger)将激活后的信息在细胞内增强、分化、整合并传递给下一级效应器。第二信使是细胞外信号与细胞内效应之间必不可少的中介物质。目前发现的第二信使物质比较多,人类最早发现的第二信使是环磷酸腺苷（cAMP），现在知道还有许多其他物质参与细胞内信号转导，包括环磷酸鸟苷（cGMP）、肌醇磷脂（phosphatidylinositol）、钙离子等都是第二信使。这是一个非常复杂的系统，每一种第二信使物质在信号转导中都有特定的作用，是维持整个细胞体系功能完善的重要物质，但仍有很多问题尚有待进一步阐明。

在细胞的生物信号转导系统中，信号的传递过程十分复杂，但一般情况下是在一个信号物质（或分子）的作用下，通过激活一系列受体并改变构象或改变各种酶的活性，从而导致细胞内的生理生化反应，产生兴奋或抑制现象，最终改变细胞的功能和形态。在此过程中，细胞内有一套完整的机制，包括细胞外信号经过细胞质中的复杂的酶促反应所产生的第二信使物质逐渐放大，同时在细胞中迅速引起特定的生物效应，并及时终止由此而产生的生物效应，使细胞恢复静息状态。

六、受体的调节

受体是存在于细胞膜、细胞质或细胞核中的大分子蛋白质，其数量、亲和力及效应经常受到各种生理、病理及药物等因素的影响，因而经常通过代谢转换处于动态平衡状态，并非一成不变。受体的调节方式分为受体脱敏（receptor desensitization）和受体增敏（receptor hypersensitization）。胆碱能 N_N 受体在受激动药连续作用后若干秒内发生脱敏现象，这是由于受体蛋白构象改变，钠离子通道不再开放所致。β 受体脱敏时不能激活 AC，是因为受体与 G 蛋白亲和力降低，或由于 cAMP 上升后引起磷酸二酯酶负反馈增加所致。具有酪氨酸激酶活性的受体可被细胞内吞（endocytosis）而数目减少，这一现象属于受体数目的向下调节（down regulation）。受体与不可逆拮抗结合后其后果等于失去一部分受体，如银环蛇咬伤中毒时，胆碱能 N_N 受体对激动药敏感性降低。在连续应用拮抗药后受体数目会增加，受体出现向上调节（up regulation），对内源性配体的敏感性会增加，例如长期应用 β 受体拮抗药后，由于受体向上调节，突然停药时会出现反跳反应。

知 识 拓 展

偏倚（偏向性）激动剂

作用于 G 蛋白偶联受体（GPCR）的药物，通过 G 蛋白信号传递、产生效应，而依靠受体脱敏终止效应，主要包括 GPCR 被 GPCR 激酶磷酸化以及 β- 抑制蛋白（β-arrestin）的募集，后者反过来也导致 G 蛋白与受体脱偶联、第二信使降解。新近发现除外 G 蛋白依赖性作用，β-arrestin 尚有自己的信号通路及效应，如抑制细胞凋亡、促进血管生成等。经典理论认为激动剂的药理效应仅靠 G 蛋白产生效应且对两者是相等的；功能药理学（functional pharmacology）认为某些药物对其中一个具有明显的选择性，这种现象称为偏性激动（biased agonism），这类激动剂称为偏倚（或偏向性）激动剂（biased agonist）。如卡维地洛，以前认为是 β 受体非选择性拮抗剂，现证实其为 β 受体的偏倚激动剂，可通过激动 β 受体 β-arrestin 途径，抑制心肌细胞凋亡，改善心肌重构，而普萘洛尔及选择性 β 受体拮抗剂则没有此效应。同样的还有 AT_1R 拮抗剂。而新上市的阿片 μ 受体偏倚激动剂奥利替丁主要作用于 GPCR G 蛋白通路，对 β-arrestin 通路作用小，因而成瘾性和呼吸抑制副作用小。

（杨俊卿）

思 考 题

1. 药理作用与药理效应的区别是什么？
2. 药物有哪些不良反应？

3. 药物有哪些作用机制?

4. 什么是激动剂、部分激动剂、拮抗剂和反向激动剂?

5. 受体与配体相互作用有哪些主要的理论?

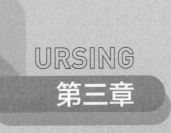

第三章

药物代谢动力学

03章 数字内容

学 习 目 标

知识目标:

1. 掌握药物跨膜转运、吸收、分布、代谢、排泄过程的基本规律。

2. 熟悉影响药动学的因素、血药浓度的动态变化和主要药动学参数。

3. 了解房室模型、多次用药的药时曲线。

能力目标:

1. 通过学习能应用章节知识指导药理学各论部分药物体内过程的学习和掌握。

2. 将药动学相关知识应用于患者用药护理实践,做到合理用药。

素质目标:

1. 通过学习树立药动学特征的个体化理念,以患者为中心合理用药护理思维。

2. 初步建立用药中的整体护理观念。

药物代谢动力学（pharmacokinetics）简称药动学，主要研究机体对药物的处置，包括药物的吸收、分布、代谢和排泄四个过程以及体内药物浓度随时间变化的动态规律。

第一节　药物的跨膜转运

药物在体内吸收、分布、代谢和排泄过程中，药物分子要通过多种细胞膜，如胃肠上皮细胞膜、血管壁的内皮细胞膜、肾小管上皮细胞膜等。跨膜转运（transmembrane transport）就是药物分子通过细胞膜的现象，简称转运（transport）。

一、药物通过细胞膜的方式

药物的跨膜转运方式主要有被动转运和主动转运等。

（一）被动转运

被动转运（passive transport）又称下山转运（down-hill transport），指药物从细胞膜浓度高的一侧向浓度低的一侧转运，其转运的动力来自细胞膜两侧的药物浓度梯度。主要包括两种类型，即简单扩散和滤过。大多数药物在体内的转运属于被动转运。

被动转运的特点为：①药物从浓度高的一侧向浓度低的一侧扩散，当药物分子在细胞膜两侧的浓度相等时即达到动态平衡。②不需要载体。③不消耗能量。④分子量小、脂溶性较高、极性较小、非解离型药物容易转运，反之则不容易转运。

滤过（filtration）指水溶性的非极性药物分子借助于流体静压或渗透压随体液通过细胞膜的亲水孔道而进行的跨膜转运，又称水溶性扩散（aqueous diffusion）。体内各种生物膜的水性通道孔径大小不一，如毛细血管内皮细胞间的孔隙较大，直径可达 4nm，绝大多数药物可经毛细血管内皮间的孔隙滤过；而体内大多数细胞膜孔隙很小，直径仅为 0.4nm，只允许分子量小于 100Da 物质通过，如甲醇、尿素等。药物通过肾小球膜就是典型的滤过过程。

简单扩散（simple diffusion）指脂溶性药物溶解于细胞膜的脂质双分子顺着浓度差通过细胞膜的过程，又称脂溶性扩散（lipid diffusion）。绝大部分药物按此种方式在体内转运通过生物膜。简单扩散的速度主要受到药物的脂溶性和解离度的影响。因为细胞膜由脂质双分子组成，因而脂溶性强的药物容易跨膜转运，而脂溶性低的药物不易跨膜转运。药物的解离度指弱电解质药物在体液的 pH 改变的情况下可以发生不同程度的解离，生成离子型和非离子型药物。非离子型药物可以自由穿透细胞膜，而离子型药物由于携带有电荷则不容易跨膜转运，被限制在膜的一侧，这种现象称为离子障（ion trapping）。

临床所用药物多属弱酸性或弱碱性化合物，其解离程度受其 pKa 及其所在溶液的 pH 的影响。pKa 是药物解离常数 Ka 的负对数值。药物的 pKa 与解离度可以按 Handerson-Hasselbalch 公式求得：

弱酸性药物

$$HA \rightleftharpoons H^+ + A^-$$

$$Ka = \frac{[H^+][A^-]}{[HA]}$$

$$pKa = pH - lg\frac{[A^-]}{[HA]}$$

$$pH - pKa = lg\frac{[A^-]}{[HA]}$$

$$\frac{[A^-]}{[HA]} = 10^{pH-pKa}$$

当 pH=pKa 时，[HA]=[A$^-$]

弱碱性药物

$$BH^+ \rightleftharpoons H^+ + B$$

$$Ka = \frac{[H^+][B]}{[BH^+]}$$

$$pKa = pH - lg\frac{[B]}{[BH^+]}$$

$$pKa - pH = lg\frac{[BH^+]}{[B]}$$

$$\frac{[BH^+]}{[B]} = 10^{pKa-pH}$$

当 pH=pKa 时，[B]=[BH$^+$]

由此可见,不论弱酸性或弱碱性药物的 pKa 都是该药物解离 50% 时的溶液的 pH,每个药物均有其固定的 pKa 值。当 pKa 与 pH 的差值以数学值增减时,药物的离子型与非离子型浓度比值相应地以指数值变化,说明体液 pH 的微小变化可明显改变药物的解离度,从而影响药物在体内的转运。应用这个原理可以改变体液的 pH,对于促进药物吸收、改变药物分布或加速体内中毒物质的排泄具有重要的临床意义。

弱酸性药物在 pH 低的环境中解离度小,容易跨膜转运,在酸性溶液中易被吸收;而弱碱性药物则与上述情况相反,在碱性溶液中易被吸收。例如弱酸性药物在胃液中非离子型多,在胃中即可被吸收。弱碱性药物在酸性胃液中离子型多,主要在小肠吸收。碱性较强的药物如胍乙啶(pKa=11.4)及酸性较强的药物如色甘酸钠(pKa=2.0)在胃肠道基本都已离子化,由于离子障原因,吸收均较难。pKa 小于 4 的弱碱性药物如地西泮(pKa=3.3)及 pKa 大于 7.5 的弱酸性药物如异戊巴比妥(pKa=7.9)在胃肠道 pH 范围内基本都是非离子型,吸收快而完全。

(二) 主动转运

主动转运(active transport)又称上山转运(up-hill transport),指药物从细胞膜浓度低的一侧向浓度高的一侧转运,使药物在机体的某些部位形成高浓度聚集。主动转运是人体重要的物质转运方式,少部分药物和一些具有重要生理作用的离子如 Na^+、Ca^{2+}、K^+ 等的转运属于主动转运。

主动转运的特点有:①逆浓度差转运,即从浓度低的一侧向浓度高的另一侧转运,当细胞膜一侧的药物转运完毕后转运即停止。②需要消耗能量。③需要载体,载体对药物有特异性和选择性。④具有饱和性,当两个或两个以上的药物同时需要同一载体转运时,存在竞争性抑制现象。

(三) 其他转运方式

除被动转运与主动转运以外,体内的药物转运还可以通过易化扩散(facilitated diffusion)、胞饮(pinocytosis)、胞吐(exocytosis)等方式进行。

二、药物转运体

药物转运体(drug transporter)属于跨膜转运蛋白,行使着将药物主动转运至靶器官的重要功能。根据转运特点将药物转运体分为两大超家族:ATP- 结合盒(ATP-binding cassette,ABC)转运体超家族和溶质载体(solute carrier,SLC)转运体超家族。根据转运方向将转运体分为外排转运体和摄取转运体,外排转运体将其底物从细胞内向细胞外转运,而摄取转运体是将其底物从细胞外向细胞内转运。

(一) ABC 转运体超家族

ABC 转运体是一类分布较广、数目众多的跨膜转运体,大部分属于外排转运体(efflux transporters),依靠 ATP 水解和转运体中间物的磷酸化提供能量来逆浓度差运输底物。ABC 转运体对其底物具有相对的专一性,每一种 ABC 转运体对其转运的底物从组成到大小都有很大的差异。目前发现,人类 ABC 转运体由 7 个亚家族组成,ABCA(ABCA1~ABCA12)、ABCB(ABCB1~ABCB11)、

ABCC（ABCC1~ABCC12）、ABCD（ABCD1~ABCD4）、ABCE（ABCE1）、ABCF（ABCF1~ABCF3）、ABCG（ABCG1~ABCG8）。其中 ABCB1 又名多药耐药蛋白 1（multidrug resistance 1，MDR1）或 P- 糖蛋白（P-glycoprotein，P-gp），是代表性的外排转运体，参与了许多药物的吸收、分布和消除过程，以及负责将部分抗肿瘤药物、HIV-1 蛋白酶抑制剂等药物从细胞内排出。

（二）SLC 转运体超家族

SLC 转运体超家族大部分是摄取转运体，负责将营养物质、维生素及内源性物质如葡萄糖、氨基酸、短肽和核苷酸和其他小分子碳水化合物等摄入细胞内，主要包括有机阳离子转运体、有机阴离子转运体和有机阴离子转运多肽。SLC 转运体本身不能水解 ATP 提供能量，所需的能量主要来自细胞膜内外电位差或离子浓度差。

能与转运体产生相互作用的药物有很多，了解药物是否转运体的底物、诱导剂或抑制剂，对掌握药物之间相互作用有非常重要的临床意义。

知 识 拓 展

药物转运体乳腺癌耐药相关蛋白（BCRP/ABCG2）的遗传多态性

吉非替尼主要被肝 CYP3A4 代谢，同时也是 ABCB1 和 ABCG 的底物，最常见的不良反应有腹泻、皮疹、恶心等，一般出现在用药后 1~4 周。研究表明，不良反应的发生与 *ABCG2* 基因突变密切相关。*ABCG2 15622C>T*、*1143C>T*、*15622C>T* 突变等位基因携带患者服用吉非替尼后的腹泻发生率显著高于野生型患者；而 *ABCG2 34G>A* 突变与吉非替尼引发的皮疹具有显著相关性，突变型患者（*G/A* 型和 *A/A* 型）在服用吉非替尼后的皮疹发生率显著高于野生型患者（*G/G* 型）。因此，对 *ABCG2* 突变型患者应密切注意不良反应的发生。

第二节　药物的体内过程

药物的体内过程指药物经各种途径进入机体到最终排出体外的过程，包括药物的吸收、分布、代谢和排泄四个过程，其中药物在体内的代谢和排泄统称为药物的消除（elimination）。药物对机体的作用取决于药物的吸收和药物在体内的分布，而药物在体内作用的消除则取决于药物的代谢和排泄。药物的体内过程见图 3-1。

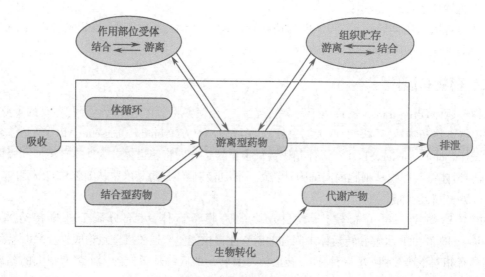

图 3-1　药物的体内过程

一、吸收

吸收(absorption)指药物从给药部位进入血液循环的过程。血管内给药没有吸收过程,其他的给药途径都有吸收过程,不同的给药途径有不同的吸收过程和特点。一般情况下,常用给药途径药物吸收的速度依次为气雾吸入 > 舌下含服 > 直肠给药 > 肌内注射 > 皮下注射 > 口服给药 > 皮肤给药。

(一) 口服给药

口服(oral administration;per os)给药是临床最安全、最简便和最常用的给药途径。小肠内 pH 接近中性,黏膜吸收面广,且血流量丰富,为口服药物吸收的主要部位。影响药物口服吸收的因素较多,如药物剂型、药片崩解速度、胃肠蠕动度、胃肠道 pH 和胃肠道食物等。药物经消化道吸收后经门静脉到肝脏,最后进入体循环。药物在口服吸收过程中部分被肝脏和胃肠道代谢灭活,使进入体循环的药物量减少,这种现象称为首过消除(first pass elimination),又称首过代谢(first pass metabolism)或首过效应(first pass effect)。舌下及直肠给药虽可部分避免首过消除,吸收也较迅速,但给药量有限,且有时吸收不完全。

(二) 注射给药

静脉注射(intravenous injection,i.v.)可使药物迅速而准确地进入体循环,没有吸收过程。肌内注射(intramuscular injection,i.m.)及皮下注射(subcutaneous injection,s.c.)药物可经肌肉间隙和皮下组织的毛细血管吸收,吸收完全且速度较快。注射液中加入少量缩血管药则可延长药物在局部的作用时间。动脉注射(intra-arterial injection,ia)可将药物输送至该动脉分布部位发挥局部疗效以减少全身反应,例如将溶解血栓的药物直接用导管注入冠状动脉以治疗心肌梗死。注射给药还可将药物注射至身体任何部位发挥局部作用,如局部麻醉。

(三) 吸入给药

肺泡表面积大,且血流量大,气体及挥发性药物(如全身麻醉药)可直接通过肺泡迅速吸收。吸入给药也能用于鼻咽部或呼吸道的局部治疗,如抗菌、消炎和祛痰等。

(四) 经皮给药

皮肤吸收能力差,多数药物不易吸收。脂溶性强的有机磷农药常经皮吸收进入机体而导致中毒。近年来有许多促皮吸收剂如氮酮(azone)等,与药物制成贴皮剂如硝苯地平贴皮剂,以达到持久的全身疗效。容易经皮吸收的硝酸甘油可制成缓释贴皮剂预防心绞痛发作。

二、分布

药物吸收后经过体循环到达机体组织器官的过程称为药物的分布(distribution)。药物进入血液循环后可不同程度地与血浆蛋白结合(plasma protein binding)。弱酸性药物多与白蛋白结合,弱碱性药物还可与 α_1 酸性糖蛋白结合,中性药物主要与脂蛋白结合。药物与血浆蛋白的结合是可逆性的,血液中结合型药物与游离型药物呈动态平衡。同时,因结合型药物分子变大,不能通过毛细管壁而暂时"储存"于血液中,成为药物在体内的一种暂时贮存形式,药理活性暂时消失。药物与血浆蛋白结合特异性低,而血浆蛋白质的总量有限,故与相同血浆蛋白结合的药物之间可能发生竞争性置换现象。如抗凝血药华法林与血浆蛋白结合率达 99%,当与保泰松合用时,出现竞争而置换使血浆蛋白结合率下降 1% 时,则游离型(具有药理活性)药物浓度在理论上将增加 100%,抗凝作用增强,可导致严重出血。但一般药物在竞争中被置换时,游离型药物的消除会加速,血浆中游离型药物浓度难以持续增高。药物也可能与内源性代谢物竞争与血浆蛋白结合,例如磺胺药与胆红素竞争结合血浆蛋白而导致血液中游离胆红素浓度显著增加,在新生儿可能导致核黄疸症。血浆蛋白过少(如营养不良或肝硬化)或变质(如尿毒症)时,药物血浆蛋白结合率下降,游离型药物浓度显著提高,容易发生毒性反应。

药物吸收进入体循环后,先向体循环血流量大的器官分布,再向血流量较小的器官输送,最终达到各组织器官间分布的动态平衡。如脂溶性较高的静脉麻醉药硫喷妥钠先在血流量大的脑组织分布而发挥麻醉效应,然后向脂肪组织等转移,使脑组织的药物浓度迅速下降,麻醉效应很快消失。这种药物首先向血流量大的器官分布,然后向其他组织器官的转移现象称为药物的再分布(redistribution)。药物进入机体经过一段时间后血药浓度趋向"稳定",分布达到"平衡",但各组织器官中的药物并不均等,血浆药物浓度与组织内药物浓度也不相等。这是由于药物与组织蛋白亲和力不同所致,例如氯喹在肝和红细胞内分布浓度高。某些药物可以分布到脂肪、骨质等无生理活性组织中形成储库,或结合于毛发指(趾)甲组织。

药物的 pKa 及体液 pH 是决定药物分布的另一重要因素,细胞内液 pH(约为 7.0)略低于细胞外液(约 7.4),弱碱性药物容易进入细胞内,在细胞内浓度略高,而弱酸性药物则不容易进入细胞内,在细胞外液浓度略高。根据这一原理,弱酸性药物苯巴比妥中毒时,用碳酸氢钠碱化血液可促使脑细胞中的药物迅速向血浆转移;同时碱化尿液可减少药物在肾小管的重吸收加速从尿中排出,是其重要救治措施之一。

血脑屏障(blood-brain barrier,BBB)是血液 - 脑组织、血液 - 脑脊液及脑脊液 - 脑组织三种屏障的总称。脑组织是血流量较大的器官,脑毛细血管内皮细胞间紧密连接,基底膜外还有一层星状胶质细胞包围,药物较难穿透,这就是药物在脑组织的浓度一般较低的原因。脑脊液不含蛋白质,即使少量未与血浆蛋白结合的脂溶性药物可以穿透进入脑脊液,其后药物进入静脉的速度较快,故一般情况下脑内的药物浓度总是低于血浆浓度,这是大脑的自我保护机制。只有分子量小、脂溶性高、游离型分子形式的药物可以透过血脑屏障进入脑组织。但脑部有炎症时,血脑屏障的通透性可增高,一般不易进入中枢神经系统的大多数水溶性药物以及在血浆 pH 为 7.4 时能解离的抗生素(青霉素、氨苄西林、林可霉素和头孢噻吩钠等)进入脑脊液的量明显增加,有利于药物发挥治疗作用。

胎盘屏障(placental barrier)是胎盘绒毛与子宫血窦间的屏障。由于母体与胎儿间交换营养成分与代谢废物的需要,其通透性与一般毛细血管无显著差别。几乎所有药物均能从母体通过胎盘进入胎儿体内,只是药物的量和进入的速度有差异而已。如母体注射磺胺嘧啶 2 小时后才能与胎儿达到平衡。由于胎盘屏障的屏障作用较弱,因而孕妇用药应特别谨慎,禁用可引起畸胎或对胎儿有毒性的药物。

三、代谢

药物在体内经过某些酶的作用其化学结构发生改变称为药物的代谢(metabolism),又称为药物的生物转化(biotransformation)。药物代谢是药物在体内消除的重要途径。

药物在体内经过代谢后其药理活性将发生变化,大多数药物经过代谢后药理活性降低或完全消失,即为灭活(inactivation)。但也有少数药物经过代谢后仍然具有药理活性或被活化(activation)而产生药理作用。进入机体后需要经过代谢为有活性的药物才能产生药理效应的药物称为前药(prodrug)。也有的药物经过代谢后甚至产生有毒的代谢产物,故不能将药物在体内的代谢理解为药物的解毒(detoxication)。

药物在体内进行代谢的主要器官是肝脏。此外,胃肠道、肾、肺、皮肤等也可以参与重要的药物代谢作用。药物代谢从本质上讲是药物在体内经过某些酶的作用而形成新的化合物,通常涉及Ⅰ相反应和Ⅱ相反应。Ⅰ相反应包括氧化(oxidation)、还原(reduction)和水解(hydrolysis),是引入或去除某些功能基团如羟基、羧基、巯基和氨基等,使原形药物成为极性增高的代谢产物;Ⅱ相反应为结合反应,是药物分子结构中的极性基团与内源性物质如葡萄糖醛酸、甘氨酸、牛磺酸、谷胱甘肽、谷氨酰胺、硫酸、乙酰基和甲基等结合,生成极性高、水溶性大的代谢产物,其活性也可能发生改变。Ⅱ相反应和Ⅰ相反应的代谢产物由于极性增加而更容易通过肾脏排泄。

药物代谢是酶促反应,其催化酶主要有两大类:特异性酶与非特异性酶。特异性酶指催化作用选择性高、活性强的酶,如胆碱酯酶(AChE)灭活乙酰胆碱(ACh)、单胺氧化酶(monoamine oxidase,MAO)转化单胺类药物等。非特异性酶主要指肝细胞微粒体混合功能氧化酶系统(hepatic microsomal mixedfunction oxidase system），又称肝药酶。肝药酶由许多结构和功能相似的肝脏微粒体的细胞色素 P_{450}（cytochrome P_{450}）同工酶组成，是药物代谢的主要酶系统，其基因和同工酶的多态性现象普遍，有许多亚型，并且有较大的种族差异性和个体差异。细胞色素 P_{450} 是一个基因超家族，根据基因编码氨基酸序列的同一性分为家族、亚家族和酶个体。在人类，主要有三大家族，即 CYP1、CYP2、CYP3，每个家族又可分为 A、B、C、D、E 等亚家族，每个亚家族里有多个酶个体。其中 CYP3A4/3A5 是最常见的酶，它们代谢的底物甚多。

肝药酶有以下特点：①选择性低，能催化多种药物。②个体差异大，受多种因素的影响，肝药酶代谢活性的个体差异可高达 1 万倍以上。③此酶系统活性有限，药物代谢有饱和现象。④肝药酶的活性可因药物等因素的影响而改变，易受药物诱导或抑制。能够增强肝药酶活性的药物称为肝药酶诱导剂（enzyme inducer）；反之，能够减弱肝药酶活性的药物称为肝药酶抑制剂（enzyme inhibitor）。例如苯巴比妥能诱导肝药酶活性，加速药物代谢，这是其自身耐受性及与其他药物交叉耐受性的原因；西咪替丁抑制肝药酶活性，可使其他药物效应敏化。有些药物对某一药物的代谢是诱导剂，对另一药物的代谢却是抑制剂，如保泰松对洋地黄毒苷等药物的代谢起诱导作用，而对甲苯磺丁脲和苯妥英钠的代谢起抑制作用。药物在肝药酶水平的相互作用，需要掌握到 CYP 的亚型对临床药物的合理应用才具有实际价值。

四、排泄

排泄（excretion）是药物及其代谢产物经过机体的排泄或分泌器官排出体外的过程，是药物体内消除的重要组成部分。肾脏是机体的主要排泄器官，其次是胆道。另外有些药物也可经肺、肠、唾液腺、乳腺和汗腺等排泄。

（一）肾脏排泄

肾脏是最重要的排泄器官，机体内的绝大多数代谢产物都是通过肾脏排出体外。药物及其代谢产物是经过肾小球滤过、肾小管上皮细胞分泌和肾小管重吸收过程后而排出体外。

由于肾小球的通透性很高，因而血液中除了血细胞、血浆蛋白以及与之结合的大分子物质外，绝大多数游离型药物和代谢产物都可以经过肾小球滤过。有些药物在近曲小管能以主动转运方式分泌进入肾小管。肾小管细胞有两种非特异性的主动分泌通道，一种是弱酸类通道，另一种是弱碱类通道，分别分泌弱酸性药物和弱碱性药物。经同一机制分泌的药物间可能有竞争性抑制现象，例如弱酸性药物丙磺舒抑制青霉素的主动分泌，使后者排泄减慢而提高血浆药物浓度，延长并增强药物疗效，当然也可导致不良反应增强。

在肾小管中，随着原尿中水的重吸收，药物浓度逐渐上升，可显著高于血浆药物浓度。当超过血浆药物浓度时，那些极性低、脂溶性高的药物和代谢产物容易经肾小管上皮细胞通过简单扩散而被重吸收入血，排泄较少也较慢。而那些极性高、水溶性代谢物则不被重吸收而顺利排出。药物在尿液中重吸收可受尿液 pH 的影响，因而临床上可调整尿液 pH，抑制肾小管重吸收，作为解救药物中毒的有效措施之一。如弱酸性药物水杨酸中毒时，碱化尿液使酸性药物的解离度增加，减少药物的重吸收，加速其排泄。相反，弱碱性药物苯丙胺等中毒时，酸化尿液可加速药物排泄（图 3-2）。

（二）胆汁排泄

有些药物及其代谢产物从胆汁排泄，这是一个主动分泌过程。部分药物在肝细胞与葡萄糖醛酸等结合后主动转运排入胆汁中，随胆汁排泄至小肠后又被水解为游离药物，并被小肠上皮细胞重新吸收经肝脏进入体循环，称为肠肝循环（enterohepatic circulation）。若中断药物肠肝循环，则能加速该药的排泄。如胆道引流的患者，氯霉素、洋地黄毒苷的血浆半衰期将显著缩短。强心苷中毒时，口服考来烯胺可在肠内与强心苷结合，中断其肠肝循环而加速排泄，为其急救措施之一。

（三）肠道排泄

经肠道排泄的药物主要是口服未吸收的药物、随胆汁排泄到肠道的药物以及由胃肠道上皮细胞

Note:

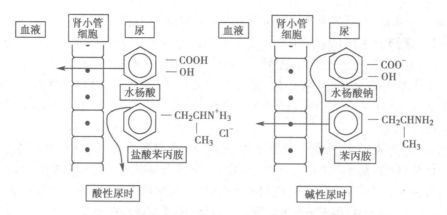

图 3-2　尿液酸碱度对弱电解质药物在肾小管重吸收的影响

主动分泌到肠道的药物。由于胃液酸度高,某些生物碱(如吗啡等)注射给药也可向胃液扩散,因而洗胃也是该类药物中毒治疗的措施之一。

(四)其他途径排泄

许多药物可以通过乳汁、唾液、汗液和呼出气等途径排泄。乳汁 pH 略低于血浆,碱性药物可以自乳汁排泄,哺乳婴儿可能受影响。药物也可自唾液与汗液排泄,临床上可以利用检测唾液中的药物浓度来监测血药浓度。肺脏是某些挥发性药物的主要排泄途径之一,检测呼出气中的乙醇含量是诊断酒后驾车的快速简便的方法。

第三节　体内药量变化的时间过程

体内药量随时间变化的过程是药动学研究的核心问题。体内不同组织器官和体液的药物浓度随时间变化而变化,这种动态的药物转运过程就称为药物动力学过程或速率过程。

一、血药浓度 - 时间曲线

给药后机体的血浆药物浓度随时间变化,以时间为横坐标、血浆药物浓度(又称血药浓度)为纵坐标所绘制的曲线称为血药浓度 - 时间曲线(concentration-time curve),简称药 - 时曲线(图 3-3)。

由图可见,单次血管外给药的药 - 时曲线由迅速上升的吸收相和缓慢下降的消除相两部分组成,反映的是不同时间的血浆药物浓度变化及其变化规律。给药后血药浓度逐渐上升而形成曲线的上升部分,称为药物的吸收相,以药物的吸收为主;血浆药物

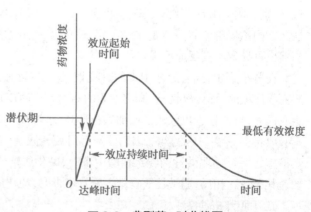

图 3-3　典型药 - 时曲线图

浓度逐渐下降而形成曲线的下降部分,称为药物消除相,以药物的消除(代谢和排泄)为主。当药物的吸收和药物的消除相等时达到峰浓度(maximal concentration,C_{max}),即药 - 时曲线的最高点。从开始给药至达到峰浓度的时间称为达峰时间(peak time,T_{max})。曲线中位于最小有效浓度(minimal effective concentration,MEC)之上的时段称为效应持续时间(duration of effect)。从给药开始至达到 MEC 的时间称为药物作用的潜伏期(latent period)。由曲线可知,药物在体内的吸收、分布、代谢和排泄没有严格的界限,只是在某一时段以某一过程为主而已。由药 - 时曲线与横坐标所形成的面积称为曲线下

Note:

面积(area under the curve,AUC),其大小反映药物吸收进入体循环的相对量的多少,与药物吸收进入体循环的药量成正比。

二、药物代谢动力学模型

为了分析药物在体内的动态变化规律,目前研究较多选用房室模型(compartment model)。房室模型是在药动学中按照药物在体内转运的速率的差异性,以实验与理论相结合而抽象设置的一种数学模型。由于药物进入体循环后快速向组织分布,首先进入血流量大的肺、肾、心、脑等器官,然后再向其他组织分布,最后达到平衡(假平衡),因此设想机体由几个互相连通的房室(compartment)组成。这个房室不是解剖学上分隔体液的房室,而是按药物分布速度以数学方法抽象划分的药动学概念。目前以房室数最多为 3 进行数学拟合,常用的有一室模型(one-compartment model)和二室模型(two-compartment model)。药动学模型是以实验获得的药 - 时曲线为基础,根据药物在体内的变化速率来进行数学方程拟合而确定的(图 3-4)。

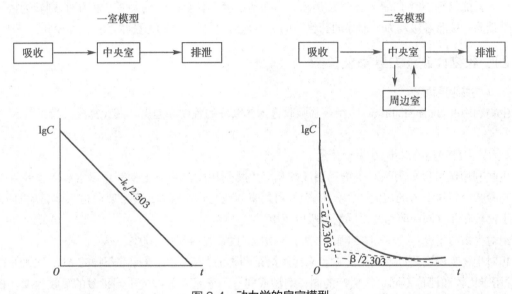

图 3-4 动力学的房室模型

一室模型是最简单的药动学模型,该模型假设药物吸收进入体内以后,迅速向各组织器官分布,并能立即达到动态平衡。一室模型把整个机体视为一个房室,其血药浓度基本能够反映出各组织、器官药物浓度的变化。

二室模型是最具代表性和最常用的药动学模型,把机体划分为一个中央室和一个周边室。中央室指血流量丰富以及药物分布能瞬时达到平衡的组织器官;周边室指血流欠佳不易瞬时达到平衡的组织器官。

三、药物消除动力学

药物在体内的消除动力学包括一级消除动力学和零级消除动力学。

药物通过各种途径进入体内后药物浓度随时间变化过程可用下列基本通式表达:

$$dC/dt = -kC^n$$

式中,C 为体内药物浓度,常用血浆药物浓度;k 为消除速率常数;t 为时间;负号表示体内药物浓度随时间延长而降低;$n=1$ 时为一级消除动力学,$n=0$ 时为零级消除动力学。

(一) 一级消除动力学

一级消除动力学(first-order elimination kinetics)是单位时间内体内药物按照恒定的比例消除,又称恒比消除。通用公式:

$$dC/dt=-kC^n$$

当 $n=1$ 时，$dC/dt=-k_eC^1=-k_eC$，式中 k 用 k_e 表示消除速率常数（elimination rate constant）。当机体的消除能力远远高于血药浓度时，药物从体内的消除按照一级动力学消除。一级消除动力学是浓度依赖性的消除方式，其实际消除速度与血药浓度成正比，血药浓度越高，单位时间消除的药量越多。进入体内的药物大多数是按照一级动力学消除，单位时间内药物的消除百分率恒定，药物的 $t_{1/2}$ 恒定。

（二）零级消除动力学

零级消除动力学（zero-order elimination kinetics）是单位时间内体内药物按照恒定的量消除，又称恒量消除。通用公式：

$$dC/dt=-kC^n$$

当 $n=0$ 时，$dC/dt=-k$。零级消除动力学通常是因为药物在体内的消除能力达到饱和所致，是非浓度依赖性的消除方式。当体内药物浓度远远超过机体的最大消除能力时，机体只能以最大的消除速率消除体内药物，因此其消除速度与血药浓度高低无关，是恒速（量）消除。例如饮酒过量时，一般正常成年人只能以每小时 10ml 乙醇恒速消除。当血药浓度下降至机体最大消除能力时，则转为按一级动力学消除。按照零级动力学消除的药物，其 $t_{1/2}$ 不是恒定的值，可随血药浓度变化而变化。

四、药物代谢动力学重要参数

（一）生物利用度

生物利用度（bioavailability，F）指药物吸收进入体循环的程度和速度。其计算公式为：

$$F=A/D \times 100\%$$

A 为体内已知药物总量，D 为给药量。

生物利用度可以分为绝对生物利用度和相对生物利用度。绝对生物利用度常以血管外给药的 AUC 与静脉给药的 AUC 的比值的百分率表示，可用来衡量药物血管外给药后吸收进入体循环的比例，常用于比较和评价同一药物的不同剂型吸收程度。

绝对生物利用度：$F=AUC$（血管外给药）$/AUC$（血管内给药）$\times 100\%$

相对生物利用度是以相同给药途径来比较测试药物的 AUC 与对照标准药物的 AUC 比值的百分率，常用于比较和评价不同厂家生产的同一剂型或同一厂家某一剂型的不同批号的吸收程度。相对生物利用度是衡量药物制剂质量和生物等效性的一个重要指标。

相对生物利用度：$F=AUC$（供试药）$/AUC$（对照药）$\times 100\%$

（二）表观分布容积

表观分布容积（apparent volume of distribution，V_d）指静脉注射一定量（A）药物在体内达到动态平衡后，按测得的血浆药物浓度（C）计算体内的药物总量应该占有体液的容积量。其计算公式为：

$$V_d=A/C_0=FD/C_0$$

A 为体内已知药物总量，C_0 为药物在体内达到平衡时测得的药物浓度，F 为生物利用度，D 为给药量（图 3-5）。根据 V_d 的大小可以推测药物在体内的分布情况。V_d 是表观数值，不是实际的体液容积空间大小。除少数不能透出血管的大分子药物外，多数药物的 V_d 值均大于血浆容积；与组织亲和力大的脂溶性药物其 V_d 可能比实际体重的容积还大。

（三）血浆清除率（plasma clearance，CL）

血浆清除率（plasma clearance，CL）是药物自体内消除的一个重要指标，是肝肾等的药物消除率的总和，即单位时间内机体能将多少容积血浆中的药

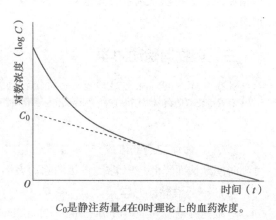

C_0 是静注药量 A 在0时理论上的血药浓度。

图 3-5　表观分布容积计算法

物全部消除干净,单位用 L/h 表示,其计算公式为:

$$CL=k_eV_d=C_0V_d/AUC=A/AUC$$

按照一级动力学消除的药物,V_d 和 CL 都是很重要的药动学参数。V_d 可以由药物的理化性质所决定,而 CL 则由机体清除药物的主要组织器官的清除能力决定。因而:

$$CL_总=CL_肝+CL_肾+CL_其他组织$$

当某个重要脏器如肝或肾的功能下降时,CL 值将下降,从而影响机体的血浆清除率。肝功能下降常常影响脂溶性药物的清除率,而肾功能下降则主要影响水溶性药物的清除率。

(四) 血浆半衰期

血浆半衰期(half life time,$t_{1/2}$)指血浆药物浓度下降一半所需要的时间。

按照一级动力学消除的药物,其速率公式为:

$$\lg C_t=\lg C_0-k_et/2.303$$

当 $t=t_{1/2}$ 时,$C_t/C_0=1/2$,亦即 $C_0/C_t=2$ 代入上式得:

$$t_{1/2}=\lg2 \times 2.303/k_e=0.693/K_e$$

因此可知,按照一级消除动力学消除的药物,其 $t_{1/2}$ 是一恒定的值,不会因为血药浓度的高低而变化。

$t_{1/2}$ 在临床治疗中有非常重要的意义:①$t_{1/2}$ 反映机体清除药物的能力和消除药物的快慢程度。②按照一级消除动力学消除的药物,一次用药后,经过 4~6 个 $t_{1/2}$,可以认为药物基本从体内消除干净,而间隔一个 $t_{1/2}$ 等量给药一次,则连续 4~6 个 $t_{1/2}$ 后体内药物浓度可以达到稳态血药浓度。③肝肾功能不良的患者,其药物的消除能力下降,药物的 $t_{1/2}$ 将延长。

按照零级动力学消除的药物,其速率公式为:

$$C_t=C_0-k_et$$

当 $t=t_{1/2}$ 时,$C_t/C_0=1/2$,亦即 $C_t=0.5$。C_0 代入上式得:

$$t_{1/2}=0.5 \times C_0/k_e$$

因此,药物按零级动力学消除时,$t_{1/2}$ 是不恒定的,和血药浓度成正比,即给药剂量越大,$t_{1/2}$ 越长。

五、连续多次给药的血药浓度变化

在临床治疗中,常需连续重复多次给药以维持有效血药浓度。按照一级动力学消除的药物,开始恒速给药时药物吸收快于药物消除,体内药物蓄积,血药浓度逐渐增加。需 4~6 个 $t_{1/2}$ 达到稳态血药浓度(steady state concentration,C_{ss}),此时给药速度(RA)与消除速度(RE)相等。

恒速静脉滴注时血药浓度可以平稳地到达 C_{ss}。分次给药虽然平均血药浓度上升与静脉滴注相同,但实际上血药浓度上下波动,给药间隔时间越长波动越大(图 3-6)。

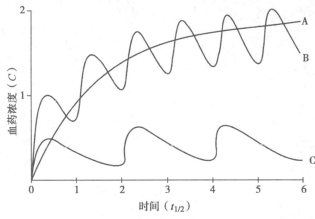

A:恒速静脉滴注;B:每隔 1 个半衰期给予等量,经 4~6 个 $t_{1/2}$ 血药浓度达到 C_{ss};
C:给药间隔时间越长血药浓度波动越大,给药剂量越小,峰血药浓度越低。

图 3-6 连续恒速给药时的药 - 时曲线

　　$t_{1/2}$ 较长的药物或患者急需达到有效血药浓度以迅速控制病情时,可用负荷剂量(loading dose,D_l)给药法。负荷剂量指首次剂量加大,然后再给予维持剂量,使 C_{ss} 提前产生。如果口服间歇给药采用每隔一个 $t_{1/2}$ 给药一次,采用首剂加倍剂量的 D_l 可使血药浓度迅速达到 C_{ss},后续使用维持剂量以维持 C_{ss}(图 3-7)。

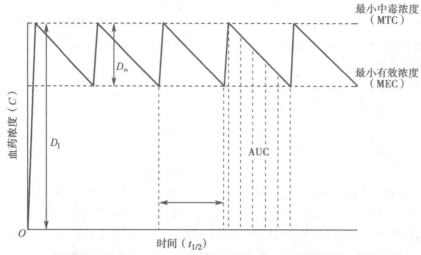

D_l:负荷剂量所形成的C;D_m:维持剂量所形成的C。AUC:曲线下面积。

图 3-7　负荷剂量、维持剂量、给药间隔时间与血药浓度的关系

　　按照零级动力学消除药物时,体内药量超过机体的最大消除能力。如果连续恒速给药,体内药物大量蓄积,血药浓度将持续增高。

　　临床用药可根据药动学参数如 V_d、CL、k_e、$t_{1/2}$ 及 AUC 等计算剂量及设计给药方案以达到并维持有效血药浓度。除了少数 $t_{1/2}$ 特长或特短的药物和按照零级动力学消除的药物外,一般可采用每一个 $t_{1/2}$ 给予半个有效量并将首次剂量加倍是有效、安全、快速的给药方法。

(郭紫芬)

思 考 题

1. 请简述肝药酶的主要特点。
2. 请简述血液和尿液 pH 的变化对药物解离度的影响。
3. 请简述一级消除动力学和零级消除动力学的主要特点。

URSING

第四章

影响药物效应的因素及合理用药原则

04章 数字内容

———— 学 习 目 标 ————

知识目标：

1. 掌握合理用药原则以及用药监护对临床治疗的作用。

2. 熟悉药物剂型、药动学和药效学对药物效应的影响。

3. 了解年龄、性别和病理生理状态对药物效应的影响。

能力目标：

通过学习能熟练掌握影响药物效应的因素,在临床护理实践中有效进行药物使用监测,及时发现问题并上报。

素质目标：

护理人员是药物治疗和用药监护的执行和观察者,需强化用药监护的责任意识。

患者,女,68岁。诊断高血压5年来,一直服用尼非地平降压,血压控制良好。近期为了治疗脚癣,服用伊曲康唑200mg,一日2次,服用伊曲康唑5日后,开始出现下肢水肿。

　　请思考:

　　1. 该患者近期服用伊曲康唑后出现下肢水肿的原因是什么?

　　2. 如何调整用药、监护用药过程?

　　医生依据临床诊断选择药物、剂量和剂型,护士(或患者)按照医嘱用药后,医生、护士和患者之间对用药的言行配合,药物与机体之间相互作用及其所引起的任何变化都可以成为影响药物效应的因素。理解和熟悉药物剂型、药动学、药效学等众多因素对药物效应的影响,目的是在临床合理用药和强化用药监护,做到用药个体化和取得最佳疗效和最小不良反应。

第一节　药物方面的因素

一、药物剂型

　　药物可制成气雾剂、注射液、溶液剂、糖浆剂、片剂、胶囊、颗粒剂、栓剂和贴皮剂等剂型,适用于相应的给药途径。注射、吸入起效快,口服、皮肤给药相对慢,急救常用注射给药,门诊常用口服剂型。

　　药物的制备工艺、处方内容及原辅料不同,可能影响药物的生物利用度,如不同厂家生产的相同剂量的地高辛片,服用后其血药浓度可相差7倍;20mg微晶型螺内酯胶囊≈100mg普通晶型螺内酯的疗效。控、缓释剂型比普通剂型作用更持久、温和。

　　同一药物采用不同给药途径可以产生不同的作用和用途,如硫酸镁口服可以导泻,注射则有解痉、镇静作用;相同的剂型常有多种剂量规格,适用于不同治疗目的,如硝酸甘油常用量舌下含服0.2~0.4mg、口服2.5~5mg、贴皮10mg,分别用于心绞痛的急救、常规或长期防治。

知识拓展

药物新剂型

　　膜剂局部给药效果更佳,并能大大地降低其毒副作用,如克霉唑药膜。缓、控释制剂能够让药物的有效成分在血液中保持稳定的浓度,更能保证治疗效果,但需保持药物剂型的完整性,忌嚼碎或研碎服用。靶向制剂能够直接指向病变部位,治疗更有针对性,效果更佳,如喜树碱脂质纳米粒混悬液对淋巴癌和脑肿瘤有靶向作用,能浓集在肿瘤处,提高疗效,降低对肾脏的副作用。贴剂或植入剂使用起来更方便,如戈舍瑞林缓释植入剂。但是选择新剂型不要太盲目。很多新剂型是针对儿童和老人而开发,成人没有必要盲目选择,如带水果味的头孢克洛颗粒剂,适合儿童。

二、联合用药及药物相互作用

　　临床上同时或相继使用两种或两种以上药物,称联合用药,其目的是增强疗效,降低不良反应,减少耐药性产生。但不合理的联合用药通过药物相互作用可能降低疗效、加重不良反应,甚至产生药源性疾病。

　　配伍禁忌(incompatibility)是药物在体外配伍时直接发生物理、化学的相互作用而降低药效,甚至产生毒性,严重影响药物的使用。尤其注射剂在混合使用或大量稀释时易产生化学或物理改变,因此静脉滴注时应特别注意配伍禁忌,避免发生严重后果。

药物相互作用也可发生在体内,主要有两方面表现。一是不改变体内药物浓度但影响药物作用,表现为药物效应动力学的改变,可产生两种结果,使原有药物效应增强的协同作用和使原有作用减弱的拮抗作用。前者如乙醇与催眠药、中枢镇痛药合用可能引起中枢过度抑制风险;后者如胰岛素与肾上腺素或糖皮质激素合用可产生相互拮抗作用。二是通过影响药物的吸收、分布、代谢和排泄,改变药物在作用部位的浓度而影响药物的作用,表现为药物代谢动力学的改变,如促进或延缓胃排空的药物都可影响合用药物的吸收;血浆蛋白结合率高的药物合用时,因药物竞争与血浆蛋白结合,导致游离型药物增加而使药理作用增强甚至产生毒性作用;肝药酶抑制药和肝药酶诱导药均可改变肝药酶的活性,使合并用药的血药浓度升高或降低而影响其效应;弱碱性和弱酸性药物可分别通过竞争性抑制肾弱碱性和弱酸性药物的主动转运载体而减慢同类型药物的排泄。

对于治疗指数低的药物如抗凝药、抗心律失常药、抗癫痫药、抗肿瘤药、免疫抑制剂等,使用时更应注意药物的相互作用,否则极易诱发或加重不良反应。

第二节　机体方面的因素

一、年龄

儿童特别是早产儿与新生儿机体各系统生理功能尚未发育完全,个体差异较大,对药物比成人更敏感,甚至有时与成年人间有显著区别。如胆红素与白蛋白结合位点被药物转换后引起核黄疸;氯霉素在肝脏代谢能力低,导致其在组织中蓄积而引起"灰婴"综合征。因此,对儿童用药剂量应该谨慎遵守儿科用药原则,同时加强用药后的药效观察和用药监护。

老年人肝、肾功能衰退,大部分药物的作用可能更强而持久;老年人常存在合并症或并发症,服用药物较多,发生药物相互作用的概率增加,故对老年人用药应慎重,用药的剂量应适当减少,同时加强用药监护。随着人口老龄化及人们对生活质量要求的不断提高,对老年患者的护理需求将会越来越大,值得医护人员的重视和研究。

二、性别

女性脂肪比例比男性高,而水的比例比男性低,可影响药物的分布和作用;女性体重较男性轻,在使用治疗指数低的药物时,可能需要较小的剂量;孕产妇和围生期妇女的用药与护理需要慎重对待,以免通过胎盘屏障进入胎儿体内,造成其发育异常或持久作用。

三、遗传因素

遗传是药物代谢和效应的决定因素。基因是决定药物代谢酶、药物转运蛋白和受体活性和功能表达的结构基础,基因的突变可引起编码的药物代谢酶、转运蛋白和受体蛋白氨基酸序列及功能异常,成为产生药物效应个体、种族差异的主要原因。遗传药理学发展迅速,目前已发现一百多种与药物效应有关的异常遗传基因,遗传表型异常已可部分解释特异体质的药物反应现象。

遗传因素对药动学的影响主要表现在药物体内转化的差异,如人群可分为可快速灭活药物的强代谢型和缓慢灭活药物的弱代谢型。而遗传因素对药效学的影响则是在不影响血药浓度的条件下机体对药物的反应异常,如葡萄糖-6-磷酸脱氢酶(G6PD)缺乏者服用伯氨喹、磺胺和砜类等药物后易发生溶血反应。

不同种族具有不同的遗传背景,导致一些药物的代谢和反应存在种族差异。药物反应的种族差异已经成为临床用药、药品管理、新药临床试验中需要重视的一个重要因素;有时即使在同一种族内,也有少数人对药物的反应性不同,称个体差异,与种族差异比较,同一种族内的个体差异更为显著和重要。

故医学的发展将通过基因测序和蛋白甚至代谢产物检测等技术实现疾病诊断和治疗的个体化,即"精准医学",将逐步减少和消除由于个体不同造成的药物和其他治疗的疗效差异性,提高疾病诊治和预防的效应。

四、病理因素

疾病的严重程度能引起机体药效学及药动学改变,进而影响药物效应。如中枢神经系统抑制的患者,能耐受较大剂量的中枢兴奋药而不发生过度兴奋所致的惊厥反应;反之,患者在中枢兴奋状态下则需要较大剂量药物才能产生中枢抑制效应。肝、肾功能低下时,药物的清除率降低,可致药物 $t_{1/2}$ 延长、血药浓度增加、效应增强,从而产生严重不良反应。用药时应慎重并加强用药监护及随访。

五、心理因素

患者的心理因素与药物疗效关系密切。安慰剂(placebo)不具药理活性,但和临床试验药物具有相同性状,常作为药物临床试验的空白对照。安慰剂效应是导致药物治疗发生效果的重要影响因素之一。安慰剂对心理因素影响较大的自主神经系统功能如血压、心率、胃分泌、呕吐、性功能等的作用较明显。医护人员的任何医疗或护理活动,包括言行举止等都可能发挥安慰剂作用,可适当利用这一"效应"作心理治疗,并严防由此产生的"不良反应"或信任危机,避免患者拒绝用药及护理。

六、长期用药后机体的反应性变化

长期用药可引起机体(包括病原体)对药物反应发生变化,主要表现为耐受性、耐药性、依赖性。

（一）耐受性和耐药性

耐受性(tolerance)指连续用药后机体对药物的反应性逐渐降低的现象。增加剂量可恢复反应,停药后耐受性可消失。有的药物在使用很少次数后就迅速产生耐受性,称为快速耐受性(tachyphylaxis),而连续用药较长时间后产生的耐受性,称为慢速耐受性(bradyphylaxis)。肝药酶诱导、受体的脱敏可能是产生耐受性的原因。耐药性(drug resistance)指病原体、肿瘤细胞对反复使用的化疗药物的敏感性降低的现象,也称抗药性。病原体产生药物灭活酶、改变膜通透性、改变靶结构和代谢途径等都可能是产生耐药性的机制。

（二）依赖性

依赖性(dependence)指长期使用某种药物后,机体对该药产生生理性或精神性的依赖和需求。精神依赖性(psychological dependence)指停药后患者表现主观不适,无客观症状和体征;生理依赖性(physical dependence)指停药后患者产生严重的精神和生理功能紊乱的戒断症状(abstinent syndrome)。药物滥用(drug abuse)指不符合用药目的的长期大量应用有精神活性的药物,是造成药物依赖性的主要原因。麻醉药品是具有依赖性的药物,如阿片类镇痛药和海洛因等,其贮存和使用应遵照《中华人民共和国药品管理法》严格管理。

（三）停药综合征

长期反复用药后突然停药可发生原有疾病的复发或加重,即停药综合征(withdrawal syndrome),如长期应用 β 受体拮抗药之后突然停药,血压反跳性上升、心绞痛发作甚至导致急性心肌梗死或猝死。因此,长期用药的患者停药时必须逐渐减量至停药,尽量避免停药综合征的发生。

第三节 合理用药原则

临床用药以取得满意的近期疗效为主要目标,而循证医学(evidence-based medicine)则更注重远期疗效,即对生存质量提高和死亡率降低有益。合理用药的原则就是要个性化的精准治疗,充分发挥药物疗效的同时尽量避免或减少可能发生的不良反应。

1. 明确诊断、慎重用药　选药时需要权衡疗效与不良反应,从用药指征和药物经济学等角度综合考虑患者用药的适应证、禁忌证和经济承受能力。

2. 选择合适的给药方案　根据药理学特点,尽量选用国家基本药物,规范用药疗程。在需要合并用药时,应尽量发挥药物协同作用,避免不合理预防用药,防止耐药性产生,避免不利的药物相互作用和药物浪费。

3. 因人制宜,用药个体化、精准化　用药应该因人、因地、因时和病情而定,要注意患者的个体差异,加强用药监护并及时优化个体的治疗用药。利用最新科技,实施个性化、精准化设计药物和临床治疗。

4. 对因对症治疗并重　在采用对因治疗和对症治疗的同时还要注重维持生命的支持疗法。如在治疗严重的感染中毒性休克时,要综合使用抗菌、抗休克和维持呼吸、循环等重要生命指征的支持疗法。

5. 及时调整药物治疗方案　确定诊断和开出处方仅是治疗的开始,在治疗过程中,医生、护士和患者必须适时交流,严密观察药物的疗效和不良反应,及时调整用药种类和剂量,使患者始终得到安全有效的治疗。

医院临床工作,三分治疗七分护理。护士是药物治疗和用药监护的执行和观察者,有用药监护的责任和义务,对药物的治疗效应和不良反应进行全程动态性的准确观察、信息通报和专业处理,如遇到严重的不良反应时应先停药,立即向上级汇报和请示处理方法,及时实施抢救。

(陈美娟)

思 考 题

1. 从护理工作角度,论述用药监护对合理用药所起的关键作用。
2. 老年人联用多种药物治疗时,如何进行合理用药和用药监护?
3. 处方用药治疗有效控制病情之后,药物逐渐无效导致病情加重的可能因素有哪些?

Note:

第五章

传出神经系统药理学概论

05章 数字内容

学习目标

● 知识目标：

1. 掌握各型受体组织器官的分布以及激动时的生理效应，以及传出神经系统药物的基本作用和分类。

2. 熟悉乙酰胆碱和去甲肾上腺素的生物合成、转运、贮存、释放和代谢。

3. 了解传出神经系统按解剖、递质分类。

● 能力目标：

能运用相关知识判断传出神经的受体效应，并能用于理解和掌握传出神经系统药物的特点。

● 素质目标：

在传出神经系统药物学习过程中，通过药物的学习使学生意识到临床用药的选择性，从而培养学生树立良好的职业素养，关心、关爱患者。

传出神经系统包括自主神经系统(autonomic nervous system)及运动神经系统(somatic motor nervous system)。自主神经系统分为交感神经(sympathetic nerve system)和副交感神经(parasympathetic nerve system),主要支配内脏、平滑肌、腺体等效应器,参与心血管活动、胃肠活动、腺体分泌等多种生理功能的调控。运动神经系统支配、调控骨骼肌的活动,维持正常的运动、呼吸和体位。作用于传出神经系统的药物,直接作用于受体或通过影响神经递质而产生药理效应。传出神经系统主要以化学传递的形式进行信息传递。这种传递可发生于神经细胞与神经细胞之间、神经细胞与效应器之间而形成突触,通过神经末梢(突触前膜)释放神经递质与突触后膜特异受体结合,产生兴奋或抑制突触后细胞的功能。

第一节　传出神经系统的递质及受体

一、传出神经的递质及分类

自主神经从中枢发出后,先在神经节更换次级神经元,再到达所支配的效应器。自主神经有节前纤维和节后纤维之分。运动神经自中枢发出后,直接支配骨骼肌。当神经冲动到达神经末梢时,在突触前膜释放化学传递物质,即神经递质(neurotransmitter)。神经递质通过突触间隙(synaptic cleft),作用于次级神经元或效应器突触后膜上的受体,产生相应的生物效应。不同神经纤维兴奋时,其末梢释放的神经递质不同(图 5-1)。

(一) 传出神经的主要递质

1. 乙酰胆碱(acetylcholine,ACh) ACh 为胆碱能神经的递质,主要在胆碱能神经末梢由胆碱和乙酰辅酶 A 在胆碱乙酰化酶催化下合成,然后转移到囊泡中贮存。ACh 的合成、贮存、释放和水解过程如图 5-2 所示。

2. 儿茶酚胺类 去甲肾上腺素(noradrenaline,NA)、肾上腺素(adrenaline,AD)、多巴胺(dopamine,DA)等均属具有儿茶酚结构的生物胺,统称为儿茶酚胺类递质,它们的释放、消除方式基本相似。去甲肾上腺素能神经递质 NA 的合成、贮存、释放,产生作用以及消除如图 5-3 所示。

此外,ACh 和 NA 并不是传出神经系统的唯一神经递质,血管活性肠肽、ATP、NO 等物质在平滑肌收缩、血管舒缩中也发挥着重要作用。

(二) 传出神经按释放递质的分类

根据从神经末梢和膨体释放的神经递质,传出神经系统可分为胆碱能神经纤维和去甲肾上腺能神经纤维(图 5-4)。

1. 胆碱能神经(cholinergic nerve) 兴奋时其末梢释放 ACh。胆碱能神经包括:①全部交感神经和副交感神经的节前纤维。②全部副交感神经的节后纤维。③运动神经。④极少数交感神经节后纤维,如支配汗腺、骨骼肌血管的部分神经。

2. 去甲肾上腺素能神经(adrenergic nerve) 兴奋时其末梢释放 NA,绝大多数交感神经的节后纤维属于此类。

支配肾血管平滑肌的神经末梢以 DA 为递质。此外,某些神经纤维还可含有两种或多种递质,这种现象被称为共同传递(cotransmission)。如去甲肾上腺素能神经元兴奋时,其末梢除释放 NA 外,还可释放 ATP 和肽类等递质。

二、传出神经系统的受体及效应

传出神经系统的受体按递质主要分为两大类,其受体分类和效应如下:

(一) 胆碱受体

胆碱受体(cholinoceptor)指能选择性地与 ACh 结合的受体。根据其对不同拟胆碱药敏感性的不

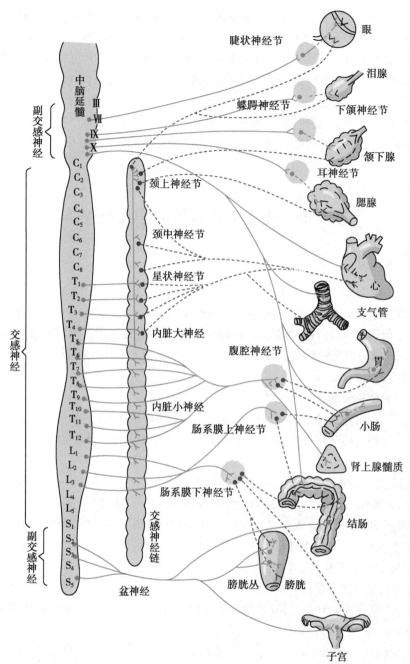

粉色：胆碱能神经；黑色：去甲肾上腺素能神经；实线：节前纤维；虚线：节后纤维。

图 5-1　自主神经系统分布示意图

同，又可分为两类。

1. 毒蕈碱型受体（M cholinoceptor，M 胆碱受体）　此型受体对毒蕈碱（muscarine）较为敏感，主要分布在副交感神经节后纤维所支配的效应器细胞膜上，如心脏、血管、支气管及胃肠平滑肌、瞳孔括约肌和腺体等处。激动时表现为心脏抑制、血管扩张、内脏平滑肌收缩、瞳孔缩小及腺体分泌增加等，这些作用统称为 M 样作用。目前 M 受体可分为 M_1、M_2、M_3、M_4 和 M_5 五种亚型，各亚型氨基酸序列一级结构已经研究清楚，由 460~590 个氨基酸残基组成。M 受体广泛分布于全身各个器官组织，只是不同的组织分布的受体亚型不一样。M 受体激动所呈现的效应见表 5-1。

2. 烟碱型受体（N cholinoceptor，N 胆碱受体）　此型受体对烟碱（nicotine）较为敏感，该型受体分为 N_N 和 N_M 两种亚型。N_N 胆碱受体主要分布在神经节，激动时可引起神经节兴奋，导致节后纤

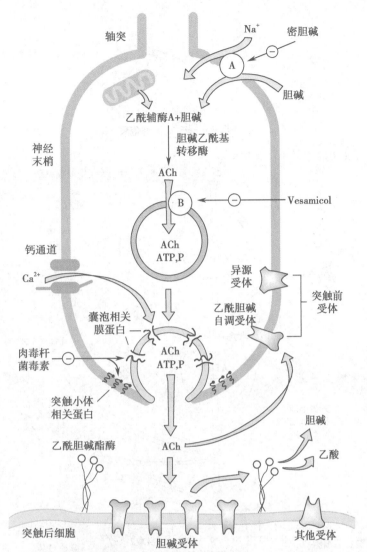

ACh：乙酰胆碱；A：钠依赖性载体；B：乙酰胆碱载体；ATP：三磷酸腺苷；P：多肽。
Vesamicol：囊泡乙酰胆碱转运体β阻滞剂。

图 5-2　胆碱能神经递质合成、贮存、释放和代谢示意图

维支配的多种效应器功能改变；N_M胆碱受体主要分布在骨骼肌神经肌肉接头的运动终板上，激动时引起骨骼肌收缩。

（二）肾上腺素受体

肾上腺素受体（adrenoceptor）指能选择性地与 AD 或 NA 结合的受体。根据其对特异性配体（拮抗药或激动药）的亲和力、受体激动后信号转导机制和生物学效应的特点，肾上腺素受体又可分为：

1. α肾上腺素受体（α adrenoceptor，α 受体）　有 α_1 及 α_2 两种亚型。α_1 受体主要分布在血管平滑肌（如皮肤、黏膜血管，以及部分内脏血管），受体激动所呈现的效应见表 5-1。α_2 受体主要分布在去甲肾上腺素能神经的突触前膜上，对递质释放产生负反馈调节作用。

2. β肾上腺素受体（β adrenoceptor，β 受体）　可分为 β_1、β_2 和 β_3 三种亚型。β 受体激动所呈现的效应见表 5-1。

此外，在肾、肠系膜、心、脑等器官的血管平滑肌，以及心肌上还有多巴胺受体分布。多巴胺受体主要可分为 D_1 和 D_2 两种亚型。外周组织主要分布为 D_1 受体，其激动时可引起相应部位的血管扩张，D_2 受体主要分布在中枢神经系统。

传出神经系统相关受体的分布，以及受体激动后产生的生物效应见表 5-1。

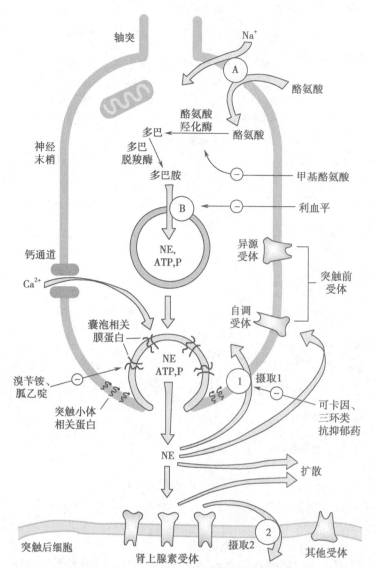

NE：去甲肾上腺素；ATP：三磷酸腺苷；P：多肽；A：钠依赖性转运体；B：囊泡
乙酰胆碱转运体；1：神经元去甲肾上腺素转运体；2：神经元外单胺转运体。

图 5-3　去甲肾上腺素能神经递质合成、贮存、释放和代谢示意图

三、受体的信号转导机制

不同类型受体激动后的信号传递机制不同,传出神经系统的受体激动后的信号传递机制主要有以下两种方式。

1. **与 G 蛋白偶联**　M 胆碱受体、α 受体和 β 受体属 G 蛋白偶联受体,这些受体激动后,通过改变某些酶的活性,继而影响第二信使如 1,4,5 三磷酸肌醇(inositol 1,4,5-triphosphate,IP₃)、二酯酰甘油(diacylglycerol,DAG)等的形成,产生相应的生物效应。某些受体与 G 蛋白偶联使腺苷酸环化酶活性改变,可影响 K^+ 通道或 Ca^{2+} 通道(表 5-2)。

2. **与离子通道偶联**　N 胆碱受体为配体门控通道型受体。ACh 与 N 受体结合后,促使配体门控离子通道开放,细胞外 Na^+、Ca^{2+} 进入细胞内,产生局部去极化,当电位达到一定阈值后,即可打开电压门控性离子通道,致使大量 Na^+、Ca^{2+} 进入细胞内,形成动作电位。N_M 受体激动后产生的兴奋性突触后电位,当达到一定阈值后形成动作电位,并沿轴突向下传导,完成神经节的信号传递过程。N_M 受体激动可产生终板电位,并激发骨骼肌细胞兴奋收缩偶联过程,引起骨骼肌收缩。

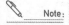

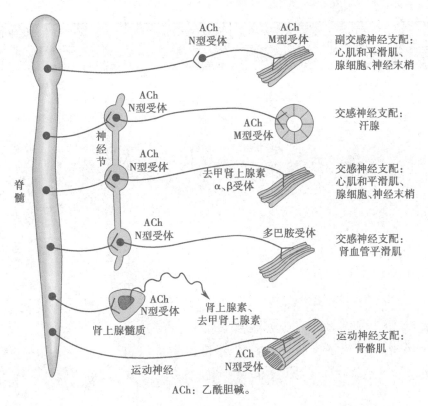

图 5-4　传出神经分类模式图

表 5-1　传出神经系统受体分布及其主要生物效应

受体分布	去甲肾上腺素能神经兴奋		胆碱能神经兴奋	
	效应	受体	效应	受体
眼睛				
虹膜				
瞳孔开大肌(辐射状肌)	收缩(扩瞳)	α_1	—	—
瞳孔括约肌(环行肌)	—	—	收缩(缩瞳)	M_3
睫状肌	舒张(远视)	β_2	收缩(近视)	M_3
心脏				
窦房结	心率加速	β_1、β_2	减慢	M_2
心肌	收缩加强	β_1、β_2	略减弱	M_2
传导系统	传导加速	β_1、β_2	减慢	M_2
血管				
内皮			释放 EDRF	M_3
皮肤、黏膜	收缩	α_1、α_2	—	—
内脏	收缩;舒张	α_1;β_2	—	—
冠状动脉	收缩;舒张	α_1、α_2;β_2	—	—
脑	收缩	α_1		
骨骼肌	收缩;舒张	α_1;β_2	舒张	M

Note：

续表

受体分布	去甲肾上腺素能神经兴奋		胆碱能神经兴奋	
	效应	受体	效应	受体
支气管				
平滑肌	舒张	β_2	收缩	M_3
胃肠道				
平滑肌	舒张	α_1、α_2；β_2	收缩	M_3
括约肌	收缩	α_1	舒张	M_3
分泌	—	—	增加	M_3
肠肌丛	—	—	激活	M_1
膀胱				
逼尿肌	舒张	β_2	收缩	M_3
括约肌	收缩	α_1	舒张	M_3
生殖系统				
子宫平滑肌(有孕)	收缩；舒张	α_1；β_2	—	—
子宫平滑肌(无孕)	舒张	β_2	—	—
阴茎,精囊	射精	α	勃起	M
腺体				
汗腺	分泌增加(局部分泌:手脚心)	α_1	增加(全身分泌)	M
唾液腺	分泌增加	α	增加	M
胃肠道	淀粉酶分泌	β_2	增加	M_1
呼吸道	减少；增加	α_1；β_2	增加	M
皮肤				
竖毛肌	收缩	α_1	—	—
代谢活动				
糖酵解代谢	增加	β_2	—	—
脂肪分解代谢	增加	β_3	—	—
肾素释放	减少；增加	α_1；β_1		
骨骼肌	收缩	β_2	收缩	N_M
肾上腺髓质	—	肾上腺素和去甲肾上腺素分泌	N_N	

表 5-2　受体激动与 G 蛋白偶联的生物效应

受体	基本生物效应	第二信使
M_1 受体	磷脂酶 C↑	IP_3↑、DAG↑
M_2、M_3 受体	腺苷酸环化酶↓	cAMP↓
α_1 受体	磷脂酶(C、D、A_2)	IP_3↑、DAG↑
α_2 受体	腺苷酸环化酶↓	cAMP↓
β_1、β_2 受体	腺苷酸环化酶↑	cAMP↑

注:↑为酶活性增加或第二信使生成增多;↓为酶活性降低或第二信使生成减少。

第二节 传出神经系统药物基本作用及其分类

一、传出神经系统药物基本作用

(一) 直接作用于受体

药物直接与受体结合而产生药理作用。如可直接与受体结合,并对受体产生类似于神经末梢所释放的神经递质与受体结合所产生的效应,此类药物为受体激动药;如与受体结合后不产生拟似神经递质的作用,产生拮抗递质或激动药与受体结合的效应,此类药物为受体拮抗药。

(二) 影响神经递质

药物通过影响传出神经递质的合成、转化、贮存或释放,产生拟似或拮抗递质的作用,称为该递质的拟似药或拮抗药。

1. **影响递质的生物合成** 此类药物包括对前体药物和递质合成酶抑制作用的药物。而直接影响递质生物合成的药物较少,目前无临床应用价值,仅用作实验研究的工具药,如宓胆碱(hemicholine)能抑制 ACh 的生物合成。

2. **影响递质的转化** 如胆碱酯酶抑制药通过抑制胆碱酯酶活性,延缓 ACh 的水解,使 ACh 堆积,产生拟胆碱作用。如 MAO 和 COMT 抑制药可以减缓单胺类神经递质代谢,临床用于抗抑郁症和抗帕金森病治疗。

3. **影响递质的释放、转运和贮存** 某些药物通过促进递质的释放而发挥拟递质作用,如间羟胺可促使 NA 的释放。还有些药物通过影响递质在神经末梢的贮存而发挥作用,如利血平抑制神经末梢囊泡对 NA 的摄取,使囊泡内 NA 逐渐减少以至耗竭,从而发挥拮抗去甲肾上腺素能神经的作用。

二、传出神经系统药物分类

作用于传出神经系统的药物,根据其对受体的影响及产生的相应药理作用,分类见表 5-3。

表 5-3 传出神经系统药物分类及代表药物

拟似药	拮抗药
1. 拟胆碱药	1. 抗胆碱药
(1) 胆碱受体激动药	(1) 胆碱受体拮抗药
① M、N 受体激动药(卡巴胆碱)	① M 受体拮抗药(阿托品)
② M 受体激动药(毛果芸香碱)	M_1 受体拮抗药(哌仑西平)
③ N 受体激动药(烟碱)	② N 受体拮抗药
	N_N 受体拮抗药(美加明)
	N_M 受体拮抗药(泮库溴铵)
(2) 胆碱酯酶抑制药(新斯的明)	(2) 胆碱酯酶复活药(碘解磷定)
2. 拟肾上腺素药	2. 抗肾上腺素药
肾上腺素受体激动药	肾上腺素受体拮抗药
① α、β 受体激动药(肾上腺素)	① α、β 受体拮抗药(拉贝洛尔)
② α 受体激动药(去甲肾上腺素)	② α 受体拮抗药(酚妥拉明)
α_1 受体激动药(去氧肾上腺素)	α_1 受体拮抗药(哌唑嗪)
α_2 受体激动药(可乐定)	α_2 受体拮抗药(育亨宾)

Note:

续表

拟似药	拮抗药
③β受体激动药(异丙肾上腺素)	③β受体拮抗药(普萘洛尔)
β₁受体激动药(多巴酚丁胺)	β₁受体拮抗药(阿替洛尔)
β₂受体激动药(沙丁胺醇)	

（李凤梅）

思 考 题

1. 请简述传出神经系统药物的基本作用和药物分类。
2. 根据传出神经末梢释放的递质不同,请简述传出神经的分类。

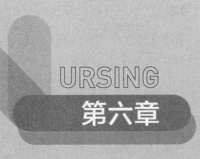

第六章

胆碱受体激动药

06章 数字内容

知识目标:

1. 掌握 M 胆碱受体激动药毛果芸香碱的药理作用、用途及应用注意事项。

2. 熟悉乙酰胆碱的 M、N 样作用。

3. 了解 N 胆碱受体激动药的特点。

能力目标:

1. 通过学习能学会观察胆碱受体激动药的不良反应,并能给予相应的护理措施。

2. 能根据青光眼患者的病情进行合理有效的护理。

素质目标:

通过学习能做好患者心理护理,减轻患者因眼压高、头痛导致的焦虑情绪和心理压力,从而培养良好的护理的职业素养,关心、关爱患者。

患者,女,55 岁。食用自摘的野生蘑菇,饭后 2 小时出现恶心、呕吐、腹痛、腹泻等消化道症状。症状严重,入院治疗。临床诊断:毒蕈碱中毒。采用胆碱受体拮抗药阿托品进行治疗。

请思考:

1. 该患者的症状是什么原因引起的?

2. 为什么用胆碱受体拮抗药阿托品治疗?

3. 在用药过程中护理方面要注意哪些内容?

胆碱受体激动药(cholinoceptor agonists)通过直接与胆碱受体结合,激动胆碱受体,产生与乙酰胆碱类似的作用。根据胆碱受体激动药的作用选择性不同,可将其分为三类:M、N 受体激动药、M 受体激动药和 N 受体激动药。

第一节　M、N 胆碱受体激动药

胆碱酯类药物对 M、N 受体均有兴奋作用。该类药物主要包括醋甲胆碱、贝胆碱和卡巴胆碱。此类药物在分子结构上有共同的特点即含有一个带正电荷的季铵基团,因此脂溶性差而亲水性强,吸收困难,故而不宜口服,亦不易穿过血脑屏障。

乙 酰 胆 碱

乙酰胆碱(acetylcholine,ACh)是中枢和外周胆碱能神经的内源性神经递质,作用十分广泛,不良反应较多,目前主要作为研究的工具药,无临床应用价值。但由于其具有非常重要的生理功能,熟悉 ACh 的药理作用将有助于对胆碱受体激动药作用的理解。

【体内过程】

ACh 为胆碱酯类,可人工合成。其化学性质不稳定,极易被体内胆碱酯酶(AChE)水解而失活。

【药理作用】

ACh 可直接激动 M 受体和 N 受体,兼有 M 样作用和 N 样作用。

1. M 样作用　又称毒蕈碱样作用。小剂量 ACh 静脉注射可激动外周全部 M 受体,产生与节后胆碱能神经纤维兴奋时相似的效应,即 M 样作用。如:瞳孔括约肌和睫状肌收缩,瞳孔缩小;腺体(泪腺、汗腺、支气管腺体、消化腺等)分泌增加;内脏平滑肌(支气管平滑肌、胃肠平滑肌等)兴奋收缩;心血管系统功能抑制,包括心率减慢、传导速度减慢、心肌收缩力减弱、血管舒张、血压下降等。

2. N 样作用　又称烟碱样作用。剂量稍大时,ACh 除激动 M 受体外,还可激动神经节的 N_N 受体、肾上腺髓质嗜铬细胞的 N_N 受体和运动终板的 N_M 受体,产生与全部自主神经节和运动神经兴奋相似的 N 样作用,此时表现为 M 样与 N 样作用的综合效应,广泛而复杂。

卡 巴 胆 碱

卡巴胆碱(carbacholine,氨甲酰胆碱)系 ACh 的衍生物,其药理作用完全拟似 ACh。由于化学性质较 ACh 稳定,不易被 AChE 水解,故作用维持时间较长。本药对膀胱和胃肠平滑肌作用明显,可用于术后腹气胀、尿潴留。因作用广泛、其不良反应较多,仅限于眼科局部用药,滴眼用于治疗开角型青光眼。禁用于支气管哮喘、心力衰竭、动脉硬化、消化性溃疡患者。

醋 甲 胆 碱

醋甲胆碱(methacholine,乙酰甲胆碱)对心血管系统作用明显,临床仅皮下注射治疗口腔黏膜干燥症。禁忌证同卡巴胆碱。

第二节　M 胆碱受体激动药

毛果芸香碱

毛果芸香碱(pilocarpine,匹鲁卡品)是从毛果芸香属(pilocarpus)植物中提取的生物碱,为叔胺类化合物,其水溶液稳定,现已能人工合成。

【体内过程】

1% 毛果芸香碱滴眼液滴眼后,易穿透角膜,10~30 分钟开始缩瞳,75 分钟降眼压作用达高峰,可维持 4~8 小时。调节痉挛作用约维持 2 小时。

【药理作用】

毛果芸香碱可选择性激动 M 受体,产生 M 样作用,对眼和腺体作用最为明显。

1. 眼　毛果芸香碱溶液滴眼,可引起瞳孔、眼压和视力调节等方面的改变(图 6-1、图 6-2)。

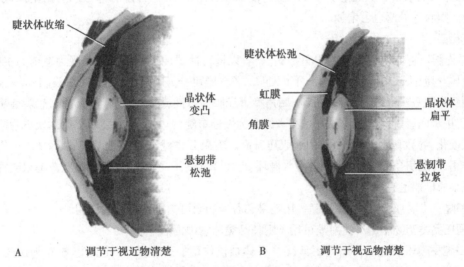

图 6-1　药物对眼的调节

A. M 胆碱受体激动药的作用;B. M 胆碱受体阻断药的作用。

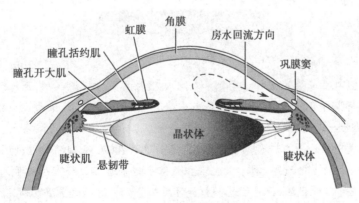

图 6-2　房水回流通路

(1) 缩瞳:瞳孔大小的变化与虹膜内两种平滑肌(瞳孔括约肌和瞳孔放大肌)的舒缩有关。瞳孔括约肌受动眼神经的副交感纤维(胆碱能神经)支配,突触后膜为 M 受体,该受体激动时瞳孔括约肌收缩,瞳孔缩小。毛果芸香碱通过激动瞳孔括约肌上的 M 受体,使瞳孔括约肌收缩,瞳孔缩小,局部用药后作用可持续数小时至一日。

（2）降低眼压：眼压指眼球内的眼内液即房水的压力，房水的生成、吸收和正常循环是影响眼压的重要因素。房水正常循环是由睫状体上皮细胞生成，从后房经虹膜晶体间隙及瞳孔到达前房角，经小梁网（滤帘）回流入巩膜静脉窦，吸收入血液循环。如房水生成过多或回流障碍，则使眼压间断或持续升高可致青光眼（glaucoma），造成眼球各部分组织和视功能损害，视野丧失而失明。毛果芸香碱通过缩瞳作用使虹膜向瞳孔中心拉紧，虹膜根部变薄，前房角间隙扩大，房水易于通过小梁网进入巩膜静脉窦吸收入血液，从而降低眼压。

（3）调节痉挛：通过神经反射改变眼晶状体的屈光度，使其聚焦适于视远物或近物的过程称为视力调节。晶状体自身弹性趋向于略呈球状，但由于晶状体周围的悬韧带牵拉，通常使晶状体维持于比较扁平的状态。悬韧带受睫状肌控制。睫状肌由环状及辐射状两种平滑肌组成，以动眼神经（胆碱能神经）支配的环状肌纤维为主，突触后膜为 M 受体。毛果芸香碱激动 M 受体，使睫状肌的环状纤维向眼中心方向收缩，导致悬韧带松弛，晶状体靠自身弹性变凸，屈光度增加，从而使远距离物体不能成像在视网膜上，所以眼持续处于视近物清楚、视远物模糊的状态，这一作用称为调节痉挛。

2. 腺体　毛果芸香碱通过激动 M 受体，使腺体分泌增加，以汗腺和唾液腺分泌增加最为明显，泪腺、胃腺、胰腺等分泌也可增加。

【临床应用】

1. 青光眼　青光眼为常见的眼科疾病，患者以进行性视神经乳头凹陷及视力减退为主要特征，并伴有眼压升高、头痛等症状，严重者可致失明。青光眼可分为闭角型青光眼（angle-closure glaucoma）和开角型青光眼（open-angle glaucoma）。闭角型青光眼为急性或慢性充血性青光眼，患者前房角间隙狭窄，妨碍房水回流，使眼压升高；开角型青光眼为慢性单纯性青光眼，主要因小梁网及巩膜静脉窦发生变性或硬化，导致房水循环不畅，引起眼压升高。毛果芸香碱对闭角型青光眼疗效较好，用药后通过缩瞳作用，使前房角间隙扩大，改善房水循环，迅速降低眼压、消除青光眼的症状。毛果芸香碱对开角型青光眼的早期也有一定疗效。

2. 缩瞳　术后或验光检查眼底后，用毛果芸香碱滴眼可拮抗扩瞳药的作用。

3. 阿托品类药物中毒　注射液可用于阿托品类药物中毒治疗。

4. 口腔黏膜干燥症　长期应用具有 M 受体拮抗作用的药物，如阿托品类、抗精神病药、抗肿瘤药、抗抑郁药，或进行鼻咽部、喉部肿瘤的放射治疗，可以引起口腔黏膜干燥症，用毛果芸香碱可以缓解症状。

知 识 拓 展

青　光　眼

青光眼是一组以特征性的视神经萎缩和视野缺损为共同特征的疾病，眼压增高是其最主要的危险因素。视网膜神经节细胞（retinal ganglion cell，RGC）是电信号传向视神经中枢的唯一神经元，其进行性凋亡与青光眼所表现的视野缺损及视网膜神经纤维层萎缩密切相关。目前临床对青光眼主要依靠药物和手术进行治疗，但不能完全阻止 RGC 及轴突的进行性损害。近年来，随着遗传学和分子生物学的进展，对于青光眼相关信号转导通路的研究也趋于深入，对于青光眼的治疗也不再拘泥于降低眼压，视神经的保护和再生相关药物已成为当下的研究热点。

【不良反应】

毛果芸香碱过量中毒可出现 M 受体过度兴奋的症状，可用足量阿托品解救，并采用对症治疗和支持治疗，如维持血压和人工呼吸等措施。

【注意事项】

在用药前需进一步确认患者有无禁忌证。使用毛果芸香碱滴眼时应压迫眼内眦的鼻泪管开口部位 2 分钟,以防药液经鼻黏膜吸收引起全身不良反应。可根据眼压的变化和症状调整给药的浓度及次数。

第三节　N 胆碱受体激动药

烟　碱

烟碱(nicotine)由烟草中提取,是一种少见的本身为液体的生物碱。可兴奋自主神经节 N_N 和神经肌肉接头的 N_M 胆碱受体,能作用于多种神经效应器和化学感受器,其对神经节的 N_N 受体作用呈双向性,即开始可短暂兴奋神经节 N_N 受体,随后可持续抑制神经节 N_N 受体,而最终的效应是烟碱的兴奋作用与抑制作用的总和。小剂量可对 N 受体产生激动作用,大剂量则在激动之后迅速产生阻断作用。烟碱对神经肌肉接头 N_M 受体作用与其对神经节 N_N 受体作用类似,其对骨骼肌的阻断作用可迅速掩盖激动作用而产生肌肉麻痹。因烟碱作用广泛、复杂,故仅具有毒理学意义或作为药理学工具药应用,无临床实用价值。

(李凤梅)

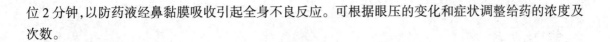

思 考 题

1. 请简述毛果芸香碱对眼睛的作用、作用机制及临床应用。
2. 请简述乙酰胆碱对心血管系统的影响。

Note：

N URSING

第七章

抗胆碱酯酶药和胆碱酯酶复活药

07章 数字内容

学 习 目 标

知识目标:
1. 掌握新斯的明的作用机制、药理作用、临床应用和不良反应。
2. 熟悉 AChE 水解 ACh 的过程,有机磷酸酯类中毒机制及药物救治。
3. 了解其他易逆性抗胆碱酯酶药的特点。

能力目标:
通过学习能应用章节知识进行合理用药、有机磷中毒的及时抢救。

素质目标:
1. 通过学习进一步建立用药中的有机磷中毒的整体护理观念。
2. 培养关爱重症肌无力患者的护理理念。

───────────────── 导入案例与思考 ─────────────────

患者,女,40 岁。2 小时前因误服敌敌畏 20ml 入院。呈嗜睡状,大汗淋漓,口吐白沫,全身皮肤湿冷。双侧瞳孔缩小,对光反射存在。体温 36.8℃、心率 58 次 /min、BP 90/60mmHg,双肺散在湿啰音。临床诊断:急性有机磷酸酯中毒。

请思考:

1. 怎样对该急性有机磷中毒患者进行抢救?

2. 有机磷中毒的护理措施有哪些?

───

第一节 胆 碱 酯 酶

胆碱酯酶可分为真性胆碱酯酶和假性胆碱酯酶两类。真性胆碱酯酶也称乙酰胆碱酯酶(acetylcholinesterase,AChE),主要存在于胆碱能神经末梢突触间隙,是体内迅速水解 ACh 必需的专一性酶。假性胆碱酯酶为丁酰胆碱酯酶(butyrylcholinesterase,BChE),主要存在于血浆,对 ACh 的特异性较低,可水解其他胆碱酯类,如琥珀胆碱等。

AchE 活性中心有两个 ACh 结合点,即带负电荷的阴离子部位与酯解部位。前者含有一个谷氨酸残基,后者含有一个由丝氨酸羟基构成的酸性作用点和一个由组氨酸咪唑环构成的碱性作用点,两者通过氢键结合,增强了丝氨酸羟基的亲核性,使之易与 ACh 结合。AChE 水解 ACh 的过程可分为三个步骤:①AChE 的阴离子部位与 ACh 的季铵阳离子部位以静电引力结合,AChE 酯解部位的丝氨酸羟基与 ACh 的羰基碳以共价键结合,形成 ACh 与 AChE 的复合物。②复合物酯键断裂,形成胆碱和乙酰化 AChE。③乙酰化 AChE 迅速水解,分离出乙酸,AChE 活性恢复。

第二节 抗胆碱酯酶药

抗胆碱酯酶药(anticholinesterase drugs)与 ACh 一样,也能与 AChE 结合,但结合较牢固、水解较慢,抑制 AChE 活性,导致胆碱能神经末梢释放的 ACh 堆积,产生拟胆碱作用。根据药物与 AChE 结合后解离速度的快慢,分为易逆性抗 AChE 药和难逆性抗 AchE 药。

一、易逆性抗胆碱酯酶药

新 斯 的 明

【体内过程】

新斯的明(neostigmine)为季铵类化合物,脂溶性低,口服吸收少而不规则,1 小时显效,维持 3~6 小时。皮下注射或肌内注射给药后,经 10~30 分钟出现显著疗效,维持 2~4 小时。不易透过血脑屏障,故无明显的中枢作用;滴眼时不易透过角膜。

【药理作用与作用机制】

新斯的明可与 ACh 竞争与 AChE 结合,抑制 AChE 活性。新斯的明的作用具有选择性,对心血管、腺体、眼和支气管平滑肌作用较弱;对胃肠和膀胱平滑肌有较强兴奋作用;对骨骼肌的兴奋作用最强。新斯的明对骨骼肌选择性作用的机制是:①抑制 AChE 而发挥作用。②直接激动骨骼肌运动终板上的 N_M 受体。③促进运动神经末梢释放 ACh。

【临床应用】

1. **重症肌无力** 是神经肌肉传递功能障碍的自身免疫性疾病,多数患者血清中存在抗 N_M 受体的抗体,导致 N_M 受体数目减少,表现为受累骨骼肌极易疲劳。新斯的明给药后可迅速改善肌无力

Note:

症状。

2. 腹气胀和尿潴留　可用于手术后或其他原因引起的腹气胀和尿潴留,加速胃肠道和膀胱功能的恢复。

3. 阵发性室上性心动过速　在压迫眼球或颈动脉窦等兴奋迷走神经措施无效时,可通过新斯的明的间接拟胆碱作用减慢心室率。

4. 肌松药中毒解救　可用于非去极化型肌松药(如筒箭毒碱)过量中毒的解救。

【不良反应】

治疗量时不良反应较少,过量可产生恶心、呕吐、腹痛、心动过缓、肌束颤动等症状。中毒量可致胆碱能危象,表现为大汗淋漓、大小便失禁、心律失常,可见肌痉挛、肌无力症状加重。禁用于机械性肠梗阻和尿路梗阻患者。

毒 扁 豆 碱

毒扁豆碱(physostigmine)是从西非毒扁豆种子中提取的生物碱,现已人工合成。为叔胺类化合物,脂溶性较高,口服、注射和黏膜给药均易吸收,易透过血脑屏障。其作用与新斯的明相似,可逆地抑制 AChE 活性。吸收后产生的外周作用表现为 M、N 胆碱受体兴奋作用。对中枢神经系统小剂量兴奋、大剂量抑制,中毒时可引起呼吸麻痹。主要局部应用治疗青光眼,作用较毛果芸香碱快、强而持久,但刺激性较大,长期给药时患者不易耐受,可先用毒扁豆碱滴眼数次,后改用毛果芸香碱维持疗效。毒扁豆碱也可全身应用阿托品等抗胆碱药中毒的解救。由于收缩睫状肌作用较强,滴眼后可致头痛。滴眼时应压迫内眦,避免药液经鼻黏膜吸收中毒。该药全身毒性反应较新斯的明严重,大剂量可致呼吸麻痹。

吡 斯 的 明

吡斯的明(pyridostigmine)作用类似于新斯的明,但起效较慢、作用弱而持久,不良反应较少。主要用于重症肌无力,也可用于术后腹气胀及尿潴留的治疗。

加 兰 他 敏

加兰他敏(galanthamine)为石蒜科植物石蒜中所含生物碱,已能人工合成。其作用同新斯的明但较弱。对重症肌无力疗效不如新斯的明,主要用于脊髓前角灰白质炎后遗症的治疗,目前在许多国家被推荐为治疗阿尔茨海默病的首选药物。

知 识 拓 展

抗胆碱酯酶药与重症肌无力

20 世纪 30 年代,在伦敦的医院中,沃克大夫注意到一种少见的瘫痪症——重症肌无力,其症状与箭毒中毒相似。因为毒扁豆碱是箭毒的解毒物,因此她将毒扁豆碱用于重症肌无力患者。结果疗效相当明显,其他医生验证也获成功。很快,毒扁豆碱同类药新斯的明,也被用于重症肌无力的治疗,选择性强且疗效更好。到了 20 世纪 50 年代,人们又合成吡斯的明、地斯的明和安贝氯铵等同类药用于重症肌无力的治疗,进一步避免新斯的明 M 样副作用。

二、难逆性抗胆碱酯酶药

有机磷酸酯类(organophosphates)属难逆性抗 AChE 药,主要包括杀虫剂内吸磷、对硫磷、敌敌畏、美曲膦酯、乐果、马拉硫磷以及战争毒气沙林、梭曼、塔崩等。本类药物临床应用价值不大,但有毒理学意义。职业性中毒者最常见为经呼吸道和皮肤吸入;非职业中毒则大多由口摄入。

【中毒机制】

有机磷酸酯类进入人体后,与 AChE 牢固结合,生成难以水解的磷酰化 AChE,从而抑制 AChE 的活性,使 AChE 失去水解 ACh 的能力,造成 ACh 在体内积聚,引起一系列中毒症状。若不及时抢救,磷酰化 AChE 的磷酰化基团上的烷氧基发生断裂,生成更稳定的单烷氧基磷酰化 AChE,这种现象称为"老化"。此时即使应用 AChE 复活药也难以使酶活性恢复,必须等待新生的 AChE 形成,才可水解 ACh,此过程可能需要数周时间。

【中毒症状】

1. 急性中毒　轻度中毒以 M 样症状为主;中度中毒可同时出现 M 样和 N 样症状;严重中毒除 M 样和 N 样症状外,还可出现中枢神经系统症状。

(1) M 样症状

1)眼:瞳孔缩小、视物模糊、眼痛。

2)腺体:腺体分泌增多,表现为流涎、流泪、出汗。

3)呼吸系统:出现胸闷、气短、呼吸困难,严重时出现肺水肿。

4)消化系统:表现为恶心、呕吐、腹痛、腹泻。

5)泌尿系统:引起小便失禁。

6)心血管系统:心率减慢,血管扩张,血压下降。

(2) N 样症状:自主神经节 N_N 受体激动,通常在消化、呼吸及泌尿系统表现为 M 受体兴奋的症状,在心血管系统则可出现心率加快,血压升高。骨骼肌运动终板 N_M 受体激动,表现为肌束颤动、肌无力,甚至肌麻痹。

(3) 中枢症状:一般表现为先兴奋、不安,继而出现惊厥,后转为抑制,出现意识模糊、昏迷、心血管运动中枢抑制致血压下降以及呼吸中枢麻痹致呼吸停止。

2. 慢性中毒　多发生在长期接触农药的人员,主要表现为血浆 AChE 活性持续明显下降,而临床症状不明显,主要为神经衰弱综合征、偶见肌束颤动和瞳孔缩小等。

【中毒防治】

1. 预防　按照预防为主的原则,严格执行农药生产、管理制度,加强生产和使用农药人员的劳动保护措施及安全知识教育。

2. 急性中毒的治疗

(1) 清除毒物:一旦中毒,应立即把患者移出中毒场所。经皮肤吸收中毒者,应用温水或肥皂清洗皮肤;经口中毒者,用 2% 碳酸氢钠或 1% 盐水反复洗胃,直至洗出液中无农药味,然后给予硫酸镁导泻。美曲膦酯口服中毒时,不能用碱性溶液洗胃,因其在碱性环境中可转变成毒性更强的敌敌畏。

(2) 阿托品:应及早、足量、重复注射阿托品,以迅速对抗体内 ACh 的 M 样作用。但阿托品对 N_M 受体无阻断作用,也无复活 AChE 作用,故疗效不易巩固,须与 AChE 复活药合用。

(3) AChE 复活药:可恢复 AChE 的活性,常用药物有氯解磷定和碘解磷定。

3. 慢性中毒的治疗　对于慢性有机磷酸酯类中毒,目前尚无有效治疗方法。对长期接触者,当 AChE 活性下降至 50% 以下时,不待症状出现,则应脱离现场,以免中毒加深。

第三节　胆碱酯酶复活药

胆碱酯酶复活药(cholinesterase reactivator)是一类能使抗胆碱酯酶药抑制的 AChE 恢复活性的药物。常用药物有氯解磷定、碘解磷定。

氯 解 磷 定

氯解磷定(pralidoxime chloride)水溶液较稳定,使用方便,可肌内注射或静脉给药,作用极快,不良反应少,临床较为常用。

【药理作用与作用机制】

1. 恢复 AChE 活性　与磷酰化 AChE 相结合成复合物,继而复合物裂解成磷酰化氯解磷定和

Note:

游离的 AChE,酶活性恢复。

2. 直接解毒功能 直接与体内游离的有机磷酸酯类结合,形成无毒的磷酰化氯解磷定,从而阻止游离的有机磷酸酯类进一步与 AChE 结合。

【临床应用】

临床主要用于有机磷酸酯类中毒的解救,可迅速抑制肌束震颤,对体内堆积的 ACh 无直接对抗作用,故应与阿托品合用。对已"老化"的 AChE 无效或疗效差,应及早使用。

【不良反应】

治疗剂量的氯解磷定毒性较小,注射过快可出现眩晕、乏力、恶心、呕吐、心动过速等。剂量过大,其本身也可抑制 AChE,引起神经肌肉接头阻滞。

碘 解 磷 定

碘解磷定(pralidoxime iodide)为最早用于临床的胆碱酯酶复活药。其水溶液不稳定,久置可释放出碘。其药理作用和临床应用与氯解磷定相似,仅能静脉给药,不良反应较多,故目前已较少应用。

(郭紫芬)

思 考 题

1. 请简述新斯的明的临床应用及其药理学依据。
2. 请简述合用阿托品和 AChE 复活药治疗有机磷酸酯类中毒的理由。

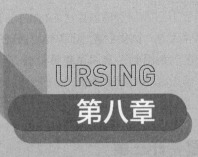

N URSING

第八章

胆碱受体拮抗药

08章　数字内容

学习目标

- **知识目标：**
  1. 掌握阿托品的药理作用、作用机制、临床应用与不良反应及禁忌证；山莨菪碱、东莨菪碱的作用特点。
  2. 熟悉后马托品和丙胺太林的临床应用以及非去极化型和去极化型肌松药的异同。
  3. 了解神经节拮抗药的作用及应用。
- **能力目标：**
  通过学习初步具备对胆碱受体拮抗药所治疗疾病的用药护理和用药所致的不良反应的判断及处置能力。
- **素质目标：**
  通过学习临床护理中能够结合胆碱受体拮抗药的不良反应和注意事项以及药物中毒的解救等知识，培养科学的思维能力和严谨的工作作风。

患儿,男,7岁。外出游玩时采摘了树林里的颠茄果,误食入5颗。家长诉不久便出现口干舌燥,进一步感到头晕眼花,精神恍惚。随后立即入院治疗。临床诊断:颠茄果中毒。治疗方案:进行催吐、洗胃后,用胆碱受体激动药毛果芸香碱治疗。

请思考:

1. 此患儿的临床表现是什么原因引起的?

2. 为什么用胆碱受体激动药毛果芸香碱治疗?

3. 在用药过程中护理方面要注意哪些内容?

胆碱受体拮抗药(cholinoceptor antiagonist)能与胆碱受体结合,拮抗乙酰胆碱或胆碱受体激动药与胆碱受体结合,从而产生抗胆碱作用,故又称为抗胆碱药(anticholinergic drugs)。根据抗胆碱药对 M 受体和 N 受体选择性的不同,可分为 M 胆碱受体拮抗药和 N(N_N、N_M)胆碱受体拮抗药。

第一节　M 胆碱受体拮抗药

M 胆碱受体拮抗药(M-cholinoceptor antiagonist)能选择性地与 M 胆碱受体结合,但不产生或极少产生拟胆碱作用,却能妨碍 ACh 或胆碱受体激动药与 M 胆碱受体结合,产生拮抗 M 胆碱受体的作用,呈现与 M 胆碱受体激动相反的药理效应。通常对 ACh 引起的 N 胆碱受体作用影响较小。阿托品及其相关的季铵类衍生物则具有较强的拮抗 N 胆碱受体的活性,可干扰外周神经节 N_N 受体的作用。但季胺类药物由于较难透过血脑屏障,因此对中枢神经系统的影响很小。

一、阿托品类生物碱

阿托品类生物碱主要包括阿托品、东莨菪碱和山莨菪碱等,为茄科植物颠茄、曼陀罗以及莨菪等天然植物中提取的生物碱。植物中提取的阿托品生物碱在化学结构上为不稳定的左旋莨菪碱,易转变为稳定的消旋莨菪碱,即为阿托品,其基本结构为托品酸的叔胺生物碱酯。目前,已有多种阿托品的人工合成代用品。

阿　托　品

【体内过程】

阿托品(atropine)口服吸收迅速,1 小时后血药浓度达峰值,$t_{1/2}$ 为 2~4 小时。阿托品也可经黏膜吸收,但皮肤吸收差。吸收后广泛分布于全身组织,可透过血脑屏障和胎盘屏障,作用维持 3~4 小时,肌内注射约 80% 的药物在 12 小时内经肾排泄。阿托品通过房水循环排出较慢,故滴眼后其作用可持续数日至 1 周。

【作用机制】

阿托品与 M 胆碱受体具有亲和力而无内在活性,故与受体结合而不能激动 M 胆碱受体,可竞争性拮抗 ACh 或其他 M 胆碱受体激动药对 M 胆碱受体的激动作用。阿托品对外源性给予的 ACh 的拮抗作用强,对内源性释放的 ACh 拮抗作用弱,这可能是因为内源性释放的 ACh 集中在突触间隙,浓度高且距离受体较近,ACh 容易与受体结合。值得注意的是,新近研究表明,阿托品可能是 M 胆碱受体的反向激动剂。

【药理作用】

治疗量阿托品可拮抗外周 M 胆碱受体,竞争性拮抗 ACh 对 M 胆碱受体的激动作用。阿托品对 M 胆碱受体具有较高的选择性,但对 M 胆碱受体的亚型(M_1、M_2、M_3)选择性较低,故作用广泛,但不同效应器上的 M 胆碱受体对阿托品的敏感性不同,故阿托品对各效应器的作用不同。在大剂量时,

对神经节的 N_N 胆碱受体也有拮抗作用,再增加剂量还可出现中枢神经系统反应。

1. 拮抗 M 胆碱受体

(1) 抑制腺体分泌:腺体对阿托品作用敏感,依次为唾液腺、汗腺、泪腺、支气管腺体等。应用小剂量即可出现腺体分泌减少,引起口干、皮肤干燥、眼干涩和呼吸道分泌物减少;随剂量增大,抑制作用增强,大剂量时可因汗腺分泌的抑制,而使体温升高。较大剂量尚可减少胃液分泌,但因胃酸的分泌还受组胺、促胃液素等的影响,故对胃酸分泌的影响较小。

(2) 扩瞳、升高眼压和调节麻痹:阿托品对眼的作用与毛果芸香碱相反,可拮抗瞳孔括约肌上的 M 胆碱受体,使去甲肾上腺素能神经支配的瞳孔放大肌功能占优势,导致瞳孔散大。由于瞳孔扩大使虹膜退向周边部,因而前房角间隙变窄,阻碍房水回流进入巩膜静脉窦,导致眼压升高。故禁用于青光眼或眼压升高倾向者。阿托品还可拮抗睫状肌上的 M 胆碱受体,使睫状肌松弛,悬韧带拉紧,晶状体固定在扁平状态,眼的调节能力受抑,屈光度降低,只适于视远物而不能将近距离的物体清晰地成像于视网膜上,即视远物清晰,视近物模糊,这一作用称为调节麻痹。

(3) 解除内脏平滑肌痉挛:阿托品通过拮抗内脏平滑肌上的 M 胆碱受体,松弛内脏平滑肌,其作用强度取决于平滑肌的功能状态和不同内脏平滑肌对阿托品的敏感性。治疗量时,对正常活动的平滑肌影响较小,但对过度活动或痉挛的平滑肌,阿托品的松弛作用较为显著。

(4) 解除迷走神经对心脏的抑制:较大剂量阿托品(1~2mg)可拮抗心脏 M 胆碱受体(窦房结 M_2 受体),解除迷走神经对心脏的抑制作用,使心率加快。心率加快的程度取决于迷走神经对心脏抑制的程度,在迷走神经张力高的青壮年,心率加快作用明显;而对幼儿和老人,影响则很小。但小剂量(0.5mg)可使部分患者心率轻度而短暂地减慢,可能是由于其拮抗副交感神经节后纤维上的 M_1 胆碱受体(即为突触前膜 M_1 受体),从而减弱了突触中 ACh 对递质释放的负反馈抑制作用,ACh 释放增加所致。

2. 扩张血管

阿托品在治疗剂量时,对血管和血压无明显影响,主要原因是多数血管缺乏胆碱能神经支配。大剂量阿托品能扩张外周及内脏血管,解除小血管痉挛,特别是对处于痉挛状态的皮肤血管有明显解痉作用,表现为皮肤潮红、温热,尤以面颈部较为显著。因此,在微循环小血管痉挛时,大剂量阿托品具有明显的解痉作用,可改善微循环,增加重要脏器的血液灌流,迅速缓解组织缺氧状态。阿托品的血管扩张作用机制尚未阐明,但与拮抗 M 胆碱受体无关,可能是机体对阿托品引起的体温升高后的代偿性散热反应,也可能是大剂量的阿托品对血管的直接舒张作用。

3. 兴奋中枢神经系统

阿托品能通过血脑屏障,兴奋中枢。治疗量(0.5~1mg)时可轻度兴奋迷走神经中枢,使呼吸速率加快,偶见呼吸深度增加;较大剂量(1~2mg)可兴奋延髓和大脑;2~5mg 时,中枢兴奋作用增强,可出现烦躁不安、多言、谵妄;中毒剂量 10mg 以上常致幻觉、定向障碍、运动失调和惊厥等,严重中毒时可由兴奋转入抑制,出现昏迷及呼吸麻痹而死亡。

【临床应用】

1. 解除平滑肌痉挛　适用于各种内脏绞痛。其作用特点如下:①抑制胃肠平滑肌痉挛的作用最好,可降低平滑肌蠕动的幅度和频率,缓解胃肠绞痛。②缓解尿道和膀胱逼尿肌的痉挛,改善膀胱刺激症状如尿频、尿急等,阿托品还具有松弛膀胱逼尿肌、增大膀胱容积及增加膀胱括约肌张力等作用,故也用于治疗遗尿症。③对胆囊和胆管、输尿管的解痉作用较弱,故对胆绞痛、肾绞痛效果较差,常需与镇痛药吗啡或哌替啶合用以增强疗效,对支气管解痉作用也较弱,因其抑制呼吸道腺体分泌,使痰液变稠,不易排出,故不宜用作平喘药。④对子宫平滑肌的影响较小,因为子宫平滑肌主要受性激素的影响。

2. 抑制腺体分泌　用于全身麻醉前给药,可减少全麻药特别是吸入性全麻药刺激引起的唾液腺和支气管腺体分泌,防止分泌物阻塞呼吸道及发生吸入性肺炎,并防止手术过程中迷走神经对心、胃、呼吸的反射性影响,防止恶心、呕吐及呼吸抑制。也可用于严重盗汗如结核感染和流涎症如金属中毒及帕金森病。

3. 眼科应用　临床用于检查眼底、儿童验光以及虹膜睫状体炎,预防虹膜与晶状体粘连。因阿托品扩瞳作用可持续 1~2 周,调节麻痹作用可持续 2~3 日,视力恢复较慢,目前常用短效的后马托品或托吡卡胺作为替代药。但因儿童的睫状肌调节功能较强,需阿托品发挥其充分的调节麻痹作用,故仍用于儿童验光。

4. 抗缓慢型心律失常　临床用于治疗迷走神经过度兴奋所致的窦性心动过缓、房室传导阻滞等缓慢型心律失常。但在心肌梗死时,因阿托品加速心率,可加重心肌缺血、缺氧,故应慎用。

5. 抗休克　临床用于暴发型流行性脑脊髓膜炎、中毒性菌痢、中毒性肺炎等所致的感染中毒性休克的治疗。由于阿托品不良反应较多,目前多用山莨菪碱。

6. 其他　阿托品还用于有机磷酸酯类中毒以及 M 受体激动药中毒的解救,内容详见第七章。

【不良反应与注意事项】

阿托品作用广泛,其不良反应与剂量相关。治疗量(0.5~1mg)常见不良反应有口鼻咽喉干燥、出汗减少、皮肤干燥潮红,可多饮水以解除口腔黏膜干燥感;阿托品滴眼时应用手指按压眼内眦,防止药液经鼻黏膜吸收。2mg 时,视近物模糊、心悸、排尿困难、便秘等,停药后可逐渐消失,无须特殊处理;5~10mg 时,除上述症状加重外,还可出现中枢不同程度的兴奋症状,如多语、焦躁不安、谵妄等。中毒剂量 10mg 以上时,常产生幻觉、运动失调、定向障碍和惊厥等,严重者可由中枢兴奋转入抑制,出现昏迷和呼吸麻痹等症状,甚至呼吸衰竭。阿托品最小致死量成人为 80~130mg,儿童为 10mg。误服中毒量的颠茄果、曼陀罗果、洋金花或莨菪根茎等,也可出现上述中毒症状。慎用于婴幼儿及老年人、心肌梗死、心动过速、体温高于 38℃ 的患者。因其扩瞳升高眼压和可能加重排尿困难,禁用于青光眼或有眼压升高倾向者以及前列腺肥大患者。

【中毒解救】

阿托品中毒解救措施主要为对症治疗。如为口服中毒,应立即洗胃、导泻,以促进体内毒物排出。缓慢静脉注射拟胆碱药如新斯的明、毒扁豆碱、毛果芸香碱等,可迅速对抗阿托品的中毒症状。由于毒扁豆碱在体内代谢迅速,患者可在 1~2 小时内再度昏迷,故需反复用药。但当解救有机磷酸酯类中毒而用阿托品过量时,则不能用新斯的明、毒扁豆碱等胆碱酯酶抑制药。中枢兴奋症状明显时,可选用地西泮或短效巴比妥类,但不可过量,以免与阿托品类药物导致的中枢抑制作用产生协同作用。呼吸抑制可采用人工呼吸及吸氧。此外,可采用物理降温如冰袋或酒精擦浴,这对儿童患者尤为重要。不可使用吩噻嗪类药物,因这类药物具有 M 胆碱受体拮抗作用,可加重阿托品中毒症状。阿托品用药期间,如出现呼吸加快、瞳孔扩大、中枢兴奋症状及猩红热样皮疹,多提示为阿托品中毒,应立即报告医生,以便及时处理。

山 莨 菪 碱

山莨菪碱(anisodamine)是我国学者从茄科植物山莨菪中分离出的生物碱,为左旋体(简称 654),其天然品称为 654-1,人工合成品为消旋体,称为 654-2。山莨菪碱口服吸收较差,多采用肌内注射给药,注射后迅速经肾排泄。

【药理作用】

山莨菪碱能拮抗 M 胆碱受体,其对抗 ACh 所致平滑肌痉挛及心血管系统抑制作用与阿托品相似而稍弱,可用于解除小血管痉挛,增加组织血流灌注量,改善微循环。抑制腺体分泌、扩瞳作用较弱,仅为阿托品的 1/20~1/10。因不易透过血脑屏障,故极少引起中枢兴奋症状。

【临床应用】

由于山莨菪碱解除平滑肌痉挛作用和改善微循环作用明显,且不良反应也较阿托品少,目前临床上作为阿托品的替代品,主要用于胃肠痉挛和感染中毒性休克的治疗。

1. 感染中毒性休克　如暴发性流行性脑脊髓膜炎、中毒性菌痢等,须与抗菌药物合用。

2. 平滑肌痉挛　可用于胃、十二指肠溃疡及胆管痉挛等疾病的治疗。

3. 血管性疾病　如血管神经性头痛、脑血管痉挛、脑血栓或脑栓塞所致的瘫痪早期、血栓闭塞性脉管炎等血管性疾病的治疗。

Note:

4. **其他**　山莨菪碱还可用于各种神经痛如三叉神经痛、坐骨神经痛等,也用于眼底疾病如中心性视网膜炎、视网膜色素变性、视网膜动脉栓塞等的治疗。

【不良反应】

与阿托品相似,但其不良反应较轻。主要有口干、散瞳、视近物模糊、心动过速、排尿困难等。禁用于脑出血急性期及青光眼患者。

东 莨 菪 碱

东莨菪碱(scopolamine)是从茄科植物曼陀罗、颠茄和莨菪等提出的一种左旋生物碱。

【药理作用】

东莨菪碱的外周抗胆碱作用与阿托品相似,但作用选择性强。其抑制腺体分泌、调节麻痹作用均较阿托品强,对胃肠平滑肌及心血管系统作用较阿托品弱。对中枢神经系统的作用与阿托品不同,中枢抑制作用较强,一般治疗量即有明显的镇静作用,较大剂量可产生催眠作用,剂量更大甚至可引起意识消失,进入浅麻醉状态。东莨菪碱对呼吸中枢具有兴奋作用。

【临床应用】

1. **麻醉前给药**　东莨菪碱的疗效优于阿托品。因其除具有镇静等中枢抑制作用外,还可兴奋呼吸中枢、减少唾液和支气管腺体分泌,也可代替洋金花用于中药复合麻醉。

2. **防治晕动病**　东莨菪碱通过抑制前庭神经内耳功能、大脑皮质功能及胃肠运动而发挥作用,与 H_1 组胺受体拮抗药苯海拉明合用可增强其作用。预防用药效果较好,如已出现晕动病症状如恶心、呕吐等再用药则疗效差。

3. **抗帕金森病**　能改善患者的流涎、震颤和肌强直等症状,可能与其中枢抗胆碱作用有关。

【不良反应】

与阿托品相似,主要有口干、腹胀、瞳孔扩大、眼压升高、尿潴留及心动过速等。禁用于青光眼。

樟 柳 碱

樟柳碱(anisodine)是从茄科植物山莨菪中提出的一种生物碱。具有对抗震颤、解痉、平喘、抑制唾液分泌、散瞳等作用,作用较阿托品弱,毒性较其他阿托品类抗胆碱药小。用于治疗血管性头痛、视网膜血管痉挛、中心性视网膜病变、缺血性视神经病变、急性瘫痪、帕金森病、支气管哮喘、晕动病等。禁用于出血性疾病、脑出血急性期及青光眼患者。

二、阿托品的合成代用品

由于阿托品作用广泛、不良反应多,通过改变其化学结构,合成了一些作用与阿托品相似,但选择性更高,副作用更少的代用品。主要分为两类,合成扩瞳药和合成解痉药。

(一) 合成扩瞳药

合成扩瞳药均为短效 M 胆碱受体拮抗药,适用于一般眼科检查。如后马托品、托吡卡胺、环喷托酯和尤卡托品等。

后 马 托 品

后马托品(homatropine)作用与阿托品相似,特点是散瞳和调节麻痹作用较阿托品出现快,作用持续时间较短。用药后扩瞳和睫状肌麻痹恢复正常需 24~36 小时。临床主要用于散瞳检查眼底和屈光检查等。由于儿童睫状肌调节能力较强,而后马托品调节麻痹作用较阿托品弱,因此对儿童调节麻痹作用不完全,故儿童验光仍需用阿托品。禁用于青光眼患者。

托 吡 卡 胺

托吡卡胺(tropicamide)作用与阿托品相似,但散瞳和调节麻痹作用强,起效快,恢复时间短,用药后扩瞳和睫状肌麻痹恢复正常约需 6 小时,是目前散瞳检查眼底和屈光度首选药。

(二) 合成解痉药

合成解痉药能选择性拮抗胃肠平滑肌上的 M 胆碱受体,可解除胃肠痉挛,抑制胃液分泌,又称胃肠解痉药。根据药物的化学结构及性质不同分为季铵类解痉药和叔胺类解痉药。

1. 季铵类解痉药　季铵类解痉药包括颠茄生物碱的季铵衍生物和合成的季铵类化合物。本类药物与阿托品相比,其特点为:①脂溶性低,口服吸收较差,不易透过血-脑脊液屏障,中枢神经系统副作用少。②对胃肠平滑肌的解痉作用较强,并能不同程度地减少胃液分泌。③不良反应似阿托品,中毒剂量具有神经节拮抗作用,可致体位性低血压,也可致神经肌肉接头拮抗而引起呼吸麻痹。本类药物除溴丙胺太林和溴甲阿托品外,奥芬溴铵(oxyphenonium)、戊沙溴铵(valethamate bromide)、地泊溴铵(diponium bromide)和喷噻溴铵(penthienate bromide)等药,均可用于缓解内脏平滑肌痉挛,作为消化性溃疡的辅助用药。

溴丙胺太林

溴丙胺太林(propantheline)口服吸收差,不易透过血-脑脊液屏障,较少发生中枢作用。其对胃肠平滑肌的M胆碱受体选择性较高,治疗量时对胃肠平滑肌的解痉作用强而持久,较大剂量能减少溃疡患者的胃酸分泌,如与H_2组胺受体拮抗药合用,可以减少溴丙胺太林的剂量,同时减少其副作用。对汗腺、唾液腺及胃液分泌有不同程度的抑制作用,并具有较弱的神经节拮抗作用,中毒剂量也可拮抗神经肌肉接头,引起呼吸肌麻痹。临床上主要用于胃、十二指肠溃疡的辅助治疗,还可用于胃肠痉挛、妊娠呕吐、多汗症及遗尿症等的治疗。丙胺太林可延长胃排空时间,对一些药物的吸收产生影响,因而可降低如红霉素、对乙酰氨基酚的疗效,增加地高辛、呋喃妥因的血药浓度。青光眼患者禁用。

溴甲阿托品

溴甲阿托品(atropine methobromide)作用与阿托品相似,解除胃肠痉挛及抑制胃酸分泌作用较强,主要用于胃及十二指肠溃疡、胃酸过多症、胃炎、痉挛性肠炎等的治疗。副作用较少,但敏感者可出现散瞳、口干、排尿困难、便秘等,减量后症状逐渐消失。青光眼患者禁用,前列腺肥大及幽门梗阻患者慎用。

2. 叔胺类解痉药　与阿托品相比,其特点:①脂溶性高,口服易吸收,易于透过血-脑脊液屏障,故有中枢作用。②均具有阿托品样胃肠解痉作用,也能抑制胃酸分泌。常用药物有贝那替秦、地美戊胺等,用于眼科的后马托品、环喷托酯,用于中枢抗胆碱的苯海索也属本类药物。

贝　那　替　秦

贝那替秦(benactyzine)脂溶性高,口服易吸收,易透过血-脑脊液屏障,有镇静作用。除有较强胃肠平滑肌解痉作用外,还可抑制胃酸分泌,能减轻胃及十二指肠溃疡患者胃痛、恶心、呕吐及消化不良等症状。能抑制胃液分泌过多和胃运动过度而使胃肠功能趋于正常。适用于伴有焦虑症的溃疡病患者,也可用于治疗胃酸过多、肠蠕动亢进或膀胱刺激症状。青光眼患者禁用。

地　美　戊　胺

地美戊胺(dimevamide)作用强度与阿托品相似,作用快,服药后5~10分钟起效,作用维持1~1.5小时。用于治疗胃溃疡、胃酸过多、急性胃炎等,可见口干、视物模糊等不良反应。

（三）选择性M胆碱受体拮抗药

阿托品及其合成或半合成的类似物,绝大多数对M胆碱受体亚型缺乏选择性,在临床使用时副作用较多。而选择性M胆碱受体亚型拮抗药对受体的特异性较高,因而副作用较少。

哌仑西平和替仑西平

哌仑西平(pirenzepine)结构与丙米嗪相似,属三环类药物。哌仑西平为选择性M_1胆碱受体拮抗药,但其对M_4胆碱受体也有亲和力,因此并非为完全的M_1胆碱受体选择性药物。替仑西平(telenzepine)为哌仑西平同类物,但对M_1胆碱受体的选择性拮抗作用更强。两药于治疗量时均可选择性拮抗胃壁细胞上的M_1胆碱受体,抑制胃酸及胃蛋白酶的分泌。主要用于胃和十二指肠溃疡、急性胃黏膜出血及胃泌素瘤的治疗,在治疗量时较少出现口干和视物模糊等副作用。两药口服吸收较差,故应餐前服。与H_2受体拮抗药合用可增强本药的作用。青光眼、前列腺肥大患者慎用。

知识拓展

常见 M 受体拮抗药的抗胆碱作用

阿托品类生物碱的 M 胆碱受体拮抗作用,在多种组胺 H_1 受体拮抗药和三环类抗抑郁药中也存在,如果剂量较大,将产生类似于阿托品的毒性反应。三环类抗抑郁药中普罗替林(protriptyline)和阿米替林(amitriptyline)的 M 胆碱受体拮抗作用最强,与 M 受体的亲和力是阿托品的 1/10。因为该类药物临床应用中所用剂量远比阿托品大,所以经常会出现抗胆碱作用,但是目前大部分新的抗抑郁药物和选择性 5-羟色胺再摄取抑制药的抗胆碱作用比较轻。相反,较少发生锥体外系等不良反应的非典型性抗精神病药(如氯氮平、奥氮平)抗胆碱作用比较强。幼儿和青少年易发生 M 胆碱受体拮抗药的毒性反应。儿童误服含颠茄生物碱的浆果、种子或曼陀罗果后可出现严重的中毒症状。

第二节　N 胆碱受体拮抗药

N 胆碱受体拮抗药(N-cholinoceptor antiagonist)根据其作用部位不同可分为 N_N 胆碱受体拮抗药和 N_M 胆碱受体拮抗药两大类。

一、N_N 胆碱受体拮抗药

N_N 胆碱受体拮抗药(N_N-cholinoceptor antiagonist)又称神经节拮抗药(ganglionic antiagonist),能选择性地与神经节细胞突触后膜的 N_N 胆碱受体结合,竞争性地拮抗 ACh 对 N_N 胆碱受体的作用,从而拮抗神经冲动在神经节中的传导过程。交感神经节拮抗,表现为血管扩张、外周阻力明显降低、回心血量及心排出量减少、血压下降,甚至出现严重的体位性低血压;副交感神经节拮抗,则表现为扩瞳、视物不清、便秘、尿潴留、口干等。由于此类药物作用广泛,副作用多,现仅作为麻醉辅助用药,以发挥控制性降压作用。较常用药物有美加明(mecamylamine)和咪噻芬(trimetaphan)。

二、N_M 胆碱受体拮抗药

N_M 胆碱受体拮抗药(N_M-cholinoceptor antiagonist)又称骨骼肌松弛药(skeletal muscular relaxants,肌松药),是一类作用于神经肌肉接头的突触后膜(运动终板)N_M 胆碱受体,阻滞神经冲动的正常传导,导致骨骼肌松弛的药物。在临床用作全身麻醉辅助药,应用肌松药后,可在较浅的全身麻醉状态下,获得外科手术所需的肌肉松弛度,可减少全麻药用量。根据其作用机制,肌松药可分为去极化型肌松药和非去极化型肌松药两类。

（一）去极化型肌松药

去极化型肌松药(depolarizing muscular relaxants)能激动骨骼肌运动终板 N_M 胆碱受体,因其不易被 AChE 破坏,故可使终板膜及其邻近肌细胞膜产生与 ACh 相似但较持久的除极化作用,导致运动终板的 N_M 胆碱受体对 ACh 反应性降低,因而产生肌松作用。

琥 珀 胆 碱

琥珀胆碱(suxamethonium)由琥珀酸和两分子胆碱组成。

【体内过程】

静脉注射后迅速被血液和肝脏中的假性胆碱酯酶(非特异性胆碱酯酶)水解为琥珀酸和胆碱,有 10%~15% 的药量可到达作用部位。代谢产物和少量原形药从尿中排出。

【药理作用】

琥珀胆碱可与运动终板 N_M 胆碱受体结合,导致该部位细胞膜较持久地去极化,复极化过程受阻,继而出现神经肌肉传递功能障碍。如剂量增大或反复给药,则使 N_M 胆碱受体对 ACh 不敏感,即出现脱敏拮抗(desensitization block)现象,从而导致肌肉松弛。

其作用特点:①静脉注射后可先出现短暂的肌束颤动,以胸、腹部肌肉尤为显著,这与不同部位的骨骼肌在药物的作用下去极化时间的先后不同有关。②肌肉松弛从颈部开始,逐渐依次波及肩胛、腹部、四肢,以及面部、舌、咽喉和咀嚼肌,最后累及呼吸肌。③一次给药肌松作用维持时间短,约 5 分钟内作用消失,重复静脉给药可延长作用时间。④治疗剂量无神经节拮抗作用,连续用药可产生快速耐受性。⑤与胆碱酯酶抑制药有协同作用,过量中毒不能用新斯的明解救。

【临床应用】

静脉注射适用于短时间操作的一些检查,如气管插管、气管镜、食管镜、胃镜检查等;静脉滴注适用于较长时间手术的肌松需要。琥珀胆碱用量个体差异大,因此给药剂量及静脉滴注速度均需个体化,以肌肉松弛效应为准进行调整,静脉注射时速度要慢,静脉滴注时滴速控制在每分钟 20~40μg/kg。

【不良反应与注意事项】

肌束颤动可致肌梭受损,部分患者可出现肩胛部、胸腹部肌肉疼痛,一般 3~5 日可以恢复。骨骼肌持久除极化可引起 K^+ 从细胞内释放,导致血钾升高,故血钾较高的患者如烧伤、广泛软组织损伤、偏瘫、脑血管意外和肾功能障碍等伴有高血钾患者禁用,以免引起心律失常或心搏骤停。故用药期间应注意观察有无高血钾症状,若发现腹泻、精神倦怠、无力等症状,应建议医生作血钾检查。琥珀胆碱可使眼压升高,故禁用于青光眼患者。有遗传性血浆假性胆碱酯酶缺陷和有机磷酸酯类中毒的患者对琥珀胆碱高度敏感,易发生中毒,应禁用。因可引起强烈的窒息感,故对清醒患者禁用。严重肝功能障碍患者禁用。

【药物相互作用】

胆碱酯酶抑制药如新斯的明,对假性胆碱酯酶也有抑制作用,因而可抑制琥珀胆碱的水解过程,使琥珀胆碱作用增强。因此,解救琥珀胆碱中毒不能用新斯的明,主要采取对症处理,如进行人工呼吸抢救等,需备好呼吸机。其他抑制 AChE 活性的药物均可使琥珀胆碱作用增强,如环磷酰胺等抗肿瘤药、普鲁卡因等局部麻醉药均与琥珀胆碱有协同作用。氨基糖苷类如卡那霉素及多肽类抗生素如多黏菌素 B 也具有肌松作用,与琥珀胆碱合用易致呼吸肌麻痹;洋地黄类药物与琥珀胆碱合用易致心律失常。琥珀胆碱在碱性溶液中可分解,故不宜与硫喷妥钠混合使用。

(二)非去极化型肌松药

非去极化型肌松药(nondepolarizing muscular relaxants)又称竞争性肌松药(competitive muscular relaxants),能与 ACh 竞争与运动终板 N_M 胆碱受体,拮抗 ACh 与 N_M 胆碱受体结合引起去极化作用,使骨骼肌松弛,抗胆碱酯酶药可拮抗其作用。临床常用的药物有筒箭毒碱、阿曲库铵、多库铵和米库铵等。

筒 箭 毒 碱

筒箭毒碱(d-tubocurarine)是防己科植物中提取的生物碱,右旋体具有活性。筒箭毒碱是临床上应用最早的非去极化型肌松药,因其作用时间较长,用药后作用不易逆转,副作用较多,目前临床已少用。

【体内过程】

筒箭毒碱为季铵类化合物,极性大,胃肠难吸收,口服无效。静脉注射后,少量在肝代谢,大部分以原形经肾排出。

【药理作用】

筒箭毒碱能与骨骼肌运动终板 N_M 胆碱受体结合,竞争性拮抗 ACh 对 N_M 胆碱受体的除极化作用,使骨骼肌松弛。与琥珀胆碱相比,其主要作用特点为:①不引起肌束颤动。②肌松作用从眼部肌肉开始,然后依次为四肢、颈部、躯干,继而累及肋间肌,剂量过大可累及膈肌,导致全部呼吸肌麻痹。③一次给药肌肉松弛作用持续时间较长,约可维持 20 分钟以上。④有蓄积作用,连续用药剂量应酌减。

⑤对胆碱酯酶抑制药有拮抗作用,过量中毒时可用新斯的明解救。⑥有神经节拮抗及促进组胺释放等作用,可引起血压短暂下降、支气管痉挛等。

【临床应用】

临床上主要作为麻醉辅助药,常与全麻药合用,用于胸腹部手术和气管插管等,以获得满意的肌松效果。

【不良反应】

治疗量时,筒箭毒碱具有神经节拮抗作用和促进组胺释放作用,可致心率减慢、血压降低、支气管痉挛、唾液分泌过多。禁用于重症肌无力、支气管哮喘和严重休克患者。10岁以下儿童对筒箭毒碱多敏感,不宜应用。过量中毒可用新斯的明抢救,因此,使用筒箭毒碱的患者除备好呼吸机外,还应备好新斯的明。筒箭毒碱的作用可被吸入性全麻药如乙醚和氨基糖苷类抗生素如链霉素加强,应用时须注意。

(许键炜)

思 考 题

1. 试述阿托品的药理作用及其临床应用。
2. 请比较阿托品、山莨菪碱和东莨菪碱的特点。
3. 请简述阿托品在眼科方面的应用及其应用的药理学依据。
4. 请比较琥珀胆碱和筒箭毒碱的肌肉松弛作用机制和作用特点有何异同。

URSING

第九章

肾上腺素受体激动药

09章 数字内容

学 习 目 标

● 知识目标：

1. 掌握肾上腺素受体激动药各代表药的作用机制、药理作用与临床应用。

2. 熟悉肾上腺素受体激动药的体内过程特点。

3. 了解肾上腺素受体激动药的构效关系及对血流动力学影响。

● 能力目标：

通过学习能应用本章知识进行该类药物处方和医嘱审核，并能有效应用心搏骤停、休克等危急重症的抢救药物，能开展患者用药护理、用药咨询等。

● 素质目标：

1. 通过学习进一步建立药物治疗中的整体护理观念。

2. 坚持以患者为中心，具有对危急重症患者的充分理解、关心的人文精神，并能进行相应心理护理。

3. 建立辩证思维，培养理论联系实际、基础与临床融合的理念。

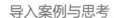

导入案例与思考

患者，男，69岁。因前列腺增生收住入院。在前列腺穿刺后使用尖吻蝮蛇血凝酶5分钟后，主诉胸闷、出冷汗、全身湿冷，继而出现呼吸困难、口唇发绀、血压降低。临床诊断：过敏性休克。药物治疗采用肾上腺素0.5mg，皮下注射进行急救。

请思考：

1. 肾上腺素缓解过敏性休克的胸闷、呼吸困难的依据有哪些？

2. 肾上腺素对过敏性休克患者的血压有何影响？临床护理方面有哪些注意事项？

3. 如果肾上腺素不能缓解过敏性休克的症状，还需要使用哪些药物进行急救？

肾上腺素受体激动药（adrenoceptor agonists）能与肾上腺素受体结合，并激动受体，产生肾上腺素样作用，故又称为拟肾上腺素药（adrenomimetic drugs）。本类药物均为胺类，且作用类似于交感神经兴奋的效应，故又称为拟交感胺类（sympathomimetic amines）。

肾上腺素受体激动药构效关系明显，其基本化学结构为β-苯乙胺（图9-1），由苯环、碳链、末端氨基三部分组成，当不同位置上的氢被不同基团取代时，就形成多种肾上腺素受体激动药，取代基不同，药物对α、β受体的亲和力、作用强度和作用持续时间就不同。苯环3、4位碳上的氢被羟基取代，形成的化学结构称为儿茶酚结构（图9-1）。

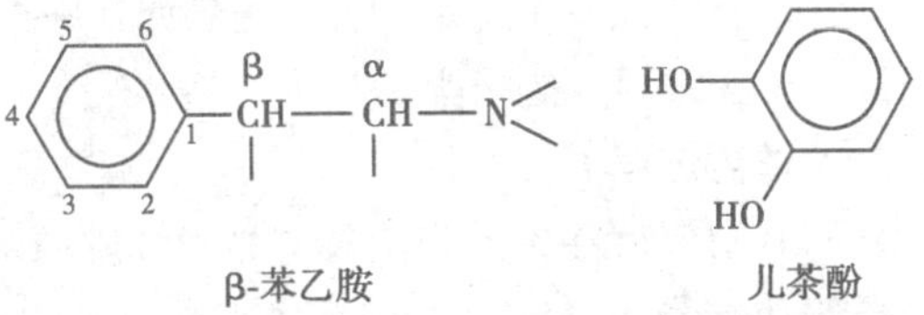

图 9-1　β-苯乙胺、儿茶酚和儿茶酚胺的结构

肾上腺素、多巴胺、去甲肾上腺素、异丙肾上腺素等含有儿茶酚胺的结构，又称为儿茶酚胺类（catecholamines）药物，在外周产生明显的α、β受体激动作用，易被特异性代谢酶儿茶酚氧位甲基转移酶（catechol-O-methyltransferase，COMT）和单胺氧化酶（monoamine oxidase，MAO）快速代谢而作用短暂，对中枢的作用弱。间羟胺、麻黄碱等替代药物大多为非儿茶酚类衍生物，不易被COMT和MAO代谢。非儿茶酚胺类药物化学结构中如果减少1个羟基，如间羟胺，其外周作用减弱，但作用时间延长。如果减少2个羟基，如麻黄碱，口服生物利用度增加，外周作用缓和但持久，中枢作用增强。

根据药物对α、β受体的选择性不同，可将肾上腺素受体激动药分为三类（表9-1）：①α、β受体激动药。②α受体激动药。③β受体激动药。

表9-1　肾上腺素受体激动药的分类

药物分类	化学结构分类	主要激动的受体及亚型
α、β肾上腺素受体激动药		
肾上腺素	儿茶酚胺类	α_1、α_2、β_1、β_2
多巴胺	儿茶酚胺类	α_1、β_1和多巴胺D_1受体
麻黄碱	非儿茶酚胺类	α_1、α_2、β_1、β_2
α肾上腺素受体激动药		
去甲肾上腺素	儿茶酚胺类	α_1、α_2、β_1
间羟胺	非儿茶酚胺类	α_1、α_2、β_1
去氧肾上腺素	非儿茶酚胺类	α_1
甲氧明	非儿茶酚胺类	α_1
可乐定	非儿茶酚胺类	α_2
甲基多巴	非儿茶酚胺类	α_2

Note：

续表

药物分类	化学结构分类	主要激动的受体及亚型
β 肾上腺素受体激动药		
异丙肾上腺素	儿茶酚胺类	β_1、β_2
多巴酚丁胺	儿茶酚胺类	β_1
沙丁胺醇	非儿茶酚胺类	β_2
特布他林	非儿茶酚胺类	β_2

第一节　α、β 受体激动药

肾 上 腺 素

内源性的肾上腺素(adrenaline,AD)由肾上腺髓质嗜铬细胞分泌。药用品由家畜肾上腺提取或人工合成,化学性质不稳定,见光、遇热或在中性、碱性溶液中易氧化变色而失去活性,在酸性溶液中较稳定,临床常用其盐酸盐。

【体内过程】

AD 口服后在碱性肠液及肠黏膜和肝内被破坏,不能达到有效血药浓度。皮下注射因能收缩血管,吸收缓慢,6~15 分钟起效,作用维持 1~2 小时。肌内注射吸收远较皮下注射快,作用维持 10~30 分钟。静脉注射立即起效。部分 AD 可被神经末梢摄取,未被摄取的被 COMT 和 MAO 代谢灭活,代谢产物由肾排泄。

【药理作用与作用机制】

AD 对 α 和 β 受体均有强大的激动作用,整体作用与交感神经兴奋的效应相似。

1. **心脏**　AD 是起效快、作用强的心脏兴奋药。主要激动心脏起搏点窦房结、房室传导系统和心肌的 β_1 受体,兴奋心脏,迅速使心率加快,传导加速,心肌收缩力加强,心排血量增加。同时,AD 能舒张冠状血管,改善心脏的心肌血液供应。但同时也提高心肌代谢,增加心肌耗氧量,对心肌缺血、缺氧、心功能不全的患者极为不利。在给药速度过快、或剂量过大时,易导致心律失常,出现室性期前收缩、心动过速,甚至引起心室纤颤。

2. **血管**　AD 激动血管平滑肌上 α 受体,收缩血管;激动血管平滑肌上的 β_2 受体,使血管舒张。AD 对血管的作用因体内各部位血管上肾上腺素受体分布的种类和密度不同而不同。皮肤、黏膜、肾和肠系膜血管平滑肌 α 受体占优势,AD 强烈收缩皮肤黏膜血管,显著收缩肾和肠系膜血管;对脑和肺血管收缩微弱,有时反而因血压升高而被动地舒张;肝脏血管以 β_2 受体为主,呈现舒张效应。骨骼肌和冠状动脉血管平滑肌上 β_2 受体占优势,小剂量 AD 即可使该部位血管舒张,且强烈兴奋的心肌和骨骼肌局部代谢产物腺苷等增加,也促进冠脉和骨骼肌血管舒张。

3. **血压**　AD 对血压的影响与给药剂量密切相关。皮下注射治疗量或低浓度静脉滴注时,心脏兴奋,心肌收缩力增加,心排血量增加,故收缩压升高;同时骨骼肌血管舒张降低血压的作用抵消或超过皮肤黏膜血管收缩作用的影响,故舒张压不变或略下降,脉压加大(图 9-2)。此时身体各部位血液重新分配,以适应紧急状态下机体应激需要。较大剂量时,心脏兴奋使收缩压升高,同时皮肤、黏膜、肾和内脏等血管显著收缩而使舒张压也上升。典型的 AD 对血压的影响表现为先升后降的双相变化。血压先升高是因为 α_1 和 β_1 两种受体激动的升血压作用明显,掩盖了 β_2 受体激动后的舒张血管、降血压效应;后产生降血压是由于 AD 快速代谢而血浓度下降,激动 α_1 的作用逐渐消失后,激动 β_1 和 β_2 受体的综合表现为降压效应。因此,如事先给予 α 受体拮抗药(如酚妥拉明等),再给 AD 则升压作用翻转为降压作用,称为肾上腺素升压作用的翻转。此外,AD 激动肾小球旁细胞的 β_1 受体,促进肾素分泌,激活肾素 - 血管紧张素 - 醛固酮系统(renin-angiotensin-aldosterone system,RAS),影响

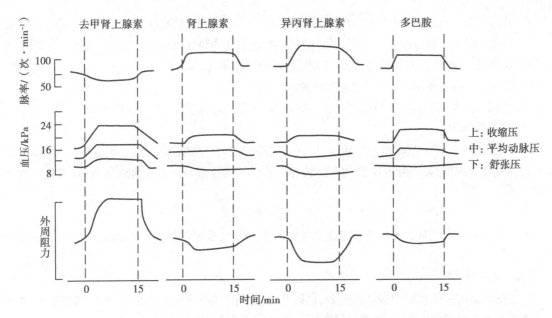

图 9-2　去甲肾上腺素、肾上腺素、异丙肾上腺素、多巴胺对心血管的影响

血压。

4. 平滑肌　不同器官组织上分布的受体类型和密度不同,AD 对平滑肌的作用表现不同。①支气管:激动支气管平滑肌的 β_2 受体,产生强大舒张支气管作用。同时,AD 激动 α_1 受体而收缩支气管黏膜血管、降低毛细血管通透性和减轻黏膜水肿。此外,AD 还能抑制肥大细胞释放组胺等过敏性介质,有效缓解支气管哮喘。②胃肠道:AD 激动 α_2、β_1 受体,使胃肠平滑肌的张力降低,自主收缩频率和幅度减少。③子宫平滑肌:对子宫平滑肌的作用与月经周期、妊娠状态和给药剂量有关,如妊娠末期通过激动 β_2 受体抑制子宫张力和收缩力。④膀胱:AD 激动 β_2 受体使膀胱逼尿肌松弛,激动 α_1 受体使膀胱三角肌和括约肌收缩,引起排尿困难和尿潴留。

5. 代谢　AD 能提高机体基础代谢率,在治疗剂量下,可使机体耗氧量增加 20%~30%。AD 激动肝脏 α 受体和 β_2 受体,促进肝糖原分解和糖异生。激动 α_2 受体抑制胰岛素分泌,激动 β_2 受体增加胰高血糖素分泌,且降低外周组织对葡萄糖摄取作用,能显著升高血糖。激动脂肪组织 β 受体发挥促进脂肪分解作用,增加血中游离脂肪酸的含量。

【临床应用】

1. 过敏性休克　可作为首选用于药物(如青霉素、链霉素、异体蛋白等)引起的过敏性休克,能迅速缓解过敏性休克临床症状,挽救患者生命。

2. 心搏骤停　用于各种原因[如器质性心脏病、电击和溺水、麻醉(药物)中毒和手术意外等]所致的心搏骤停的急救。急救时在有效心脏按压、人工呼吸、纠正酸中毒的同时,静脉注射 AD,紧急时可用心室腔内注射。对电击、心室颤动的心搏骤停者应配合使用心脏除颤器或利多卡因等。

3. 支气管哮喘　AD 是急性支气管哮喘发作的首选药物,对其他速发型变态反应性疾病如荨麻疹、血管神经性水肿、血清病、花粉症等也能迅速缓解症状。

4. 与局部麻醉药配伍使用及局部止血　将微量 AD 加入局部麻醉药注射液中,可延缓局麻药吸收,延长局部麻醉药作用时间。但对肢体末端(手指、足趾、耳郭、阴茎等部位)进行局部麻醉不可加 AD,以防止血管收缩引起局部缺血坏死(见第十一章)。局部止血用于鼻黏膜或齿龈出血。

5. 青光眼　AD 局部应用于眼,可收缩睫状体血管,减少房水生成,用于治疗开角型青光眼。目前临床多用选择性激动 α 受体的肾上腺素受体激动药。

【不良反应与禁忌证】

1. 中枢神经系统功能紊乱　如焦虑、恐惧、不安、头痛及颤抖等。

2. **升高血压** 剂量过大时可急剧升高动脉血压,有引起脑血管破裂导致脑出血的危险。

3. **心律失常** 心脏过度兴奋可使心肌耗氧量增加,引起心肌缺血和心律失常,甚至心室纤颤,尤其是对冠心病和充血性心力衰竭的患者,使用时应严格控制剂量。

4. **肺水肿** 过量使用 AD 可以引起肺水肿。

AD 禁用于高血压、脑动脉硬化、器质性心脏病、甲状腺功能亢进症、糖尿病等患者。

【药物相互作用】

三环类抗抑郁药可干扰神经递质转运,抑制儿茶酚胺在神经末梢的再摄取,从而使得儿茶酚胺类如 AD、去甲肾上腺素、异丙肾上腺素和多巴胺等对其受体的作用时间延长,增强这些药物的心血管效应。

多 巴 胺

多巴胺(dopamine)是去甲肾上腺素生物合成的前体,也是多巴胺能神经递质。药用为人工合成品。

【体内过程】

多巴胺口服易在肠和肝中破坏而失效,消除迅速。一般采用静脉滴注给药,在体内迅速经 MAO 和 COMT 的催化而代谢失效,故作用时间短暂。多巴胺不易透过血脑屏障。

【药理作用】

多巴胺能激动 α 和 β 受体以及外周多巴胺(D)受体,并且可促进神经末梢释放 NA。

1. **心脏** 多巴胺激动心脏 $β_1$ 受体,并促进神经末梢释放 NA,使心肌收缩力加强,心排血量增加。一般剂量对心率无影响,大剂量可加快心率。其加强心肌收缩力较 AD、异丙肾上腺素弱,且较少引起心悸和心律失常,但作用比 NA 强。

2. **血管和血压** 多巴胺低剂量时主要作用于肾、肠系膜和冠状动脉 D_1 受体,引起血管舒张。较高剂量时,多巴胺作用于心脏 $β_1$ 受体,心排血量增加,收缩压增大,但对舒张压无明显影响或轻微增加(图 9-2)。高剂量时,可因激动 α 受体产生血管收缩,外周阻力增加。

3. **肾** 低剂量多巴胺激动肾血管 D_1 受体,使血管舒张,肾血流量、肾小球滤过率和钠的排出量增加;同时能直接抑制肾小管对钠的重吸收,产生排钠利尿作用。大剂量时则激动肾血管 α 受体,收缩肾血管,肾血流量减少。

【临床应用】

多巴胺主要用于多种原因引起的休克(如感染中毒性休克、心源性休克、出血性休克等),尤其对伴有肾功能不全、心排出量降低、周围血管阻力增高的休克患者疗效较好,应注意补足血容量、纠正酸中毒。多巴胺常与利尿药合用于急性肾损伤,也可用于急性心功能不全。

【不良反应】

多巴胺不良反应一般较轻,偶见恶心、呕吐。如用量过大或滴注太快,可出现心动过速、心律失常、肾功能下降等。应注意,如合用 MAO 抑制剂或三环类抗抑郁药,多巴胺应酌情减量。

麻 黄 碱

麻黄碱(ephedrine)是从中药麻黄中提取的生物碱。麻黄碱为非儿茶酚胺类,药用的为人工合成品,化学性质稳定。麻黄碱口服易吸收,易透过血脑屏障进入中枢神经系统,小部分在体内经脱胺氧化而被代谢,60%~70% 以原形从肾缓慢排泄,作用较 AD 持久,$t_{1/2}$ 为 3~6 小时。

麻黄碱能直接激动 α 和 β 受体,并通过促进去甲肾上腺素能神经释放 NA 而间接激动 α 和 β 受体。激动心脏 $β_1$ 受体,兴奋心脏,使心肌收缩力加强,心排血量增加。但在整体情况下,心率变化不大。麻黄碱可使皮肤和内脏血管收缩,而骨骼肌、冠状血管和脑血管舒张,故收缩压比舒张压升高明显,脉压增大。麻黄碱的升压作用缓慢,作用维持时间较长,可达 3~6 小时。麻黄碱舒张支气管平滑肌,效应比 AD 或异丙肾上腺素作用弱,起效缓慢而作用持久。该药具有较显著的中枢神经系统兴奋作用,较大剂量时可兴奋大脑和皮质下中枢,引起精神兴奋、不安和失眠等。临床主要用于预防支气管哮喘发作和轻症治疗,但对于急性发作和严重哮喘效果较差。还可用于减轻鼻黏膜充血、防治硬膜外和蛛网膜下腔麻醉等引起的低血压、缓解荨麻疹和血管神经性水肿的皮肤黏膜症状。短时间内反复应用麻黄碱,其作用逐渐减弱,称为快速耐受性(tachyphylaxis)。一般停药数小时即可恢复。每日用药如不超过 3 次,快速耐受性不明显。麻黄碱禁忌证同 AD。

知识拓展

休克治疗

休克可分为低血容量性休克(如创伤、失血等)、感染性休克、心源性休克、神经源性休克以及过敏性休克 5 种类型。各类休克共同的病理生理机制是有效循环血量锐减和组织灌注不足。临床上治疗休克最有效的措施是补足血容量,最根本的措施是治疗原发病。休克治疗可分为急救阶段、优化调整阶段、稳定阶段和降阶梯治疗阶段。治疗方法包括:①病因治疗:针对休克发病原因对因治疗。②一般治疗:包括重症监护、血流动力学监测、乳酸监测、纠正内环境紊乱、纠正酸碱失衡、纠正电解质紊乱等。③复苏性治疗:恢复有效通气,改善氧合;液体复苏,保持血容量稳定;改善心脏功能,保证充足的供血。④其他治疗:包括抗炎治疗和多脏器保护性治疗。

第二节 α 受体激动药

去甲肾上腺素

去甲肾上腺素(noradrenaline,NA)是哺乳类动物去甲肾上腺素能神经末梢释放的主要递质,在肾上腺髓质有少量分泌。药用的是人工合成品,化学性质与 AD 相似,常用其重酒石酸盐。

【体内过程】

NA 口服无效,因使胃黏膜血管收缩而影响其吸收,且在肠内易被碱性肠液破坏。皮下或肌内注射时,因血管剧烈收缩易发生局部组织缺血坏死。一般采用静脉滴注给药。外源性 NA 不易透过血脑屏障,很少到达脑组织。NA 大部分被神经末梢摄取(摄取 -1),随后进入囊泡贮存;少部分被非神经细胞摄取(摄取 -2)后,大多被 COMT 和 MAO 代谢而失活,代谢产物经肾脏排泄。因其迅速被摄取和代谢,故作用短暂,停止静脉滴注后药效仅维持 1~2 分钟。

【药理作用与作用机制】

NA 主要激动 α 受体,对 α_1 和 α_2 受体没有选择性;对心脏 β_1 受体有较弱激动作用;但对 β_2 受体几乎无作用。

1. **血管** NA 激动 α_1 受体,产生强大的收缩血管效应,对小动脉和毛细血管前括约肌作用强,对静脉和大动脉作用较弱。以皮肤黏膜血管收缩最明显,其次是肾、肠系膜、脑、肝血管收缩明显,骨骼肌血管也呈现收缩反应。但冠状血管舒张、血流量增加,主要原因是心脏兴奋使心肌代谢产物(腺苷)增加而舒张血管,同时血压升高而提高冠状血管灌注压力,使冠脉血流量增加。

2. **心脏** NA 激动心脏 β_1 受体,但作用较 AD 素为弱,使心率加快,传导加速,心肌收缩力增强。在整体情况下,血压急剧升高使迷走神经反射性兴奋而使心率减慢。另外,由于血管强烈收缩,总外周阻力增加,使心排血量不变或反而下降。剂量过大时,强烈兴奋心脏使自律性增加可引起心律失常,但比 AD 少见。

3. **血压** 静脉滴注小剂量 NA 以激动 β_1 受体为主,心脏兴奋,收缩压升高,舒张压升高不明显。较大剂量时,血管强烈收缩,外周阻力增加,收缩压、舒张压均明显升高,脉压变小(图 9-2)。

4. **其他** 大剂量时出现血糖升高。

【临床应用】

1. 休克　NA 治疗休克目前已不占重要地位。仅用于早期神经源性休克、嗜铬细胞瘤切除术后低血压，作为急救时补充血容量的辅助治疗，以使血压回升，暂时维持脑与冠状动脉灌注，但不宜使用时间过久，否则将加重微循环障碍，对休克治疗极为不利。

2. 上消化道出血　NA 适当稀释后口服，用于食管静脉扩张破裂出血及胃出血，达到止血目的。

3. 药物中毒性低血压　中枢神经系统抑制药中毒可引起低血压，尤其是具有拮抗 α 受体作用的药物（如氯丙嗪）过量或中毒时，宜选用 NA 使血压回升。

【不良反应与注意事项】

1. 局部组织缺血坏死　静脉滴注 NA 浓度过大、时间过长或药液漏出血管外，可使局部血管强烈收缩，引起局部缺血坏死。

2. 急性肾损伤　NA 用药时间过久或剂量过大，可使肾血管强烈收缩，肾血流减少，产生少尿、无尿，严重时引起肾实质损伤，导致急性肾损伤。故用药期间应监测并保持尿量在每小时 25ml 以上，否则应立即减量或停用，必要时用甘露醇等利尿。

3. 停药后血压下降　长时间滴注后突然停药，可引起血压骤降。故应逐渐减少剂量、减慢滴注速度而后停药。

本类药物一般不可与氯仿、环丙烷、氟烷、恩氟烷等麻醉药同时使用，以免引起心律失常。高血压、动脉粥样硬化症、器质性心脏病、少尿、无尿、严重微循环障碍者及孕妇禁用。

间　羟　胺

间羟胺（metaraminol）为人工合成品，化学性质较稳定，为非儿茶酚胺类，不易被 MAO 代谢，作用与 NA 相似，但较弱而持久，可静脉滴注或肌内注射给药。

间羟胺主要激动 α 受体，对 β_1 受体有较弱激动作用，能促进 NA 释放。其主要作用特点为：收缩血管、升压作用比 NA 弱而持久；收缩肾血管的作用较弱，很少引起尿少、尿闭等肾衰竭症状，但剂量大时仍可明显减少肾血流量；轻度增强心肌收缩力，使休克患者心排血量增加；对心率影响不明显，有时在血压升高时可反射性引起心率减慢。比 NA 较少引起心悸和少尿等不良反应。

间羟胺在临床上常作为 NA 的代用品用于低血压和休克早期、手术后或脊椎麻醉后的休克。如短时间内连续应用，可产生与麻黄碱类似的快速耐受性，此时适当加用小剂量 NA 可恢复或增强其升压作用。

去氧肾上腺素

去氧肾上腺素（phenylephrine）或苯肾上腺素（phenylephrine）又名新福林（neosynephrine），为人工合成品，属于非儿茶酚胺类，主要激动 α_1 受体，对 β 受体作用很弱，升压作用与 NA 类似，但作用较弱而持久。

去氧肾上腺素收缩血管效应常被局部用于治疗鼻黏膜充血。肌内注射升高血压作用可用于抗休克及防治脊椎麻醉或全身麻醉的低血压。去氧肾上腺素对心脏无直接效应，但在注射给药时可因血压升高，反射性激发迷走神经而减慢心率，可用于终止阵发性室上性心动过速。滴眼剂可兴奋瞳孔虹膜开大肌上的 α_1 受体，产生扩瞳作用，作用较阿托品弱且持续时间短，不引起明显眼压升高和调节麻痹，在眼底检查时可作为快速短效的扩瞳药使用。用药的注意事项与 NA 类同，大剂量时可引起高血压性头痛和心律不齐。

甲　氧　明

甲氧明（methoxamine）系人工合成品，主要激动 α 受体，对 α_1 受体的作用强于 α_2 受体。甲氧明通过激动 α_1 受体，引起血管收缩、外周阻力增加、血压升高，反射性兴奋迷走神经而减慢心率。临床可用于终止阵发性室上性心动过速发作，防治脊椎麻醉或全身麻醉时出现的低血压。甲氧明与大部分同类药物相比，较少触发一般麻醉药诱发的心律不齐。大剂量可发生高血压性头痛、恶心、呕吐、心动过速、血压过高和肾血管痉挛等不良反应。

第三节　β受体激动药

异丙肾上腺素

异丙肾上腺素（isoprenaline）是人工合成品，常用其盐酸盐或硫酸盐。

【体内过程】

异丙肾上腺素口服易在肠黏膜细胞被破坏而失效。舌下含药因舒张局部血管，少量可从舌下静脉丛迅速吸收。气雾剂吸入给药，吸收较快。吸收后主要在肝及其他组织中被 COMT 所代谢，较少被 MAO 代谢，也较少被去甲肾上腺素能神经所摄取。异丙肾上腺素主要以原形及其代谢产物经肾脏排泄。作用维持时间较肾上腺素略长，$t_{1/2}$ 约为 2 小时。

【药理作用】

异丙肾上腺素为非选择性 β 受体激动药，对 $β_1$ 和 $β_2$ 受体有很强的直接激动作用，对 α 受体几无作用。

1. **心脏**　激动心脏 $β_1$ 受体，对心脏具有强大兴奋作用，较 AD 强。心肌收缩力增强，心率加快，可缩短收缩期和舒张期。异丙肾上腺素主要兴奋窦房结，对其他异位起搏点兴奋作用较弱，较少引起心室颤动等心律失常。

2. **血管和血压**　异丙肾上腺素激动血管平滑肌上 $β_2$ 受体，使骨骼肌血管明显舒张，冠状血管也舒张，对肾血管和肠系膜血管的舒张作用较弱。由于心脏兴奋且外周血管舒张，使收缩压升高、舒张压下降，脉压增大。

3. **支气管**　异丙肾上腺素激动支气管平滑肌 $β_2$ 受体，使平滑肌舒张，还可抑制组胺等过敏介质的释放，缓解支气管痉挛，此效应比 AD 强。但对支气管黏膜血管无收缩作用。

4. **代谢**　异丙肾上腺素通过激动 β 受体，可以促进脂肪分解，升高血中游离脂肪酸，与 AD 相比，两者的作用相似；促进肝糖原分解，升高血糖，作用较 AD 弱；此外，能增加组织耗氧量。

【临床应用】

1. **支气管哮喘急性发作**　气雾剂吸入或舌下给药，能迅速控制支气管哮喘急性发作，疗效快而强，可持续 0.5~1 小时。

2. **房室传导阻滞**　舌下给药或静脉滴注给药，可用于治疗二、三度房室传导阻滞。

3. **心搏骤停**　异丙肾上腺素适用于心室自身节律缓慢、高度房室传导阻滞或窦房结功能衰竭并发的心搏骤停。常与 NA 或间羟胺等收缩血管升高血压的药物合用，以提高冠脉灌注压。急救时可作心室腔内注射。

4. **休克**　异丙肾上腺素一般适用于血容量已补足而心排血量较低、外周阻力较高的休克患者（如感染性休克）。但异丙肾上腺素增加心肌耗氧量、加快心率的作用对休克不利，且改善微循环作用不佳，目前临床治疗休克已少用。

【不良反应与禁忌证】

常见不良反应有心悸、低血压伴有头晕等。在用药过程中应注意控制心率。长期重复使用治疗支气管哮喘患者易产生耐受性。如患者已出现缺氧状态，用药剂量过大可加重心肌耗氧量，易引起心律失常，出现心动过速甚至室颤，可能引起猝死。

异丙肾上腺素禁用于冠心病、心肌炎和甲状腺功能亢进患者。

多巴酚丁胺

多巴酚丁胺（dobutamine）为人工合成品，以消旋化合物的形式存在，化学结构和体内过程与多巴胺相似。该药口服吸收后易被肠和肝破坏而失效，一般采用静脉滴注给药。消除迅速，$t_{1/2}$ 约 2 分钟，一般静脉注射后约 10 分钟达到稳态血药浓度。

多巴酚丁胺主要激动心脏 $β_1$ 受体，兴奋心脏，增强心肌收缩力，加快心率，加快房室传导和心室

Note：

内传导。与异丙肾上腺素比较,其增强心肌收缩力作用较加快心率作用更显著,对传导的作用两者相似。能增加心排血量,而很少增加心肌耗氧量,也较少引起心动过速。静脉滴注速度过快或浓度过高时,则可导致心律失常。临床主要用于治疗各种原因引起的心肌收缩力减弱,如急性心肌梗死并发的心力衰竭、扩张型心肌病、风湿性瓣膜病引起的心力衰竭、心脏直视手术后所致的低排血量综合征等,作为短期支持治疗,有利于改善心功能。该药不良反应主要有心悸、恶心、头痛、胸痛及气短等表现,连续应用可产生快速耐受性。房颤患者使用后可能因房室传导加快而出现心室率增快,使用本药前应使用地高辛。梗阻型肥厚性心脏病患者禁用。

β₂受体激动药

β₂受体激动药选择性激动 β₂受体,与异丙肾上腺素相比较,舒张支气管平滑肌作用强,对心脏无明显兴奋作用。临床主要用于治疗支气管哮喘。常用药物有沙丁胺醇、特布他林、奥西那林、克伦特罗等(见第二十七章)。

(张轩萍)

--- 思 考 题 ---

1. 请举例说明儿茶酚胺和非儿茶酚胺类肾上腺素受体激动药的异同点。
2. 对伴有肾功能不全的休克患者,选用多巴胺的理由以及用药注意事项有哪些?
3. 请比较肾上腺素、去甲肾上腺素、异丙肾上腺素对心血管的药理作用和临床用途。

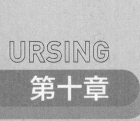

NURSING

第十章

肾上腺素受体拮抗药

10章 数字内容

─── 学 习 目 标 ───

知识目标：

1. 掌握 β 受体拮抗药分类、药理作用及其临床应用。

2. 熟悉 α 受体拮抗药酚妥拉明和酚苄明的药理作用和临床应用。

3. 了解拉贝洛尔、卡维地洛的药理作用及临床应用。

能力目标：

通过学习能应用 α 受体拮抗药、β 受体拮抗药知识进行该类药物处方和医嘱审核，并能有效开展外周血管性疾病、高血压患者用药护理、用药咨询等。

素质目标：

通过学习能建立关于 β 受体拮抗药临床适应证与禁忌证之间的辩证思维，在临床药物治疗中养成坚持以患者为中心的整体护理观念。

患者,男,51岁。常规体检发现,体重指数(BMI)为 28kg/m²,血压为 150/95mmHg。该患者有30年吸烟史,每日至少1包烟。3年前体检时血压为 144/87mmHg,医生曾建议其改变生活方式。临床诊断:高血压病。药物治疗:普萘洛尔口服,初始剂量 10mg/次,每日 3~4 次。

请思考:

1. 普萘洛尔治疗高血压病的作用机制有哪些?

2. 如果普萘洛尔降压效果不理想,可以与哪些抗高血药合用?

3. 如果长期用药确需停用普萘洛尔,应该注意什么?如何正确停药?

肾上腺素受体拮抗药(adrenoreceptor antagonists)对肾上腺素受体有较强亲和力但没有或仅有微弱内在活性。该类药物与肾上腺素受体结合后,能阻碍内源性儿茶酚胺类或外源性拟肾上腺素药与受体结合,从而通过拮抗神经递质或拟肾上腺素药物的作用而发挥效应。按肾上腺素受体拮抗药对 α 和 β 肾上腺素受体的选择性不同,分为 α 受体拮抗药和 β 受体拮抗药两大类。

第一节 α 受体拮抗药

α 肾上腺素受体拮抗药是一类选择性与肾上腺素 α 受体结合,阻碍去甲肾上腺素神经递质或肾上腺素受体激动药与 α 受体结合,从而产生相应的拮抗效应。本类药物主要通过拮抗 α_1 和 α_2 受体,产生对血管、心脏和血压的影响。在足够剂量下,具有 α 受体拮抗作用的药物能使肾上腺素的升压作用翻转为降压作用,即肾上腺素作用的翻转。依据药物对 α 受体的选择性,可将 α 受体拮抗药分为 3 类,分别为非选择性的 α_1 和 α_2 受体拮抗药,包括短效类的酚妥拉明、妥拉唑啉和长效类的酚苄明;选择性的 α_1 受体拮抗药如哌唑嗪、特拉唑嗪和多沙唑嗪,可拮抗 α_1 受体,扩张血管,减少外周血管阻力而使动脉血压下降,临床多用于治疗原发性高血压和良性前列腺增生(见第二十一章);选择性 α_2 受体拮抗药如育亨宾,易进入中枢神经系统,拮抗 α_2 受体,可促进去甲肾上腺素释放,增强交感神经作用,使血压升高、心率加快,主要作为实验研究中的工具药使用,临床可用于治疗男性性功能障碍及糖尿病患者的神经病变。

酚 妥 拉 明

酚妥拉明(phentolamine),为咪唑啉衍生物,是人工合成品,常用其甲磺酸盐,属竞争性 α_1 和 α_2 受体拮抗药。

【体内过程】

酚妥拉明口服吸收少,生物利用度低,口服疗效仅为注射给药的 20%,故临床主要采用注射给药。肌内注射后 20 分钟血药浓度达峰值,作用维持 30~45 分钟。静脉注射 2 分钟血药浓度达峰值,$t_{1/2}$ 约 19 分钟,作用维持 15~30 分钟。大部分药物以无活性代谢物经肾排泄。

【药理作用】

酚妥拉明能竞争性拮抗 α 受体,对 α_1 和 α_2 受体具有相似的亲和力,作用较弱而短暂。

1. 血管和血压 酚妥拉明能拮抗 α_1 受体,也能直接作用于血管平滑肌,舒张血管,外周血管阻力降低,血压下降。

2. 心脏 酚妥拉明兴奋心脏,使心收缩力加强、心率加快,心排血量增加。原因是:①血管舒张使血压下降,反射性兴奋交感神经引起心率增加。②拮抗突触前膜的 α_2 受体,促进神经末梢释放去甲肾上腺素,激动心脏 β_1 受体,使心脏兴奋,心肌收缩力增强,心率加快。有时可致心律失常。

3. 其他作用 酚妥拉明有拟胆碱作用,可使胃肠平滑肌兴奋,张力增加;有组胺样作用,能使胃酸分泌增加。

【临床应用】

1. **治疗外周血管痉挛性疾病**　用于肢端动脉痉挛性疾病,血栓闭塞性脉管炎,冻伤后遗症等。

2. **用于去甲肾上腺素静脉滴注发生外漏时**　局部皮下浸润注射酚妥拉明可对抗去甲肾上腺素激动 α_1 受体强烈收缩血管的作用,防止局部组织坏死。

3. **抗休克**　在补足血容量基础上使用酚妥拉明,适用于感染性休克、心源性休克、神经源性休克。临床上可将酚妥拉明与去甲肾上腺素合用抗休克,仅保留去甲肾上腺素激动 β_1 受体对心脏的兴奋作用,使心肌收缩力增加,心排血量增多,从而提高抗休克疗效。

4. **用于急性心肌梗死和顽固性充血性心力衰竭**　酚妥拉明可扩张小动脉和静脉血管,心脏前、后负荷明显降低,改善心功能,减轻肺水肿。

5. **用于肾上腺嗜铬细胞瘤的诊断和术前治疗**　酚妥拉明能使嗜铬细胞瘤所致的高血压下降。在做试验性鉴别诊断时,有一定危险性,应慎重。目前多用测定尿中儿茶酚胺及其代谢产物含量的方法并结合影像学检查定位,较为安全可靠。

6. **其他**　酚妥拉明口服或直接阴茎海绵体内注射可用于诊断和治疗男性勃起功能障碍。

【不良反应与注意事项】

常见体位性低血压。有时可致心律失常。拟胆碱作用和组胺样作用可致腹泻、腹痛、恶心、呕吐和诱发消化性溃疡。胃炎、胃、十二指肠溃疡和冠心病患者慎用。冠心病、胃炎、胃十二指肠溃疡患者慎用。

酚 苄 明

酚苄明(phenoxybenzamine)是非竞争性 α_1 和 α_2 受体拮抗药,为人工合成品。作用类似酚妥拉明,但起效缓慢,作用强大而效应持久。

【体内过程】

酚苄明口服吸收仅 20%~30%,且因局部刺激性强不作肌内或皮下注射,故需静脉注射给药。静脉注射酚苄明后,其分子中的基团与 α 受体以共价键牢固结合,拮抗 α 受体,起效慢,1 小时后血药浓度达峰值,$t_{1/2}$ 约 12 小时。因脂溶性高,可蓄积脂肪组织中,故作用持久,一次用药,作用可维持 3~4 日。主要经肝代谢,由肾及胆汁排泄。

【药理作用】

酚苄明非竞争性拮抗 α 受体,对 α_1 和 α_2 受体均有拮抗作用。

1. **心血管**　酚苄明非竞争性拮抗 α_1 受体,拮抗内源性儿茶酚胺类对血管的作用,从而扩张血管,降低外周阻力,使血压降低。该作用强度与交感神经张力有关,对于静卧的正常人其降压作用不明显,但当交感神经兴奋性增高、血容量减少或直立时,会引起显著的血压下降,可导致反射性心率加快。同时还可以通过拮抗心肌细胞的突触前 α_2 受体,促进去甲肾上腺素释放,有利于增加心排血量。

2. **其他作用**　酚苄明较大剂量时有抗组胺作用、抗 5- 羟色胺作用。

【临床应用】

酚苄明可用于外周血管痉挛性疾病,作用强而持久,疗效优于酚妥拉明。治疗休克(如感染性休克)起效缓慢,疗效不如酚妥拉明。可用于嗜铬细胞瘤术前准备或不宜手术患者的持续用药治疗,以及治疗良性前列腺增生。

【不良反应】

常见体位性低血压、心悸、鼻塞、恶心、呕吐,尚有嗜睡、乏力等中枢抑制症状。静脉注射必须缓慢给药,需严密监测血压变化情况。

第二节　β 受体拮抗药

目前临床应用的 β 受体拮抗药均为竞争性 β 受体拮抗药。不同的药物在是否存在内在拟交感活性、对中枢神经系统作用以及药物的体内过程等方面有所差异。主要的药理作用表现为拮抗 β 受体产生的效应,以对心血管和血压的影响最显著,在临床上也在治疗高血压、心绞痛、心律失常、心肌梗死等心血管系统疾病中具有重要的应用。β 受体拮抗药中有些药物对 β 肾上腺素受体有较弱的部分激动作用,称为具有内在拟交感活性(intrinsic sympathomimetic activity,ISA)。具有 ISA 的药物在临床应用时,其抑制心肌收缩力、减慢心率和收缩支气管作用一般较无 ISA 的药物为弱。根据药物对 β_1、β_2 受体的选择性和是否具有 ISA,可将 β 受体拮抗药分为五类(表 10-1)。

表 10-1　β 受体拮抗药分类

类别	亚类	拮抗受体	有无 ISA	代表药物
1	1A	β_1、β_2 受体	无	普萘洛尔
	1B	β_1、β_2 受体	有	吲哚洛尔
2	2A	β_1 受体	无	阿替洛尔
	2B	β_1 受体	有	醋丁洛尔
3	—	α、β 受体	无	拉贝洛尔

【体内过程】

β 受体拮抗药的体内过程特点与各类药的脂溶性有关。

1. 吸收　β 受体拮抗药口服后自小肠吸收,但由于受脂溶性及首过消除的影响,其生物利用度个体差异较大。脂溶性高的药物如普萘洛尔、美托洛尔等口服容易吸收,但首过消除明显,生物利用度低;水溶性高的药物如阿替洛尔,口服吸收差,但首过消除少,生物利用度相对较高。由于肝代谢的个体差异性较大,首过消除明显的药物,其血浆中药物浓度的个体差异性也较大。食物可减少水溶性药物如阿替洛尔的吸收,但可以提高脂溶性高的药物如普萘洛尔等的生物利用度。

2. 分布　进入血液循环的 β 受体拮抗药可分布到全身各组织,高脂溶性和低血浆蛋白结合率的药物表观分布容积较大。脂溶性高的药物分布于脑脊液的浓度与血浆中的浓度相近。脂溶性低的药物其脑脊液中浓度仅为血浆中浓度的 1/10~1/5。

3. 消除　多数药物主要经肝 2D6 代谢,少量以原形随尿排泄,半衰期多数在 2~5 小时。脂溶性小的药物如阿替洛尔、纳多洛尔主要以原形经肾脏排泄。口服纳多洛尔的半衰期可达 10~20 小时,属长效 β 受体拮抗药。肾功能不良者应调整剂量或慎用。

【药理作用与作用机制】

β 受体拮抗药的大部分药理作用与拮抗 β 受体有关,但有些药物具有 ISA、膜稳定作用和抑制血小板聚集等作用。

1. β 受体拮抗作用　为本类药物的主要作用,能竞争性拮抗多种脏器和组织的 β 受体,拮抗或减弱神经递质、激素或药物对 β 受体的激动作用而发挥效应。

(1) 抑制心脏:β 受体拮抗药能通过拮抗心脏 β_1 受体而产生全面抑制心脏功能的作用,使心率减慢,心肌收缩力降低和心排出量减少,血压稍有下降。能减慢窦性节律,延缓心房和房室结的传导,延长房室结的功能性不应期。β 受体拮抗药对于交感神经张力较高时的心脏作用比较明显。

(2) 降压作用:短期应用时,因拮抗血管平滑肌上 β_2 受体而产生收缩血管、使外周阻力增高作用,且因心脏抑制、心排血量减少,导致除脑血管外,肝、肾、骨骼肌以及冠脉血管血流量都有不同程度的减少。对正常人血压影响不明显,而对高血压患者具有明显的降压作用。其降压机制复杂,可能是这类药物拮抗多系统 β 受体产生的结果(见第二十一章)。

(3) 收缩支气管平滑肌:β 受体拮抗药竞争性拮抗支气管平滑肌细胞膜上的 β_2 受体,收缩支气管而增加呼吸道阻力。此作用对正常人较弱;但对支气管哮喘患者,常可诱发或加重哮喘的急性发作,甚至危及生命。选择性 β_1 受体拮抗药收缩支气管平滑肌作用较弱。

（4）影响代谢：β受体拮抗药可抑制交感神经兴奋,拮抗儿茶酚胺类药所引起的脂肪和糖原分解作用。此作用阻止了糖尿病患者因低血糖而引起的促进儿茶酚胺释放的应激反应表现,从而掩盖低血糖症状如心悸、出汗等,不易及时察觉低血糖。

（5）减少肾素分泌：β受体拮抗药拮抗肾小球球旁细胞的$β_1$受体,能减少交感神经兴奋所致的肾素释放,使肾素 - 血管紧张素 - 醛固酮系统对机体的水盐电解质平衡和血压的调节作用减弱,是该类药物发挥降血压作用机制之一。

2. 膜稳定作用　某些β受体拮抗药具有奎尼丁样和局部麻醉药样的膜稳定作用,能降低心肌细胞膜对离子的通透性,稳定心肌细胞膜电位。但研究表明,发挥膜稳定作用的浓度较治疗时体内所能达到的浓度为高,也远较其拮抗心肌β受体的浓度为高,故一般认为膜稳定作用与该类药物的治疗作用基本无关。

3. 内在拟交感活性　有些β受体拮抗药吲哚洛尔、阿普洛尔等具有内在拟交感活性,其本质上属于β受体的部分激动剂。

4. 其他　普萘洛尔有抗血小板聚集作用。噻吗洛尔(timolol)尚有降低眼压作用,可能与减少房水生成有关。

【临床应用】

1. 心律失常　β受体拮抗药对多种原因引起的室上性和室性心律失常均有效,特别是对运动或情绪紧张、激动所致心律失常或因心肌缺血、强心苷中毒引起的心律失常效果较好,详见第十九章。

2. 高血压病　β受体拮抗药是治疗高血压病的常用药物之一,详见第二十一章。

3. 冠心病　β受体拮抗药对冠心病、心绞痛有较好的疗效,使心绞痛发作次数减少,程度减轻,运动耐量改善。早期应用普萘洛尔、美托洛尔和噻吗洛尔等还可降低心肌梗死患者的复发率和猝死率,详见第二十三章。

4. 慢性心功能不全　应用美托洛尔等β受体拮抗药对扩张性心肌病的所致心功能不全有明显的治疗作用,详见第二十二章。

5. 其他　β受体拮抗药如噻吗洛尔可用于治疗原发性开角型青光眼。此外,普萘洛尔还可以治疗甲状腺功能亢进,详见第三十二章,以及偏头痛和酒精中毒等。

【不良反应与注意事项】

常见不良反应有恶心、呕吐、轻度腹泻等消化道症状,偶见过敏性皮疹和血小板减少等。如果应用不当,则可引起下列较严重的不良反应。

1. 诱发或加重支气管哮喘　β受体拮抗药可以拮抗支气管平滑肌细胞膜上的$β_2$受体,使支气管收缩,故禁用于伴有支气管哮喘的患者。

2. 抑制心脏功能　由于β受体拮抗药拮抗心脏的$β_1$受体,使心脏功能全面抑制。严重心功能不全、窦性心动过缓和房室传导阻滞的患者对药物敏感性增高,更易发生心脏功能抑制,甚至可能引起重度心功能不全、肺水肿、房室传导完全阻滞或停搏等严重后果。

3. 外周血管收缩和痉挛　因能拮抗血管平滑肌β受体而收缩血管,可引起间歇跛行或雷诺病、四肢发冷、皮肤苍白或发绀、双足剧痛、甚至产生脚趾溃烂和坏死。

4. 反跳现象　长期应用β受体拮抗药的患者,如果突然停药,可使原有疾病突然加重,如血压上升、严重心律失常或心绞痛发作次数增加,甚至产生急性心肌梗死或猝死。因此,如确需停药应逐渐减量,缓慢停药。

5. 其他　β受体拮抗药还可以引起疲乏、失眠和精神抑郁等症状,故一般情况下精神抑郁患者应禁用普萘洛尔。糖尿病患者同时应用β受体拮抗药可使胰岛素降血糖作用加强,并可掩盖低血糖时出汗和心率加快的症状,造成低血糖不易被察觉而发生低血糖昏迷等严重后果。某些β受体拮抗药长期应用后还可以产生自身免疫反应,如产生眼 - 皮肤黏膜综合征等。

Note:

普 萘 洛 尔

普萘洛尔（propranolol）是无 ISA 作用的非选择性 β 受体拮抗药的代表药。

【体内过程】

普萘洛尔口服吸收完全，主要经肝 1A2、2D6 代谢，首过消除率 60%~70%，生物利用度仅为 30%。血浆蛋白结合率大于 90%，易于通过血脑屏障和胎盘屏障，也通过乳汁分泌，其代谢产物主要经肾排泄。不同个体口服相同剂量的普萘洛尔，血浆药物浓度相差可达 25 倍。

【药理作用与临床用途】

普萘洛尔用药后可使心率减慢、心肌收缩力减弱、心排血量降低，冠脉血流量下降，心肌耗氧量减少，降低高血压患者的血压。能增高支气管阻力。临床可以用于治疗心律失常、高血压病、心绞痛以及甲状腺功能亢进等。

【药物相互作用】

普萘洛尔在长期使用时，容易受到肝药酶抑制药如西咪替丁、异烟肼等或肝药酶诱导药苯巴比妥和利福平的影响，从而增强或减弱普萘洛尔的效应，合用时应注意调整剂量。

吲 哚 洛 尔

吲哚洛尔（pindolol）是具有较强 ISA 的 β 受体拮抗药，与其他 β 受体拮抗药相比，抑制心收缩力、减慢心率、收缩支气管和影响能量代谢的作用较弱，临床可用于高血压的治疗。

选择性 β₁ 受体拮抗药

本类药物对 β1 受体具有选择性拮抗作用，对心脏有选择性作用，而对支气管平滑肌或外周血管平滑肌作用弱，对糖代谢几无影响。临床常用的药物有：阿替洛尔（atenolol）、美托洛尔（metoprolol）、艾司洛尔（esmolol）、醋丁洛尔（acebutolol）。阿替洛尔、美托洛尔和艾司洛尔为无 ISA 的 β₁ 受体拮抗药，醋丁洛尔为有 ISA 的 β₁ 受体拮抗药。该类药物主要用于高血压或心绞痛的治疗，可用于伴有肺功能受损的高血压患者。用于治疗伴有糖尿病的高血压患者时，需注射胰岛素或口服降血糖药时应注意监测患者血糖。艾司洛尔 $t_{1/2}$ 约为 10 分钟，在手术或诊断过程中，可静脉给药。

α 和 β 受体拮抗药

拉 贝 洛 尔

拉贝洛尔（labetolol）有 α₁ 和 β₁、β₂ 受体拮抗作用，可舒张血管，对因外周血管阻力增加所致的高血压效果较好。一般不影响血脂和血糖。临床用于治疗因外周血管阻力增加所致的中度或重度高血压。对于妊娠高血压，除了选用肼屈嗪外，可用拉贝洛尔治疗。不良反应有体位性低血压和眩晕等。

卡 维 地 洛

卡维地洛（carvedilol）同时具有 α、β₁ 和 β₂ 受体拮抗作用，新近研究认为其为 β 受体的偏倚激动剂，该药分别于 1995 年和 1997 年经美国食品药品管理局（FDA）批准用于治疗原发性高血压及治疗充血性心力衰竭。该药用于治疗充血性心力衰竭可以明显改善症状，降低死亡率。治疗轻、中度高血压疗效与其他 β 受体拮抗药、硝苯地平等类似。

知 识 拓 展

β 受体拮抗药治疗慢性充血性心力衰竭的发展历程

20 世纪 80 年代以前，β 受体拮抗药因其抑制心脏作用被禁用于慢性充血性心力衰竭（CHF）。随着对大量临床病例的总结，现阶段抗神经内分泌已成为 CHF 常规治疗标准。CHF 时心脏代偿机制在早期能维持心排血功能，但长期却对心肌有害，加速了患者死亡。交感神经兴奋性增强是代偿机制的重要组成部分,β 受体拮抗药可抗交感神经,恢复心脏对肾上腺素系统敏感性,预防和逆转、改善心脏病理性重构。大规模研究证实,美托洛尔、比索洛尔及卡维地洛能显著降低 CHF 患者猝死率。CHF 用药过程中要树立局部服从于全局的观念,应结合患者心功能、并发症、身体条件等,做到尽早应用、小量起始、缓慢加量、用药个体化。

(张轩萍)

思 考 题

1. 酚妥拉明等 α 受体拮抗药的药理作用及临床应用有哪些?
2. 请简述 β 受体拮抗药普萘洛尔的临床应用有哪些? 其机制如何?
3. 请思考普萘洛尔的不良反应与药理作用之间的关系? 用药应注意哪些事项?

Note:

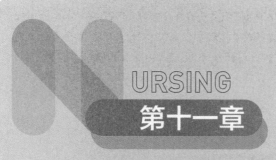

麻 醉 药

11章 数字内容

学习目标

- **知识目标：**
  1. 掌握局部麻醉药普鲁卡因、利多卡因、丁卡因的麻醉作用特点，吸入麻醉药恩氟烷、异氟烷、乙醚的麻醉作用特点。
  2. 熟悉局部麻醉药的作用机制、丙泊酚的静脉麻醉作用特点。
  3. 了解血 / 气分配系数、脑 / 血和最小肺泡浓度的意义。
- **能力目标：**
  通过学习能应用章节知识为手术选择安全有效的麻醉药，熟知麻醉药中毒的诊断及抢救措施，并为患者提供用药护理及用药咨询。
- **素质目标：**
  1. 通过学习进一步明确麻醉药品和精神药品的保管和使用制度。
  2. 建立防止麻醉药品和精神药品药物滥用的理念，培养规范使用登记麻醉药品的思维和责任心。
  3. 坚持以患者为中心，培养对麻醉手术患者的充分理解及关怀的人文精神，并能进行相应心理护理。

患者,女,41 岁。因"乳房良性肿瘤"用局麻药普鲁卡因进行局部肿块切除术,在进行浸润麻醉术后 5 分钟,患者突然出现惊恐不安、焦虑、呼吸急促,继之发生四肢抽搐,阵挛性惊厥。

请思考:

1. 患者为什么会出现上述症状?

2. 普鲁卡因的主要不良反应有哪些? 如何预防?

3. 临床上可以选用哪些麻醉药用于局部浸润麻醉?

麻醉药(anesthetic)指能使机体局部或整个机体暂时、可逆性失去痛觉等感觉的药物。前者称局部麻醉药,后者称全身麻醉药。

第一节　局部麻醉药

局部麻醉药(local anesthetics)是一类能在局部可逆性阻滞神经细胞膜上的钠通道,干扰感觉神经冲动的产生和传导,在意识清醒的条件下,暂时消除局部组织痛觉等感觉的药物。理想的局部麻醉药应具备性质稳定、无明显局部刺激和组织损伤、吸收后无严重全身毒性、麻醉作用发生快和维持时间长等特点。目前,临床使用的局部麻醉药主要包括以普鲁卡因和丁卡因为代表的酯类和以利多卡因、罗哌卡因、布比卡因为代表的酰胺类。

【体内过程】

局部麻醉药是弱碱,pKa 8.0~9.0。局部麻醉药一般局部注射给药,当局部组织 pH 下降(如炎症)时,药物向组织的转运速度和分布量降低,影响麻醉效果。酯类局部麻醉药主要经血中假性胆碱酯酶催化水解代谢,普鲁卡因的半衰期不足 1 分钟,而丁卡因代谢较慢,作用持续 2~3 小时。酰胺类局部麻醉药的体内分布和组织储存比酯类广,其主要经肝微粒体细胞色素 P450 催化代谢,其快慢顺序为利多卡因(CYP3A4)＞罗哌卡因(CYP1A2)＞布比卡因(CYP3A4/1A2),对于肝功能降低的患者,此类药物的半衰期明显延长,发生药物不良反应的可能性增大。代谢物主要经肾排泄,酸化尿液可增加排泄速度。

【药理作用与作用机制】

局部麻醉药能阻滞神经细胞膜上的电压门控性 Na^+ 通道,即激活状态的 Na^+ 通道比静息状态的 Na^+ 通道对局部麻醉药的亲和力高,而此时 Na^+ 通道从局部麻醉药阻滞下恢复的时间比静息状态又慢 10~1 000 倍,由此干扰神经动作电位的形成,进而影响神经冲动沿神经纤维的传导,产生局部麻醉作用。局部麻醉药对神经冲动传导的阻滞作用与神经纤维的类型、直径大小、神经电活动的发放频率、膜电位大小,以及与局部体液 pH 和 Na^+、Ca^{2+} 浓度等密切相关。无髓鞘的神经和直径较细的神经最先受到阻滞,因此对混合神经产生作用时,痛觉、温觉、触觉及运动功能依次消失;频率发放高、膜电位负性较小的神经纤维对局部麻醉药更敏感;不同部位达到麻醉所需的药物浓度依次为:坐骨神经丛＜臂丛＜硬膜外腔＜骶管＜肋间;细胞外 Na^+ 和 Ca^{2+} 浓度增高降低药物的麻醉作用。

【临床应用】

1. **表面麻醉**(surface anesthesia)　将穿透性强的局部麻醉药根据需要涂于黏膜表面,使黏膜下神经末梢麻醉。用于眼、鼻、口腔、咽喉、气管、食管和泌尿生殖道黏膜部位的浅表手术。常用药物为 2% 丁卡因和 2%~10% 利多卡因。

2. **浸润麻醉**(infiltration anesthesia)　将局部麻醉药溶液注射入皮下或手术视野附近的组织,使局部神经末梢麻醉。根据需要可在溶液中加入一定浓度的肾上腺素(5μg/ml)可减缓局部麻醉药的吸收和延长麻醉时间,及减少吸收后出现的严重不良反应,但手指、脚趾、耳、鼻和阴茎等肢端的

Note:

浸润麻醉不宜加用肾上腺素,以免局部血管强烈收缩,导致组织缺血和坏死。常用药物为 0.5%~1% 利多卡因,0.5%~1% 普鲁卡因和 0.125%~0.25% 布比卡因。

3. **传导麻醉**(conduction anesthesia) 亦称神经阻滞麻醉(nerve block anesthesia)。将局部麻醉药溶液注射入外周神经干附近或神经丛内,使该神经所分布的区域麻醉。阻断神经干所需的局部麻醉药浓度较麻醉神经末梢所需的浓度高,但用量较小,常用药物为 1%~1.5% 利多卡因和 0.25%~0.375% 布比卡因。

4. **蛛网膜下腔麻醉**(subarachnoid anesthesia) 亦称腰麻(spinal anesthesia)。将局部麻醉药经腰椎间隙注入蛛网膜下腔,麻醉脊神经根。主要适用于下腹部及以下手术。应用时应严格限制用药量和患者体位,密切观察患者的呼吸和血压,严防呼吸和循环衰竭。常用药物为利多卡因、丁卡因和普鲁卡因。

5. **硬膜外麻醉**(epidural anesthesia) 将局部麻醉药溶液注入硬脊膜外腔,药物沿着神经鞘扩散,穿过椎间孔阻断神经根。与腰麻相比,硬膜外腔终止于枕骨大孔,不与颅腔相通,药液不扩散至脑组织,无腰麻时头痛或脑脊膜刺激现象,也较少引起患者呼吸和循环障碍,但硬膜外麻醉用药量较腰麻大 5~10 倍,如误入蛛网膜下腔,可引起严重的毒性反应。常用药物为利多卡因、布比卡因和罗哌卡因。

6. **区域镇痛**(regional analgesia) 近年来,外周神经阻滞技术及局部麻醉药的发展为患者提供了更理想的围手术期镇痛的有效方法,通常与阿片类药物联合应用,可减少阿片类药物的用量。酰胺类局部麻醉药如布比卡因、左旋布比卡因及罗哌卡因在区域镇痛中运用最为广泛,尤其是罗哌卡因,具有感觉和运动阻滞分离的特点,是区域镇痛的首选药。

【不良反应】

局部麻醉药的不良反应除与药品类型、给药部位和个体反应差异有关外,还与用药剂量、药物吸收快慢和药物是否直接进入血液循环相关。

1. **中枢神经系统反应** 呈浓度依赖性进行性加重,先兴奋后抑制。早期表现为口周和舌头强直、烦躁、耳鸣、头昏,继之昏睡、视力障碍、肌肉抽搐、惊厥,之后患者可出现昏迷和呼吸衰竭。

2. **心血管系统抑制** 呈浓度依赖性进行性加重,并以利多卡因、布比卡因等酰胺类局部麻醉药多见。表现为心肌兴奋性、传导性和收缩力降低,心电图 QRS 波加宽,心动过缓和心律失常。除可卡因外,许多局部麻醉药还可引起小动脉明显扩张和血压下降。

3. **局部组织损伤** 在脊髓腔或神经索内注射局部麻醉药时,因浓度过高或神经接触药物过久,少数患者可能出现感觉或运动神经功能丧失。

4. **变态反应** 发生率极低,多由酯类局部麻醉药引起。轻者出现荨麻疹、皮炎和哮喘,重者出现急性过敏性休克。普鲁卡因最易出现,因此应用前应先进行皮试。

5. **特异质反应** 多见于遗传性假性胆碱酯酶活性不足者,即使用常用量的酯类局部麻醉药也可能引起严重毒性反应。

【药物相互作用】

1. 局部麻醉药临床常用其盐酸盐溶液均呈酸性,不得与碱性药液混合使用,以免麻醉效力降低和麻醉起效时间迟延。

2. 具有对氨基苯甲酸结构的酯类药不宜与磺胺类药合用,以免降低后者的抗菌效力。

3. 普鲁卡因作为全身麻醉辅助用药,静脉滴注时能促使吸入麻醉药和静脉麻醉药增效,合用时应减量。

常用局部麻醉药

普 鲁 卡 因

普鲁卡因(procaine)最早人工合成的酯类局部麻醉药。该药麻醉效价强度低、注射给药后 1~3 分

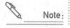
Note:

钟起效、作用时间短，对黏膜的穿透力弱，毒性相对较小，无明显组织刺激性。其在体内被假性胆碱酯酶水解生成的对氨苯甲酸能拮抗磺胺类药物的抗菌作用。普鲁卡因一般不用于表面麻醉，主要用于浸润麻醉，也可用于传导麻醉、蛛网膜下腔麻醉、硬膜外麻醉及损伤部位的局部封闭。普鲁卡因可引起过敏反应，故用药前应做皮肤过敏实验，但皮试阴性者仍可发生过敏反应。

利 多 卡 因

利多卡因（lidocaine）为酰胺类局部麻醉药，目前在临床应用广泛。与普鲁卡因相比，该药具有麻醉效价强度高、起效快、作用强而持久（1~2 小时）、穿透力强及安全范围较大等特点，同时无扩张血管作用，对组织几乎没有刺激性。临床可用于多种形式的局部麻醉，有全能麻醉药之称，主要用于表面麻醉、传导麻醉和硬膜外麻醉等。本药也可用于抗室性心律失常治疗。

丁 卡 因

丁卡因（tetracaine），又名地卡因（dicaine），为酯类局部麻醉药。该药麻醉效价强度大于普鲁卡因和利多卡因，但麻醉起效快，1~3 分钟显效，麻醉时间较长（2~3 小时），对黏膜的穿透力强，局部吸收后全身毒性较大，临床主要用于表面麻醉和手术需时较长的蛛网膜下腔麻醉等。因毒性大，一般不用于浸润麻醉。

布 比 卡 因

布比卡因（bupivacaine）为酰胺类局部麻醉药。该药麻醉效价强度和麻醉维持时间与丁卡因相似，主要用于浸润麻醉、传导麻醉和硬膜外麻醉。由于布比卡因对感觉神经的阻断作用优于对运动神经的阻断，特别适合于分娩期和手术后患者预留导管输入药液止痛。布比卡因能结合并抑制心肌细胞膜上 Na^+ 通道，容易导致心律失常和心肌抑制。

知 识 拓 展

左旋布比卡因

左旋布比卡因（levobupivacaine）为布比卡因的异构体，是新型长效酰胺类局麻药，具有麻醉效能强、作用时间长、心脏及中枢神经系统毒性相比布比卡因小的特点；在浸润麻醉、蛛网膜下腔麻醉和硬膜外麻醉等临床应用中取得较好的效果，尤其适用于临床需要较大剂量麻醉药或需要较长时间局麻作用的情况。

罗 哌 卡 因

罗哌卡因（ropivacaine）为 S- 对映体，布比卡因的替代品。其麻醉效价强度和维持时间与布比卡因相似，对心脏的毒性明显低于布比卡因，有明显的收缩血管作用。临床主要用于硬膜外麻醉、传导麻醉和局部浸润麻醉。该药对子宫和胎盘血流几乎无影响，故适用于产科手术麻醉和围手术期止痛。

可 卡 因

可卡因（cocaine）为生长于南美洲的灌木可卡（coca）叶中的生物碱。其麻醉效价强度和维持时间均大于普鲁卡因，而不如丁卡因、布比卡因和罗哌卡因。主要用于鼻、鼻咽部、口腔、喉和耳的黏膜麻醉。其优点在于能通过抑制去甲肾上腺素的摄取而显示一定程度的血管收缩作用，可以减少黏膜出血。主要缺点是成瘾性和心脏毒性。

第二节　全身麻醉药

全身麻醉药（general anesthetics）是一类能抑制中枢神经系统功能，使意识、感觉和反射暂时消失，有利于外科手术进行的药物，包括吸入麻醉药和静脉麻醉药两类。

全身麻醉药的作用机制尚未完全明了。近年研究认为，全身麻醉药通过干扰神经细胞膜上的配体门控离子通道而发挥作用,其中 GABA_A-氯离子通道可能是全身麻醉药的作用靶点,通过易化 GABA 对 GABA_A 受体的作用,使氯离子内流增加,细胞膜超极化,增强抑制性突触传递的传递功能,达到麻醉作用。

全身麻醉时需掌控临床麻醉的深度和避免过度麻醉的危险,常以麻醉分期最明显的乙醚麻醉为代表将全身麻醉分为四期:镇痛期、兴奋期、外科麻醉期和延髓麻醉期,其中镇痛期和兴奋期又合称为麻醉诱导期,期间容易出现喉头痉挛或心搏骤停等麻醉意外,不宜手术或外科检查,而一旦出现延髓麻醉状态须立即停药,采取急救措施,维持呼吸循环功能,全力复苏。为达到理想的麻醉状态,目前普遍采用作用发生快的非乙醚吸入麻醉药,采用气管插管和呼吸机控制患者呼吸,术前和术中使用多种麻醉辅助药,及静脉麻醉药和吸入麻醉药联合使用,这使得区分四个麻醉分期的指征变得非常模糊,难以区分。

一、吸入麻醉药

吸入麻醉药(inhalation anesthetics)是通过肺部吸收而达到麻醉效果的药物。包括挥发性液体或气体,前者如乙醚、氟烷、异氟烷、恩氟烷等,目前品种最多,应用最广,后者如氧化亚氮。

吸入麻醉药在脑组织、肺和血液中的浓度以分压来表示。当达到麻醉稳定状态时,脑内麻醉药分压与肺泡内分压成正比。因此,可用能使 50% 的患者不产生痛反应的最小肺泡浓度(minimal alveolar concentration,MAC)来代表吸入麻醉药的麻醉效价强度,MAC 值越低,麻醉的效价强度越高。

【体内过程】

吸入麻醉药通过肺吸收进入血液循环,到达中枢及其他组织器官发挥作用。药物的吸收受药物在血中的溶解度(即血/气分配系数)、吸入气内药物浓度和肺通气量的影响。血/气分配系数大、吸入气内药物浓度越高和肺通气量越大,则药物被摄取率越高。血/气分配系数小,则随着吸入气内药物浓度增加和肺通气量增加,药物在血液中的分压上升越快,进入脑内的药物浓度增加,麻醉诱导期短。

药物在各组织的分布与局部组织血流量、组织容积和在组织中的溶解度(即组织/血分配系数)有关。组织血流越快(如脑、心、肺和肝),分布越快;组织容积和组织/血分配系数越大,则组织对药物的摄取能力越高。由于吸入麻醉药多具有高脂溶性特点,当给药时间延长时,药物易在脂质蓄积。

吸入性麻醉药除氧化亚氮外,吸收后少量药物经肝脏代谢,代谢物经肾排泄。大部分药物主要以原形经肺呼出,肺通气量大、血/气和脑/血分配系数低的药物从体内消除快,患者从麻醉状态苏醒时间短。常用吸入性麻醉药的特性见表11-1。

表 11-1　临床常用吸入性麻醉药的特性

| 药名 | 分配系数 | | | 沸点 /℃ | 代谢 /% | MAC(成人) | | 麻醉诱导时间 | 呼吸道刺激 |
	血/气	脑/血	油/气			100% O_2	70% N_2O		
恩氟烷	1.9	1.4	98	56.5	2	1.63	0.57	很短	轻度
异氟烷	1.46	2.6	98	48.5	0.2	1.2	0.50	很短	明显
七氟烷	0.65	1.7	53	58.5	3.0	1.8	0.60	极短	微弱
地氟烷	0.42	1.3	18.7	23.5	0.02	6.5	2.80	极短	明显
氟烷	2.4	2.6	224	50.5	20	0.78	0.29	短	无
乙醚	12.1	1.1	65	34.6	>10	2.0	—	长	极明显
氧化亚氮	0.47	1.1	1.4	−89	—	104	—	极短	无

【不良反应】

1. 抑制呼吸和心血管系统功能　所有吸入麻醉药均呈剂量依赖性抑制呼吸和心血管系统功能。

Note:

以氟烷抑制作用最强,而氧化亚氮和乙醚作用最弱。发生呼吸抑制可采用呼吸机补偿。

2. **心律失常**　其发生与吸入麻醉药增加心肌对内源性、外源性儿茶酚胺的敏感性有关。以氟烷作用最强,异氟烷次之,有焦虑情绪患者更易发生心律失常。

3. **恶性高热**　非常少见,但所有吸入麻醉药均可引起。表现为心动过速、血压升高、酸中毒、高血钾、肌肉强直和体温异常升高(可达43℃),骨骼肌细胞内钙异常升高,严重者可致死亡。发病机制可能涉及肌质网兰尼定(rynodine)受体基因突变和染色体与细胞膜上 L 型钙通道 α1 亚基有关的等位基因突变。一般采用对症处理,如静脉注射丹曲林以阻遏 Ca^{2+} 从肌质网释放,同时予以物理降温,纠正电解质和酸碱平衡。

4. **吸入性肺炎**　因麻醉时咽喉反射消失,胃内容物可反流并被肺吸入,引起术后肺部炎症。采用气管插管麻醉可预防之。

5. **肝脏毒性**　含氟吸入麻醉药对肝脏功能均有一定影响。以氟烷发生率最高,约 1/3 患者有可逆性转氨酶活性异常,但发生暴发性、致死性肝炎者极少(发生率约为 1/35 000)。曾经使用过氟烷,并在手术后出现发热和黄疸的患者是致死性肝炎发生的高危人群。

6. **对手术室工作人员的影响**　长期吸入低剂量的吸入麻醉药可致头痛、警觉性降低等,孕妇有发生流产的可能。

【药物相互作用】

阿片类镇痛药和镇静催眠药可增强本类药物作用;骨骼肌松弛药增强本类药的肌松作用,合用时应减少剂量;含氟吸入麻醉药,尤其是氟烷增加心肌对儿茶酚胺的敏感性;β 受体拮抗药增强本类药的心肌抑制作用。

常用吸入麻醉药

乙　醚

乙醚(diethyl ether)于 1842 年发现并曾经最广泛在临床使用,为无色澄明易挥发的液体,带异常刺激性臭味,稳定性差,遇光、遇热和在氧气中易发生化学变化而毒性增强,易燃易爆,刺激呼吸道腺体分泌,麻醉诱导期和苏醒期长,胃肠反应重。目前已极少使用。

氧化亚氮

氧化亚氮(nitrous oxide)亦称笑气,1884 年用于临床麻醉,是目前尚在使用的最老的气体麻醉药。该药无色、味甜、无刺激性、性质稳定、不易燃易爆、不在体内代谢。其麻醉效价强度低,但镇痛作用强,含本品 20% 的吸入气可产生显著的镇痛作用。该药主要作为复合麻醉药,与其他吸入麻醉药、静脉麻醉药或神经安定镇痛药合用,能缩短麻醉诱导期,降低全身麻醉药的 MAC,减少用药量,减轻全身麻醉药对呼吸道的刺激作用和对心脏的抑制作用。

氟　烷

氟烷(fluothane,halothane)是第一个用于临床的含氟麻醉药。本品为无色透明液体,微带水果香味,遇光缓慢分解。氟烷麻醉效价强度高,麻醉诱导期短,停药后苏醒快(约 1 小时)。但镇痛作用和中枢性骨骼肌松弛作用弱,常难以达到手术要求,故一般需加用阿片类镇痛药和 / 或骨骼肌松弛药,以利于手术平稳进行。本品对心血管功能呈剂量依赖性抑制作用,可增加心肌对儿茶酚胺的敏感性,当患者处于酸血症或缺氧状态,易致心律失常。反复应用偶致肝炎或肝坏死,应警惕。可致子宫肌松弛诱发产后出血,禁用于难产或剖宫产患者。

异氟烷和恩氟烷

异氟烷(isoflurane,异氟醚)和恩氟烷(enflurane,安氟醚)两药为同分异构体,与氟烷比较,理化性质更稳定,不与碱石灰反应,对橡胶、塑料和金属器具无腐蚀性,是目前临床应用最广的吸入麻醉药。虽然麻醉效价强度低于氟烷,但麻醉诱导期短而平稳,麻醉深度易于调节,对心血管抑制作用也弱于氟烷,使心肌对儿茶酚胺的敏感性增加不明显。骨骼肌松弛作用虽大于氟烷,但要达到满意效果仍需加用骨骼肌松弛药。恩氟烷剂量过大可致惊厥,有癫痫史患者应避免使用。异氟烷对呼吸道有一定刺激性。

七 氟 烷

七氟烷(sevoflurane)与异氟烷和恩氟烷有相似的理化性质和麻醉效价强度。但该药性质不如异氟烷和恩氟烷稳定,在高温(超过48℃)下可被碱石灰分解成多种产物,对身体有一定危害。该药的优点为麻醉诱导期短、平稳,停药后苏醒快,对呼吸道无明显刺激,对心血管功能影响低于异氟烷和恩氟烷,致惊厥作用也小于恩氟烷。临床用于小儿和门诊手术的全身麻醉。

二、静脉麻醉药

静脉麻醉药(intravenous anesthetics)指缓慢静脉注射或滴注引起全身麻醉的药物。主要包括丙泊酚、短效巴比妥类、苯二氮䓬类和氯胺酮等。静脉麻醉药单独使用即可使患者平稳进入全身麻醉状态,麻醉诱导期不明显。缺点是麻醉深度不易掌握,镇痛作用较差,患者可能存在反常反应和精神症状等。静脉麻醉药单独使用的范围不广,只适用于短时间、镇痛要求不高的小手术及某些外科处理。临床上主要用于诱导麻醉及复合全身麻醉。

常用静脉麻醉药

丙 泊 酚

丙泊酚(propofol)对中枢神经有抑制作用,可产生良好的催眠效应。该药诱导麻醉起效快,麻醉平稳、渐进、舒适,可降低颅内压和脑氧气消耗,作用时间短,苏醒迅速,醒后精神错乱发生率低,对呼吸道无刺激,恶心和呕吐发生率低于硫喷妥钠。临床主要诱导麻醉,也可作维持麻醉及强化监护期患者镇静。主要不良反应为对心血管和呼吸系统有抑制作用,注射过快可出现血压下降、心搏骤停等。

硫 喷 妥 钠

硫喷妥钠(thiopental sodium)为超短效巴比妥类,脂溶性高。静脉注射10~20秒内患者意识丧失,终止给药后患者在10分钟内苏醒,要维持麻醉状态需持续给药或改用吸入麻醉药。硫喷妥钠主要优点是起效快,能降低脑血流量、脑代谢和脑耗氧,麻醉期间不升高颅内压。主要缺点是抑制呼吸,过量使呼吸停止;麻醉时各种反射依然存在,镇痛和肌松作用弱,难以完成一般手术;可能引起喉头和支气管痉挛;给药时间过长则麻醉恢复期延长,造成护理困难。临床主要用于诱导麻醉,基础麻醉和短时小手术的麻醉。用药前宜皮下注射硫酸阿托品预防喉头痉挛。

苯二氮䓬类

苯二氮䓬类(benzodiazepine)为应用最广泛的镇静催眠药。其中地西泮(diazepam,安定)、劳拉西泮(lorazepam)和咪达唑仑(midazolam)也用于静脉麻醉,作为麻醉诱导剂或麻醉补充剂。本类药物静脉给予,诱导麻醉时间比硫喷妥钠长,但安全范围大,呼吸抑制轻微,产生明显镇静、嗜睡和抗焦虑作用,50%以上患者出现记忆缺失。本类药既无明显镇痛作用,也不能产生外科麻醉,可用于不需镇痛的手术,如内镜检查、心脏复律术和心导管插入术,以及诱导麻醉。

氯 胺 酮

氯胺酮(ketamine)能产生明显的分离麻醉(dissociation anesthesia),即患者感觉与所处环境分离,出现镇静、木僵、镇痛和记忆缺失。该药与巴比妥类不同,主要作用于大脑皮质和边缘系统的特定受体。因此,恢复期患者常有精神方面的不良反应,如幻觉、怪梦、谵妄、兴奋和定向障碍阻断痛觉传导,有时可持续数日或数周。儿童精神不良反应发生率相对较低。对心血管系统无明显抑制作用,相反在给药初期有兴奋作用,使心跳加快、心排血量增加、血压升高,脑血流量、脑代谢和颅内压也增加。临床主要用作麻醉诱导剂,或与地西泮合用为各种特殊目的如创伤、急诊手术、换药、心脏手术等提供安全麻醉。

依 托 咪 酯

依托咪酯(etomidate)为强效超短时非巴比妥类催眠药,无明显镇痛作用。该药在体内经分子内重排形成封闭的环状结构而脂溶性提高。成人静脉给予几秒内意识丧失。诱导睡眠达5分钟,停药后3分钟内苏醒。作诱导麻醉时常需加用镇痛药、肌松药或吸入麻醉药。缺点为注射部位疼痛和肌肉阵挛,恢复期恶心、呕吐发生率高达50%。该药可抑制肾上腺皮质激素合成,单剂给药后血浆可的松水平持续降低长达6小时。

第三节 复 合 麻 醉

在麻醉药物的临床应用中,为了在手术中或手术后确保安全,达到满意的镇痛、骨骼肌松弛等外科条件,减轻不良反应,常常将两种以上的麻醉药或麻醉辅助药同时或先后使用,这种麻醉药物的使用方案称为复合麻醉(combined anesthesia)。

1. **麻醉前给药** 在患者麻醉前给予镇静催眠药以消除紧张情绪,给予M胆碱受体拮抗药以减少麻醉药引起的唾液腺和支气管腺体分泌,给予阿片类镇痛药以增强麻醉药的镇痛效果。

2. **基础麻醉(basal anesthesia)** 对于过度紧张或不合作者(如小儿)在麻醉前给予较大剂量催眠药,使患者进入深睡眠状态后再施行药物麻醉。

3. **诱导麻醉(induction anesthesia)** 首先采用诱导期短的硫喷妥钠或氧化亚氮,使患者平稳而快速进入外科麻醉期,再用其他药物维持麻醉效果。

4. **合用骨骼肌松弛药** 一些手术要求达到满意的骨骼肌松弛,常需要在手术中加用一定量的骨骼肌松弛药。

5. **低温麻醉(hypothermal anesthesia)** 在心脏外科手术麻醉时,常需使患者体温下降至28~30℃,降低心、脑等生命器官的耗氧量。为达到此目的,采用在物理降温的基础上配合应用氯丙嗪。

6. **神经安定镇痛术(neuroleptanalgesia)和神经安定麻醉术(neuroleptanesthesia)** 在某些外科小手术或烧伤换药时,常用强安定药氟哌利多与镇痛药芬太尼合用,使患者达到意识模糊蒙眬,痛觉消失,称为神经安定镇痛术。如同时加用氧化亚氮及肌松药可达到满意的外科麻醉,称为神经安定麻醉术。

(王福刚)

思 考 题

1. 请简述理想的局部麻醉药应具备哪些条件?
2. 请简述理想的全身麻醉药应具备哪些条件?

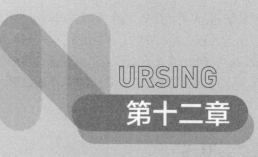

第十二章

镇静催眠药

12章 数字内容

学习目标

知识目标:

1. 掌握以地西泮为代表的苯二氮䓬类药物的作用机制、药理作用、临床应用、不良反应及急性中毒解救。

2. 熟悉苯二氮䓬类药物体内代谢过程特点、巴比妥类镇静催眠药的作用特点、应用及急性中毒解救。

3. 了解新型镇静催眠药及其他类型药物的作用特点。

能力目标:

1. 通过学习能应用章节知识对镇静催眠药进行医嘱审核、诊断药物中毒及其抢救措施。

2. 能对睡眠功能障碍及焦虑患者进行合理的用药护理和用药咨询。

素质目标:

1. 通过学习建立镇静催眠药用药中的整体护理观念。

2. 坚持以患者为中心,对睡眠功能障碍及焦虑患者具有充分理解关心的人文精神,并能进行相应心理护理。

3. 建立防止本类药物滥用的理念,培养对睡眠功能障碍及焦虑患者合理用药的思维和能力。

患者,女,45 岁。近 3 个月夜晚入睡困难,多梦且常噩梦,夜间清醒大于 4 次,有时伴醒后入睡困难。晨起感觉疲劳,日间精神不振,困倦、乏力、思睡,情绪波动易激惹,注意力不集中,工作和记忆力减退等。门诊进行头部 CT、脑电图、血常规及甲状腺功能等检查均正常。临床诊断:睡眠障碍。药物治疗:艾司唑仑 1mg 睡前口服。

请思考:

1. 艾司唑仑治疗睡眠障碍的作用机制是什么?

2. 艾司唑仑的药理作用及临床应用有哪些?

3. 艾司唑仑的主要不良反应有哪些? 在用药护理和用药咨询方面要注意哪些内容?

正常生理性睡眠包括快眼动睡眠(rapid eye movement sleep,REMS)和非快眼动睡眠(non rapid eye movement sleep,NREMS)两个时相。两者交替出现一次为一个睡眠周期,整个睡眠过程包括 4~5 个周期。REMS 的睡眠特点为眼动活跃、多梦噩梦、心率加快、呼吸快而不规则、血压升高、骨骼肌极度松弛等。此睡眠时相与智力发育、程序性学习记忆和躯体休息有关。强烈逼真的连续梦境多发生在 REMS 时相。NREMS 又可分为浅睡眠和深睡眠。NREMS 特别是深睡眠期间大脑皮质高度抑制,生长激素分泌达高峰,此睡眠时相与大脑皮质休息、陈述性学习记忆、躯体生长发育和消耗物质的补充等有关。理想的催眠药应能依需要纠正各种类型的失眠(难入睡、易醒、早醒等),引起完全类似生理性的睡眠,从而改善睡眠(包括加速入睡时间、延长睡眠时间及提高睡眠质量等),而不明显缩短 REMS 睡眠。

镇静催眠药(sedative-hypnotics)是一类对中枢神经系统产生抑制而达到缓解过度兴奋和引起近似生理性睡眠的药物,主要用于治疗焦虑、失眠和惊厥。镇静通常指引起安静或解除焦虑不安,但保持清醒的精神活动和自如的运动功能。催眠则指诱导入睡、减少觉醒次数或延长总睡眠时间;抗惊厥指解除惊厥症状。镇静药和催眠药之间并没有明显界限,同一种药物小剂量时表现镇静作用,随着剂量加大会出现催眠作用。

本类药物主要包括苯二氮䓬类、巴比妥类、新型非苯二氮䓬类和其他类。传统的镇静催眠药(如巴比妥类等)都是普遍性中枢抑制药,在较小剂量时起镇静作用,随着剂量增大,依次出现催眠、抗惊厥和麻醉作用,在大剂量时可深度抑制中枢神经系统,引起麻醉,严重者出现昏迷,呼吸循环衰竭甚至死亡。至今仍广泛应用的是苯二氮䓬类药物,其具有较好的抗焦虑和镇静催眠作用,安全范围大,几乎无麻醉或致死作用,目前几乎取代了巴比妥类等传统的镇静催眠药。现有镇静催眠药可或多或少缩短 REMS 睡眠和 / 或深睡眠,尽管主要延长浅睡眠,仍会不同程度地在停药后产生 REMS 睡眠"反跳"现象,引起多梦、噩梦、加重心血管疾病症状等,久用会产生耐受性和依赖性;而应用长效催眠药物,翌日易出现乏力、头晕、嗜睡等。

本章介绍的镇静催眠药主要分为苯二氮䓬类、巴比妥类、新一代非苯二氮䓬类催眠药与其他镇静催眠药。

第一节　苯二氮䓬类

苯二氮䓬类(benzodiazepines,BZs)药物多为 1,4- 苯并二氮的衍生物,不同衍生物之间,抗焦虑、镇静催眠、抗惊厥和肌肉松弛作用有所差异。

苯二氮䓬类药物在抗焦虑和镇静催眠方面几乎完全取代了巴比妥类药物。其优点包括安全性高,过量也不易引起麻醉和中枢麻痹;无明显肝药酶诱导作用,不易耐受;停药后反跳发生率比巴比妥类低;嗜睡和运动失调等不良反应轻。

苯二氮䓬类药物根据不同药物及其活性代谢物的消除半衰期长短可分为 3 类:长效类 $t_{1/2}>24$ 小

时,如地西泮(diazepam)、氟西泮(flurazepam)、氯氮䓬(chlordiazepoxide);中效类 $t_{1/2}$ 6~24 小时,如劳拉西泮(lorazepam)、氯硝西泮(clonazepam);短效类: $t_{1/2}$ <6 小时,如三唑仑(triazolam)、奥沙西泮(oxazolam)等(表 12-1)。

表 12-1 常用苯二氮䓬类药物

分类	药物	达峰浓度时间 /h	半衰期 /h	代谢物半衰期
长效类(24~72h)	地西泮	1~2	20~80	有活性(80h)
	氟西泮	1~2	40~100	有活性(80h)
	氯氮䓬	2~4	15~40	有活性(80h)
	夸西泮	2	30~100	有活性(73h)
中效类(10~20h)	阿普唑仑	1~2	12~15	无活性
	艾司唑仑	2	10~24	无活性
	劳拉西泮	2	10~20	无活性
	替马西泮	2~3	10~40	无活性
	氯硝西泮	1	24~48	弱活性
短效类(3~8h)	三唑仑	1	2~3	有活性(7h)
	奥沙西泮	2~4	10~20	无活性

【体内过程】

苯二氮䓬类药物口服吸收快而完全,经 0.5~1.5 小时达峰浓度。其中三唑仑吸收最快,奥沙西泮和氯氮䓬口服和肌内注射吸收均较慢而不规则。血浆蛋白结合率较高,其中地西泮可达 99%;脂溶性高,静脉注射后起效较快,再分布作用明显。除奥沙西泮、替马西泮、劳拉西泮主要与葡萄糖醛酸结合外,本类药物主要经肝药酶 I 相反应进行生物转化,代谢物具有与母体药物相似的药理活性,有的代谢物半衰期长于母体药物。苯二氮䓬类及其代谢物最终均与葡萄糖醛酸结合而失活,经肾排出,但肝功能异常、老年患者和饮酒可抑制本类药物在体内的氧化代谢过程,从而使 $t_{1/2}$ 延长。此外,地西泮也经胆汁排泄,由于肝肠循环,在口服 6~12 小时出现第二次血药浓度高峰, $t_{1/2}$ 为 20~100 小时,连续用药可致一定蓄积。

【作用机制】

γ- 氨基丁酸 A 型(GABA$_A$)受体属于离子通道型受体,由包括 α、β、γ 和 δ 等亚基的 5 个亚单位构成氯离子通道。β 亚单位上有 GABA 受点,α 和 γ 亚单位上有苯二氮䓬类受点(BZ 受体)。当 GABA 与 GABA$_A$ 受体结合时,氯通道开放,氯离子内流,使神经细胞膜超极化,产生抑制效应。苯二氮䓬类药物与受体复合物上的 BZ 受点结合后,通过改变 GABA$_A$ 受体构象,促进 GABA 与 GABA$_A$ 受体的结合,使氯通道开放的频率增加,氯离子内流增加,呈现中枢抑制效应(图 12-1)。

GABA$_A$ 受体 α 亚单位的亚型不同而效应不同,如抗惊厥、镇静催眠和成瘾性等效应主要与 α1 亚型相关;抗焦虑作用主要与 α2 亚型相关;肌肉松弛作用与 α2、α3 和 α5 亚型相关;遗忘作用则与 α1 和 α5 亚型有关。α4 亚型与依赖性相关;α6 亚型与眼震有关。不同类型的亚单位组合形成不同 GABA$_A$ 受体或 BZ 受体亚型,如 BZ1 型(即 ω1,包含 α1 亚单位)、BZ2 型(即 ω2,包含 α2 或 α3 亚单位)。药物作用于不同受体亚型,产生相应的药理学效应或不良反应。常见苯二氮䓬类药物如地西泮和咪达唑仑可作用于 α1、α2、α3、α4、α5、α6 亚型,而氟硝西泮主要作用于 α1、α2、α5 亚型。

【药理作用与临床应用】

1. 抗焦虑作用　主要是通过边缘系统的 BZ 受体起作用。小于镇静剂量即有良好的抗焦虑作用,显著改善紧张、忧虑、激动和失眠等症状,主要用于焦虑症,常选用地西泮。对持续性焦虑状态宜选用长效类药物,如地西泮和氟西泮。对间断性严重焦虑患者则宜选用中、短效类药物,如硝西泮、三

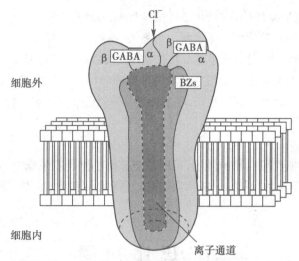

GABA：γ-氨基丁酸；BZs：苯二氮䓬类药物。GABA$_A$受体由α、β、γ和δ等亚基组成。
当GABA与GABA$_A$受体结合时，氯通道开放，产生抑制效应。苯二氮䓬类药物与受体
复合物上的BZ受点结合后，使氯通道开放的频率增加。

图 12-1　GABA$_A$ 受体 - 氯通道复合体

唑仑和奥沙西泮等。

2. 镇静和催眠作用　苯二氮䓬类缩短入睡时间，延长睡眠持续时间，主要延长NREMS的第2期，但对REMS影响较小，停药后反跳性REMS延长、依赖性和戒断等症状比巴比妥类轻。缩短NREMS第3期和第4期并减少夜惊和睡行症。连续应用亦可产生明显的依赖性而发生停药困难。

3. 抗惊厥和抗癫痫作用　苯二氮䓬类均有抗惊厥作用，其中地西泮和三唑仑的作用尤为明显，主要通过抑制病灶的放电向周围脑区扩散而终止或减轻发作。临床用于辅助治疗破伤风、子痫、小儿高热惊厥和药物中毒性惊厥。地西泮可作为临床上控制癫痫持续状态的首选药。其他类型的癫痫发作则以硝西泮和氯硝西泮的疗效较好。

4. 中枢性肌肉松弛作用　苯二氮䓬类对动物去大脑强直有明显肌肉松弛作用，对人类大脑损伤所致肌肉僵直也有缓解作用。

5. 其他　本类药物安全范围大，镇静作用发生快而确实，用于麻醉前给药，可缓解患者对手术的恐惧情绪，减少麻醉药用量。因可产生暂时性记忆缺失，患者会丧失术中的不良刺激记忆；临床也常用于心脏电击复律或内镜检查前给药。

【不良反应】

苯二氮䓬类安全范围大。最常见的不良反应是治疗量连续用药出现的头昏、嗜睡、乏力、记忆力下降等反应。大剂量可导致共济失调、意识障碍、口齿不清、精神错乱。过量急性中毒可致昏迷和呼吸抑制。

地西泮虽无明显肝药酶诱导作用，与巴比妥类相比，本类药物的戒断症状发生较迟、较轻。但长期用药仍可产生一定耐受性。产生耐受性时，用量逐渐增加以维持疗效。久服可发生依赖性和成瘾，不仅有精神依赖，也有躯体依赖，一旦停药即出现反跳和戒断症状（失眠、焦虑、激动、震颤等）。一般在连续用药4~12个月即可产生，戒断症状多在停药后2~3日发生。为了防止发生戒断症状，要逐渐停药，不可突然停药。

地西泮可透过胎盘屏障且可经乳汁分泌，长期服用有致畸的危险，故孕妇和哺乳期妇女禁用。在分娩前及分娩时，若服用大剂量地西泮，可能引起新生儿体温下降、肌力下降、呼吸抑制，甚至产生戒断症状。

苯二氮䓬类药物过量中毒可用氟马西尼（flumazenil）进行鉴别诊断和抢救，能有效改善苯二氮䓬类中毒导致的呼吸和循环功能障碍。氟马西尼是苯二氮䓬结合位点的拮抗剂，竞争性拮抗苯二氮䓬

Note:

类衍生物与 GABA$_A$ 受体上特异性位点结合，也能拮抗反向激动剂的效应。氟马西尼还可用于改善酒精性肝硬化患者的记忆缺失等症状。不良反应有恶心、呕吐、颜面潮红，也可出现头昏、精神错乱等；对癫痫患者有可能诱导发作；对已产生苯二氮䓬躯体依赖性的患者可能促发严重的戒断症状；对同时服用苯二氮䓬和三环类抗抑郁药的患者可能诱发癫痫和出现心律失常；滴注过快可出现焦虑、心悸、恐惧等不适感，少数患者可见血压升高，心率加快。但对巴比妥类和其他中枢抑制药引起的中毒无效。

【药物相互作用】

由于地西泮等具有中枢性肌肉松弛作用，特别是与其他中枢神经系统抑制药、吗啡和乙醇合用时，中枢抑制作用加强，加重嗜睡、昏睡、呼吸抑制、昏迷，严重者可致死，如需合用应降低剂量，并密切监护患者。

第二节　巴比妥类

巴比妥类（barbiturates）药物为巴比妥酸的衍生物，以前主要用于镇静、催眠，但多被苯二氮䓬类所取代。目前部分药物的抗惊厥、抗癫痫和麻醉作用仍在临床应用。根据作用时间长短分为 4 类，见表 12-2。

表 12-2　巴比妥类药物作用与应用

亚类	药物	显效时间 /h	作用维持时间 /h	催眠剂量 /(g·次$^{-1}$)	主要临床应用
长效	苯巴比妥	0.5~1	6~8	0.06~0.1	抗惊厥
	巴比妥	0.5~1	6~8	0.3~0.6	镇静催眠
中效	戊巴比妥	0.25~0.5	3~6	0.05~0.1	抗惊厥
	异戊巴比妥	0.25~0.5	3~6	0.1~0.2	镇静催眠
短效	司可巴比妥	0.25	2~3	0.1~0.2	抗惊厥、镇静催眠
超短效	硫喷妥钠	静脉立即	0.25	—	静脉麻醉

【体内过程】

巴比妥类难溶于水，其钠盐则易溶于水。口服巴比妥类均快速而完全吸收，钠盐吸收更快，10~60 分钟起效。静脉注射给药多用于控制癫痫持续状态、各种惊厥、诱导麻醉或维持麻醉。

苯巴比妥钠（sodium phenobarbital）脂溶性低，吸收、入脑、起作用均慢，主要经肾排出，消除慢，作用维持较久（6~8 小时）。硫喷妥钠（thiopental sodium）脂溶性高，静脉注射后很快进入中枢发挥作用，但再分布明显，所以作用持续时间较短（15 分钟）。其他药物介于此两药之间。

【作用机制】

巴比妥类药物主要作用于 GABA 受体的 β 亚基，与苯二氮䓬类不同，其主要通过延长氯通道开放时间，增加氯离子内流，引起超极化，进而引起中枢抑制作用；此外也可通过减少或阻断谷氨酸作用于相应受体发挥的兴奋性作用。

【药理作用与临床应用】

巴比妥类药物随剂量增加依次出现镇静、催眠、抗惊厥和麻醉作用。

1. 镇静和催眠　小剂量可引起安静，缓解焦虑、烦躁不安的状态。中等剂量催眠，能缩短入睡时间，减少觉醒次数，延长总睡眠时间，但明显缩短 REMS 睡眠，引起非生理性睡眠，久用停药后出现反跳现象明显，伴有多梦、睡眠障碍，患者停药困难进而产生依赖性，并由于其安全性，已不作镇静催眠药常规使用。

2. 抗惊厥和抗癫痫　大于催眠剂量的巴比妥类具有抗惊厥作用，可用于小儿高热、子痫、破伤

Note:

风、脑膜炎、脑炎和药物中毒等各种惊厥。常用苯巴比妥和异戊巴比妥肌内注射或静脉注射。苯巴比妥也可用于抗癫痫或癫痫持续状态。

3. 麻醉和麻醉前给药 硫喷妥钠静脉给药用于麻醉或诱导麻醉。

【不良反应】

1. 后遗效应 作为催眠药常见的不良反应,服药后次晨仍有嗜睡、头晕、乏力、精神不振等。应减少服用剂量。

2. 耐受性和依赖性 巴比妥类久服可产生耐受性,与其诱导肝药酶加速自身代谢和机体对巴比妥类药物产生适应性有关;其肝药酶诱导作用也可加速其他药物的代谢,影响药效。长期应用产生依赖性,突然停药易发生"反跳"现象。此时,快动眼睡眠时间延长,梦魇增多,迫使患者继续用药。停药戒断症状明显,表现为激动、失眠、焦虑,甚至惊厥,故应避免滥用。

3. 对呼吸系统的影响 催眠剂量的巴比妥类对正常人的呼吸影响不明显。大剂量对呼吸中枢有明显的抑制作用,静脉滴注过快也可引起呼吸抑制,深度呼吸抑制是本类药物致死的主要原因。严重肺功能不全和颅脑损伤致呼吸抑制者禁用。

4. 急性中毒 一次口服大量或静脉注射过量过快,均可引起急性中毒,中毒剂量为催眠剂量的5~10倍,主要表现为深度昏迷、呼吸抑制、血压下降甚至消失,反射减弱或消失,体温降低等症状,患者多死于呼吸衰竭。解救原则:清除毒物(洗胃或灌肠),维持血压、呼吸和体温,由于其弱酸性,用碳酸氢钠碱化尿液促进药物排泄。严重时可输血,血液透析。

5. 其他 偶见过敏性反应,如皮疹、剥脱性皮炎、发热、肝功能损害等。还可引起粒细胞缺乏症、血小板减少性紫癜等。因此在用药期间要定期检查血象。

【药物相互作用】

巴比妥类诱导肝药酶,引起药物本身及其他药物代谢加速,如香豆素类、氯丙嗪、氯霉素、多西环素、皮质激素、雄激素、雌激素及甲硝唑等,影响这些药物的疗效;加强噻替哌的骨髓抑制作用。若与乙醇合用,相互加强对中枢的抑制作用;还可使哮喘恶化。

第三节 新一代非苯二氮䓬类

新一代非苯二氮䓬类催眠药亦称为第三代镇静催眠药,包括佐匹克隆、唑吡坦和扎来普隆等。

唑 吡 坦

唑吡坦(zolpidem)为咪唑吡啶类衍生物,口服吸收迅速,生物利用度70%。血浆蛋白结合率92%。$t_{1/2}$ 2.5~3.0小时。经肝CYP3A4、1A2代谢,50%从肾脏排泄,30%从粪便排泄,乳汁中有微量分泌。唑吡坦对GABA受体的α1选择性是α2和α3的10倍,而对α4,α5和α6几乎无作用。镇静催眠作用较强,而抗焦虑、肌松和抗惊厥作用均较弱。能显著缩短入睡时间,同时减少夜间觉醒次数,增加总睡眠时间,改善睡眠质量,适于入睡困难者,次晨无明显后遗作用,极少产生"宿醉"现象,也不影响次晨的精神活动和动作的灵敏度。常规剂量不易产生耐受性,停药后无"反跳"现象。偶有恶心、呕吐、头晕、嗜睡等。老年人和肝功能不良者剂量应减半,防止损伤肝脏。在与其他中枢抑制药合用时如乙醇可引起呼吸抑制。由于也有依赖作用,主要短期使用。中毒时可用氟马西尼解救。

佐 匹 克 隆

佐匹克隆(zopiclone)为环吡咯酮衍生物。口服生物利用度为80%,1.5~2.0小时血药浓度达峰。血浆蛋白结合率为45%,$t_{1/2}$ 3.5~6.5小时。肝CYP3A4、2E1代谢,45%~80%从肾脏排泄,16%从粪便排出,也可经肺、唾液和乳汁排出。连续多次给药无蓄积作用。具有类似苯二氮䓬类药物的镇静催眠、抗焦虑、肌松和抗惊厥等作用。佐匹克隆与大多数苯二氮䓬类药物相似,但对α1和α5选择性更高,其甲基化代谢产物为部分激动剂。其催眠特点是入睡快,延长睡眠时间,明显增加NREMS,轻度减少 REMS,提高睡眠质量,减少夜间觉醒和早醒次数,主要用于多种原因引起的失眠症。常见不良反应有恶心、便秘、咽干、食欲缺乏、乏力、困倦、头痛、精神错乱等,长期服用,可致依赖性,突然停药出现焦虑、震颤、失眠、神志模糊等反跳现象,一般不严重。用药时间不应超过 4 周。右旋佐匹克隆(eszopiclone)为佐匹克隆的右旋异构体,具有疗效强、毒性低等优点。

扎 来 普 隆

扎来普隆(zaleplon)化学结构及作用与吡唑坦相似,主要属于 BZ1 型激动药。口服后吸收迅速且完全,1h 血药浓度达峰,首过消除明显,生物利用度 30%,血浆蛋白结合率 60%,$t_{1/2}$ 0.93 小时。主要经肝醛氧化酶代谢,其次为 CYP3A4。代谢物 71% 经肾脏排泄,17% 从粪便排出。主要有镇静催眠作用,能缩短入睡时间,适用于入睡困难的失眠症的短期治疗。不良反应较轻,常见的有背痛、头痛、眩晕等。依赖性低,长期用药突然停药有震颤和失眠等。可增强乙醇的中枢抑制作用,用药期间禁止过量饮酒。中、轻度肝脏损伤患者应适当减少剂量,严重肝脏损伤患者不建议使用。中、轻度肾损伤患者可不调整剂量,但对严重的肾脏损伤患者还需进一步研究。

知 识 拓 展

瑞 马 唑 仑

瑞马唑仑(remimazolam)为米达唑仑的侧链修饰物,作用机制仍然是增强 GABA 功能,其作用可被氟马西尼逆转。在体内主要经血浆酯酶代谢,且代谢产物无活性。作为麻醉药物起效快、苏醒快,适用于无痛诊疗镇静。目前大多数镇静类药物经肝脏或肾脏代谢、清除,而一般危重患者多存在肝脏、肾脏等重要器官的功能障碍,长时间使用会产生严重的不良反应,在这种情况下,瑞马唑仑能独立于肝脏或肾脏代谢,其作用不会明显受到肝肾功能影响,无明显的心血管抑制和呼吸抑制副作用,是较理想的镇静药和麻醉药物。

第四节　其他镇静催眠药

水 合 氯 醛

水合氯醛(chloral hydrate)在 1869 年开始应用于临床,是氯醛三氯乙醛的水合物,对口腔、胃黏膜都有较强的刺激性,有特殊的臭味,易引起恶心、呕吐及上腹部不适等,不宜用于胃炎和溃疡患者。口服或直肠给药,一般约 15 分钟起效,维持 6~8 小时。临床主要用于顽固性失眠患者。此药不明显缩短快动眼睡眠,醒后一般无头晕、困倦等不适感,无后遗作用。大剂量有抗惊厥作用,可用于小儿高热、子痫以及破伤风等惊厥的治疗。但安全范围比巴比妥类小,大剂量有心、肝、肾损伤。

丁 螺 环 酮

丁螺环酮(busprion)为 5-HT$_{1A}$ 受体的部分激动剂,激动突触前膜 5-HT$_{1A}$ 受体,反馈抑制 5-HT 的释放而发挥抗焦虑作用,但没有抗惊厥、催眠和中枢性肌松作用,也无明显停药反应,对镇静催眠药、乙醇、三环类抗抑郁药等中枢抑制药也没有明显增强作用。临床上丁螺环酮主要用于治疗普通焦虑状态,对恐怖症无效,需要 1 周的时间才能发挥稳定的抗焦虑作用,无明显的成瘾性。对精神运动系统影响比苯二氮䓬类轻,不影响驾驶技巧。但心悸、神经过敏、胃肠功能紊乱、知觉异常等较苯二氮䓬类常见。服用单胺氧化酶抑制剂的患者可能会使血压升高。无明显依赖性。

褪黑素受体激动剂

雷美尔通(ramelteon)是褪黑素(melatonin)受体的激动剂。褪黑素是松果体分泌的一种胺类神经内分泌激素,其激动下丘脑视交叉上核的褪黑素受体,参与维持睡眠 - 觉醒周期的昼夜节律。雷美尔通口服吸收迅速,首过消除明显,主要经肝 CYP1A2 代谢,其次为 CYP2C9,其活性代谢产

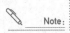

$t_{1/2}$2~5h，长于母药。缩短睡眠潜伏期、提高睡眠效率、增加总睡眠时间，且对睡眠结构没有明显影响，尤其适用于入睡困难及生物节律紊乱性失眠患者。连续用药 6 个月，未发现类似 BZs 常见的"宿醉"现象、反跳性失眠及戒断症状等不良反应，可用于长期治疗失眠，可作为不能耐受 BZs 催眠药物患者以及已经发生药物依赖患者的替代治疗。其主要不良反应为偶见头晕、嗜睡、疲劳等。肝功能障碍者慎用。

阿戈美拉汀（agomelatine）口服后吸收迅速，个体间差异较大，服药后 1~2h 血药浓度达峰，血浆蛋白结合率为 95%。经肝 CYP1A2（90%）、2C9/19（10%）代谢，代谢产物无活性，$t_{1/2}$ 1~2h，主要以代谢产物的形式经尿液排泄。其既是褪黑素受体激动剂，也是 5- 羟色胺受体拮抗剂，因此具有抗抑郁和催眠双重作用。能够改善抑郁障碍相关的失眠，缩短睡眠潜伏期，增加睡眠连续性。主要用于抗抑郁、抗焦虑、调整睡眠节律及调节生物钟等。常见不良反应有头痛、头晕、嗜睡、失眠、偏头痛、恶心、腹泻、便秘、多汗、背痛、视觉疲劳等。肝功能障碍者慎用。

知 识 拓 展

苏 沃 雷 生

　　苏沃雷生（suvorexant）为非中枢神经类催眠药物的代表药物，该药是第一个被批准治疗失眠的食欲素受体拮抗剂。食欲素是一类小分子神经多肽，与睡眠 - 觉醒周期的调控有关，食欲素神经肽信号系统是一种中枢觉醒促进剂，苏沃雷生可以通过阻断觉醒促进神经肽与食欲素受体的结合，抑制食欲素受体信号系统选择性增加觉醒的作用，进而发挥治疗失眠的作用，常用于入睡困难或睡眠维持困难的治疗。与传统的催眠药物相比，苏沃雷生的脱靶效应更少，可一定程度上解决失眠症药物相关耐受性的需求，更加安全有效。

（郭　凤）

思 考 题

1. 在临床镇静催眠药物的使用中，为什么苯二氮䓬类药物取代了巴比妥类药物？
2. 请简述地西泮的作用机制、药理作用、临床应用及不良反应。

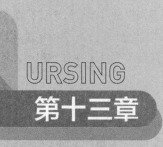

URSING

第十三章

抗癫痫药和抗惊厥药

13章 数字内容

——— 学 习 目 标 ———

● 知识目标：
1. 掌握苯妥英钠、苯巴比妥、卡马西平、乙琥胺、丙戊酸钠、地西泮、硫酸镁的作用机制、药理作用、临床应用与不良反应。
2. 熟悉苯妥英钠、苯巴比妥、卡马西平、乙琥胺、丙戊酸钠、地西泮、硫酸镁的体内过程和药物相互作用。
3. 了解新型抗癫痫药的药理作用和临床应用。
● 能力目标：
1. 通过学习能应用章节知识对抗癫痫和抗惊厥药进行医嘱审核、判断药物中毒及抢救。
2. 完善对癫痫和惊厥患者的用药护理及用药咨询。
● 素质目标：
1. 通过学习建立抗癫痫和抗惊厥药用药中的整体护理观念。
2. 对癫痫慢性疾病患者尊重、理解和关怀，并能进行长期科学的心理护理。

患者,女,20岁,发作性抽搐8年。该患者12岁时从楼梯跌下,1个月后突然出现发作性抽搐。发作频繁,受刺激时会诱发。发作时意识丧失、口角流涎、跌倒在地、全身肌肉强直性收缩。临床诊断:癫痫。药物治疗:初始服用苯巴比妥控制病情,后来药效降低,改服用丙戊酸钠,病情得到控制。

　　请思考:

　　1. 苯巴比妥为何效果减弱?

　　2. 苯巴比妥和丙戊酸钠的药理作用和临床应用有哪些?

　　癫痫(epilepsy)是大脑神经元突发性异常放电,导致短暂的大脑功能障碍的一种慢性疾病。癫痫发作时,伴有脑电图异常。癫痫根据病因传统上分为原发性和继发性癫痫两种。原发性癫痫病因尚不明确。继发性癫痫多见于脑卒中、脑肿瘤、神经系统感染、寄生虫、发育障碍、遗传代谢性疾病等。

　　惊厥(convulsion)是由中枢神经系统过度兴奋引起的症状,表现为全身骨骼肌强直性或阵挛性抽搐。严重惊厥可导致呼吸和循环衰竭。

第一节　抗　癫　痫　药

　　抗癫痫药(anti-epileptic drugs)是应用于预防癫痫发作或控制癫痫症状的药物。2017年国际抗癫痫联盟将癫痫发作分为局灶起始、全面起始和未知起始发作3类。癫痫治疗通常根据癫痫发作类型选择合适的抗癫痫药物。

　　癫痫治疗以药物为主,目的是减少或阻止发作。常用抗癫痫药主要抑制病灶神经元的异常放电,或作用于病灶周围正常神经组织,遏制异常放电的扩散,从而控制癫痫的发作。

　　抗癫痫药的主要作用机制包括:①调节电压门控性钠、钙、钾等通道发挥膜稳定作用。②增强γ-氨基丁酸(GABA)介导的抑制作用。③抑制谷氨酸介导的兴奋作用。④通过突触前作用调控神经递质释放。

一、常用抗癫痫药

苯　妥　英　钠

　　苯妥英钠(phenytoin sodium),为二苯乙内酰脲(diphenylhydantoin)的钠盐。

【体内过程】

　　苯妥英钠为一种弱酸,难溶于水,pK_a为8.3,其钠盐制品呈强碱性(pH=10.4),刺激性大,不宜肌内注射。血浆蛋白结合率85%~90%,60%~70%在肝脏代谢,以原形由尿排出者不足5%。癫痫持续状态时可作静脉注射。在体内的消除速度与血药浓度有关,当血药浓度高于10μg/ml时按零级动力学消除,其$t_{1/2}$为20~60小时,而在血药浓度低于10μg/ml时则为一级动力学消除,其$t_{1/2}$为6~24小时。苯妥英钠羟化代谢能力受到遗传基因影响,生物利用度差异较大,应注意剂量的个体化给药。

【药理作用与作用机制】

　　膜稳定作用的机制包括三个方面:

　　1. 阻滞电压门控性钠通道　治疗浓度可阻滞钠通道;对高频异常放电神经元的钠通道具有较强的阻断作用,对正常的低频放电没有显著影响。

　　2. 阻滞电压门控性钙通道　抑制神经元L型和N型钙通道并抑制Ca^{2+}内流,但不能阻断哺乳动物丘脑神经元中的T型钙通道。

　　3. 影响钙调素激酶系统　通过影响Ca^{2+}-受体蛋白-钙调素及其激酶系统发挥稳定细胞膜作用。

治疗剂量的苯妥英钠不抑制癫痫病灶的异常放电,但可以阻止异常放电向邻近的正常脑组织扩散,可能与其抑制突触传递的强直后增强(post-tetanic potentiation,PTP)的易化效应有关。

【临床应用】

1. **抗癫痫**　治疗癫痫局灶性发作和全面强直 - 阵挛发作,但对失神性发作无效。

2. **治疗三叉神经痛和舌咽神经痛等中枢疼痛综合征**　此类神经痛放电活动与癫痫类似,可引起剧烈疼痛。苯妥英钠能使疼痛减轻,可能与其稳定神经细胞膜有关。

3. **抗心律失常**　治疗室上性或室性期前收缩、室性心动过速,主要适用于强心苷中毒时的室性心动过速。

【不良反应】

1. **局部刺激**　局部刺激性较大,口服可引起畏食、恶心、呕吐和腹痛等症状,故宜饭后服用,静脉注射可发生静脉炎。

2. **神经系统反应**　包括眩晕、共济失调、头痛和眼球震颤等。血药浓度大于 $40\mu g/ml$ 可致精神错乱、语言障碍;$50\mu g/ml$ 以上时出现严重昏睡以至昏迷。

3. **造血系统反应**　久服可致叶酸吸收及代谢障碍,抑制二氢叶酸还原酶,可发生巨幼细胞性贫血。补充甲酰四氢叶酸加维生素 B_{12} 治疗有效。

4. **齿龈增生**　长期应用出现齿龈增生,多见于儿童和青少年,发生率约为 20%,与药物自唾液排出后刺激胶原组织增生有关。

5. **骨骼系统反应**　通过诱导肝药酶而加速维生素 D 的代谢,长期应用可致低钙血症、佝偻病样改变和骨软化症,必要时应用维生素 D 预防。

6. **过敏反应**　皮疹,偶见严重皮肤反应如剥脱性皮炎、多形糜烂性红斑、系统性红斑狼疮。偶见肝脏损害。

7. **其他**　偶见男性乳房增大、女性多毛症、淋巴结肿大等。

【药物相互作用】

苯二氮䓬类、磺胺类和水杨酸类可与本药竞争血浆蛋白的结合部位,使其游离型血药浓度增加。作为肝药酶诱导剂,能加速多种药物如皮质类固醇和避孕药等的代谢而降低药效。

卡 马 西 平

卡马西平(carbamazepine),又名酰胺咪嗪。

【体内过程】

本品口服吸收缓慢而不规则,2~4 小时达血药峰浓度。血浆蛋白结合率为 75%~80%。$t_{1/2}$ 约为 35 小时。在体内主要代谢为环氧化物,仍有抗癫痫作用。

【药理作用与作用机制】

本品与苯妥英钠相似,治疗浓度时可阻断电压门控性钠通道和 T 型钙通道,并增强 GABA 在突触后的作用。

【临床应用】

1. **抗癫痫**　广谱抗癫痫,治疗癫痫全面强直 - 阵挛发作和有知觉的局灶性发作的首选用药,对伴知觉障碍的局灶性发作和失神发作也有效。

2. **治疗中枢性疼痛**　治疗三叉神经痛的效果优于苯妥英钠。

3. **治疗尿崩症**　刺激抗利尿激素的分泌。

4. **抗抑郁作用**　对锂盐无效的躁狂、抑郁症也有效。

【不良反应】

1. **神经系统**　头晕、嗜睡、视力模糊、复视或平衡障碍引起共济失调。

2. **血液系统**　偶见,包括再生障碍性贫血、粒细胞减少和血小板减少。用药期间定期查血象。

3. **消化系统**　用药早期可有腹部不适、恶心和呕吐等。

4. **过敏反应**　如皮炎、嗜红细胞增多症、淋巴结病和脾大等。

5. **肝脏**　严重的有肝损害。建议用药期间定期查肝功能。

6. **其他**　偶见肌张力障碍和肌阵挛,也可引起精神行为异常、骨髓抑制、史蒂文斯 - 约翰逊综合征和中毒性表皮坏死溶解症。

【药物相互作用】

卡马西平可诱导肝药酶,增强其他药物如丙戊酸钠、苯妥英钠、乙琥胺的代谢,使其血药浓度降低。苯妥英钠、苯巴比妥及扑米酮会加速卡马西平的代谢。

苯 巴 比 妥

苯巴比妥(phenobarbital),又名鲁米那。

【药理作用与作用机制】

本品抗癫痫作用机制可能涉及:①增加 GABA 介导的氯离子内流,诱发超极化而降低膜兴奋性。②减少 Ca^{2+} 依赖性神经递质的释放。③较高浓度时可阻滞 Na^+ 和 Ca^{2+}（L 型和 N 型）通道。能抑制神经元异常放电和冲动扩散。

【临床应用】

本品用于对除失神发作和婴儿痉挛以外的各型癫痫,但不作为首选药,仅癫痫持续状态倾向于以静脉注射。

【不良反应】

常见嗜睡、眩晕和共济失调等。长期使用易产生耐受性。

【药物相互作用】

本品可加强抗组胺药、镇痛药、麻醉药及催眠药等药物的中枢抑制作用;其诱导肝药酶作可加速其他药物的代谢,影响药效。

扑 米 酮

扑米酮(primidone),又名去氧苯比妥。

【药理作用与作用机制】

本品近似苯巴比妥,也是广谱的抗癫痫药。在体内代谢成苯巴比妥和苯乙基丙二酰胺,原药和代谢产物均具有药理学活性。

【临床应用】

本品对癫痫局灶性发作和全面强直 - 阵挛发作疗效优于苯巴比妥,但对伴知觉障碍的局灶性发作的效果不如卡马西平和苯妥英钠,但合用具有协同作用。

【不良反应】

初服者常表现困倦、眩晕、恶心、呕吐、共济失调、复视和眼球震颤。偶可发生斑状丘疹和多型皮疹、血小板减少、巨细胞性贫血、系统性红斑狼疮和淋巴系统疾病等。

【药物相互作用】

扑米酮与卡马西平联用可降低后者的水平。异烟肼、舒噻美及丙戊酸钠均可抑制扑米酮的代谢,使其血药浓度增高。

乙 琥 胺

乙琥胺(ethosuximide)为琥珀酰亚胺类。

【体内过程】

本品口服吸收完全,3 小时后血药浓度达峰值。与血浆蛋白结合较少,约 75% 经肝代谢失活,主要代谢产物是羟乙基衍生物,而其余以原形排出。

【药理作用与作用机制】

丘脑在癫痫失神发作时呈现的 3Hz 异常放电中起重要作用,乙琥胺可抑制丘脑神经元低阈值(T型)钙通道电流,进而抑制神经元的 3Hz 异常放电。

【临床应用】

本品可预防和治疗癫痫失神发作,对于其他类型的癫痫病无效。

【不良反应】

本品毒性反应小。常见呃逆、食欲减退和恶心、呕吐等胃肠刺激症状。其次为中枢神经系统反应。偶见嗜酸性粒细胞缺乏症或粒细胞缺乏症,严重者可发生再生障碍性贫血。

丙 戊 酸 钠

丙戊酸钠(sodium valproate)为二丙基醋酸钠。

【体内过程】

本品口服吸收良好,血浆蛋白结合率约为90%,$t_{1/2}$ 约为15小时,大部分以原形排出从尿中排除。

【药理作用与作用机制】

丙戊酸钠不抑制癫痫病灶放电,但能阻止病灶异常放电的扩散。抑制 GABA 转氨酶和琥珀酸半醛脱氨酶,增加脑内 GABA 含量;提高谷氨酸脱羧酶活性,增强 GABA 能神经突触后抑制作用;抑制 Na^+ 通道,减弱 T 型 Ca^{2+} 电流。

【临床应用】

本品为广谱抗癫痫药,对失神发作的疗效优于乙琥胺。对全面强直 - 阵挛发作有效,但不及苯妥英钠、苯巴比妥和卡马西平。全面强直 - 阵挛发作合并失神发作癫痫可作首选药物,对其他药物无效的顽固性癫痫也有效。

【不良反应】

1. **胃肠反应** 常见畏食、恶心和呕吐等。

2. **血液系统** 可见血小板减少。服药期间应定期检查血象。

3. **中枢神经系统** 主要为嗜睡、平衡失调、乏力、精神不集中、不安和震颤等,药物减量后可以减轻。

4. **肝毒性** 约 40% 的患者用药数月内常见肝谷草转氨酶暂时升高,少数有急性重型肝炎发生,个别肝衰竭而死。用药期间应定期检查肝功能。

5. **致畸性** 对胎儿有致畸作用,常见脊椎裂。妊娠早期禁用。

【药物相互作用】

本品能显著提高苯妥英钠、苯巴比妥、氯硝西泮和乙琥胺的血药总浓度和游离浓度。而苯妥英钠、苯巴比妥、扑米酮和卡马西平则能降低丙戊酸钠的血药浓度和抗癫痫作用。

苯二氮䓬类

苯二氮䓬类(benzodiazepines)用于癫痫治疗者有地西泮(diazepam)、硝西泮(clonazepam)和氯硝西泮(nitrazepam)。

1. **地西泮** 治疗癫痫持续状态的首选药,静脉注射起效快,但过快易产生呼吸抑制,并可与劳拉西泮联用治疗癫痫持续状态急性期的肌痉挛。

2. **硝西泮** 又名硝基安定,对肌阵挛性癫痫、失神发作和婴儿痉挛有较好疗效。

3. **氯硝西泮** 又名氯硝安定,对各型癫痫都有效,尤对癫痫失神发作的疗效强于地西泮,可用于治疗肌阵挛性发作和幼儿阵挛性发作,静脉注射可用于治疗癫痫持续状态。

苯二氮䓬类的副作用是中枢抑制作用明显,可发生共济失调。久用可产生耐受性,骤然停药时发生症状反跳和戒断症状。

托 吡 酯

托吡酯(topiramate)是由磺酸基取代的一种单糖衍生物。可阻滞电压依赖性钠通道;增加 GABA 激活 GABA 受体的频率,增强氯离子内流;抑制兴奋性氨基酸受体;抑制 L 型电压门控性钙通道电流。用于癫痫局灶性发作和全面强直 - 阵挛发作,作为难治性癫痫辅助用药;治疗偏头痛。不良反应包括食欲下降、体重减轻、出汗减少、嗜睡、发热、注意力不集中等,主要涉及神经及精神系统。

拉 莫 三 嗪

拉莫三嗪(lamotrigine)是一种新型抗癫痫药,属于苯三嗪类衍生物,口服吸收快,生物利用度高达98%。可抑制电压门控性钠通道和钙通道;减少兴奋性神经递质谷氨酸的释放。临床应用于全身性发作癫痫,对失神发作也有效。作为联合用药之一治疗难治性癫痫。常见不良反应有胃肠道反应和中枢神经系统反应。

左 乙 拉 西 坦

左乙拉西坦(levetiracetam)是一种吡咯烷酮衍生物。对癫痫全面强直 - 阵挛发作和肌痉挛性发作的治疗有较好效果。口服后能迅速吸收,生物利用度接近100%。主要通过结合中枢神经内突触囊泡蛋白 SV2A 调节突触内囊泡的胞外分泌功能和突触前神经递质的释放;同时可抑制神经元高电压激活的 N 型钙通道发挥抗癫痫作用。

奥 卡 西 平

奥卡西平(oxcarbazepine),其是卡马西平的 10- 酮基衍生物。药理作用和临床疗效同卡马西平相似或稍强,可调控电压门控性钠、钙等通道发挥膜稳定作用。临床用于对卡马西平过敏的患者。对伴知觉障碍的局灶性发作、全身强直 - 阵挛性发作的治疗效果较好。也可治疗糖尿病性神经病、带状疱疹和偏头痛。不良反应比卡马西平轻,诱导肝药酶程度轻。

加 巴 喷 丁

加巴喷丁(gabapentin)即 1-(氨甲基)- 环己烷乙酸。结构与 GABA 相似,产生 GABA 样抑制效应;还可增加 GABA 合成,减少 GABA 降解;抑制突触后膜的钙离子通道,阻止病变神经异常放电。临床用于局灶性发作以及难治性癫痫的辅助治疗;用于带状疱疹神经痛、三叉神经痛和偏头痛的治疗;治疗术后疼痛例如损伤引起的伤害性疼痛;治疗皮肤病,明显改善顽固性皮肤瘙痒的临床症状。

氨 己 烯 酸

氨己烯酸(vigabatrin)即 4- 氨基 -5- 己烯酸。本药为 GABA 类似物,能特异性地与 GABA 氨基转移酶结合,且不可逆转,导致脑内 GABA 浓度增高。临床主要用于辅助治疗对其他抗癫痫药无效的患者,特别是局灶性发作患者,还可用于韦斯特综合征。

知 识 拓 展

可能会导致癫痫发作增加的抗癫痫药物

抗癫痫药物可以治疗癫痫,值得注意的是,某些抗癫痫药物也可以导致癫痫发作增加和癫痫综合征。苯妥英钠可增加儿童失神癫痫、青少年失神癫痫、其他失神综合征、青少年肌阵挛癫痫和特发性全面性癫痫发作的频率。卡马西平、奥卡西平、加巴喷丁、普瑞巴林、替加宾、氨己烯酸等可增加儿童失神癫痫、青少年失神癫痫、其他失神综合征、青少年肌阵挛癫痫、特发性全面性癫痫和伦诺克斯 - 加斯托(Lennox-Gastaut)综合征发作的频率。

当临床上出现癫痫发作增加和癫痫综合征时,在排除药物使用不当或药物使用过量等情况后,应缓慢撤停,以观察该情况是否为抗癫痫药物引起,并严密监控抗癫痫药物的不良反应,以避免患者的病情加重。

二、抗癫痫药的用药原则

1. **根据类型**　根据癫痫发作类型选择有效、安全的药物,通常从小剂量开始,逐渐增加至有效控制发作而无明显毒副作用的剂量。坚持长期按时定量服用,监测血浆药物浓度。

2. **单药治疗**　使用单一药物治疗,只有当一种药物的有效剂量仍不能控制发作、出现明显不良反应或有 2 种以上发作类型时,可考虑 2 种药物联合使用,合并用药一般不超过 3 种。

3. 久用慢停　某一药物用至极量,药物血浆浓度亦超出正常范围仍不能控制发作,或 / 和有严重不良反应时,需考虑换药或联合用药。抗癫痫药严禁突然撤换,换药宜有 1 周左右的交替时间。停药宜逐渐减量。

第二节　抗惊厥药

惊厥发病与多种因素相关,包括遗传、感染、中毒、微量元素缺乏、离子紊乱、神经递质失衡等。常见于小儿高热、破伤风、全面强直 - 阵挛发作、子痫和中枢兴奋药中毒等。常用的抗惊厥药(anticonvulsants)有巴比妥类、水合氯醛、地西泮、苯二氮䓬类以及硫酸镁。

硫　酸　镁

硫酸镁(magnesium sulfate)在不同的给药途径可以产生不同的药理作用。其口服难吸收,有泻下和利胆作用,外用热敷可消炎去肿,而注射给药则可发挥全身作用。

【药理作用与作用机制】

Mg^{2+} 是体内重要的金属离子之一,影响神经冲动传递和肌肉应激性维持。作为多种酶的辅助因子,参与蛋白质、脂肪和糖的代谢。神经化学传递和骨骼肌收缩均需 Ca^{2+} 参与,Mg^{2+} 与 Ca^{2+} 由于化学性质相似,可以特异地竞争 Ca^{2+} 受点,拮抗 Ca^{2+} 的作用,如运动神经末梢 ACh 的释放过程需要 Ca^{2+} 参与,而 Mg^{2+} 竞争拮抗 Ca^{2+} 的作用,干扰 ACh 的释放,使神经肌肉接头处 ACh 减少,骨骼肌紧张性降低,肌肉松弛。静脉注射硫酸镁能抑制中枢和外周神经系统,使骨骼肌、心肌、血管平滑肌松弛,发挥肌松作用和降压作用。也作用于中枢神经系统,引起感觉和意识消失。

【临床应用】

静脉注射硫酸镁临床上主要用于缓解子痫、破伤风等惊厥,也用于高血压危象。

【不良反应】

硫酸镁注射的安全范围很窄,硫酸镁注射过量时,引起呼吸抑制、血压骤降、心动过缓和传导阻滞等,甚至引起死亡。肌腱反射消失为呼吸抑制的前兆,用药过程中,应随时检查腱反射。中毒时应立即进行人工呼吸,并缓慢静脉注射氯化钙和葡萄糖酸钙加以对抗。孕妇、经期妇女、无尿者、急腹症和胃肠道出血者禁用。肾功能不全、低血压和呼吸衰竭者慎用。

(郭　凤)

思 考 题

1. 请简述每种癫痫发作类型的首选药。
2. 请简述硫酸镁不同的给药途径产生的不同药理作用。

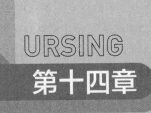

URSING

第十四章

抗中枢神经系统退行性疾病药

14章 数字内容

─── 学 习 目 标 ───

- **知识目标：**
  1. 通过学习能掌握左旋多巴药理作用及其机制、临床应用和不良反应。
  2. 熟悉卡比多巴、司来吉兰、溴隐亭、金刚烷胺的药理作用及临床应用；治疗阿尔茨海默病药的分类及各药的特点。
  3. 了解苯海索的应用。
- **能力目标：**
  通过学习能应用章节知识进行抗帕金森病和抗阿尔茨海默病药物处方、医嘱审核、患者用药护理及用药咨询。
- **素质目标：**
  1. 通过学习，进一步建立用药中的整体护理观念。
  2. 坚持以患者为中心，养成对帕金森病、阿尔茨海默病充分理解关心的人文精神，并能进行相应心理护理。
  3. 培养抗帕金森病、阿尔茨海默病药物合理应用思维和能力。

导入案例与思考

患者，女，66岁。肢体震颤3年，行动迟缓2年。患者3年前发现左手出现震颤症状，未引起注意，2年前感觉行动稍笨拙，并且四肢在静止下均会出现震颤症状。近日因感肢体震颤、行动迟缓症状越来越明显，故到医院神经内科就诊。体格检查提示：四肢静止性震颤，肌张力稍升高。颅脑磁共振未见明显异常，血常规、血生化、甲状腺功能均正常。诊断：帕金森病。药物治疗：多巴丝肼片0.125g/次，3次/d，空腹口服。3日后复诊，症状明显改善。

请思考：

1. 多巴丝肼是由哪两个药物组成的？

2. 多巴丝肼治疗帕金森病的作用机制是什么？

3. 左旋多巴的主要不良反应有哪些？在用药护理和用药咨询方面要注意哪些内容？

中枢神经系统退行性疾病指一组由慢性进行性中枢神经组织退行性变性而产生的疾病的总称，主要包括帕金森病（Parkinson's disease，PD）、阿尔茨海默病（Alzheimer's disease）、亨廷顿病（Huntington disease，HD）、肌萎缩侧索硬化症（amyotrophic lateral sclerosis，ALS）等。本组疾病的病因和病变部位各不相同，但在病理上均可见到脑和/或脊髓发生神经元退行性变、脱失，其确切病因与发病机制尚不清楚。在众多假说中，兴奋毒性、细胞凋亡和氧化应激等假说受到广泛重视。

随着社会发展和人口老龄化的出现，该类疾病已成为继肿瘤和心血管疾病之后，严重影响人类健康的重要因素。但是，除PD患者通过合理用药可延长其寿命和改善其生活质量外，其他疾病的治疗效果均不理想。近年来，神经科学、干细胞组织工程学和基因组学发展迅速，对本组疾病的发病机制的认识越加深刻，相信其治疗药物及其他治疗手段在未来数年内会取得突破。

本章重点介绍两大类药物，即抗帕金森病药和治疗阿尔茨海默病药。

知 识 拓 展

震　颤

震颤指关节周围有节奏的振荡运动，休息期间的震颤被认为是帕金森的特征。震颤可能发生在持续姿势维护时（体位性震颤）或在运动时（意向性震颤）。明显的体位性震颤是良性原发性或家族性震颤的重要特征。意向性震颤发生于那些脑干或小脑病变的患者，特别是涉及小脑脚，也可能是酒精或其他药物的毒性表现。

第一节　抗帕金森病药

帕金森病（Parkinson's disease，PD）是一种常见于中老年人的黑质及黑质-纹状体通路神经元变性所致的锥体外系疾病。其临床典型症状为静止震颤、肌肉强直、运动迟缓和共济失调。

目前认为纹状体内缺乏多巴胺（dopamine，DA）是导致PD的主要原因。其原发性因素是黑质内多巴胺能神经元退行性病变。黑质中多巴胺能神经元发出上行纤维到达纹状体，其末梢与尾-壳核神经元形成突触，以DA为递质，对脊髓前角运动神经元起抑制作用；另一方面，尾核中的胆碱能神经元与尾-壳核神经元形成突触，以ACh为递质，对脊髓前角运动神经元起兴奋作用。正常情况下这两条通路功能处于平衡状态，共同调节机体运动功能。帕金森病患者由于黑质病变，DA合成减少，纹状体DA含量减少，造成黑质-纹状体通路多巴胺能神经功能减弱，而胆碱能神经功能相对占优势，出现肌张力增高症状，因而产生PD的锥体外系功能亢进；同时也存在肾上腺素能神经元变性及组胺和

5- 羟色胺神经递质的改变。

经典的抗帕金森病药分为拟多巴胺类药和胆碱受体拮抗药两类,其目的是恢复多巴胺能/胆碱能平衡,两类药合用可增加疗效。

一、拟多巴胺类药

(一)多巴胺的前体药

左 旋 多 巴

左旋多巴(levodopa,L-dopa,L- 多巴)为多巴胺的前体物质。

【体内过程】

左旋多巴经口服后,T_{max} 为 0.5~2 小时,$t_{1/2}$ 为 1~3 小时。胃排空延缓、胃酸 pH 偏低和高蛋白饮食等可降低左旋多巴的生物利用度。吸收后,首次通过肝脏时大部分即被 L- 芳香氨基酸脱羧酶脱羧,转变成 DA。也有相当部分在肠、心、肾中被脱羧生成 DA。DA 不易透过血脑屏障,因此进入中枢神经系统的左旋多巴不到用量的 1%,而在外周组织转化生成的大量 DA,易引起不良反应。若同时合用脱羧酶抑制剂,可减少外周 DA 的生成,使更多的左旋多巴进入中枢,增加疗效。左旋多巴可被 MAO 或 COMT 代谢,代谢物经肾排泄。

【药理作用与临床应用】

作为 DA 的前体,左旋多巴可补充纹状体中 DA 的不足,从而发挥抗 PD 的作用。

左旋多巴适用于各类 PD 患者,对阻断多巴胺受体的抗精神病药(如吩噻嗪类)引起的帕金森综合征无效。其作用特点:①对轻症及较年轻患者疗效较好,而重症及年老衰弱患者疗效较差。②对肌肉强直及运动障碍疗效较好,而对肌肉震颤症状疗效差,如长期及较大剂量用药则对肌肉震颤仍可见效。③作用较慢,常需用药 2~3 周才可出现客观体征的改善,1~6 个月以上才可获得最大疗效,但作用持久,且随用药时间延长而递增。

【不良反应】

1. **胃肠道反应** 约 80% 的 PD 患者在治疗初期即出现恶心、呕吐、食欲减退等。用量过大或加量过快更易引起,继续用药可消失。与 DA 刺激延髓催吐化学感受区有关。

2. **心血管反应** 约 30% 的 PD 患者在治疗初期出现轻度体位性低血压,原因未明。少数患者头晕,继续用药可减轻。

3. **非自主异常运动** 约 50% 的 PD 患者在用药 2~4 个月后出现不随意运动,多见于面部肌群,如张口、咬牙、伸舌、皱眉、头颈部扭动等。也可累及肢体或躯体肌群,偶见喘息样呼吸或过度呼吸。另外,长期用药的患者,还可出现对左旋多巴的耐受,表现为"开 - 关现象",患者突然多动不安(开),而后又出现全身性或肌强直性运动不能(关),严重地妨碍患者的正常活动。随着疗程延长,发生率也相应增加。此时宜适当减少左旋多巴的用量。

4. **精神障碍** 常出现失眠、多梦、焦虑、狂躁、幻觉、妄想、抑郁等。减量或停药后可好转,精神病患者慎用。此反应可能与 DA 作用于大脑边缘叶有关。

5. **其他** 散大瞳孔,个别患者可引起青光眼急性发作;可加重少数患者的痛风症状;出现嗅觉、味觉异常;唾液及尿液呈褐色。

【药物相互作用】

1. 维生素 B_6 是多巴脱羧酶的辅基,可增强左旋多巴的外周副作用,降低疗效。故用药期间应禁用维生素 B_6。

2. 抗精神病药,如吩噻嗪类和丁酰苯类,均能阻断黑质 - 纹状体多巴胺通路功能,利血平能耗竭中枢 DA,引起帕金森综合征,又能拮抗中枢 DA 受体,对抗左旋多巴的作用,因此应禁止与左旋多巴合用。

3. MAO 抑制药如苯乙肼,虽可抑制纹状体 MAO-B,增强左旋多巴疗效,但也有一定的抑

MAO-A 的作用,使血中去甲肾上腺素含量增高,造成血压升高,甚至产生高血压危象,故不宜与左旋多巴合用。

4. 拟肾上腺素药可加重左旋多巴引起的心血管方面的不良反应,故不宜合用。

5. 外周多巴胺受体拮抗药多潘立酮不能进入中枢,故可用于减少左旋多巴的外周不良反应。

（二）左旋多巴的增效药

卡 比 多 巴

卡比多巴（carbidopa）是 L- 芳香氨基酸脱羧酶抑制剂,不易通过血脑屏障,与左旋多巴合用时,能抑制外周多巴脱羧酶的活性,减少外周 DA 的生成,提高脑内 DA 浓度。既能提高左旋多巴的疗效,又能减轻其外周副作用。将卡比多巴与左旋多巴按 1∶10 的剂量合用,可使左旋多巴的有效剂量减少 75%,两药合用已成为治疗 PD 的常规用药。

妊娠期避免应用卡比多巴和左旋多巴。青光眼、精神病患者禁用。

司 来 吉 兰

司来吉兰（selegiline）为选择性单胺氧化酶 MAO-B 抑制剂,能迅速通过血脑屏障,抑制脑内 DA 的降解代谢,使 DA 浓度增加,有效作用时间延长,可作为 PD 辅助性治疗药物。与左旋多巴合用,能增加疗效,降低左旋多巴用量,减少外周副反应,并能消除长期使用左旋多巴出现的"开 - 关现象"。司来吉兰作为神经保护剂能优先抑制黑质 - 纹状体的超氧阴离子和羟自由基形成,延迟神经元变性和 PD 发展。低剂量司来吉兰对外周 MAO-A 无作用,但大剂量可抑制 MAO-A,可引起高血压危象等严重不良反应。司来吉兰代谢产物可引起焦虑、失眠、幻觉等精神症状。

托卡朋和恩他卡朋

托卡朋（tocapone）和恩他卡朋（entacapone）为 COMT 抑制药,能延长左旋多巴半衰期,稳定血浆浓度,使更多的左旋多巴进入脑组织,安全而有效地延长症状波动患者"开"的时间。托卡朋是唯一能同时抑制外周和中枢 COMT 的药物,比恩他卡朋生物利用度高、半衰期长、对 COMT 抑制作用也更强;恩他卡朋仅抑制外周 COMT。两者均可明显改善病情稳定的帕金森病患者日常生活能力和运动功能,尤适用于伴有症状波动的患者。

主要不良反应为肝损害,甚至出现暴发性肝衰竭,因此仅适用于其他抗帕金森病药物无效时,且应用时需严密监测肝功能。

（三）多巴胺受体激动药

溴 隐 亭

溴隐亭（bromocriptine）能选择性地直接激动纹状体多巴胺受体,可减轻 PD 患者的运动不能、强直、震颤等症状。对于左旋多巴治疗失败或不能耐受的患者有效,与左旋多巴合用可延长药物作用时间,减少"开 - 关现象"。小剂量溴隐亭可激动结节 - 漏斗部位的 DA 受体,抑制催乳素和生长激素的释放,用于治疗泌乳闭经综合征和肢端肥大症。

不良反应较多,常见食欲减低、恶心、呕吐、体位性低血压和心律失常等。精神系统症状比左旋多巴更常见且严重。

（四）促多巴胺释放药

金 刚 烷 胺

金刚烷胺（amantadine）可促进黑质 - 纹状体多巴胺能神经末梢释放多巴胺,对各型帕金森病均有缓解症状的作用,其疗效不及左旋多巴,但优于胆碱受体拮抗药。起效快而持续时间短,用药数日即可获最大疗效,对 PD 的肌肉强直、震颤和运动障碍的缓解较好。连续使用 6~8 周后疗效逐渐减弱。与抗胆碱药苯海索或与复方多巴制剂合用有协同作用。

不良反应较少,偶见惊厥,少数出现嗜睡、眩晕、抑郁等,长期用药后,常见下肢皮肤出现网状青斑,可能是由于儿茶酚胺释放引起外周血管收缩所致。

二、胆碱受体拮抗药

胆碱受体拮抗药通过拮抗中枢胆碱受体,减弱纹状体中乙酰胆碱的作用,从而恢复多巴胺能神经系统与胆碱能神经系统的功能平衡。外周抗胆碱药阿托品等副作用较大,现主要使用中枢性胆碱受体拮抗药。

苯 海 索

苯海索(trihexyphenidyl)口服易吸收,可拮抗中枢胆碱受体,使得黑质-纹状体通路中的 ACh 作用减弱,DA 功能增强,从而发挥抗 PD 的作用。其疗效较左旋多巴弱,对震颤的效果好,也能改善运动障碍和肌肉强直,对流涎等继发性症状有改善作用。

适用于轻症 PD 患者,对于左旋多巴不能耐受或治疗无效的患者,可作为治疗的辅助药。此外,还可用于抗精神病药引起的锥体外系反应,疗效强于左旋多巴。

不良反应类似阿托品,对心脏的影响比阿托品弱,故应用较安全。窄角型青光眼、前列腺肥大患者慎用。

第二节　治疗阿尔茨海默病药

阿尔茨海默病(Alzheimer's disease,AD)是一种与年龄相关的、以进行性认知障碍和记忆力损害为主的中枢神经系统退行性疾病。表现为记忆力、判断力、抽象思维等一般智力的丧失,但视力、运动能力等不受影响。随着人类寿命的延长和社会老龄化,AD 患者的数量和比例持续增高。

AD 的主要病理特征是脑内老年斑沉积、神经元纤维缠结及神经元缺失变性等。AD 是一种多病因机制介导的疾病,确切机制尚不明确。AD 患者脑内胆碱能系统功能明显缺损,因此为胆碱能"替代补偿疗法"奠定了基础。随着对 AD 病理机制的研究逐渐深入,发现淀粉样蛋白(β-amyloid peptide,Aβ)在脑内的形成和沉积是 AD 发病的关键,Aβ 是细胞外老年斑的主要成分,也是 AD 特征性病理改变。随后的研究相继发现 AD 患者脑内氧化应激反应增强,存在免疫炎症反应,谷氨酸能、单胺能、神经肽等多种神经递质及神经调控系统功能障碍等病理生理改变,为相关的药物治疗策略提供了研究基础。目前采用的比较有特异性的治疗策略是增加中枢胆碱能神经功能,其中胆碱酯酶抑制药和 NMDA 受体非竞争性拮抗药效果相对肯定。

一、胆碱酯酶抑制药

多 奈 哌 齐

多奈哌齐(donepezil)为可逆性 AChE 抑制药。对中枢神经系统 AChE 的选择性高,通过抑制 AChE 来增加中枢 ACh 的含量,对丁酰胆碱酯酶(butyrylcholinesterase,BChE)无作用。能改善轻度至中度 AD 患者的认知能力和临床综合功能。用于改善患者的认知功能,延缓病情发展。用于治疗轻度至中度 AD。具有剂量小、毒性低等优点。口服后吸收良好,进食和服药时间对用药物吸收无影响。达峰时间 3~4 小时。$t_{1/2}$ 约为 70 小时。生物利用度为 100%。代谢产物主要经肾排泄,少量以原药形式经尿排除。多奈哌齐对 Aβ 及脑缺血再灌注等多种原因导致的大脑皮质及海马神经元的损伤具有保护作用。

利 斯 的 明

利斯的明(rivastigmine)能选择性地抑制大鼠大脑皮质和海马中的 AChE 活性,而对纹状体、脑桥以及心脏的 AChE 活性抑制力很小。可改善 AD 患者认知功能障碍,并可减慢淀粉样蛋白前体的形成。口服迅速吸收,约 1 小时达到 C_{max},血浆蛋白结合率约为 40%,易透过血脑屏障。具有安全、耐受性好、不良反应轻等优点,且无外周活性,尤其适用于伴有心脏、肝脏以及肾脏等疾病的 AD 患者。

除消化道不良反应发生率略高于多奈哌齐,其他不良反应与多奈哌齐相似。禁用于严重肝、肾损害患者及哺乳期妇女。病窦综合征、房室传导阻滞、消化性溃疡、哮喘、癫痫、肝或肾功能中度受损患者慎用。

加 兰 他 敏

加兰他敏(galanthamine)对神经元中的 AChE 有高度选择性,对神经元中 AChE 的抑制能力比血液中 BChE 的能力强 50 倍,是 AChE 的竞争性抑制药。用于治疗轻、中度 AD,临床有效率为 50%~60%,没有肝毒性。用药后 6~8 周治疗效果开始明显。还可用于重症肌无力、脊髓前角灰质炎的恢复期或后遗症、儿童脑性瘫痪、面神经麻痹、脑神经麻痹等。主要不良反应为恶心、呕吐及腹泻等胃肠道反应,但稍后即消失。

石 杉 碱 甲

石杉碱甲(huperzine A)为强效、可逆性 AChE 抑制药,有很强的拟胆碱活性,能易化神经肌肉接头递质传递。对改善衰老性记忆障碍及 AD 患者的记忆功能有良好作用。口服吸收迅速、完全,生物利用度为 96.9%。易通过血脑屏障。原形药物及代谢产物经肾排出。常见不良反应有恶心、头晕、多汗、腹痛、视物模糊等,一般可自行消失。

二、NMDA 受体非竞争性拮抗药

美 金 刚

美金刚(memantine)是使用依赖性的 NMDA 受体非竞争性拮抗药,可与 NMDA 受体上的环苯己哌啶结合位点结合。当谷氨酸以病理量释放时,美金刚可减少谷氨酸的神经毒性作用,当谷氨酸释放过少时,美金刚可改善记忆过程所需谷氨酸的传递。该药能显著改善轻度至中度血管性痴呆症患者的认知能力,而且对较严重的患者效果更好;对中度至重度的 AD 患者,还可显著改善其动作能力、认知障碍和社会行为。美金刚是第一个用于治疗晚期 AD 的 NMDA 受体非竞争性拮抗药,将美金刚与 AChE 抑制药同时使用效果更好。

不良反应有轻微眩晕、不安、头重、口干等。饮酒可能加重不良反应。肝功能不良、意识紊乱患者以及孕妇、哺乳期妇女禁用。肾功能不良时减量。

(黄丽萍)

思 考 题

1. 请简述左旋多巴与苯海索合用为什么能产生协同的治疗帕金森病作用。
2. 请简述左旋多巴与卡比多巴合用的药理学基础。
3. 请简述多奈哌齐的作用、临床应用及主要不良反应。

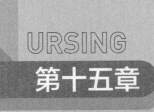

第十五章

抗精神失常药

15章 数字内容

学 习 目 标

知识目标:

1. 掌握氯丙嗪的药理作用、作用机制、临床应用及主要不良反应。

2. 熟悉抗精神分裂症药的分类及各代表药物的药理作用特点;抗躁狂药和抗抑郁药各代表药物的药理作用特点。

3. 了解其他药物特点。

能力目标:

通过学习能够应用章节知识进行该类药物处方、医嘱审核,能够进行患者用药护理、用药咨询。

素质目标:

1. 坚持以患者为中心的思想,培养对精神失常患者充分理解和关心的人文精神,并能进行相应的心理护理。

2. 进一步建立用药过程中的整体护理观念。

患者,男,35 岁。因言行怪异、出现幻觉、妄想症状半年入院。患者 1 年前受较大精神刺激,此后沉默寡言、闷闷不乐,不主动与人交往,行为懒散,并逐渐出现失眠、呆滞、自言自语等症状。半年前,患者多次诉说有人监视其生活,在其住所周围安装了众多隐形的录音、摄像设备,原因是他本人掌握了某些秘密。患者感觉自己受人威胁,需不停躲避,更换姓名,乔装易容。躯体、神经系统检查无阳性改变。临床诊断:精神分裂症偏执型。给予氯丙嗪治疗。治疗 3 个月后患者精神症状有所好转,幻觉、妄想症状消失,但出现流涎、动作迟缓、肌肉震颤、坐立不安等症状。

请思考:

1. 氯丙嗪抗精神分裂症的作用机制是什么?

2. 患者用药后为什么会出现流涎、动作迟缓、肌肉震颤、坐立不安等症状?该如何防治?

3. 针对精神分裂症患者,在日常护理方面需要注意哪些问题?

精神失常(psychiatric disorders)是由多种原因引起的精神活动障碍的一类疾病,包括精神分裂症、躁狂症、抑郁症和焦虑症等。治疗精神失常的药物统称为抗精神失常药(agents against psychiatric disorders)。根据临床应用分为抗精神分裂症药、抗躁狂症药、抗抑郁症药和抗焦虑症药。临床上常用的抗焦虑症药苯二氮䓬类已在镇静催眠药章节述及。

第一节 抗精神分裂症药

精神分裂症(schizophrenia)是以思维、情感、行为之间不协调,精神活动与现实分离为主要特征的最常见的一类精神病。根据临床症状,将精神分裂症分为 I 型和 II 型,前者以阳性症状(幻觉和妄想)为主,后者则以阴性症状(情感淡漠、思维贫乏、意志减退、主动性缺乏等)为主。

精神分裂症的病因曾有过许多假说,但迄今为止,只有中脑 - 边缘通路和中脑 - 皮质通路 DA 系统功能亢进的学说得到了广泛的认可。人类中枢神经系统主要存在 4 条 DA 能神经通路,即黑质 - 纹状体通路、中脑 - 皮质通路、中脑 - 边缘通路和结节 - 漏斗通路。黑质 - 纹状体通路是调控锥体外系运动功能的高级中枢。中脑 - 边缘通路和中脑 - 皮质通路主要调控人类的精神活动,前者主要调控情绪反应,后者则主要参与认知、思想、感觉、理解和推理能力的调控。结节 - 漏斗通路主要调控垂体激素的分泌,如抑制催乳素的分泌、促进生长激素和促肾上腺皮质激素的分泌等。DA 功能亢进假说认为,精神分裂症(尤其是 I 型)是由于中脑 - 边缘通路和中脑 - 皮质通路的 DA 受体功能亢进所致。许多研究资料支持该病因学说,如促进 DA 释放的苯丙胺可致急性或慢性妄想型精神分裂症,加剧精神分裂症的症状;减少 DA 的合成和储存能改善病情;未经治疗的 I 型患者,病故后病理检查发现其壳核和伏隔核 DA 受体数目显著增加。目前临床使用的各种高效价抗精神分裂症药物大多是强效 DA 受体拮抗剂,对 I 型精神分裂症有较好的疗效。需要指出的是,目前临床使用的大多抗精神分裂症药是非选择 DA 受体拮抗剂,因此,在发挥疗效的同时,均可引起不同程度的锥体外系副作用,这是由于药物非特异性拮抗黑质 - 纹状体通路的 DA 受体所致。

知识拓展

中枢 DA 受体亚型

根据应用选择性配基的研究结果,可将 DA 受体确定为 D_1 和 D_2 两种类型。近年来已经证实中枢存在 5 种 DA 亚型受体(D_1、D_2、D_3、D_4 和 D_5),其中 D_1 和 D_5 亚型受体在药理学特征上符

合上述的 D_1 样受体,而 D_2、D_3、D_4 受体则与上述的 D_2 样受体相符合。黑质-纹状体通路存在 D_1 样受体(D_1 和 D_5 亚型)和 D_2 样受体(D_2 和 D_3 亚型)。中脑-边缘通路和中脑-皮质通路主要存在 D_2 样受体(D_2、D_3 和 D_4 亚型),且 D_4 亚型受体特异地存在于这两个 DA 通路,与精神分裂症的发生和发展密切相关,目前发现氯氮平对其具有高亲和力,这是十分有意义的发现。

此外,一些目前临床常用的抗精神分裂症药物如氯氮平和利培酮的抗精神病作用则主要是通过拮抗 5-HT 受体而实现的。其中,氯氮平是选择性 D_4 亚型受体拮抗剂,兼具拮抗 5-HT$_2$ 受体作用,对其他 DA 亚型受体几无亲和力,对 M 胆碱受体和 α 肾上腺素受体也有较高的亲和力;利培酮拮抗 5-HT$_2$ 亚型受体的作用显著强于其拮抗 D_2 亚型受体的作用。因此,即使长期应用氯氮平和利培酮也较少发生锥体外系不良反应。

抗精神分裂症药也称作神经安定药,主要用于治疗精神分裂症,对其他精神病的躁狂症状也有效。抗精神分裂症药可分为经典抗精神分裂症药和非经典抗精神分裂症药。经典抗精神分裂症药根据化学结构不同可分为四类:吩噻嗪类(phenothiazines)、硫杂蒽类(thioxanthenes)、丁酰苯类(butyrophenones)及其他类。本节将要述及的大多数药物主要对 I 型效果好,对 II 型效果差甚至无效。

一、经典抗精神分裂症药

(一) 吩噻嗪类

氯 丙 嗪

氯丙嗪(chlorpromazine,CTZ),是吩噻嗪类抗精神分裂症药物的典型代表。1952 年,氯丙嗪在法国治疗兴奋性躁动患者获得成功,它不仅控制了患者的兴奋、躁动等症状,而且对其他精神症状也有效,带来了精神分裂症临床治疗学的重大突破,也引发了药物学家对该类药物的极大兴趣。其后,又相继发现了对精神分裂症具有治疗作用的其他 10 多个衍生物,此类药物统称为吩噻嗪类抗精神分裂症药。

【体内过程】

氯丙嗪口服后吸收慢而不规则,血药浓度达峰值的时间为 2~4 小时,肌内注射吸收迅速,血浆蛋白结合率超过 90%。氯丙嗪分布于全身,在脑、肺、肝、脾、肾中较多,其中脑内浓度可达血浆浓度的10 倍。主要在肝脏代谢,经肾排泄。因其脂溶性高,易蓄积于脂肪组织,停药后数周乃至半年,尿中仍可检出其代谢物。不同个体口服相同剂量的氯丙嗪后血药浓度可差 10 倍以上,故给药剂量应个体化。氯丙嗪在体内的消除和代谢随年龄而递减,故老年患者须减量。

【药理作用与作用机制】

1. 对中枢神经系统的作用

(1) 抗精神分裂症作用:氯丙嗪对中枢神经系统有较强的抑制作用,能显著控制活动状态和躁狂状态而又不损伤感觉能力。氯丙嗪能显著减少动物的自发活动,易诱导入睡,但动物对刺激有良好的觉醒反应。正常人口服治疗量氯丙嗪后,出现安静、活动减少、情感淡漠和注意力下降、对周围事物不感兴趣、思维迟缓,而理智正常,在安静环境下易入睡,但易唤醒,醒后神志清醒,随后又易入睡。精神分裂症患者服用氯丙嗪后则呈现良好的抗精神病作用,能迅速控制兴奋躁动状态,大剂量连续用药能消除患者的幻觉和妄想等症状,减轻思维障碍,使患者恢复理智、情绪安定、生活自理。氯丙嗪对抑郁症状无效,甚至可以使之加剧。氯丙嗪等吩噻嗪类药物主要是通过拮抗中脑-边缘通路和中脑-皮质通路的 D_2 样受体而发挥疗效的。但是,由于氯丙嗪对这两个通路和黑质-纹状体通路的 D_2 样受体的亲和力几无差异,因此,在长期应用氯丙嗪的患者中,锥体外系反应的发生率较高。

(2) 镇吐作用:氯丙嗪有较强的镇吐作用。小剂量时即可对抗 DA 受体激动剂阿扑吗啡引起的呕吐反应,这是其拮抗了延髓第四脑室底部的催吐化学感受区的 D_2 受体的结果。大剂量的氯丙嗪直接抑制呕吐中枢。但是,氯丙嗪不能对抗前庭刺激引起的呕吐。氯丙嗪也可治疗顽固性呃逆,其机制是氯丙嗪抑制位于延髓与催吐化学感受区旁的呃逆调节中枢。

(3) 对体温调节的作用:氯丙嗪对下丘脑体温调节中枢有很强的抑制作用,与解热镇痛药不同,氯丙嗪不但降低发热机体的体温,也能降低正常体温。氯丙嗪的降温作用随外界环境温度而变化,环境温度越低其降温作用越明显,与物理降温同时应用,则有协同降温作用;在高温环境中,氯丙嗪却可使体温升高。

2. 对自主神经系统的作用　氯丙嗪能拮抗肾上腺素 α 受体和 M 胆碱受体。拮抗 α 受体可致血管扩张、血压下降,但由于连续用药可产生耐受性,且有较多副作用,故不适合于高血压的治疗。拮抗 M 胆碱受体作用较弱,引起口干、便秘、视力模糊等。

3. 对内分泌系统的影响　氯丙嗪可拮抗结节 - 漏斗系统中 D_2 亚型受体,该部位的 D_2 亚型受体可促使下丘脑分泌多种激素,如催乳素释放抑制因子、卵泡刺激素释放因子、黄体生成素释放因子和促肾上腺皮质激素(ACTH)等。氯丙嗪拮抗 D_2 亚型受体,增加催乳素的分泌,抑制促性腺激素和糖皮质激素的分泌。氯丙嗪也可抑制垂体生长激素的分泌,可试用于巨人症的治疗。

【临床应用】

1. 精神分裂症　氯丙嗪主要用于 I 型精神分裂症(精神运动性兴奋和幻觉妄想为主)的治疗,能够显著缓解精神分裂症患者进攻、亢进、妄想、幻觉等阳性症状,对冷漠等阴性症状效果不显著。氯丙嗪对急性患者效果显著,但不能根治,需长期用药,甚至终身治疗;对慢性精神分裂症患者疗效较差。

氯丙嗪已在临床使用 60 多年,证明该药治疗精神分裂症安全有效,至今国内许多精神科医生仍将其列为治疗精神分裂症的首选药物之一。由于该药具有较强的神经安定作用,因此对兴奋、激越、焦虑、攻击、躁狂等症状均有良好疗效。临床急诊或急性期治疗,可首先采用氯丙嗪与异丙嗪混合,深部肌内注射或静脉滴注,快速有效地控制患者的兴奋和急性精神分裂症性症状,其后视病情再进一步确定治疗方案。

2. 呕吐和顽固性呃逆　氯丙嗪对多种药物(如洋地黄、吗啡、四环素等)和疾病(如尿毒症、恶性肿瘤等)引起的呕吐具有显著的镇吐作用,但对晕动病所致呕吐无效。对顽固性呃逆也有较好疗效。

3. 低温麻醉与人工冬眠　氯丙嗪配合冰袋、冰浴等物理降温可降低患者体温,因而可用于低温麻醉。氯丙嗪与其他中枢抑制药(哌替啶、异丙嗪)合用,则可使患者呈现深睡,体温、基础代谢及组织耗氧量均降低,增强患者对缺氧的耐受力,使机体对伤害性刺激的反应减轻,并可使自主神经传导阻滞及中枢神经系统反应性降低,机体处于这种状态,称为“人工冬眠”,有利于机体度过危险的缺氧缺能阶段,为进行其他有效的对因治疗争取时间。人工冬眠多用于严重创伤、感染性休克、高热惊厥、中枢性高热及甲状腺危象等病症的辅助治疗。

【不良反应】

由于氯丙嗪的药理作用广泛,临床用药时间长,所以不良反应也较多。

1. 一般不良反应　常见的不良反应有嗜睡、淡漠、无力等中枢神经抑制症状;可出现视力模糊、眼压升高、口干、无汗、便秘、心动过速等 M 胆碱受体拮抗症状,青光眼患者禁用;可出现鼻塞、血压下降等 α 受体拮抗症状。此外,氯丙嗪的局部刺激性较强,可用深部肌内注射,不宜作皮下注射。静脉注射可引起血栓性静脉炎,应以生理盐水或葡萄糖溶液稀释后缓慢注射。为防止体位性低血压,注射给药后立即卧床休息 2 小时左右,然后缓慢起立。

2. 锥体外系反应　是长期大量使用氯丙嗪治疗精神分裂症时最常见的副作用,多在用药后 3~4 周发生。主要的锥体外系反应:①帕金森综合征(Parkinsonism):表现为肌张力增高、面容呆板、动作迟缓、肌肉震颤、流涎等。②静坐不能(akathisia):患者表现坐立不安、反复徘徊。③急性肌张力障碍(acute dystonia):多出现在用药后第 1 日至第 5 日。由于舌、面、颈及背部肌肉痉挛,患者可出现强迫性张口、伸舌、斜颈、呼吸运动障碍及吞咽困难。以上 3 种反应是由于氯丙嗪拮抗了黑质 - 纹状体通路的 D_2 样受体,使纹状体中的 DA 功能减弱、ACh 的功能增强而引起的,可用减少药量、停药等方法减轻或消除,也可用中枢性抗胆碱药如苯海索缓解。

此外,长期服用氯丙嗪还可引起一种少见的锥体外系反应症状,称为迟发性运动障碍(tardive dyskinesia,TD),表现为口-面部不自主的刻板运动,广泛性舞蹈样手足徐动症,停药后仍长期不消失。精神分裂症患者服用氯丙嗪后,约有 20% 的患者出现迟发性运动障碍。其机制可能是因氯丙嗪长期拮抗突触后 DA 受体,使 DA 受体敏感性增加,或反馈性抑制减弱,使突触前 DA 释放增多。此反应较难治疗,用抗胆碱药反而使症状加重,抗 DA 药使此反应减轻。早期发现及时停药可能恢复,但也有的停药后仍难以恢复。老年患者应尽量避免使用这类药物。尽管 TD 症状较轻,但一旦发展为严重病例,则进一步恶化患者的生活质量。

3. 药源性精神异常　氯丙嗪本身可以引起精神异常,如过度镇静、意识障碍、萎靡、淡漠、兴奋、躁动、消极、抑郁、幻觉、妄想等,应与原有疾病加以鉴别,一旦发生应立即减量或停药。

4. 惊厥与癫痫　少数患者使用氯丙嗪过程中可出现局部或全身抽搐,脑电图有癫痫样放电。氯丙嗪能降低惊厥阈,诱发癫痫,有癫痫及惊厥史者禁用。

5. 过敏反应及血液系统反应　常见症状有皮疹、接触性皮炎和光过敏反应性皮肤色素沉着等,重者出现剥脱性皮炎,应及时处理。少数患者可出现粒细胞减少、溶血性贫血和再生障碍性贫血等。治疗期间患者出现如发热、咽喉疼痛、全身不适等,应及时检查血象。

6. 心血管和内分泌系统反应　可出现体位性低血压、持续性低血压休克,多见于老年伴动脉硬化、高血压患者;部分患者可出现心电图异常、心律失常等;对冠心病患者易致猝死,应慎用。

长期用药还会引起内分泌系统紊乱,如乳腺增大、泌乳、停经、性欲减退、抑制儿童生长等。主要是由于氯丙嗪拮抗了 DA 介导的下丘脑催乳素释放抑制途径,引起高催乳素血症,导致乳漏、闭经及妊娠试验假阳性。乳腺增生症和乳腺癌患者禁用。

7. 急性中毒　一次吞服大剂量氯丙嗪后,可致急性中毒,临床表现为过度镇静、嗜睡、意识障碍、昏迷、呼吸抑制、血压下降、心肌损害、心电图异常(P-R 间期或 Q-T 间期延长,T 波低平或倒置)等,应立即清除毒物,同时对症治疗并进行支持疗法。

【药物相互作用】

氯丙嗪可以增强其他中枢抑制药的作用,如镇静催眠药、抗组胺药、镇痛药、乙醇等,联合使用时注意调整剂量。特别是当与吗啡、哌替啶等合用时要注意呼吸抑制和降低血压的问题。此类药物拮抗 DA 受体激动剂、左旋多巴的作用。氯丙嗪可拮抗胍乙啶的降压作用。某些肝药酶诱导剂如苯妥英钠、卡马西平等可加速氯丙嗪的代谢,应注意适当调节剂量。

其他吩噻嗪类药物

其他吩噻嗪类药物包括奋乃静(perphenazine)、氟奋乃静(fluphenazine)及三氟拉嗪(trifluoperazine)和硫利达嗪(thioridazine)。

奋乃静抗精神分裂症作用、锥体外系作用和镇吐作用较强,镇静作用弱于氯丙嗪,对心血管系统、肝脏及造血系统的副作用较氯丙嗪轻。奋乃静对慢性精神分裂症的疗效则高于氯丙嗪。

三氟拉嗪和氟奋乃静的中枢镇静作用较弱,且具有兴奋和激活作用。除有明显的抗幻觉妄想作用外,此两药对行为退缩、情感淡漠等症状有较好疗效,适用于精神分裂症偏执型和慢性精神分裂症。

硫利达嗪有明显的镇静作用,抗幻觉妄想作用不如氯丙嗪,锥体外系副作用小,老年人易耐受,作用缓和为其优点。

（二）硫杂蒽类

氯 普 噻 吨

氯普噻吨(chlorprothixene)是本类药的代表,其结构与三环类抗抑郁药相似,故有较弱的抗抑郁作用。本药调节情绪、控制焦虑抑郁的作用较氯丙嗪强,但抗幻觉妄想作用不如氯丙嗪。适用于伴有强迫状态或焦虑抑郁情绪的精神分裂症、焦虑性神经官能症以及更年期抑郁症患者。由于其抗肾上腺素与抗胆碱作用较弱,故不良反应较轻,锥体外系症状也较少。可引起阻塞性黄疸;哺乳期妇女可在乳汁中出现高浓度药物,应予注意。

氟哌噻吨

氟哌噻吨(flupenthixol)抗精神分裂症作用与氯丙嗪相似,与后者不同的是有特殊的激动效应,禁用于躁狂症患者。该药低剂量具有一定的抗抑郁焦虑的效果,可用于治疗焦虑和轻度抑郁,每日最后一次用药不得迟于午后 4 点,用药 1 周无效应停药。氟哌噻吨镇静作用弱,但锥体外系反应常见,可用苯海索拮抗。偶有猝死报道。

(三) 丁酰苯类

丁酰苯类的化学结构与吩噻嗪类完全不同,但其药理作用和临床应用与吩噻嗪类相似。

氟哌啶醇

氟哌啶醇(haloperidol)是第一个合成的丁酰苯类药物,是这类药物的典型代表。氟哌啶醇的化学结构与氯丙嗪完全不同,但作用机制类似氯丙嗪,能选择性拮抗 D_2 样受体,抗精神分裂症作用和镇吐作用比氯丙嗪强,锥体外系反应也强;而镇静作用、α 受体和 M 受体拮抗作用比较弱。用于控制以兴奋躁动、幻觉、妄想为主要症状的精神分裂症效果最佳。口服后 2~6 小时血药浓度达高峰,作用可持续 3 日。氟哌啶醇不仅可显著控制各种精神运动兴奋的作用,同时对慢性症状有较好疗效。其锥体外系副作用发生率高、程度严重,但因其对心血管系统的副作用较轻、对肝功能影响小而保留其临床应用价值。

氟哌利多

氟哌利多(droperidol)的作用与氟哌啶醇基本相似。在体内代谢快,作用维持时间 6 小时左右,知觉的改变约 12 小时,临床上主要用于增强镇痛药的作用,如与芬太尼配合使用,使患者处于一种特殊的麻醉状态:痛觉消失、精神恍惚、对环境淡漠,被称为神经阻滞镇痛术(neuroleptanalgesia),作为一种外科麻醉,可以进行小的手术如烧伤清创、内镜检查、造影等,其特点是集镇痛、安定、镇吐、抗休克作用于一体。也用于麻醉前给药、镇吐、控制精神患者的攻击行为。

(四) 其他抗精神分裂症药物

五氟利多

五氟利多(penfluridol)属二苯基丁酰哌啶类(diphenylbutylpiperidines),是较好的口服长效抗精神分裂症药,一次用药疗效可维持 1 周。其长效的原因可能与五氟利多贮存于脂肪组织,从而缓慢释放入血有关。五氟利多能拮抗 D_2 样受体,有较强的抗精神分裂症作用,亦可镇吐。对精神分裂症的疗效与氟哌啶醇相似,镇静作用较弱,适用于急慢性精神分裂症,尤其适用于慢性患者,对幻觉、妄想、退缩均有较好疗效。五氟利多的不良反应以锥体外系反应最常见。

舒必利

舒必利(sulpiride)属苯甲酰胺类,选择性地拮抗中脑-边缘系统 D_2 受体,而对纹状体的 DA 受体拮抗作用不明显,不影响其他受体。对急慢性精神分裂症疗效均较好,尤其对阴性症状疗效更佳,有效地消除或缓解幻觉、妄想、淡漠、退缩、木僵、抑郁和焦虑紧张等症状;对其他药物治疗无效的患者亦有效。临床上也用于治疗抑郁症、恶心呕吐、胃十二指肠溃疡等。

舒必利不良反应较少,常见失眠、焦虑不安、消化道不适和体位性低血压,个别患者出现月经失调、泌乳、男性乳房发育、阳痿等。锥体外系反应发生率低,镇静和抗胆碱作用也低于其他抗精神分裂症药物。注意慎用于躁狂症患者,因易使症状复发。禁用于嗜铬细胞瘤患者,因为舒必利可使血压和血中儿茶酚胺升高。与抗酸药物合用时可使舒必利生物利用度明显降低。

二、非典型抗精神分裂症药

非典型抗精神分裂症药,又称非经典抗精神分裂症药,与经典的抗精神分裂症药相比有明确的优点:①耐受性好,依从性好,很少发生包括锥体外系反应和高催乳素血症等不良反应。②几乎所有的本类药物在改善精神分裂症状尤其是阴性症状方面较经典抗精神分裂症药强。本类药物被推荐为首发精神分裂症患者的"一线治疗药",代表药包括氯氮平、奥氮平、喹硫平、利培酮、齐拉西酮、阿立哌唑等。

氯 氮 平

氯氮平(clozapine)属于二苯二氮䓬类,为新型抗精神分裂症药。20世纪70年代初使用于北欧临床,取得治疗精神分裂症的良好效果。目前在我国许多地区将其作为治疗精神分裂症的首选药之一。

氯氮平是广谱神经安定剂,对精神分裂症的疗效与氯丙嗪接近,但见效迅速,多在一周内见效。抗精神分裂症作用强,对其他药无效的病例仍有效,也适用于慢性患者。氯氮平对其他抗精神分裂症药无效的精神分裂症的阴性和阳性症状都有治疗作用,它选择性地作用于 D_4 亚型受体,其特别的优点是锥体外系反应轻微而且是一过性的,这与其特异性拮抗中脑-边缘系统和中脑-皮质系统的 D_4 亚型受体、对黑质-纹状体系统的 D_2 和 D_3 亚型受体亲和力低有关。氯氮平主要用于其他抗精神分裂症药无效或锥体外系反应过强的患者。新近也有报道氯氮平抗精神病的治疗机制涉及拮抗 $5-HT_{2A}$ 和DA受体、协调5-HT与DA系统的相互作用和平衡,因此,氯氮平也被称为5-HT-DA受体拮抗剂,并由此提出了精神分裂症的DA与5-HT平衡障碍的病因学说。

氯氮平对情感淡漠和逻辑思维障碍的改善较差。氯氮平也可用于长期给予氯丙嗪等抗精神分裂症药物引起的迟发运动障碍,可获明显改善,原有精神疾病也得到控制。

氯氮平具有抗胆碱作用、抗组胺作用、抗α肾上腺素能作用。氯氮平锥体外系反应轻,不引起迟发性运动障碍,对内分泌系统影响也小。常见的不良反应有恶心呕吐、流涎、便秘、视力模糊、心率快和体位性低血压。可诱发或加重癫痫样发作,比较严重的不良反应是粒细胞减少,立即停药可以恢复,否则将导致粒细胞缺乏症,故用药前及用药期间需作白细胞计数检查。亦有引起染色体畸变的报道。

利 培 酮

利培酮(risperidone)是20世纪90年代应用于临床的第二代非典型抗精神分裂症药物,目前为治疗精神分裂症的一线药物。该药为DA和5-HT受体拮抗剂,对其他神经递质如组胺、乙酰胆碱及α受体等作用较弱。该药治疗精神分裂症阳性症状如幻觉、妄想、思维障碍等以及阴性症状均有效。适于治疗首发急性和慢性患者。不同于其他药物的是该药对精神分裂症患者的认知功能障碍和继发性抑郁亦具治疗作用。由于利培酮有效剂量小,用药方便、见效快,锥体外系反应轻,且抗胆碱样作用及镇静作用弱,易被患者耐受,治疗依从性优于其他抗精神分裂症药。

常用抗精神分裂症药作用比较见表15-1。

表15-1 常用抗精神分裂症药作用比较

药物	抗精神分裂症剂量/ $(mg \cdot d^{-1})$	副作用		
		镇静作用	锥体外系反应	降压作用
氯丙嗪	25~300	+++	++	+++(肌内注射) ++(口服)
氟奋乃静	2~20	+	+++	++
三氟拉嗪	5~20	+	+++	+
奋乃静	8~32	++	+++	+
硫利达嗪	150~300	+++	+	+++
氟哌啶醇	10~80	+	+++	++
氯氮平	12.5~300	++		+++
利培酮	1~8	+	+	+

注:+++ 强;++ 次强;+ 弱。

第二节　抗躁狂药

抗躁狂药(antimanic drugs)主要用于治疗躁狂症,躁狂症的特征是情绪高涨、烦躁不安、活动过度和思维、言语不能自制。前述抗精神分裂症药物也经常用来治疗躁狂症,此外一些抗癫痫药如卡马西平(carbamazepine)和丙戊酸钠(sodium valproate)抗躁狂也有效。目前临床最常用的是碳酸锂,也有枸橼酸盐,在此仅以碳酸锂为代表加以介绍。

碳　酸　锂

碳酸锂(lithium carbonate)于1949年应用于临床,用于治疗躁狂症。其主要是锂离子发挥药理作用,治疗剂量对正常人的精神行为没有明显影响。尽管研究已经发现锂离子在细胞水平具有多方面的作用,但其情绪安定作用的确切机制目前仍不清楚。目前可能的解释:①在治疗浓度抑制去极化和Ca^{2+}依赖的NA和DA从神经末梢释放,而不影响或促进5-HT的释放。②摄取突触间隙中儿茶酚胺,并增加其灭活。③抑制腺苷酸环化酶和磷脂酶C所介导的反应。④影响Na^+、Ca^{2+}、Mg^{2+}的分布,影响葡萄糖的代谢。

锂盐口服吸收快而完全,2~4小时血药浓度达峰值。锂离子先分布于细胞外液,然后逐渐蓄积于细胞内。锂虽吸收快,但通过血-脑脊液屏障入人脑组织慢,所以显效需4~5日。对急性期患者,开始治疗时宜用大剂量。主要经肾排泄,约80%由肾小球滤过的锂在近曲小管与钠离子竞争重吸收,故增加钠的摄入可促进其排泄,而缺钠或肾小球滤出减少时,可导致锂在体内蓄积,引起中毒。

锂盐对躁狂症患者有显著疗效,特别是对急性躁狂和轻度躁狂疗效显著,有效率为80%。碳酸锂主要用于抗躁狂,但有时对抑郁症也有效,故有情绪稳定药(mood-stabilizing)之称。碳酸锂还可用于治疗躁狂抑郁症(manic-depressive psychosis),该病的特点是躁狂和抑郁的双相循环(交替)发生。长期重复使用碳酸锂不仅可以减少躁狂复发,对预防抑郁复发也有效,但对抑郁的作用不如躁狂明显。

锂盐的安全范围小,最高有效血药浓度为1.5mmol/L,而大于2.0mmol/L即可出现中毒症状。其疗效和毒性与血药浓度平行,故应特别注意用量,若条件许可,应监测血锂浓度,随时调整剂量,使血锂浓度维持在0.8~1.5mmol/L为宜。

锂盐的不良反应多,个体差异大。用药初期的副作用有恶心、呕吐、腹泻、乏力、肢体震颤、口渴、多尿等,连用1~2周后多可逐渐减轻或消失。此外,尚有抗甲状腺作用,可引起碘代谢异常,甲状腺肿大。锂盐的缓释片副作用较轻。血药浓度大于2.0mmol/L可引起严重反应,表现为意识障碍甚至昏迷、肌张力增高、深反射亢进、共济失调、震颤及癫痫发作。此时应立即停药,对症处理,并静脉注射生理盐水以加速锂盐的排泄。

第三节　抗抑郁药

抗抑郁药(antidepressant drugs)是一类主要用于治疗情绪低落、抑郁消极为主要症状的抑郁症的药物。临床研究表明,各种抗抑郁药物均可使70%左右的抑郁患者病情明显改善,维持治疗可使抑郁减少复发。目前临床使用的抗抑郁药包括三环类抗抑郁药、NA再摄取抑制剂、5-HT再摄取抑制剂、5-HT和NA再摄取抑制药及其他抗抑郁药。

一、三环类抗抑郁药

由于这些药物结构中都有2个苯环和1个杂环,故统称为三环类抗抑郁症药(tricyclic antidepressants,TCAs),在结构上与吩噻嗪类有一定相关性。常用的有丙米嗪、阿米替林、多塞平等。

三环类抗抑郁症药属于非选择性单胺摄取抑制剂,主要阻断NA和5-HT的再摄取,从而增加突触间隙这两种递质的浓度。被再摄取进入神经元末梢是NA、5-HT和DA灭活的重要机制,三环类抗抑郁药具有阻断 NA、5-HT 再摄取的作用，使突触间隙的 5-HT 和 NA 增加而发挥抗抑郁作用。大多数三环类抗抑郁药具有抗胆碱作用，引起口干、便秘、排尿困难等副作用。此外三环类抗抑郁药还具有 α_1 肾上腺素受体和 H_1（组胺）受体的拮抗作用而引起过度镇静。

丙　米　嗪

丙米嗪（imipramine）是三环类抗抑郁药的代表药。

【体内过程】

丙米嗪口服吸收良好，2~8 小时血药浓度达高峰，$t_{1/2}$ 为 10~20 小时。在体内丙米嗪广泛分布于各组织，以脑、肝、肾及心脏分布较多。丙米嗪主要在肝 CYP2C19、2D6 代谢，通过氧化变成 2- 羟基代谢物，并与葡萄糖醛酸结合，自尿液排出。

【药理作用与临床应用】

丙米嗪可阻断 NA、5-HT 在神经末梢的再摄取，从而使突触间隙的递质浓度增高，促进突触传递功能而发挥抗抑郁作用。正常人服用丙米嗪后出现安静、嗜睡、血压稍降、头晕、目眩，并常出现抗胆碱能反应（口干、视力模糊），连用数日后这些症状可能加重，甚至出现注意力不集中和思维能力下降。但抑郁症患者连续服药后，出现情绪提高、精神振奋现象，其运动抑制及自罪自责等抑郁症状明显改善。丙米嗪起效缓慢，连续 2~3 周后才能见效，故不能作为应急治疗药物。

丙米嗪可用于各种抑郁症的治疗。对内源性抑郁症有明显的改善作用，对反应性抑郁症、更年期抑郁症也有效；但对精神分裂症的抑郁症状无明显改善。此外，对伴有焦虑的抑郁症患者疗效明显，尚可用于强迫症和恐怖症的治疗。临床上还可用于小儿遗尿症的治疗。

【不良反应】

治疗量的丙米嗪即有明显的抗胆碱作用，出现口干、便秘、散瞳、眼压升高、视力模糊、心悸、尿潴留等，故前列腺肥大和青光眼患者禁用。乏力、头痛、肌肉震颤和上腹不适亦常见。心血管系统可出现体位性低血压、心律失常、心肌梗死、充血性心力衰竭，故心血管疾病患者应特别注意。偶见皮疹、粒细胞减少及阻塞性黄疸等过敏反应。少数患者用药后可转为躁狂状态，出现幻觉、妄想等，剂量大时尤易发生。可引起胎儿畸形，故孕妇禁用。

【药物相互作用】

丙米嗪和单胺氧化酶抑制剂（MAOI）合用，可引起血压明显升高、高热和惊厥。这是由于丙米嗪抑制 NA 再摄取、MAOI 减少 NA 的灭活、使 NA 浓度增高所致。因此，使用单胺氧化酶抑制药患者须至少停药 10~14 日后方可使用丙米嗪。丙米嗪还能增强中枢抑制药的作用，如与抗精神分裂症药、抗帕金森病药合用时，其抗胆碱作用可相互增强。此外，抗抑郁药还能对抗胍乙啶及可乐定的降压作用。

阿　米　替　林

阿米替林（amitriptyline）是临床上常用的三环类抗抑郁药，其药理学特性及临床应用与丙米嗪极为相似，与后者相比，阿米替林对 5-HT 再摄取的抑制作用明显强于对 NA 再摄取的抑制；镇静作用和抗胆碱作用也较明显。治疗抑郁症剂量也与丙米嗪类似，鉴于阿米替林有较强的镇静催眠作用，也用于治疗焦虑、恐怖症。临床还可用于治疗儿童遗尿症。阿米替林的不良反应与丙米嗪相似，但比丙米嗪严重，偶有加重糖尿病症状的报道。

多　塞　平

多塞平（doxepin）作用与丙米嗪类似，抗抑郁作用比后者弱，抗焦虑作用强，镇静作用和对血压的影响也比丙米嗪大，但对心脏影响较小。对伴有焦虑症状的抑郁症疗效最佳，焦虑、紧张、情绪低落、行动迟缓等症状数日后即可缓解，显效需 2~3 周。也可用于治疗消化性溃疡。不良反应和注意事项与丙米嗪类似。一般不用于儿童和孕妇，老年患者应适当减量。

二、去甲肾上腺素摄取抑制药

去甲肾上腺素摄取抑制药（noradrenaline reupake inhibitor，NRIs）选择性抑制 NA 的再摄取，用于以脑内 NA 缺乏为主的抑郁症,尤其适用于尿检 MH-PG(NA 的代谢物)明显减少的患者。这类药物的特点是起效快,而镇静作用、抗胆碱作用和降压作用均比三环类抗抑郁药弱。

地 昔 帕 明

地昔帕明(desipramine)是去甲肾上腺能神经末梢强效 NA 摄取抑制剂,其效率为抑制 5-HT 摄取的 100 倍以上。对 DA 的摄取亦有一定的抑制作用。对 H_1 受体有强拮抗作用。对 α 受体和 M 受体拮抗作用较弱。地昔帕明对轻、中度的抑郁症疗效好。有轻度镇静作用,缩短 REM 睡眠,但延长了深睡眠。血压和心率轻度增加,有时也会出现体位性低血压。与丙米嗪相比,不良反应较小,但对心脏影响与丙米嗪相似。过量则导致血压降低、心律失常、震颤、惊厥、口干、便秘等。老年人应适当减量。

本药不应和拟交感胺类药物合用,因会明显增强后者的作用;同样,与 MAO 抑制剂合用也要慎重;与胍乙啶及作用于肾上腺素能神经末梢的降压药合用会明显降低降压效果。

马 普 替 林

马普替林(maprotiline)为一种新型抗抑郁药,能选择性抑制去甲肾上腺素的再摄取。与三环类抗抑郁药比较,本药的特点是:广谱抗抑郁,对反应性抑郁症、更年期抑郁症和神经官能症的抑郁现象均有效,但对内源性抑郁症疗效不佳。此外还有显著的镇静、抗焦虑作用。心血管反应和抗胆碱副作用均较轻,更适宜于老年患者应用。其镇静作用和对血压影响与丙米嗪类似。与其他三环类抗抑郁药一样,用药 2~3 周后才充分发挥疗效。它延长 REM 睡眠时间。对心脏的影响也与三环类抗抑郁药一样,延长 Q-T 间隔,增加心率。治疗剂量可见口干、便秘、眩晕、头痛、心悸等。也有用药后出现皮炎和皮疹的报道。能增强拟交感胺药物作用,减弱降压药物反应等。

去 甲 替 林

去甲替林(nortriptyline)的药理作用与阿米替林相似,但本药抑制 NA 摄取远强于对 5-HT 的摄取。与阿米替林相比,其镇静、抗胆碱、降低血压作用及对心脏的影响和诱发惊厥作用均较弱。此药有助于抑郁症患者入睡,但缩短 REM 睡眠时间。引起体位性低血压是由于拮抗 $α_1$ 受体所致,引起心率加快是由于抗胆碱作用所致。本药治疗内源性抑郁症效果优于反应性抑郁症,去甲替林比其他三环类抗抑郁药治疗显效快。

去甲替林的镇静作用、抗胆碱作用、降低血压作用、对心脏的影响等虽均比丙米嗪弱,但仍要注意过量引起的心律失常,尤其是心肌梗死的恢复期、传导阻滞或原有心律失常的患者,用药不慎会加重病情。双相抑郁症患者可引起躁狂症发作,应注意。本药与三环类抗抑郁药物类似,可降低惊厥发作阈,癫痫患者应慎用。

瑞 波 西 汀

瑞波西汀(reboxetine)是第一个完全意义上的选择性去甲肾上腺素再摄取抑制剂,对 5-HT 递质几无影响。瑞波西汀有较弱的抗胆碱活性,对大脑中的其他受体几乎没有亲和力。瑞波西汀无镇静作用,不影响认知功能,与酒精无相互作用,可增加快动眼睡眠(REM)潜伏期。研究表明瑞波西汀能有效治疗抑郁症,对重症抑郁症的疗效明显,长期用药能有效控制抑郁症的复发。常见的不良反应为口干、便秘、过度出汗、头痛、失眠、恶心、眩晕及心动过速等。有前列腺增生的患者禁用。

三、选择性 5- 羟色胺再摄取抑制药

虽然三环类抗抑郁药疗效确切,但仍有 20%~30% 的患者无效,且毒副作用较多,患者对药物的耐受性差,过量易引起中毒甚至死亡。从 20 世纪 70 年代起开始研制的选择性 5-HT 再摄取抑制剂(selective serotonin reuptake inhibitors,SSRIs)与三环类抗抑郁药的结构迥然不同,但对 5-HT 再摄取的抑制作用选择性更强,对其他递质和受体作用甚微,既保留了与三环类抗抑郁药相似的疗效,也克服了三环类抗抑郁药的诸多不良反应。这类药物发展较快,已开发品种达 30 多种,临床常用的包括氟西汀、帕罗西汀、舍曲林等。本类药物很少引起镇静作用,也不损害精神运动功能。对心血管和自主

神经系统功能影响很小。本类药物还具有抗抑郁和抗焦虑双重作用,其抗抑郁效果也需要 2~3 周才能显现。

这类药物多用于由于脑内 5-HT 减少所致的抑郁症,也可用于病因不清但其他药物疗效不佳或不能耐受其他药物的抑郁症患者。

氟 西 汀

氟西汀(fluoxetine)是一种强效选择性 5-HT 再摄取抑制剂,比抑制 NA 摄取作用强 200 倍。

【体内过程】

氟西汀口服吸收良好,达峰值时间 6~8 小时,血浆蛋白结合率 80%~95%;给予单个剂量时 $t_{1/2}$ 为 48~72 小时,在肝脏经 CYP2D6 代谢生成去甲基活性代谢物去甲氟西汀,其活性与母体相同,但 $t_{1/2}$ 较长。

【药理作用】

氟西汀选择性抑制 5-HT 再摄取,对肾上腺素受体、组胺受体、$GABA_B$ 受体、M 受体、5-HT 受体几乎没有亲和力。对抑郁症的疗效与三环类抗抑郁药相当,耐受性与超量安全性优于三环类抗抑郁药。此外该药对强迫症、贪食症亦有效。

【临床应用】

1. 治疗抑郁症 常用剂量 20~40mg/d,1 次服用,需要时可用到 80mg/d。因药物在肝脏代谢,肝功能不好时可采取隔日疗法。

2. 治疗神经性贪食症 剂量 60mg/d 可有效控制摄食量。

【不良反应】

不良反应偶有恶心呕吐、头痛头晕、乏力失眠、畏食、体重下降、震颤、惊厥、性欲降低等。肝病患者服用后 $t_{1/2}$ 延长,需慎用。肾功能不全者,长期用药需减量,延长服药间隔时间。氟西汀与 MAO 抑制剂合用时须警惕“5-HT 综合征”的发生,该综合征初期阶段主要表现为不安、激越、恶心、呕吐或腹泻,随后高热、强直、肌阵挛或震颤、自主神经功能紊乱、心动过速、高血压、意识障碍,最后可引起痉挛和昏迷,严重者可致死,应引起临床重视。心血管疾病、糖尿病者应慎用。

帕 罗 西 汀

帕罗西汀(paroxetine),口服吸收良好,为强效 5-HT 再摄取抑制剂,增高突触间隙递质浓度而发挥治疗抑郁症的作用。抗抑郁疗效与三环类抗抑郁药相当,而抗胆碱作用、体重增加、对心脏影响及镇静等副作用较三环类抗抑郁药轻。

常见不良反应为口干、便秘、视力模糊、震颤、头痛、恶心等。禁止与 MAO 抑制剂合用,避免显著升高脑内 5-HT 水平而致 5-HT 综合征。

舍 曲 林

舍曲林(sertraline)是一选择性抑制 5-HT 再摄取的抗抑郁药,可用于各类抑郁症的治疗,并对强迫症有效。主要不良反应为口干、恶心、腹泻、男性射精延迟、震颤、出汗等。该药与其他药物的相互作用临床经验不多,借鉴氟西汀的经验,禁止与 MAO 抑制剂合用。

氟 伏 沙 明

氟伏沙明(fluvoxamine)是一类新型 5-HT 再摄取抑制剂,对焦虑、激动、失眠有治疗作用,能有效治疗各种类型的抑郁症,且有报道认为是较好的抗强迫症药物之一。氟伏沙明还能有效地用于焦虑症、惊恐障碍等的治疗。常见的不良作用有恶心、呕吐、腹泻、头痛、头晕、失眠、出汗等,其次为口干、便秘,偶见肝转氨酶升高和心脏方面的不良反应(心动过缓、低血压等)。

西 酞 普 兰

西酞普兰(citalopram)对 5-HT 再摄取抑制作用强,其相对选择性在同类药物中最高,虽总体疗效和其他 5-HT 再摄取抑制剂相当,但疗效出现较快,特别是对 CYP_{450} 抑制作用少,因而药物相互作用少,特别适用于老年患者和合并躯体病同时需用其他药物治疗的患者。西酞普兰对各种形式的焦虑障碍均有良好的治疗作用。西酞普兰最常见的副反应是恶心、呕吐、头痛、头晕、口干、疲乏无力、便秘和多汗,偶出现性功能障碍。不良反应大多出现在治疗早期,表现轻微,时间短暂,大部分可自行消失。

四、5- 羟色胺和去甲肾上腺素再摄取抑制药

5- 羟色胺和去甲肾上腺素再摄取抑制药(serotonin / noradrenaline reuptake inhibitors,SNRIs)通过抑制 5-HT 和 NA 的再摄取发挥抗抑郁作用。文拉法辛和度洛西汀是该类药物的代表。

文 拉 法 辛

文拉法辛(venlafaxine)是一类苯乙胺衍生物,它通过抑制 5-HT 和 NA 的再摄取而发挥抗抑郁作用。文拉法辛可用于各种抑郁症和广泛性焦虑症。文拉法辛与胆碱能受体无明显亲和力,其副作用大大地低于三环类抗抑郁药。与三环类抗抑郁药物不同的是,文拉法辛对心脏没有显著的影响。

五、其他抗抑郁药

曲 唑 酮

曲唑酮(trazodone)不增强左旋多巴的行为效应,不具抑制 MAO 的活性和抗胆碱效应,也不增强 5-HT 前体物质 5-HTP 的行为效应。其抗抑郁作用机制可能与抑制 5-HT 摄取有关,但目前还不清楚。曲唑酮用于治疗抑郁症,具有镇静作用,适于夜间给药。无 M 受体拮抗作用,也不影响 NA 的再摄取,所以对心血管系统无明显影响。不良反应较少,偶有恶心、呕吐、体重下降、心悸等,过量中毒会出现惊厥、呼吸停止等。

米 安 舍 林

米安舍林(mianserin)为一种四环类抗抑郁药。对突触前 α_2 肾上腺素受体有拮抗作用。其治疗抑郁症的作用机制是通过抑制负反馈而使突触前 NA 释放增多。疗效与三环类抗抑郁药相当,较少产生抗胆碱能样副作用。常见头晕、嗜睡等。

米 氮 平

米氮平(mirtazapine)通过拮抗突触前 α_2 肾上腺素受体而增加 NA 的释放,间接提高 5-HT 的更新率而发挥抗抑郁作用,抗抑郁效果与阿米替林相当,其抗胆碱样不良反应及 5-HT 样不良反应(恶心、头痛、性功能障碍等)较轻。常见不良反应为食欲增加及嗜睡。

(马月宏)

思 考 题

1. 请简述抗精神分裂症药的分类及代表药物。
2. 请简述氯丙嗪的药理作用及主要不良反应。
3. 请简述抗抑郁症药物的分类、主要代表药物及其药理作用。

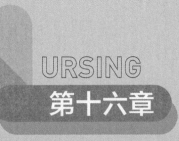

NURSING

第十六章

镇 痛 药

16章 数字内容

───── 学 习 目 标 ─────

知识目标:
1. 掌握阿片生物碱类镇痛药、人工合成镇痛药、其他镇痛药的药理作用、作用特点、作用机制、体内过程、临床应用、典型不良反应。
2. 熟悉镇痛药的概念、镇痛药的分类、阿片受体的分类与功能、疼痛发生的机制、疼痛的类型。
3. 了解疼痛的临床意义、镇痛药应用的基本原则、适应证以及阿片受体拮抗药的特点。

能力目标:
通过学习能应用章节知识进行镇痛药的疗效观察,不良反应的监测与防治,患者用药护理及用药咨询,确保临床用药安全有效。

素质目标:
1. 通过学习,培养坚持以人的健康为中心、爱岗敬业、对疼痛患者充分理解关心的人文精神。
2. 建立防止本类药物滥用的理念,培养对疼痛患者合理用药的思维和能力。

患者,男,60岁。有中度慢性阻塞性肺疾病病史,因车祸致髋部骨折到急诊科就诊。患者主诉疼痛剧烈。

请思考:

1. 立即缓解患者疼痛的最适当的治疗药物有哪些?

2. 这些治疗药物的主要不良反应有哪些? 考虑到患者的肺疾病病史,用药时应注意哪些事项?

疼痛(pain)为人体第五大生命体征,是一种因现存或者潜在的组织损伤而引起的痛苦感觉,常伴有不愉快的情绪或心血管和呼吸等方面的变化。它既是机体的一种保护性反应,提醒机体避开或处理伤害,也是许多临床疾病的常见症状。但剧烈疼痛不仅给患者带来痛苦和紧张不安等情绪反应,还可引起机体生理功能紊乱,甚至诱发休克。因此,缓解疼痛,防止可能产生的生理功能紊乱是临床药物治疗的主要目的之一。疼痛的性质与部位是诊断疾病的重要依据,因此,疾病确诊之前应慎用镇痛药,以免掩盖病情,贻误诊治。

根据痛觉冲动的发生部位,疼痛可分为躯体痛(somatic pain)、内脏痛(visceral pain)和神经性痛(neuropathic pain)三种类型。躯体痛是由于身体表面和深层组织的痛觉感受器受到各类伤害性刺激所致,其又可分为急性痛(acute pain)以及慢性痛(chronic pain)两种。前者亦称锐痛,为尖锐而定位清楚的刺痛,伤害性刺激达到阈值后立即发生,刺激撤除后很快消失;后者亦称钝痛,为强烈而定位模糊的"烧灼痛",发生较慢,持续时间较长。内脏痛是由于内脏器官、体腔壁浆膜及盆腔器官组织部位的痛觉感受器受到炎症、压力、摩擦或牵拉等刺激所致。神经性痛是由于神经系统损伤或受到压迫或浸润(如肿瘤)所致。

镇痛药是用来缓解疼痛和实现镇痛的药物。镇痛药以不同的方式作用于外周和中枢神经系统。临床上使用的镇痛药可分为麻醉性镇痛药和非麻醉性镇痛药。麻醉性镇痛药通过直接作用于中枢神经系统来缓解疼痛,主要分为阿片类生物碱、半合成吗啡样镇痛药和合成阿片类镇痛药。非麻醉性镇痛药主要为非甾体类抗炎药。

本章所介绍的镇痛药(analgesics)指作用于中枢神经系统特定部位,在不影响患者意识状态下选择性地解除或减轻疼痛,同时缓解疼痛引起的不愉快情绪的药物。因其镇痛作用与激动阿片受体有关,易产生药物依赖性(dependence)。故即使有用药指征,也应尽量减少用药次数和剂量。本类药中的绝大多数被归入管制药品之列,其生产、销售和使用必须严格遵守"国际禁毒公约"和我国的有关法律法规如《中华人民共和国药品管理法》《麻醉药品和精神药品管理条例》等。

第一节　阿片生物碱类镇痛药

阿片(opium)为罂粟科植物罂粟(papaver somniferum)未成熟蒴果浆汁的干燥物,含有20余种生物碱,从化学结构上可分为菲类和异喹啉类两大类型。前者如吗啡(含量约10%)和可待因,具有镇痛作用;后者如罂粟碱,具有松弛平滑肌作用,无镇痛作用。

吗　啡

【体内过程】

吗啡(morphine)口服易吸收,但首过消除明显,生物利用度低(约25%),故常注射给药。皮下注射30分钟后吸收约60%,硬膜外或椎管内注射可快速渗入脊髓发挥作用。本品吸收后约1/3与血浆蛋白结合,游离型吗啡迅速分布于全身,血流丰富的组织如肺、肝、肾和脾等浓度最高。该药在组织滞留时间短,一次用药24小时后组织药物浓度几乎检测不到。可通过胎盘进入胎儿体内,由于脂溶性较低,仅有少量通过血脑屏障,但足以发挥中枢性药理作用。吗啡在肝内与葡萄糖醛酸结合,代谢产

物吗啡 -6- 葡萄糖醛酸具有药理活性,血浆药物浓度远远高于吗啡。动物静脉注射等量吗啡 -6- 葡萄糖醛酸,其镇痛强度是吗啡的 2 倍,而直接脑内或椎管内注射,作用强度为吗啡的 100 倍。吗啡主要以吗啡 -6- 葡萄糖醛酸的形式经肾排泄,少量经乳腺排泄。吗啡 $t_{1/2}$ 为 2~3 小时,吗啡 -6- 葡萄糖醛酸 $t_{1/2}$ 稍长于吗啡。肾功能减退者和老年患者吗啡 -6- 葡萄糖醛酸排泄缓慢,易致蓄积效应。

【作用机制】

吗啡是镇痛药的典型代表,与阿片受体结合,产生激动作用,对中枢神经系统、心血管、胃肠道平滑肌等有广泛的作用。随着对吗啡构效关系的研究以及阿片受体和阿片肽的发现,有关吗啡的镇痛机制已取得了突破性进展(表 16-1)。

表 16-1 阿片肽及药物对各型阿片受体的影响

阿片肽或药物	受体类型		
	μ	δ	κ
阿片肽类			
β- 内啡肽	+++	+++	+++
亮氨酸脑啡肽	+	+++	
甲硫氨酸脑啡肽	++	+++	
强啡肽	++	+	+++
内吗啡肽	+++		
完全激动药			
吗啡	+++	+	++
可待因	+	+	+
哌替啶	++	+	+
美沙酮	+++		
芬太尼	+++	+	
部分 / 混合激动药			
喷他佐辛	P	+	++
布托洛菲	P		+++
丁丙诺啡	P	−	−
纳布啡	− −		++
拮抗药			
纳洛酮	− − −	−	− −
纳曲酮	− − −	−	− − −

注:"+" 为激动药;"−" 为拮抗药;"P" 为部分激动药。

1962 年我国学者邹刚等证明吗啡镇痛作用部位在中枢第三脑室周围灰质。1973 年 Snyder 及其同事首先证实了脑内存在阿片受体。其后的研究表明,阿片受体有多种类型。机体内主要由 μ、δ、κ 三类阿片受体介导阿片类药物的药理效应,相应为 MOR、DOR 和 KOR。药理学实验提示这些受体可被进一步分别分为 $μ_1$、$μ_2$、$δ_1$、$δ_2$ 和 $κ_1$、$κ_2$、$κ_3$ 等亚型,但其结构、分布及效应特点尚不清楚。阿片受体中,μ 受体是介导吗啡镇痛效应的主要受体,也能介导镇静、呼吸抑制、缩瞳、欣快等效应以及产生依赖性;κ 受体主要介导脊髓镇痛效应,也能引起镇痛作用;δ 受体介导的镇痛效应不明显,但能引起抗焦虑和抗抑郁作用,成瘾性较小。此外,是否存在第四种受体——α 受体尚有争论。

氨基酸序列分析表明,μ、δ、κ 受体均有 7 个跨膜区,分别由 372 个、380 个和 400 个氨基酸残基

Note:

组成。三种阿片受体氨基酸序列同源性高达 60%;阿片受体 C 末端至半胱氨酸残基区域高度保守,能与第二信使系统发生偶联效应。μ、δ、κ 受体属于蛋白偶联受体,通过百日咳毒素敏感型 G- 蛋白偶联而抑制腺苷酸环化酶活性,激活受体门控 K^+ 电流和抑制电压门控 Ca^{2+} 电流,从而减少神经递质释放和阻断痛觉传递。

阿片受体的广泛存在,强烈提示机体内存在内源性的阿片样物质。1975 年,Hughes 和 Kosterlitz 成功地从脑内分离出两种五肽,即甲硫氨酸脑啡肽、亮氨酸脑啡肽,并证明它们能与吗啡类药物竞争受体且具有吗啡样药理作用,这一杰出的工作对阿片类镇痛药作用机制的研究具有划时代的意义。自 1980 年开始,已人工合成许多阿片肽类物质,其中有些能特异性地激动某种受体,如 DAMGO 激动 μ 型受体、DPDPE 激动 δ 型受体、U-50488 和 U-69593 激动 κ 型受体。相应的拮抗药分别是:CTOP、natrindole、binalorphimine。这些工具药的出现为阿片受体的研究提供了有力的手段。

现认为,内源性阿片肽和阿片受体共同组成机体的镇痛系统,痛觉传入神经末梢通过释放谷氨酸、SP 等递质而将痛觉冲动传向中枢,内源性阿片肽由特定的神经元释放后可激动感觉神经突触前、后膜上的阿片受体,通过 G- 蛋白偶联机制,抑制腺苷酸环化酶、促进 K^+ 外流、减少 Ca^{2+} 内流,使突触前膜递质释放减少、突触后膜超极化,最终减弱或阻滞痛觉信号的传递,产生镇痛作用(图 16-1)。吗啡的镇痛作用是通过激动脊髓胶质区、丘脑内侧、脑室及导水管周围灰质等部位的阿片受体,主要是 μ 型受体,模拟内源性阿片肽对痛觉的调节功能而产生的。而吗啡缓解疼痛所引起的不愉快、焦虑等情绪和致欣快的作用则与激活中脑边缘系统和蓝斑的阿片受体进而影响多巴胺能神经功能有关。

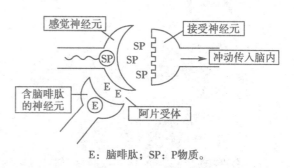

E: 脑啡肽;SP:P物质。

图 16-1 阿片受体对痛觉信号传导的调控

【药理作用】

1. 中枢神经系统

(1) 镇痛作用:吗啡具有强大的镇痛作用。皮下注射 5~10mg 能明显减轻或消除各种锐痛和钝痛。对持续性慢性钝痛作用大于间断性锐痛,对神经性疼痛的作用比对组织损伤、炎症和肿瘤等所致疼痛差。在镇痛的同时意识清楚,听觉、视觉及触觉等不受影响。

(2) 镇静、致欣快作用:吗啡激动边缘系统和蓝斑核的阿片受体,改善由疼痛所引起的焦虑、紧张、恐惧等情绪反应,产生镇静作用,提高对疼痛的耐受力。给药后,患者常出现嗜睡、精神蒙眬、理智障碍等,在安静环境易入睡,但易被唤醒。吗啡还可引起满足感和飘然欲仙的欣快症。

(3) 抑制呼吸:治疗量即可抑制呼吸,使呼吸频率减慢、潮气量降低、每分通气量减少,急性中毒时呼吸频率可减慢至 3~4 次 /min。呼吸抑制是吗啡急性中毒致死的主要原因。吗啡的呼吸抑制与降低呼吸中枢对血液 CO_2 张力的敏感性以及抑制脑桥呼吸调节中枢有关。

(4) 镇咳:直接抑制咳嗽中枢,使咳嗽反射减轻或消失,产生镇咳作用。

(5) 其他中枢作用:吗啡可兴奋支配瞳孔的副交感神经,引起瞳孔括约肌收缩,使瞳孔缩小,针尖样瞳孔为其中毒特征。吗啡作用于下丘脑体温调节中枢,改变体温调定点,使体温略有降低,但长期大剂量应用,体温反而升高。吗啡可兴奋脑干化学感受触发区,引起恶心和呕吐。吗啡抑制下丘脑释放促性腺激素释放激素(GnRH)和促肾上腺皮质激素释放因子(CRF),降低血浆促肾上腺皮质激素(ACTH)、黄体生成素(LH)和促卵泡激素(FSH)等的浓度。

2. 平滑肌

(1) 胃肠道平滑肌:吗啡升高胃肠道平滑肌张力、减少其蠕动。胃肠道存在高密度的阿片受体,吗啡兴奋胃平滑肌,提高张力,使胃蠕动减慢和排空延迟,易致食物反流,减少其他药物吸收;提高小肠及大肠平滑肌张力,减弱推进性蠕动,导致肠内容物通过延缓和水分吸收增加,并抑制消化腺的分泌;

提高回盲瓣及肛门括约肌张力,肠内容物通过受阻。吗啡通过上述局部作用以及中枢抑制作用,减弱便意,抑制排便反射,因而易引起便秘。

(2) 胆道平滑肌:治疗量吗啡引起胆道奥狄括约肌痉挛性收缩,使胆道排空受阻,胆囊内压明显提高,可致上腹不适甚至胆绞痛。阿托品可部分缓解该作用。

(3) 其他平滑肌:吗啡降低子宫张力可延长产妇分娩时程;提高输尿管平滑肌及膀胱括约肌张力,引起尿潴留;治疗量对支气管平滑肌兴奋作用不明显,但大剂量可引起支气管收缩,诱发或加重哮喘,可能与其促进柱状细胞组胺的释放有关。

3. 心血管系统 吗啡对心率及节律均无明显影响,能扩张血管,降低外周阻力,当患者由仰卧位转为直立时可发生体位性低血压。此外,吗啡类药物能模拟缺血预适应对心肌缺血性损伤的保护作用,从而减少心肌细胞凋亡、坏死,减小梗死病灶。其机制可能与吗啡类药物作用于 δ_1 受体而激活 K^+ 通道有关。吗啡对脑循环影响很小,但因抑制呼吸使体内 CO_2 蓄积,引起脑血管扩张和血管阻力降低,导致脑血流增加和颅内压增高。

4. 其他 吗啡对免疫系统有抑制作用,包括抑制淋巴细胞增殖、减少细胞因子的分泌、减弱自然杀伤细胞(NKC)的细胞毒作用。也可抑制人类免疫缺陷病毒(HIV)蛋白诱导的免疫反应,这可能是吗啡吸食者易感染 HIV 病毒的主要原因。此外,吗啡可扩张皮肤血管,使脸颊、颈项和胸前皮肤发红,与促进组胺释放有关。

【临床应用】

1. 镇痛 吗啡对多种疼痛均有效,可缓解或消除严重创伤、烧伤、手术等引起的剧痛和晚期癌症疼痛;对内脏平滑肌痉挛引起的绞痛如胆绞痛和肾绞痛,加用解痉药如阿托品可有效缓解;对心肌梗死引起的剧痛,如血压正常也可应用,除能缓解疼痛和减轻焦虑外,其扩血管作用可减轻患者心脏负担。吗啡镇痛的效果与个体对药物的敏感性以及疼痛程度有关,应根据不同患者对药物的反应性来调整用量。久用易成瘾,除癌症剧痛外,一般仅用于其他镇痛药无效时的短期应用。

2. 心源性哮喘 对于左心衰竭突发急性肺水肿所致呼吸困难(心源性哮喘),除应用强心药、氨茶碱及吸入氧气治疗外,静脉注射吗啡常可迅速缓解患者的气促和窒息感。其机制可能是由于吗啡扩张外周血管,降低外周阻力,减轻心脏前、后负荷,有利于肺水肿的消除;镇静作用又有利于消除患者的焦虑、恐惧情绪。此外,吗啡降低呼吸中枢对 CO_2 的敏感性,减弱过度的反射性呼吸兴奋,使急促浅表的呼吸得以缓解,也有利于心源性哮喘的治疗。但伴有休克、昏迷、严重的肺部疾病或痰液过多时禁用。

3. 止泻 适用于急、慢性消耗性腹泻,以减轻症状。可选用阿片酊或复方樟脑酊。如伴有细菌感染,应同时服用抗生素。

【不良反应】

1. 一般不良反应 治疗量吗啡可引起眩晕、恶心、呕吐、便秘、呼吸抑制、尿少、排尿困难(老年多见)、胆道压力增高甚至胆绞痛、体位性低血压(低血容量者易发生)等。偶见烦躁不安等情绪改变。

2. 耐受性及依赖性 长期应用阿片类药物易产生耐受性和药物依赖性。吗啡按常规剂量连用 2~3 周即可产生耐受性。剂量越大,给药间隔越短,耐受发生越快越强,且与其他阿片类药物有交叉耐受性。吗啡停药可致戒断综合征,甚至意识丧失,患者出现病态人格,有明显强迫性觅药行为,由此导致药物滥用给社会带来极大的危害。

阿片类药物耐受性和依赖性的产生机制尚未明了,现有资料提示与涉及的神经组织对吗啡产生适应有关。而细胞水平研究表明,可能与阿片受体脱敏、受体内陷、受体下调以及腺苷酸环化酶激活有关。此外,其他神经递质如谷氨酸、去甲肾上腺素等可能参与。相关研究表明,吗啡的依赖性与 μ 型阿片受体直接相关。在缺失 μ 型阿片受体的变异小鼠,吗啡不产生镇痛作用与依赖性。

3. 急性中毒 吗啡过量可引起急性中毒,主要表现为昏迷、深度呼吸抑制,瞳孔缩小。常伴有血压下降、严重缺氧以及尿潴留。呼吸麻痹是致死的主要原因。抢救措施为人工呼吸、适量给氧以及静脉注射阿片受体拮抗药纳洛酮。

【禁忌证】

吗啡能通过胎盘进入胎儿体内以及对抗缩宫素对子宫的兴奋作用,故禁用于分娩止痛;吗啡可经乳汁分泌,也禁用于哺乳期妇女止痛;由于抑制呼吸、抑制咳嗽反射以及释放组胺,可致支气管收缩,禁用于支气管哮喘及肺心病患者;颅内压升高的颅脑损伤患者、肝功能严重减退患者及新生儿和婴儿亦禁用。

【药物相互作用】

吗啡与氮芥、环磷酰胺合用,增加氮芥、环磷酰胺的毒性。与二甲双胍合用,增加乳酸性酸中毒的危险性。与 M 胆碱受体拮抗药(尤其是阿托品)合用,便秘加重,增加麻痹性肠梗阻和尿潴留的危险性。与胍乙啶、美卡拉明、金刚烷胺、溴隐亭、左旋多巴、利多卡因、普鲁卡因胺、奎尼丁、亚硝酸盐、利尿药合用发生体位性低血压。与生长抑素、利福平、利福布汀合用降低吗啡的疗效。与美西律合用抑制并延迟美西律的吸收。与艾司洛尔合用使艾司洛尔的血药浓度升高。与纳洛酮、烯丙吗啡合用拮抗吗啡的作用。与西咪替丁合用出现呼吸停止、精神错乱和肌肉抽搐。与纳曲酮、卡马西平合用出现阿片戒断症状。与香草醛合用增加香草醛的抗凝血作用。

可 待 因

可待因(codeine)又称甲基吗啡。

【体内过程】

本品口服吸收快而完全,20 分钟左右起效,$t_{1/2}$ 为 3~4 小时,维持 4~6 小时,生物利用度为 40%~70%,血浆蛋白结合率约为 20%。肌内注射或皮下注射后为 T_{max} 为 0.25~1 小时。大部分在肝内代谢,约 10% 脱甲基生成吗啡。代谢产物及少量原形药物经肾排泄。

【药理作用与临床应用】

本品有镇咳、镇痛作用。可待因的药理作用与吗啡相似,但作用较吗啡弱。镇痛作用为吗啡的 1/10,镇咳作用为吗啡的 1/4,选择性抑制延髓咳嗽中枢,产生强而迅速的镇咳作用。抑制呼吸,致便秘、欣快感和成瘾性等也弱于吗啡。用于各种原因引起的剧烈干咳,对干咳伴胸痛者尤为适用。

【不良反应】

治疗剂量不良反应少见,偶有恶心、呕吐、便秘及眩晕等。过量能明显抑制呼吸,也可致兴奋、烦躁不安。反复应用可产生耐受性和成瘾性,应严格控制使用,与吗啡有交叉耐受性。对痰多而黏稠的患者不宜应用,以防造成气道阻塞。呼吸道不畅者、孕妇、哺乳期妇女应慎用。

【禁忌证】

可待因可通过胎盘屏障,使用后致胎儿产生药物依赖,故妊娠期间禁用。分娩期应用本品可引起新生儿呼吸抑制。可待因可经乳汁分泌,也禁用于哺乳期妇女止痛。痰多黏稠者禁用,以防因抑制咳嗽反射,使大量痰液阻塞呼吸道,继发感染而加重病情。

【药物相互作用】

可待因与抗胆碱药合用时,可加重便秘或尿潴留的不良反应。与美沙酮或其他吗啡类药合用时,可加重中枢性呼吸抑制作用。与肌肉松弛药合用时,呼吸抑制作用更为显著。

第二节 人工合成阿片受体激动药

阿片生物碱类镇痛药镇痛作用强大,但结构复杂、全合成难度大,同时具有毒性大和易成瘾的问题。因此,学者们从简化吗啡基本结构入手,合成了一些吗啡的代用品,如哌替啶、美沙酮、芬太尼等。它们不具有吗啡的基本结构,但仍作用于阿片受体。

哌 替 啶

哌替啶(pethidine),又名度冷丁(dolantin)。为苯基哌啶衍生物,于 1937 年在人工合成阿托品样类似物时发现其具有吗啡样作用,是目前临床常用的人工合成镇痛药。

【体内过程】

本品口服易吸收,生物利用度为 40%~60%,皮下或肌内注射吸收更迅速,临床常用注射给药。该药血浆蛋白结合率约为 60%。可通过胎盘屏障,进入胎儿体内。哌替啶在肝内代谢为哌替啶酸及去甲哌替啶,然后与葡萄糖醛酸形成结合型或游离型经肾排出,仅少量以原形排泄。哌替啶 $t_{1/2}$ 约为 3 小时,肝硬化患者显著延长。去甲哌替啶 $t_{1/2}$ 为 15~20 小时,肾功能不良或反复大剂量应用可能引起其蓄积。此外,去甲哌替啶有中枢兴奋作用,反复大量使用哌替啶引起的肌肉震颤、抽搐甚至惊厥可能与此有关。

【药理作用】

哌替啶主要激动 μ 型阿片受体,药理作用与吗啡基本相同,镇痛作用为吗啡的 1/7~1/10,持续时间短,为 2~4 小时。镇静、呼吸抑制、致欣快和扩血管作用与吗啡相当。也能兴奋平滑肌,提高平滑肌和括约肌的张力,但因作用时间短,较少引起便秘和尿潴留。大剂量哌替啶可引起支气管平滑肌收缩。有轻微兴奋子宫作用,但对妊娠末期子宫正常收缩无影响,也不对抗缩宫素的作用,故不延缓产程。

【临床应用】

1. **镇痛** 可替代吗啡用于创伤、术后以及晚期癌症等引起的各种剧痛;用于内脏绞痛须与解痉药如阿托品合用;可用于分娩止痛,但新生儿对哌替啶抑制呼吸极为敏感,临产前 2~4 小时内不宜使用。哌替啶镇痛作用虽弱于吗啡,但成瘾性较吗啡轻,产生也较慢。

2. **心源性哮喘** 哌替啶可替代吗啡作为心源性哮喘的辅助治疗,且效果良好。其机制同吗啡。

3. **麻醉前给药及人工冬眠** 麻醉前给予哌替啶,能使患者安静,消除患者术前紧张和恐惧情绪,减少麻醉药用量并缩短诱导期。与氯丙嗪、异丙嗪组成人工冬眠合剂,氯丙嗪可增强哌替啶的药理作用。

【不良反应】

治疗量不良反应与吗啡相似,可致眩晕、出汗、口干、恶心、呕吐、心悸和体位性低血压等。剂量过大可明显抑制呼吸。偶尔出现震颤、肌肉痉挛、反射亢进甚至惊厥,中毒解救时可合用抗惊厥药。久用易产生耐受性和依赖性,与吗啡有交叉耐受性。禁忌证与吗啡相同。

【禁忌证】

本品室上性心动过速、颅脑损伤、颅内占位性病变、慢性阻塞性肺疾病、支气管哮喘、严重肺功能不全等禁用。严禁与单胺氧化酶抑制剂同用。

【药物相互作用】

本品与单胺氧化酶抑制药合用可引起谵妄、高热、多汗、惊厥、严重呼吸抑制、昏迷甚至死亡;氯丙嗪、异丙嗪、三环类抗抑郁药加重哌替啶的呼吸抑制,可加强双香豆素等抗凝血药的作用,合用时应酌情减量。与氨茶碱、肝素钠、磺胺嘧啶、呋塞米、头孢哌酮等药配伍,易产生浑浊或沉淀。

美 沙 酮

美沙酮(methadone)为 μ 型受体激动药,药用其消旋体,镇痛作用主要为左旋美沙酮,作用强度为右旋美沙酮的 8~50 倍。

【体内过程】

本品口服吸收良好,30 分钟左右起效,约 4 小时达血药浓度高峰,皮下或肌内注射后达峰值更快,1~2 小时,血浆蛋白结合率约为 90%,$t_{1/2}$ 为 15~40 小时,主要在肝脏代谢为去甲美沙酮,随尿、胆汁或粪便排泄。酸化尿液可增加其排泄。美沙酮与各种组织包括脑组织中蛋白结合,反复给药可在组织中蓄积,停药后组织中药物再缓慢释放入血。

【药理作用】

美沙酮镇痛作用强度与吗啡相当,但持续时间较长,镇静作用较弱,耐受性与成瘾性发生较慢,戒断症状略轻。此外,抑制呼吸、缩瞳、引起便秘及升高胆道内压等作用也较吗啡弱。由于本品能先与各种组织结合,再缓慢释放入血,因此其戒断症状相对吗啡等短效药物出现较慢、程度略轻。口服美沙酮后再注射吗啡不能引起原有的欣快感,亦不出现戒断症状,因而减弱吗啡等的成瘾性,并能减少吗啡或海洛因成瘾者自我注射带来的血液传播性疾病的风险。因此,美沙酮广泛用于治疗吗啡或海洛因成瘾。

【临床应用】

本品适用于创伤、手术及晚期癌症等所致剧痛,亦可用于吗啡、海洛因等成瘾的脱毒治疗。与其他戒毒药品比较,具有对戒断症状控制疗效显著,脱毒治疗成功率高。可以口服,一次用药可产生24~36 小时的临床效应,用药安全,无严重的副作用。镇痛效力强,重复用药有效。维持治疗可以减少非法药物的消耗,减少社会犯罪,消除由注射毒品引起的躯体并发症。服用美沙酮可慢慢替代海洛因,避免需要注射用的海洛因从而减少共用注射器引起的艾滋病传播的危险。

【不良反应】

本品可致恶心、呕吐、便秘、头晕、口干和抑郁等。长期用药易致多汗、淋巴细胞数增多、血浆白蛋白和糖蛋白以及催乳素含量升高。皮下注射有局部刺激作用,可致疼痛和硬结。禁用于分娩止痛,以免影响产程和抑制新生儿呼吸。

【禁忌证】

本品可抑制呼吸,肺水肿是过量中毒的主要死因,故呼吸功能不全者禁用;忌作麻醉前和麻醉中用药;美沙酮过量中毒时可应用纳洛酮注射剂抢救。对于阿片依赖脱毒治疗和替代维持治疗者,应遵循不同的治疗原则,此外,根据患者药物依赖严重程度和其生理状况进行个体化用药。

【药物相互作用】

本品与西咪替丁合用可增强其镇痛作用,与利福平、苯妥英钠合用可加快其代谢而诱发戒断反应,慎与镇静、催眠药合用。异烟肼、吩噻嗪类、尿液碱化剂可减少美沙酮排泄,合用时需减量。与抗高血压药合用可致血压下降过快,严重的可发生晕厥。

芬太尼及其同系物

芬太尼(fentanyl)为 μ 型受体激动药,属短效镇痛药。作用与吗啡相似,镇痛效力为吗啡的 100 倍。首过消除明显,需通过非胃肠道途径给药。起效快,静脉注射后 1~2 分钟达高峰,维持时间约 10 分钟;肌内注射 15 分钟左右起效,可维持 1~2 小时。血浆蛋白结合率约为 84%,经肝脏代谢而失活,$t_{1/2}$ 为 3~4 小时。主要用于麻醉辅助用药和静脉复合麻醉或与氟哌利多合用产生神经阻滞镇痛。亦可通过硬膜外或蛛网膜下腔给药治疗急性术后痛和慢性痛。不良反应可见眩晕、恶心、呕吐及胆道括约肌痉挛。大剂量产生明显肌肉强直(与抑制纹状体多巴胺能神经功能有关,可用纳洛酮拮抗)。静脉注射过快可致呼吸抑制。反复用药易产生依赖性。不宜与单胺氧化酶抑制药合用。禁用于支气管哮喘、重症肌无力、颅脑肿瘤或颅脑外伤引起昏迷的患者以及 2 岁以下儿童。

舒芬太尼(sufentanil)和阿芬太尼(alfentanil)均为芬太尼的类似物,主要作用于 μ 型受体,对 δ 型和 κ 型受体作用较弱。舒芬太尼的镇痛作用强于芬太尼,是吗啡的 1 000 倍,而阿芬太尼作用弱于芬太尼。两药均起效快,作用时间短,尤以阿芬太尼突出,故称为超短效镇痛药。两药血浆蛋白结合率约为 90%,阿芬太尼 $t_{1/2}$ 为 1~2 小时,舒芬太尼 $t_{1/2}$ 为 2~3 小时。两药均在肝脏代谢失活,主要代谢物经肾排泄,约 1% 以原形经尿排出。对心血管系统影响小,常用于心血管手术麻醉。阿芬太尼由于其药代动力学特点,很少蓄积,短时间手术可分次静脉注射,长时间手术可持续静脉滴注。

喷 他 佐 辛

喷他佐辛(pentazocine,镇痛新)为阿片 μ 型受体部分激动药,可激动 κ 型受体。

【体内过程】

本品口服、皮下和肌内注射均易吸收,口服首过消除明显,生物利用度仅为 20%,血药浓度与其镇痛作用强度、持续时间相一致。肌内注射后 15 分钟~1 小时、口服后 1~3 小时镇痛作用最明显。血浆蛋白结合率约为 60%，$t_{1/2}$ 为 4~5 小时，可通过胎盘屏障。主要经肝脏代谢，代谢速率个体差异较大，是其镇痛效果个体差异大的主要原因。60%~70% 以代谢物形式和少量以原形经肾排泄。

【药理作用】

镇痛作用为吗啡的 1/3，呼吸抑制作用为吗啡的 1/2，但剂量超过 30mg 时，呼吸抑制程度并不随剂量增加而加重，故相对较为安全。用量达 60~90mg，则可产生精神症状，如烦躁不安、梦魇、幻觉，可用纳洛酮对抗。胃肠道平滑肌的兴奋作用弱于吗啡。对心血管系统的作用与吗啡不同，大剂量可加快心率和升高血压，与升高血中儿茶酚胺浓度有关。静脉注射本药可提高冠心病患者的平均主动脉压、左室舒张末压，增加心脏作功量。

【临床应用】

喷他佐辛有轻度 μ 型受体拮抗作用，成瘾性小，在药政管理上已列入非麻醉品。适用于各种慢性疼痛，对剧痛的止痛效果不及吗啡。口服给药可减少不良反应的发生。由于本品仍有产生依赖性的倾向，因此不能作为理想的吗啡替代品。

【不良反应】

常见不良反应有镇静、嗜睡、眩晕、出汗、轻微头痛，恶心、呕吐少见。剂量增大能引起烦躁、幻觉、噩梦、血压升高、心率增快、思维障碍和发音困难等。局部反复注射，可使局部组织产生无菌性脓肿、溃疡和瘢痕形成，故应常更换注射部位。经常或反复使用，可产生吗啡样生理依赖性，但戒断症状比吗啡轻，此时应逐渐减量至停药。因拮抗 μ 型受体，与吗啡合用可加重吗啡的戒断症状。大剂量喷他佐辛可引起呼吸抑制、血压上升及心率加速。

【禁忌证】

喷他佐辛可加强括约肌对胆汁流出的阻力，因此胆道内镜检查时或胆道疾病患者慎用。可升高肺动脉压和中心静脉压，加重心脏的负荷，不可用于缓解心肌梗死的疼痛。

曲 马 多

曲马多（tramadol）为中枢性镇痛药，镇痛效力与喷他佐辛相当，镇咳效力为可待因的 1/2，呼吸抑制作用弱，对胃肠道无影响，也无明显的心血管作用。镇痛作用机制尚未明了，本药的代谢物 O- 去甲基曲马多对阿片 μ 型受体的亲和力比原形药高 200 倍，但其镇痛效应并不被纳洛酮完全拮抗，提示其镇痛作用尚有其他机制参与。本品有较弱的 μ 型受体激动作用，并能抑制 NA 和 5-HT 再摄取。适用于中度以上的急、慢性疼痛，如手术、创伤、分娩及晚期肿瘤疼痛等。不良反应和其他镇痛药相似，偶见多汗、头晕、恶心、呕吐、口干、疲劳等。静脉注射过快可出现颜面潮红、一过性心动过速。长期应用也可成瘾。抗癫痫药卡马西平可降低曲马多血药浓度，减弱其镇痛作用。安定类药可增强其镇痛作用，合用时应调整剂量。

罗 通 定

罗通定（rotundine，延胡索乙素）即左旋四氢巴马汀，是从罂粟科植物延胡索的干燥块茎中提取的一种生物碱，为延胡索的主要有效成分。具有镇静，镇痛和中枢性肌肉松弛等作用，主要用于治疗胃溃疡及十二指肠溃疡的疼痛、月经痛、分娩后宫缩痛、紧张性失眠、痉挛性咳嗽等，用于镇痛时可出现嗜睡，偶见眩晕、乏力、恶心和锥体外系症状。由于极易透过血脑屏障而进入脑组织，几分钟内即出现较高浓度，孕妇及哺乳期妇女慎用。

第三节 阿片受体拮抗药

纳 洛 酮

纳洛酮（naloxone）对各型阿片受体都有竞争性拮抗作用，作用强度依次为 μ>κ>δ 型受体。口服易吸收，首过消除明显，故常静脉给药。静脉注射 2 分钟显效，持续 30~60 分钟，$t_{1/2}$ 为 40~55 分钟，在肝脏与葡萄糖醛酸结合而失活。与巴比妥类药物合用或长期饮酒诱导肝微粒体酶，可缩短其 $t_{1/2}$。

Note:

临床用于阿片类药急性中毒,解救呼吸抑制及其他中枢抑制症状。芬太尼类、哌替啶等作静脉复合麻醉或麻醉辅助用药时,术后呼吸抑制仍明显者,纳洛酮可反转呼吸抑制。本品能诱发戒断症状,可用于阿片类药成瘾者的鉴别诊断。试用于急性酒精中毒、休克、脊髓损伤、脑卒中以及脑外伤的救治等。此外,纳洛酮还是研究疼痛与镇痛的重要工具药物。

纳洛酮无内在活性,本身不产生药理效应,不良反应少,大剂量偶见轻度烦躁不安。

纳 曲 酮

纳曲酮(naltrexone)与纳洛酮相似,但对 κ 型受体的拮抗作用强于纳洛酮。临床应用同纳洛酮。

知 识 拓 展

奥 利 替 丁

奥利替丁(oliceridine)于 2020 年 8 月在美国被批准用于治疗成人中度至重度急性疼痛,即严重到需要静脉注射阿片类药物且替代治疗不足以控制的疼痛。与目前使用的阿片类激动药不同,奥利替丁属于 μ 阿片受体的偏倚激动药,对 G 蛋白信号通路激动作用强,而对 β-arrestin 通路作用弱,这可能会减少受 β-arrestin 通路调节的、与阿片相关的便秘、呼吸抑制和耐受等不良反应。

(曾祥周)

思 考 题

1. 简述阿片类药物的分类及主要药物的作用、作用机制、临床应用及主要不良反应。
2. 与吗啡比较,哌替啶的作用有哪些特点?
3. 为什么吗啡可用于心源性哮喘的治疗,却不能用于支气管哮喘的治疗?

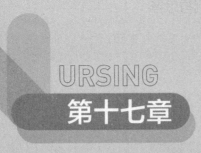

NURSING

第十七章

中枢兴奋药

17章 数字内容

学习目标

知识目标：

1. 掌握兴奋大脑皮质药物、脑功能改善药、兴奋延髓呼吸中枢药物的药理作用、作用机制、体内过程、临床应用及不良反应。

2. 熟悉中枢兴奋药的概念和药物分类。

3. 了解呼吸中枢兴奋药在中枢性呼吸衰竭临床治疗中的地位。

能力目标：

通过学习能应用章节知识进行该类药物用药物中毒的诊断及防治，并对患者提供用药护理及用药咨询。

素质目标：

1. 通过学习进一步建立中枢兴奋性药物中毒患者的整体护理观念。

2. 坚持以患者为中心，具有呼吸衰竭患者充分理解和关怀的人文精神，并能进行相应心理护理。

患者,女,27 岁。因工作繁忙,睡眠不足,每日饮用咖啡提神,近一个月出现精神焦虑、失眠等症状。

请思考:

1. 患者焦虑、失眠的可能原因有哪些?

2. 使用咖啡因的注意事项有哪些?

3. 可引起中枢兴奋的药物有哪些?

中枢兴奋药(central stimulants)指能增强中枢神经系统功能活动的一类药物。根据其主要作用部位和特点可分为:①主要兴奋大脑皮质的药物,如咖啡因等。②主要兴奋延髓呼吸中枢的药物,又称呼吸兴奋药,如尼可刹米等。③主要兴奋脊髓的药物,如一叶萩碱等。④脑功能改善药与其他药。但这种分类是相对的,随着剂量的增加,上述药物均可对中枢产生广泛的兴奋作用,诱发惊厥,而过度兴奋又可转为抑制,甚至会导致死亡。临床应用时应严格掌握用药剂量和给药方法,严密观察患者病情变化,防止意外发生。

第一节　主要兴奋大脑皮质的药物

咖　啡　因

咖啡因(caffeine)是可可豆和茶叶中的主要生物碱,与茶叶中茶碱药理作用相似,均属黄嘌呤类。但咖啡因的中枢兴奋作用较强,临床主要用于兴奋中枢,对抗中枢抑制状态。

【体内过程】

本品口服、肌内注射均易吸收。体内分布广泛,在脑组织中可快速达到有效药物浓度。主要经肝脏氢化成甲基尿酸,通过肾排泄。$t_{1/2}$ 约为 3.5 小时。

【药理作用与作用机制】

1. **兴奋中枢**　咖啡因对大脑皮质有兴奋作用,口服小剂量(50~200mg)即可使睡意消失、疲劳减轻、精神振奋、思维敏捷、工作效率提高。动物实验表明,咖啡因可引起觉醒型脑电波,在损伤其间脑与中脑后,此作用仍存在,提示作用部位在大脑皮质。较大剂量时,则会直接兴奋延髓呼吸中枢和血管运动中枢,使呼吸加深加快,血压升高;在呼吸中枢受抑制时其作用尤为明显。过量中毒则兴奋脊髓,引起阵挛性惊厥。

2. **心肌和平滑肌**　咖啡因可直接兴奋心脏、扩张血管(冠状血管、肾血管等),但这一外周作用常被兴奋迷走中枢及血管运动中枢的作用所掩盖,故无治疗意义。此外,咖啡因还可舒张支气管平滑肌,但作用较弱。

3. **其他**　咖啡因还具有利尿、刺激胃酸和胃蛋白酶分泌的作用。

【临床应用】

咖啡因主要用于对抗中枢抑制状态,如严重传染病、镇静催眠药过量引起的昏睡、呼吸和循环抑制,可肌内注射苯甲酸钠咖啡因。此外,由于咖啡因可收缩脑血管,减少脑血管搏动的幅度,还常配伍麦角胺治疗偏头痛;配伍解热镇痛药治疗一般性头痛。

【不良反应】

不良反应少见且较轻。偶见激动、不安、失眠;剂量过大也可引起反射亢进、心动过速、呼吸加快,中毒剂量可引起惊厥。由于婴儿高热时易发生惊厥,不宜用含咖啡因的复方解热制剂。因增加胃酸分泌,消化性溃疡患者不宜久用。动物实验发现咖啡因能引起仔鼠先天缺损,骨骼发育迟缓,故孕妇慎用。与麻黄碱或肾上腺素有相互增强作用,不宜同时注射。

苯甲酸钠咖啡因

苯甲酸钠咖啡因（caffeine sodium benzoate）对大脑皮质有较强的兴奋作用。增强大脑皮质兴奋，振奋精神。大剂量直接兴奋呼吸中枢及血管运动中枢。主要用于对抗急性传染病及中枢抑制药中毒引起的呼吸及循环衰竭。大剂量可致中枢兴奋、激动不安、呼吸加快、心动过速甚至惊厥。小儿高热且无呼吸衰竭者不宜使用，以免引起惊厥。

第二节 主要兴奋延髓呼吸中枢的药物

尼 可 刹 米

尼可刹米（nikethamide）常静脉注射给药，作用短暂，每次静脉注射只能维持 5~10 分钟，代谢产物随尿排出。可直接兴奋延髓呼吸中枢，提高呼吸中枢对 CO_2 的敏感性；也可刺激颈动脉体化学感受器，反射性兴奋呼吸中枢。因作用温和、安全范围大，临床常用于各种原因引起的呼吸抑制，对肺心病引起的呼吸衰竭及吗啡中毒引起的呼吸抑制效果较好。对巴比妥类引起的呼吸抑制效果较差。治疗量不良反应少见，大剂量可引起血压升高、心悸、心律失常、肌震颤等，严重者可引起惊厥。本药作用维持时间短，临床需多次给药。给药过程中应注意观察病情，以免蓄积中毒。如出现惊厥，可用地西泮或硫喷妥钠对抗。

二 甲 弗 林

二甲弗林（dimefline）可直接兴奋呼吸中枢，作用较尼克刹米强近 100 倍。临床用于各种原因引起的中枢性呼吸衰竭或呼吸抑制。对肺性脑病复醒率可达 90%~95%。亦可用于手术、外伤等引起的虚脱、休克的治疗。主要不良反应有恶心、呕吐和皮肤烧灼感等。本药安全范围小，大剂量易引起肌肉抽搐和惊厥，小儿多见。静脉给药需稀释后缓慢注射，密切观察患者反应，并备好急救措施（巴比妥类药物）。本药禁用于有惊厥、癫痫病病史者、肾功能降低的患者和孕妇。

洛 贝 林

洛贝林（lobeline）通过刺激颈动脉体和主动脉体化学感受器，反射性地兴奋呼吸中枢，使呼吸加深加快。临床主要用于各种原因引起的呼吸抑制。常用于治疗新生儿窒息、小儿感染性疾病引起的呼吸衰竭和一氧化碳中毒引起的呼吸抑制。本药作用持续时间短暂，安全范围较大。但大剂量可引起心动过缓、传导阻滞、血压下降及呼吸抑制。

贝 美 格

贝美格（bemegride）可直接兴奋呼吸中枢，作用较迅速，但维持时间短，选择性差，安全范围窄。临床主要用作催眠药（巴比妥类、格鲁米特、水合氯醛）中毒解救的辅助用药。

本药注射量大、速度过快易引起中毒。症状为恶心、呕吐，继而肌肉震颤、惊厥。注射时可备短效的巴比妥类药物，以便惊厥时解救。

上述中枢兴奋药主要用于对抗中枢抑制药中毒或某些传染病引起的中枢性呼吸衰竭。这些药物的选择性一般都不高，兴奋呼吸中枢的剂量与致惊厥剂量之间的距离短、安全范围窄，临床应用时应严格掌握剂量及适应证，宜短时应用。对大多数呼吸抑制患者而言，采用人工呼吸机比应用呼吸兴奋药更安全有效。

第三节 主要兴奋脊髓的药物

一 叶 萩 碱

一叶萩碱（securinine）主要兴奋脊髓使肌张力增加，并能兴奋脑干，增强呼吸，加强心肌收缩力和升高血压，且具有抗胆碱作用。本药毒性低、代谢快、无蓄积作用。临床主要用于治疗脊髓灰质炎后遗症和面部神经麻痹等。不良反应可见心悸、头痛等，过量可引起惊厥。注射时切勿注入血管。

Note：

第四节 脑功能改善药

甲 氯 芬 酯

甲氯芬酯(meclofenoxate)主要作用于大脑皮质,它能促进脑细胞的氧化还原,调节神经细胞的代谢,增加对糖类的利用,对受抑制的中枢神经有兴奋作用。临床主要用于外伤性昏迷、知觉减退、新生儿缺氧症、儿童遗尿、酒精中毒、老年性精神错乱及某些中枢和周围神经症状等。精神过度兴奋或锥体外系症状等患者不宜使用。

胞 磷 胆 碱

胞磷胆碱(citicoline)为核苷衍生物,对改善脑组织代谢、促进大脑功能恢复与苏醒有一定作用。用于急性颅脑外伤和脑手术所引起的意识障碍等。脑内出血急性期不宜大剂量使用。如有过敏症状如皮疹等,应立即停止给药。偶见失眠、恶心及热感等不良反应。

哌 甲 酯

哌甲酯(ritalin)适用于脑功能轻微失调、发作性睡病及镇静催眠等药物引起的过度镇静和这些药物中毒时的抢救。连续使用可出现耐受性和心理依赖性,偶可诱发癫痫(应立即停药)。严重焦虑、紧张、青光眼及癫痫患者禁用,高血压患者及孕妇慎用。应遵医嘱用药,严禁滥用。

盐酸二苯美仑

盐酸二苯美仑(bifemelane hydrcohloride)为精神兴奋药。本品可激活脑神经,改善精神症状和脑功能障碍。用于脑梗死后遗症、脑出血后遗症所伴的情绪低下、情绪障碍等。偶见胃肠道反应、头晕、不安、耳鸣等不良反应。

苯 丙 胺

苯丙胺(amphetamine)为拟肾上腺素药,中枢兴奋作用较强。可兴奋大脑皮质、呼吸中枢和血管运动中枢,使精神活动增加,情绪改善。临床用于发作性睡病、麻醉药及其他中枢抑制药中毒、精神抑郁症等。不良反应有疲乏、眩晕、失眠、震颤、焦虑、恶心、呕吐、口干、出汗,大剂量引起血压升高或心律失常。高血压、动脉硬化、冠心病、甲亢患者,以及老人、小儿禁用。本品久用易成瘾。

氟 马 西 尼

氟马西尼(flumazenil)为选择性苯二氮䓬类拮抗药。可逆转对中枢苯二氮䓬类受体有亲和力的苯二氮䓬类和非苯二氮䓬类药物的作用,也可部分拮抗丙戊酸钠的抗惊厥作用。临床用于终止苯二氮䓬类药物诱导和苯二氮䓬类药物中毒解救。不良反应有恶心、呕吐,快速注射偶见焦虑、心悸、恐惧。妊娠初3个月妇女不宜使用,哺乳期妇女慎用。

知 识 拓 展

吡 拉 西 坦

吡拉西坦(piracetam)为 GABA 的衍生物,是一种新型促思维记忆药。口服易吸收,易通过血脑-屏障,$t_{1/2}$ 为 5~6 小时,主要以原形由肾脏排泄。吡拉西坦具有激活和保护脑细胞的作用,主要作用于大脑前额叶皮质。此外还能益智,主要通过促进中枢海马 ACh 释放达成。临床主要用于阿尔茨海默病、脑动脉硬化症、脑血管意外等原因引起的记忆功能减退,也可用于儿童发育迟缓。

(王福刚)

思　考　题

1. 请简述咖啡因的主要药理作用及临床应用有哪些。
2. 请简述尼可刹米的主要药理作用及临床应用有哪些。
3. 请简述中枢兴奋药的作用有哪些区别。

NURSING

第十八章

解热镇痛抗炎药

18章 数字内容

学 习 目 标

知识目标：

1. 掌握解热镇痛抗炎药共同的药理作用和特点，阿司匹林的药理作用、临床应用与不良反应。

2. 熟悉对乙酰氨基酚、布洛芬、吲哚美辛、吡罗昔康的药理作用与临床应用。

3. 了解选择性COX-2抑制药塞来昔布、尼美舒利的作用特点和抗痛风药的分类、作用特点与应用。

能力目标：

通过学习能应用章节知识进行解热镇痛抗炎药和抗痛风药处方、患者用药护理及用药咨询。

素质目标：

1. 通过学习进一步建立用药中的整体护理观念。

2. 坚持以患者为中心，养成对疼痛、发热、炎症、痛风等患者的充分理解、关心的人文精神，并能进行相应心理护理。

3. 培养解热镇痛抗炎药、抗痛风药合理应用的思维和能力。

患者,女,54岁。因关节肿胀疼痛加重近1周而就诊。10年来,劳累后出现双侧手指肿痛,未予重视,病情逐步进展,出现双手腕、肘关节肿痛。4年前开始双手指关节变形,双侧腕关节肿胀疼痛,时轻时重,反复发作。实验室检查:血沉加快,类风湿因子(+),免疫复合物升高、补体升高。X线检查:双手近端、远端关节间隙明显变窄,骨质密度降低。诊断:类风湿关节炎。药物治疗:阿司匹林 4.0g/d,分4次,饭后服用。

请思考:

1. 阿司匹林治疗类风湿关节炎的作用机制是什么?

2. 阿司匹林的药理作用及临床应用有哪些? 类风湿关节炎的治疗药物还有哪些?

3. 阿司匹林的主要不良反应有哪些? 在用药护理和用药咨询方面要注意哪些内容?

第一节　概　　述

解热镇痛抗炎药(antipyretic-analgesic and anti-inflammatory drugs)是一类具有解热、镇痛,而且大多数还有抗炎、抗风湿作用的药物。主要共同作用机制是抑制体内环氧化酶(cycloxygenase,COX)活性而减少局部组织前列腺素(prostaglandin,PG)的生物合成(图18-1)。这类药物虽然结构不同,但在药理作用、作用机制和不良反应等方面具有相似性。阿司匹林(aspirin)是这类药物的代表,所以又被称为阿司匹林类药物。因结构中不具甾体,又称为非甾体抗炎药(non-steroidal anti-inflammatory drugs,NSAID)。

从人工合成乙酰水杨酸以来,非甾体抗炎药发展已历经一百多年,现已发展为结构不同的一大类药物,品种众多,如苯胺类的对乙酰氨基酚,吡唑酮类的保泰松,吲哚乙酸类的吲哚美辛、舒林酸,烯醇酸类的美洛昔康,丙酸类的布洛芬和萘普生,苯乙酸类的双氯芬酸及选择性的COX-2抑制药尼美舒利等。各类药物均具有解热、镇痛作用,但抗炎作用方面却各具特点,如阿司匹林和吲哚美辛的抗炎作用较强,某些有机酸的抗炎作用中等,而苯胺类几无抗炎作用。因对COX的选择性不同,其不良反应发生率也不同。NSAID共同作用机制是通过抑制体内COX活性而抑制局部组织前列腺素及血栓素的生物合成,从而产生解热、镇痛、抗炎及抗血小板聚集作用。其主要药理作用如下:

1. 抗炎作用　大多数解热镇痛药都具有抗炎作用,对控制风湿性及类风湿关节炎的症状有肯定疗效,但不能根治,也不能防止疾病发展及并发症的发生。各种化学、物理性损伤和生物因子激活磷脂酶A2(phospholipase A2,PLA2)水解细胞膜磷脂,生成花生四烯酸(arachidonic acid,AA),经COX-2催化加氧生成前列腺素(prostaglandins,PGs),PG是参与炎症反应的活性物质,可致血管扩张和组织水肿,与缓激肽等协同致炎。损伤性因子也诱导多种细胞因子,如IL-1、IL-6、IL-8、FTN等的合成,这些因子又能诱导COX-2表达,增加PGs合成。来自循环血液中的血管内皮细胞的黏附分子(E-selectin、P-selectin和L-selectin)、细胞间黏附分子(intercellular adhesion molecule,ICAM)、血管细胞黏附分子-1(vascular cell adhesion molecule,VCAM-1)和白细胞整合素(leukocyte integrin),是炎症反应初期的关键性因素。NSAIDs的抗炎作用与抑制PGs合成,同时抑制某些细胞黏附分子的活性与表达有关。

2. 镇痛作用　疼痛及炎症部位PGs使局部痛觉感受器对缓激肽等致痛物质的敏感性提高,其本身也有一定的致痛作用。NSAID通过抑制疼痛及炎症部位PGs的生成而发挥外周镇痛作用,对临床常见的慢性钝痛如头痛、牙痛、神经痛、肌肉或关节痛、痛经等有良好镇痛效果,不产生欣快感与成瘾性;而对尖锐的一过性刺痛(直接刺激感觉神经末梢引起)无效。此外,NSAID能进入脂质双分子层,阻断信号转导,从而抑制疼痛。部分NSAID能在中枢神经系统产生镇痛作用,可能与其阻碍中枢神经系统PGs的合成或干扰伤害感受系统的介质和调质的产生及释放有关。

Note:

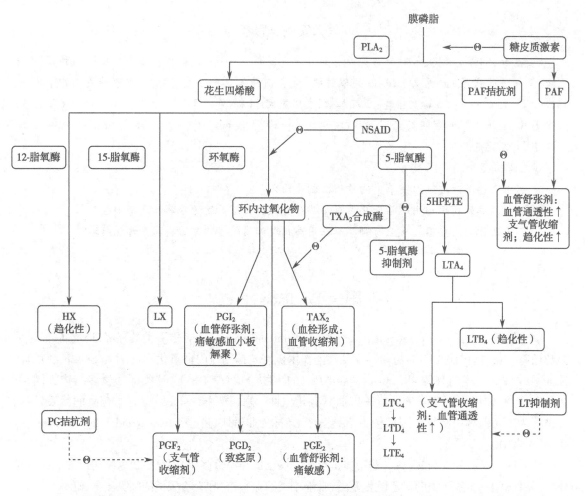

PLA₂：磷酯酶A₂；PAF：血小板活化因子；NSAID：非甾体抗炎药；5HPETE：5-过氧化氢甘碳四烯酸；LTA₄：白细胞三烯A₄；LTB₄：白细胞三烯B₄；TAX₂：血栓素A₂；PGI₂：前列环素；LX：脂氧素；HX：羟基环氧素；PG：前列腺素；PGF₂：前列腺素F₂；PGD₂：前列腺素D₂；PGE₂：前列腺素E₂；LTC₄：白三烯C₄；LTD₄：白三烯D₄；LTE₄：白三烯E₄；LT：白三烯。

图 18-1　花生四烯酸的代谢过程及 NSAID 作用环节示意图

3. **解热作用**　下丘脑体温调节中枢通过对产热及散热两个过程的精细调节,使体温维持于相对恒定的水平。当体温升高时,NSAID 能促使升高的体温恢复到正常水平,而 NSAID 对正常的体温没有明显的影响。感染、组织损害、炎症或其他疾病状态促进机体内热源(如 IL-1β、IL-6、IFN-α、INF-β、TNF-α 等细胞因子)产生,从而促使下丘脑视前区附近合成 PGE₂,通过 cAMP 触发下丘脑的体温调节中枢增加产热,使体温升高。NSAID 对内热原引起的发热有解热作用,但对直接注射 PG 引起的发热则无效。因此认为 NSAID 是通过抑制中枢 PG 合成而发挥解热作用的。

COX 分为 COX-1 和 COX-2 两种同工酶,各自具有其不同的特征。COX-1 为固有型,属正常组织成分,广泛存在于血管、胃、肾和血小板等大多数组织器官中,催化产生 PGs 等,参与维持正常生理功能,如调节血管的舒缩、维持胃血流量和胃黏液正常的分泌、血小板的聚集与黏附等,有助于维持内环境的稳定。COX-2 为诱生型,在炎症组织中由多种细胞因子如 IL-1、TNF-α、IL-6 和炎症介质诱导产生。解热镇痛抗炎药的解热、镇痛、抗炎作用与抑制 COX-2 有关,而抗血栓作用和胃出血等不良反应则与抑制 COX-1 有关(表 18-1)。

传统的非甾体抗炎药非选择性抑制 COX-1 和 COX-2,在缓解疼痛和炎症的同时引起胃部不适和出血。而选择性 COX-2 抑制剂在减少胃肠道不良反应的同时,可导致心血管系统等更严重的不良反应。因此,应综合考虑每种药物给患者带来的利益和风险,权衡利弊后用药,减少不良反应的发生。

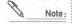

表 18-1　COX-1 和 COX-2 特征的比较

分类	COX-1	COX-2
亚型	固有型	诱生型
来源	绝大多数组织	炎症反应细胞为主
生成条件	自然存在	刺激后诱导产生
主要生理学功能	保护胃黏膜	肾脏发育
	调节血小板功能	调节肾血流、肾排钠和肾素分泌
	调节外周血管阻力	神经功能
	调节肾血流量和肾功能	生殖功能
病理学	损伤早期疼痛、风湿病	炎症反应、促进癌变和转移

第二节　水 杨 酸 类

水杨酸类（salicylates）药物包括阿司匹林和水杨酸钠（sodium salicylate）。本类药物临床最常用的是阿司匹林。

阿 司 匹 林

阿司匹林（aspirin）化学名为乙酰水杨酸（acetylsalicylic acid）。

【体内过程】

阿司匹林口服易吸收，小部分在胃，大部分在小肠中吸收，1~2 小时达到血药浓度峰值。在吸收过程中与吸收后，迅速被胃黏膜、血浆、红细胞及肝中的酯酶水解为水杨酸。因此阿司匹林血浆浓度低，$t_{1/2}$ 约为 15 分钟。水杨酸可分布到全身组织包括关节腔、脑脊液和胎盘。水杨酸盐与血浆蛋白结合率高达 80%~90%。

大部分水杨酸在肝内氧化代谢，其代谢产物与甘氨酸或葡萄糖醛酸结合后从尿排出。尿液 pH 对水杨酸盐的排泄量影响很大，碱性尿时可排出 85%，而在酸性尿时仅排出 5%。口服小剂量阿司匹林（1g 以下）时，按一级动力学消除，但当阿司匹林剂量达 1g 以上时，其代谢从一级动力学消除转变为零级动力学进行，$t_{1/2}$ 延长为 15~30 小时。

【药理作用与作用机制】

1. **解热镇痛抗炎及抗风湿**　阿司匹林及其代谢物水杨酸对 COX-1 和 COX-2 的抑制作用基本相当，通过抑制体内 COX 活性而减少局部组织前列腺素及血栓素的生物合成从而缓解炎症症状，快速控制和缓解风湿性关节炎的症状。

2. **影响血小板的功能**　低浓度阿司匹林能使 PG 合成酶活性中心的丝氨酸乙酰化失活，不可逆地抑制血小板环加氧酶，减少血小板中血栓素 A_2（TXA_2）的生成，而影响血小板的聚集及抗血栓形成，达到抗凝作用。高浓度阿司匹林能直接抑制血管壁中 PG 合成酶，减少了前列环素（prostacyclin，PGI_2）合成。PGI_2 是 TXA_2 的生理拮抗剂，它的合成减少可能促进血栓形成。

【临床应用】

1. **感冒、发热、疼痛**　常与其他解热镇痛药配成复方，用于头痛、牙痛、肌肉痛、痛经及感冒发热等。

2. **风湿性疾病**　大剂量阿司匹林能使风湿热症状在用药后 24~48 小时症状明显好转，故可作为急性风湿热的鉴别诊断依据，用于抗风湿最好用至最大耐受剂量，一般成人 3~5g/d，分 4 次于饭后服用。

3. **血栓性疾病**　临床上采用小剂量（50~100mg）阿司匹林用于防治血栓形成，以治疗缺血性心脏病和脑缺血病患者。

Note：

【不良反应】

阿司匹林用于解热镇痛时所用剂量较小,短期应用不良反应较轻,而抗风湿剂量大,长期应用不良反应多且较重。

1. **胃肠道反应** 最为常见。口服可直接刺激胃黏膜,引起上腹不适、恶心、呕吐。血药浓度高则刺激延髓催吐化学感应区(CTZ),也可致恶心及呕吐。较大剂量口服(抗风湿治疗)可引起胃溃疡及无痛性胃出血,原有溃疡患者,症状加重。餐后服药或同服止酸药可减轻胃肠道反应。阿司匹林引起的胃肠道反应与直接刺激局部胃黏膜细胞和抑制胃壁组织 COX-1 生成前列腺素如 PGE_2 有关,因胃壁前列腺素对胃黏膜细胞有保护作用。合用 PGE_1 的衍生物米索前列醇(misoprostol)可减少溃疡的发生率。

2. **加重出血倾向** 阿司匹林能不可逆抑制 COX 对血小板合成 TXA_2 有强大而持久的抑制作用,合成 TXA_2 能力恢复需等到新生血小板补充,需 7~8 日。因血管内皮有合成 COX 的能力,阿司匹林对其前列环素(PGI)的合成抑制弱而短暂。因血液中 TXA_2/PGI_2 比率下降,血小板凝集受到抑制,使血液不易凝固,导致出血时间延长。大剂量阿司匹林可以抑制凝血酶原的形成,引起凝血障碍,加重出血倾向,维生素 K 可以预防。严重肝病,有出血倾向的疾病如血友病患者、产妇和孕妇禁用。手术患者,术前 1 周应停用阿司匹林。

3. **水杨酸反应** 阿司匹林剂量过大(5g/d)时,可出现头痛、眩晕、恶心、呕吐、耳鸣、视、听力减退,总称为水杨酸反应,是水杨酸类中毒的表现。严重者可出现过度呼吸、高热、脱水、酸碱平衡失调,甚至精神错乱。严重中毒者应立即停药,静脉滴入碳酸氢钠溶液以碱化尿液,加速水杨酸盐自尿排泄。

4. **过敏反应** 少数患者可出现荨麻疹、血管神经性水肿和过敏性休克。某些哮喘患者服用阿司匹林或其他解热镇痛药后可诱发哮喘,称为"阿司匹林哮喘",它不是以抗原 - 抗体反应为基础的过敏反应,而是与它们抑制 PG 生物合成有关。因 PG 合成受阻,而由花生四烯酸生成的白三烯以及其他脂氧酶代谢产物增多,内源性支气管收缩物质居于优势,导致支气管痉挛,诱发哮喘。肾上腺素治疗"阿司匹林哮喘"无效,可用抗组胺药和糖皮质激素联合治疗。哮喘、鼻息肉及慢性荨麻疹患者禁用阿司匹林。

5. **瑞氏综合征(Reye's syndrome)** 在儿童感染病毒性疾病如流感、水痘、麻疹、流行性腮腺炎等使用阿司匹林退热时,偶可引起急性肝脂肪变性 - 脑病综合征(瑞夷综合征),以肝衰竭合并脑病为突出表现,虽少见,但预后恶劣。病毒感染患儿不宜用阿司匹林,可用对乙酰氨基酚代替。

6. **对肾的影响** 阿司匹林对正常肾功能无明显影响。但在特殊人群,尤其是老年人,伴有心、肝、肾功能损害的患者,即使用药前肾功能是正常的,也可引起水肿、多尿等肾小管功能受损的症状。其发生原因可能是由于存在隐性肾损害或肾小球灌注不足。由于阿司匹林抑制 PGs,取消了前列腺素的代偿机制,而出现水肿等症状。偶见间质性肾炎、肾病综合征,甚至肾衰竭,其机制未明。

【药物相互作用】

阿司匹林可通过与白蛋白竞争结合提高游离血药浓度,而引起药物相互作用。当与口服抗凝血药双香豆素合用时易引起出血;与肾上腺皮质激素合用,不但能竞争性与白蛋白结合,且有药效学协同,更易诱发溃疡及出血;与磺酰脲类口服降糖药合用引起低血糖反应;当与丙戊酸、呋塞米、青霉素、氨甲蝶呤等弱碱性药物合用,由于竞争肾小管主动分泌的载体,增加各自的游离血药浓度。

第三节 苯 胺 类

对乙酰氨基酚是非那西丁(phenacetin)的活性代谢产物,两者均有较强的解热镇痛作用。但是,它们的抗炎抗风湿作用弱,无临床实用价值。非那西丁不良反应大,已不再单独使用,仅作为复方制剂的一种成分。

Note:

对乙酰氨基酚

对乙酰氨基酚（acetaminophen），又名扑热息痛（paracetamol）。

【体内过程】

本品口服易吸收，0.5~1 小时达到最大血药浓度。在常用临床剂量下，体内 95% 的药物在肝脏与葡萄糖醛酸或硫酸结合为无活性代谢物，5% 经羟化转化为毒性代谢产物，均从尿中排出，$t_{1/2}$ 为 2~4 小时。较高剂量时，上述催化结合反应的代谢酶饱和后，药物经肝微粒体混合功能氧化酶代谢为对乙酰苯醌亚胺。对乙酰苯醌亚胺是一个有毒的代谢中间体，可与谷胱甘肽结合而解毒。长期用药或过量中毒，体内谷胱甘肽被耗竭时，此毒性中间体以共价键形式与肝、肾中重要的酶和蛋白分子不可逆结合，引起肝细胞、肾小管细胞坏死。

【药理作用与临床应用】

本品解热镇痛作用缓和持久，与阿司匹林相当，但抗炎作用极弱。通常认为对乙酰氨基酚可抑制中枢神经系统前列腺素合成，产生解热镇痛作用，在外周组织对 COX 没有明显的作用，这可能与其无明显抗炎作用有关。因此临床主要用于退热和镇痛。由于对乙酰氨基酚无明显胃肠刺激作用，故适用于不宜使用阿司匹林的头痛发热患者。

【不良反应】

短期使用、治疗量的对乙酰氨基酚不良反应少，偶见过敏反应，如皮疹，严重者伴有药物热及黏膜损害。对乙酰氨基酚过量（成人 10~15g）急性中毒可致肝坏死。长期大剂量用药，尤其是对肾功能低下者，可出现肾绞痛或急性肾损伤或慢性肾衰竭（镇痛药性肾病）。

第四节　吡唑酮类

保泰松（phenylbutazone）、氨基比林（amidopyrine）均属吡唑酮类解热镇痛抗炎药。保泰松抗炎抗风湿作用强，但解热作用较弱。临床主要用于风湿性和类风湿关节炎、强直性脊柱炎。因能促进尿酸排泄，也可用于急性痛风。但因不良反应多且严重，现已较少用。氨基比林可引起致命性粒细胞缺乏症，已不再单独使用，仅用于某些复方制剂。

第五节　其他抗炎有机酸类

一、吲哚类

吲哚美辛

吲哚美辛（indomethacin）为人工合成的吲哚类衍生物。

【体内过程】

本品口服吸收迅速而完全，3 小时左右血药浓度达峰值。吸收后约 90% 与血浆蛋白结合。主要在肝代谢，代谢物从尿、胆汁、粪便排泄；10%~20% 以原形从尿中排泄。血浆 $t_{1/2}$ 为 2~3 小时。

【药理作用及临床应用】

吲哚美辛是最强的 PG 合成酶抑制药之一。对 COX-1 和 COX-2 均有强大的抑制作用，也能抑制磷脂酸 A_2 和磷脂酸 C，减少粒细胞游走和淋巴细胞的增殖，其抗炎作用比阿司匹林强 10~40 倍。故有显著抗炎及解热作用，对炎性疼痛有明显镇痛效果。但不良反应多，故仅用于其他药物不能耐受或疗效不显著的病例。对急性风湿性及类风湿关节炎，约 2/3 患者可得到明显改善。如果连用 2~4 周仍不见效者，应改用其他药。对关节强直性脊椎炎、骨关节炎也有效；对癌性发热及其他不易控制的发热常能见效。

【不良反应】

30%~50% 患者用治疗量吲哚美辛后发生不良反应；约 20% 患者必须停药。大多数反应与剂量过大有关。

1. **胃肠反应**　有食欲减退、恶心、腹痛、上消化道溃疡，偶可穿孔、出血、腹泻（有时因溃疡引起）；还可引起急性胰腺炎。

2. **中枢神经系统**　25%~50% 患者出现前额头痛、眩晕，偶见精神失常。

3. **造血系统**　可引起粒细胞减少、血小板减少、再生障碍性贫血等。

4. **过敏反应**　常见为皮疹，严重者可诱发哮喘、血管性水肿及休克。"阿司匹林哮喘"者禁用本药。

本药禁用于孕妇、儿童、机械操作人员、精神失常、溃疡病、癫痫、帕金森病及肾病患者。

二、异丁芬酸类

舒 林 酸

舒林酸（sulindac）是吲哚乙酸类衍生物，为前药。在体内转化为具有活性的磺基代谢物，产生解热、镇痛、抗炎活性，效应强度不及吲哚美辛，但强于阿司匹林。活性代谢产物 $t_{1/2}$ 为 18 小时。适应证与吲哚美辛相似。因舒林酸在吸收入血前较少被胃肠黏膜转化成活性代谢产物，故胃肠反应发生率较低，肾毒性和中枢神经系统不良反应发生率也低于吲哚美辛。

三、芳基乙酸类

双 氯 芬 酸

双氯芬酸（diclofenac）为邻氨基苯甲酸（灭酸）类衍生物，均可抑制 PG 合成酶而具有抗炎、解热及镇痛作用。

【体内过程】

本品口服吸收迅速，有首过效应，其口服生物利用度约为 50%，血浆蛋白结合率高达 99%，口服 1~2 小时血药浓度达峰值。可在关节滑液中积聚，经肝广泛代谢后与葡萄糖醛酸或硫酸结合迅速排出体外，$t_{1/2}$ 为 1.1~1.8 小时，长期应用无蓄积作用。

【药理作用与临床应用】

本品解热、镇痛、抗炎效应强于吲哚美辛、萘普生等。此外，可以通过改变脂肪酸的释放或摄取，降低白细胞间游离花生四烯酸的浓度。临床适用于各种中等度疼痛，类风湿关节炎、粘连性脊椎炎、非炎性关节痛、椎关节炎等引起的疼痛，各种神经痛、手术及创伤后疼痛，以及各种疼痛所致发热等。

【不良反应】

不良反应轻，除与阿司匹林相同外，偶见肝功能异常，白细胞减少。

四、芳基丙酸类

布洛芬（ibuprofen）是第一个应用到临床的丙酸类的 NSAID。以后又相继出现了萘普生（naproxen）、非诺洛芬（fenoprofen）、酮洛芬（ketoprofen）、氟比洛芬（flurbiprofen）和丙嗪（oxaprozin）。

布 洛 芬

【体内过程】

本类药物口服吸收迅速而完全，吸收量较少受食物和药物影响。1~2 小时达峰值，约 99% 与血浆蛋白结合，可缓慢进入滑膜腔，并在腔内保持高浓度。该药易透过胎盘和进入乳汁中，主要经肝脏代谢，肾排泄。布洛芬与酮洛芬血浆中 $t_{1/2}$ 均为约 2 小时，非诺洛芬与氟比洛芬为 3~6 小时，萘普生约为 13 小时，而丙嗪的 $t_{1/2}$ 最长，长达 40~60 小时。

【药理作用与临床应用】

本类药物为非选择性 COX 抑制剂,有效抑制 PG 合成,有明显的抗炎、解热、镇痛作用。各药除效价存在差别外,其他药理学性质非常相似。临床主要用于风湿性关节炎、骨关节炎、强直性关节炎、急性肌腱炎、滑液囊炎等,也可用于一般解热镇痛,但疗效并不优于阿司匹林。

【不良反应】

胃肠道反应是最常见的不良反应,主要有恶心、上腹部不适,长期使用可引起胃出血,头痛、耳鸣、眩晕等中枢神经系统症状也有报道。少数患者有皮肤黏膜过敏、血小板减少、头痛、头晕及视力障碍等不良反应,出现视力障碍者应立即停药。

五、烯醇酸类

吡 罗 昔 康

吡罗昔康(piroxicam)为烯醇酸类衍生物。

【体内过程】

本品口服吸收完全,2~4 小时血药浓度达峰值,血浆 $t_{1/2}$ 长(36~45 小时),血浆蛋白结合率高。大部分药物在肝脏被代谢,代谢产物及少量原形药物自尿和粪便中排泄。单次给药,可多次出现血药峰值,提示本品存在肠肝循环,作用迅速而持久,且不会在血中聚积。在老年关节炎患者中,无显著药代动力学变化。

【药理作用与作用机制】

吡罗昔康是长效抗风湿病药。有明显的解热、镇痛、抗炎和抗风湿作用,其作用略强于吲哚美辛。本品通过抑制环加氧酶使组织局部前列腺素的合成减少及抑制白细胞趋化性和溶酶体的释放,从而发挥较强的镇痛抗炎作用。同时还可抑制软骨中的糖胺聚糖酶和胶原酶活性,减轻软骨的破坏,减轻炎症反应。

【临床应用】

本品主要用于治疗风湿性及类风湿关节炎,对急性痛风、腰肌劳损、肩周炎、原发性痛经也有一定疗效,其疗效与阿司匹林、吲哚美辛及萘普生相似。其主要优点是血浆半衰期长,用药剂量小,每日服一次即可有效。但本品只能缓解疼痛及炎症,不能改变各种关节炎病程的进展,所以仍需合用糖皮质激素。

【不良反应】

不良反应偶见头晕、水肿、胃部不适、腹泻或便秘、粒细胞减少、再生障碍性贫血等,停药后一般可自行消失。长期服用可引起胃溃疡及大出血。如需长期服药,应注意血象及肝肾功能,并注意大便色泽有无变化,必要时进行大便隐血试验。

美 洛 昔 康

美洛昔康(meloxicam)对 COX-2 的选择性抑制作用比 COX-1 高 10 倍。血浆蛋白结合率高达99%,$t_{1/2}$ 约为 20 小时,每日服药 1 次。其适应证与吡罗昔康相同。在较低治疗量时胃肠道不良反应少,剂量过大或长期服用可致消化道出血溃疡,应严密观察。

氯 诺 昔 康

氯诺昔康(lornoxicam)与美洛昔康相似,高度选择性抑制 COX-2,具有强镇痛抗炎作用,但解热作用弱。口服 4mg 血浆峰浓度可达 270μg/L,但食物能明显延缓和减少吸收。与已有昔康类药物不同的是本品 $t_{1/2}$ 仅 3~5 小时,且个体差异较大。

镇痛作用强大,用于缓解术后疼痛,剧烈坐骨神经痛及强直性脊柱炎的慢性疼痛,其疗效与吗啡、曲马多相当,这是由于本品可激活中枢性镇痛系统,诱导体内强啡肽和 β- 内啡肽的释放而产生强大镇痛效应,可替代或辅助阿片类药物用于中度至重度疼痛时的镇痛,且不产生镇静、呼吸抑制和依赖性等阿片类药物的不良反应。也可替代其他非甾体类抗炎药用于关节炎的治疗,本品 8mg/d 相当于双氯芬酸 150mg/d 的疗效。

六、烷酮类

萘 丁 美 酮

萘丁美酮（nabumetone）是一个非酸性的 2,6 位双取代萘基链烷的可溶性酯质酮，是一种前体药物。吸收后被迅速代谢成主要活性物质 6- 甲氧基 -2- 萘基乙酸（6-methoxy-2-naphthyl acetic acid, 6-MNA），这种代谢产物为强效的环加氧酶抑制药。6-MNA 的血浆蛋白结合率大于 99%，在肝脏代谢，肾排泄。6-MNA 的 $t_{1/2}$ 约为 24 小时，临床用于治疗类风湿关节炎取得较好的疗效，不良反应较轻。

七、选择性 COX-2 抑制药

塞 来 昔 布

塞来昔布（celecoxib）具有抗炎、镇痛和解热作用。其抑制 COX-2 的作用较 COX-1 高 375 倍，是高选择性 COX-2 抑制药。在治疗剂量时对人体内 COX-1 无明显影响。口服易吸收，血浆蛋白结合率高，3 小时左右达血药峰浓度，$t_{1/2}$ 约为 11 小时，主要在肝脏通过细胞色素 CYP2C9 代谢，随尿和粪便排泄。用于风湿性、类风湿关节炎和骨关节炎的治疗，也可用于手术后镇痛、牙痛、痛经。胃肠道不良反应、出血和溃疡发生率均较其他非选择性非甾体抗炎药低。塞来昔布不影响血小板 TXA_2 的合成，但可影响 PGI_2，有增加心血管不良事件的可能性，心肌梗死、脑梗死、血黏度高患者应尽量避免使用。磺胺类过敏的患者禁用。氟康唑、氟伐他汀和扎鲁司特是 CYP2C9 的抑制药，若联合用药可增加塞来昔布的血药浓度。此外，塞来昔布也能抑制 CYP2D6，可提高一些 β 受体拮抗药、抗抑郁药和抗精神病药物的浓度。

尼 美 舒 利

尼美舒利（nimesulide）是一种新型非甾体抗炎药。具有抗炎、镇痛和解热作用，对 COX-2 的选择性抑制作用较强。因而其抗炎作用强，副作用较小。口服后吸收迅速完全，其蛋白结合率高达 99%，$t_{1/2}$ 为 2~3 小时，生物利用度高。常用于类风湿关节炎和骨关节炎、腰腿痛、牙痛、痛经的治疗。胃肠道不良反应少而轻微。但在儿童发热用药的选择上需慎用尼美舒利，并禁止其口服制剂用于 12 岁以下的儿童。

第六节　解热镇痛药的复方配伍

解热镇痛药常与不同成分按规定的剂量组成复方制剂，以加强其解热镇痛效果，减少不良反应。复方中除阿司匹林、对乙酰氨基酚、非那西丁或氨基比林等常用解热镇痛药常相互配伍外，还常与中枢抑制药、抗过敏药、咖啡因等配伍，缓解头痛和感冒等症状。如对乙酰氨基酚可与多种药物组成复方制剂，与之配伍的组分具有各种不同的作用，盐酸伪麻黄碱或盐酸苯丙醇胺可使肿胀鼻黏膜血管收缩，增加鼻腔通畅，缓解感冒症状；马来酸氯苯那敏或盐酸苯海拉明是抗过敏药；氢溴酸右美沙芬有止咳作用。

但据临床观察，某些复方并不优于单方，特别是存在大剂量应用、配伍不合理等现象，同时医生和患者难以记清及区分品种繁多的复方组分导致重复用药，增加其毒性效应。且复方常含有非那西丁、氨基比林（吡唑酮类）等，前者对肾有毒性，久用还可导致肾乳头坏死，过量可产生高铁血红蛋白血症，临床表现为发绀，此外还可能引起相关的药物依赖性，近年来已为对乙酰氨基酚所取代，该药的解热镇痛作用缓和持久，强度类似阿司匹林，在推荐剂量下，不良反应很少；后者对肾和血细胞有毒性，少数患者服用后出现粒细胞缺乏等，需提高警惕。因此，对这些复方需重新评价，同时应避免同类药合用，避免长期服用、超剂量服用，目前有推广单独使用阿司匹林或对乙酰氨基酚的趋势。常用复方解热镇痛药成分见表 18-2。

表18-2　常用复方解热镇痛药及成分

药名	对乙酰氨基酚	伪麻黄碱	氯苯那敏	右美沙芬	其他成分
氨酚伪麻那敏片	+	+	+		
酚麻美敏片	+	+	+	+	
氨酚伪麻美芬片Ⅱ	+	+		+	
复方氨酚烷胺胶囊	+		+		咖啡因、人工牛黄、金刚烷胺
复方氨酚葡锌片	+				葡萄糖酸锌、板蓝根、盐酸二氧丙嗪
复方酚咖伪麻胶囊	+	+	+		咖啡因、菠萝酶、盐酸氯哌丁
复方盐酸伪麻黄碱缓释胶囊		+	+		

注:表中"+"者为该药所含组方成分。

【附】 抗痛风药

痛风是体内嘌呤代谢紊乱所引起的疾病,表现为高尿酸血症,尿酸盐在关节、肾及结缔组织中析出结晶。急性发作时尿酸盐微结晶沉积于关节而引起局部粒细胞浸润及炎症反应;如未及时治疗则可发展为慢性痛风性关节炎或肾病变。急性痛风的治疗在于迅速缓解急性关节炎、纠正高尿酸血症等,可用秋水仙碱;慢性痛风的治疗旨在降低血中尿酸浓度,药物有别嘌醇和丙磺舒等。

秋 水 仙 碱

秋水仙碱(colchicine)对急性痛风性关节炎有选择性抗炎作用。用药后12小时内可缓解关节红、肿、热、痛,对一般性疼痛及其他类型关节炎无效。但它既不是促尿酸排泄药,也不是镇痛药,其作用可能是该药与微管蛋白结合,引起微管蛋白的解聚,中断了粒细胞迁移,抑制了急性发作局部的粒细胞浸润,与有丝分裂纺锤体结合阻断细胞的分裂;此外,还抑制白三烯的合成与释放。口服迅速从胃肠道吸收,可从胆汁分泌形成肠肝循环。不良反应少见,主要是胃肠道反应如恶心、呕吐、腹疼、腹泻。中毒时出现水样腹泻及血便、脱水、休克;对肾及骨髓也有损害作用。

别 嘌 醇

别嘌醇(allopurinol)为次黄嘌呤的异构体。次黄嘌呤及黄嘌呤可被黄嘌呤氧化酶催化而生成尿酸,别嘌醇在低浓度为竞争性抑制剂,而在高浓度时则为非竞争性抑制剂。别嘌醇在肝脏的代谢产物奥昔嘌醇也属于非竞争性抑制剂,在组织中停留时间较长,从而使尿酸生物合成受阻,血浆中尿酸浓度降低,使痛风症状得到缓解,多用于慢性痛风。

口服易吸收,0.5~1小时达血浆峰浓度,$t_{1/2}$为2~3小时,其代谢产物奥昔嘌醇$t_{1/2}$为14~28小时。不良反应较少,偶见皮疹、胃肠反应、转氨酸升高和白细胞减少。

丙 磺 舒

丙磺舒(probenecid)通过竞争性抑制肾小管对有机酸的转运、抑制肾小管对尿酸的再吸收,而增加尿酸排泄。主要在痛风发作间期和慢性期使用以控制高尿酸血症,也用于噻嗪类利尿剂所致或有发生痛风危险的高尿酸血症的治疗。因没有镇痛及抗炎作用,不适用于急性痛风。口服吸收完全,血浆蛋白结合率85%~95%,大部分通过肾近曲小管主动分泌排泄。因脂溶性大,易被再吸收,排泄慢。尿液碱性时排泄增加,血浆$t_{1/2}$的长短取决于剂量的大小,在治疗剂量时$t_{1/2}$为6~12小时,不良反应少见。

苯 溴 马 隆

苯溴马隆(benzbromarone)为苯并呋喃衍生物,抑制肾小管对尿酸的重吸收,促进尿酸排泄,从而降低血中尿酸的浓度。由于其不会影响嘌呤核苷酸代谢,适用于长期性治疗高尿酸血症及痛风病。

Note:

口服易吸收,其代谢产物也具有活性,服药后 24 小时血中尿酸约为服药前的 66.5%。本品不良反应较少,偶见头痛、恶心、腹泻。少数患者可出现粒细胞减少,故应定期检查血象。极个别病例出现抗药性及持续性腹泻。

（黄丽萍）

思 考 题

1. 简述解热镇痛抗炎药的主要作用。
2. 简述非甾体抗炎药的作用机制。
3. 试述阿司匹林的主要药理作用、临床应用及不良反应有哪些。

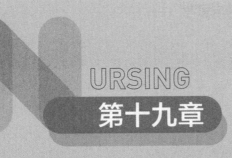

NURSING

第十九章

抗心律失常药

19章 数字内容

学习目标

知识目标:

1. 掌握抗心律失常药的基本电生理作用及机制、分类及代表药,代表药如奎尼丁、利多卡因、苯妥英钠、普萘洛尔、胺碘酮及维拉帕米等的药理作用、临床应用及不良反应,钙通道阻滞药的分类、药理作用及临床应用。

2. 熟悉心律失常发生的电生理学机制。

3. 了解正常心肌电生理。

能力目标:

通过本章了解抗心律失常药的特点,能初步审核医嘱和药物处方,并对患者进行用药咨询。

素质目标:

1. 通过学习能初步鉴别药物所致心律失常与疾病所致心律失常的区别,以便监控临床用药。

2. 能初步指导心律失常患者进行自我用药监护,做好患者用药心理的疏导,以便提高患者治疗效果和生活质量。

患者,女,49 岁。近两年无明显诱因突发胸闷、心悸、乏力,每次发作约 25 分钟,卧床休息后可自行缓解。发作时没有明显胸痛,无恶心、呕吐。最近劳累时突然出现心悸、胸闷,休息后未缓解。无高血压史。查体:心率 160 次 /min、呼吸频率 18 次 /min、血压 100/75mmHg,神志清,呼吸平稳,甲状腺未见肿大,两肺呼吸音清晰,心音强,律齐,未闻及病理性杂音。X 线胸片未见异常,心电图显示室上性心动过速。临床诊断:室上性心动过速。

请思考:

1. 该患者急诊时可以使用哪些治疗方法?

2. 患者可以使用哪些抗心律失常药治疗? 这些药物的作用机制是什么?

心律失常是心动频率和节律的异常,心脏过快、过慢或不协调的收缩与舒张会致心脏泵血功能受损,严重者可危及生命。临床上心律失常通常分为两类,即缓慢型心律失常和快速型心律失常。前者常用阿托品和异丙肾上腺素等治疗;后者包括室上性心律失常(房性期前收缩、房性心动过速、心房纤颤、心房扑动、阵发性室上性心动过速等)、室性心律失常(室性期前收缩、室性心动过速、心室纤颤)等,主要用本章所述及的药物治疗。

第一节　心律失常的电生理学基础

一、正常心肌电生理

1. **心肌细胞膜电位**　静息时的心肌细胞膜呈极化状态,膜内电位约为 -90mV。细胞受刺激而兴奋时,膜电位升高达到阈电位水平产生动作电位(action potential, AP)。AP 分 5 个时相(图 19-1):0 相为快速去极化期,是大量 Na^+ 内流所致,0 相电位最大上升速率(V_{max})是影响心肌传导性的重要因素;1 相为快速复极化初期,由瞬时外向 K^+ 电流所致;2 相平台期为缓慢复极化期,由 Ca^{2+} 及少量 Na^+ 经慢通道内流与 K^+ 外流所致;3 相为快速复极化末期,由大量 K^+ 外流所致;0 相至 3 相的时程合称为动作电位时程(action potential duration, APD);4 相为静息期,非自律细胞的膜电位维持静息水平,而自律细胞则发生自发性舒张期去极化。

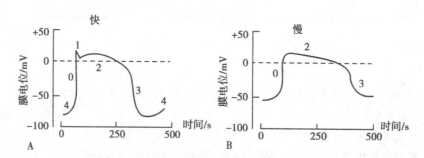

0相,快速去极化期;1相,快速复极初期;2相,平台期;
3相,快速复极末期;4相,静息期。

图 19-1　心肌细胞的快反应与慢反应电活动
A. 快反应细胞动作电位;B. 慢反应细胞动作电位。

起搏电流(I_f)是一种随时间进行性增强的内向离子流,主要由 Na^+ 负载,超极化至 -100mV 时完全激活。I_f 与逐渐衰减的外向 K^+ 电流共同引起自律细胞的自动去极化。在窦房结细胞自动去极化中,外向 K^+ 电流衰减起关键性作用;而在浦肯野细胞自动去极化中,则是 I_f 电流起重要作用,此外低阈值

Ca^{2+} 缓慢内流也参与其中。

2. **快反应和慢反应电活动** 心脏工作肌和传导系统细胞的静息膜电位绝对值较大,去极化速率快,呈快反应电活动,其去极化主要由 Na^+ 内流造成;窦房结、房室结细胞的静息膜电位绝对值较小,0 相去极化幅度和速度低,传导缓慢,呈慢反应电活动,去极化由 Ca^{2+} 内流造成。在某些病理情况下(如心肌缺血缺氧、药物中毒等),膜电位减小(绝对值减小),可使快反应细胞表现出慢反应电活动。

3. **膜反应性和传导速度** 膜反应性指膜电位水平与其所激发的 0 相最大上升速率 V_{max} 之间的关系,与 Na^+ 电流有关。膜反应性代表 Na^+ 通道的活性,是决定传导速度的重要因素,一般 0 相上升速率越快,动作电位振幅越大,传导速度则越快。药物可通过增高或降低膜反应性,进而影响传导速度。

4. **有效不应期** 复极化过程中膜电位恢复到 –60~–50mV 时,细胞才对刺激有反应,产生可扩布的动作电位。从去极化开始到能再次对刺激有反应之前的一段时间即为有效不应期(effective refractory period,ERP),它反映快钠通道恢复有效开放所需的最短时间(图 19-2)。其时间长短一般与 APD 的长短变化相应,但程度可有不同。一个 APD 中,ERP 数值增大,就意味着心肌细胞不起反应的时间延长,不易发生快速型心律失常。

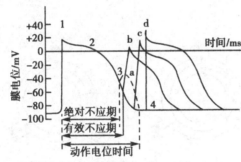

1、2、3、4分别代表动作电位1~4相分期;a:初始动作电位;b、c:在初始动作电位有效不应期后不同时间给予阈刺激后可诱发的动作电位;d:在4相静息期给予阈刺激,可引发完全的动作电位。

图 19-2 不应期与动作电位时程

二、心律失常发生的电生理学机制

很多因素可以导致心律失常或使心律失常加剧,如心肌缺血缺氧、酸中毒或碱中毒、电解质紊乱、儿茶酚胺释放过多、药物中毒(如强心苷或抗心律失常药物)、心肌纤维的过度牵拉、心肌损伤等。所有的心律失常均是由于冲动形成障碍及冲动传导障碍或两者兼有所引起的。

1. **冲动形成障碍**

(1) 自律细胞的自律性增高:自动去极化速度加快、最大舒张电位绝对值变小、阈电位下移、APD缩短等均可造成自律细胞自律性增高,引起快速性心律失常。

(2) 非自律细胞产生异常自律性:在病理情况下,如心肌缺血缺氧,非自律细胞膜电位升高,可发生 4 相自发性去极化而发放冲动,形成异常自律性。

(3) 后去极化和触发冲动:后去极化指在一次动作电位中,在 0 相去极化后,又再次发生的一种去极化。其振幅小、频率快、呈振荡性波动,膜电位不稳,到达阈值时易引起冲动的发放,形成触发活动(图 19-3)。根据后去极化发生时间不同,分为早后去极化和迟后去极化。早后去极化发生在细胞完全复极化之前的 2 或 3 相中,主要由钙内流增多引起;迟后去极化发生在完全复极化的 4 相中,是细胞内钙过多而诱发钠短暂内流所致。儿茶酚胺、强心苷中毒、细胞损伤等都可引起迟后去极化。

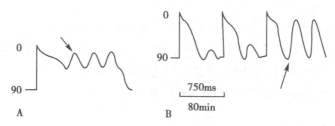

图 19-3　后去极化和触发活动
A. 早后去极化；B. 迟后去极化。

2. 冲动传导障碍

（1）单纯传导异常：包括传导减慢、传导阻滞、传导速度不均一等。膜反应性降低可使 0 相去极化速率和幅度降低，传导减慢甚至阻滞；部分去极化可使膜电位绝对值减小，0 相去极化速度变慢，传导减慢；快反应细胞产生慢动作电位，使动作电位幅度变小，传导减慢，易产生传导阻滞。当心肌细胞受损、炎症、缺血缺氧时可发生上述变化。

（2）折返激动（reentry）：指一个冲动沿着环形通路传播，返回到其起源的部位，并可再次激动已兴奋过的组织而继续向前传播的现象。它也是引起快速型心律失常的重要机制之一（图 19-4）。

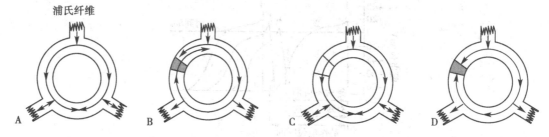

图 19-4　浦肯野纤维末梢正常冲动传导，单向阻滞和折返及药物作用机制
A. 正常心室肌；B. 单向阻滞形成折返；C. 消除单向阻滞及折返；D. 变为双向阻滞消除折返。

以下因素可以促成折返的形成：①心肌组织在解剖上存在环形传导通路。②在环形通路的某一点上形成单向传导阻滞，使该方向的传导终止，但在另一个方向上，冲动仍能继续传导。③回路传导的时间足够长，逆行的冲动不会进入单向阻滞区的不应期。④邻近心肌组织 ERP 长短不一。冲动的折返途径可能限定在非常小的心肌组织区域，如房室结或邻近心肌，也可发生在包括心房或心室壁的大部分区域。

单次折返可引起期前收缩，连续折返可引起阵发性室上性或室性心动过速、心房或心室的扑动和颤动等。

第二节　抗心律失常药的基本电生理作用及分类

一、抗心律失常药的基本电生理作用

抗心律失常药通过影响心肌细胞膜的离子通道改变离子流，从而改变心肌细胞的电生理特征。针对心律失常发生的机制，抗心律失常药的基本电生理作用包括降低自律性、减少后去极化、消除折返等。

（一）降低自律性

药物抑制快反应细胞 4 相 Na^+ 内流或抑制慢反应细胞 4 相 Ca^{2+} 内流，可降低自律性；药物促进

Note:

K⁺外流而增大最大舒张电位,使其远离阈电位,也可降低自律性。

（二）减少后去极化和触发活动

1. 减少早后去极化 通过促进或加速复极化、抑制早后去极化上升支的内向离子流或提高其阈电位水平、增加外向复极化电流使最大舒张电位增大,可减少早后去极化的发生。

2. 减少迟后去极化 主要是减少细胞内钙的蓄积,钙通道阻滞药通过降低细胞内钙,可减少迟后去极化发生,抑制一过性钠内流的药物也能减少迟后去极化,如钠通道阻滞药利多卡因等。

（三）改变膜反应性而改变传导性,终止或取消折返激动

增强膜反应性改善传导或减弱膜反应性而减慢传导都能取消折返激动,前者因改善传导而取消单向传导阻滞,从而阻止折返激动,某些促K⁺外流增加最大舒张电位的药物如苯妥英钠有此作用;后者因减慢传导而使单向传导阻滞发展成双向传导阻滞,从而停止折返激动,某些抑制Na⁺内流的药物如奎尼丁有此作用。

（四）改变ERP及APD,终止或防止折返的发生（图19-5）

一般认为ERP对APD的比值(ERP/APD)在抗心律失常作用中有一定意义,比值较正常为大,即说明在一个APD中ERP占时增多,冲动将有更多机会落入ERP中,折返激动易被取消。

1. 延长APD、ERP,而以延长ERP更为显著,ERP/APD比值增大,奎尼丁类药物能抑制Na⁺通道,使通道复活时间延长,即绝对延长ERP（图19-5A）。

2. 缩短APD、ERP,而以缩短APD更为显著,利多卡因类药物有此作用。因缩短APD更明显,所以ERP/APD比值仍较正常为大,即相对延长ERP,同样能取消折返（图19-5B）。

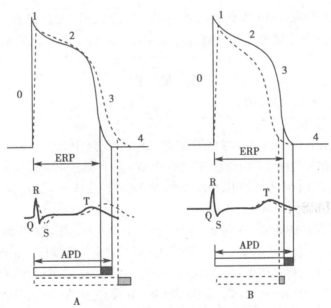

—— 为正常情况; --- 为给予奎尼丁类或利多卡因后变化。

0、1、2、3、4:动作电位0~4相分期;

ERP:有效不应期;APD:动作电位时程。

图19-5 抗心律失常药通过改变ERP及APD终止折返发生

A. 奎尼丁类对心室肌动作电位、单极电图(中)及ERP、APD作用模式图;

B. 利多卡因对心室肌动作电位、单极电图(中)及ERP、APD作用模式图。

3. 促使邻近细胞ERP的不均一(长短不一)趋向均一,也可防止折返激动的发生。一般延长ERP的药物,使ERP较长的细胞延长较少,ERP较短者延长较多,从而使长短不一的ERP变得接近。反之亦然,缩短ERP的药物,使ERP短者,缩短少些;ERP长者,缩短多些。所以在不同条件下,这些药物都能发挥促使ERP趋向均一的效应。

Note:

二、抗心律失常药物的分类

根据 Vaughan Williams 分类法,将治疗快速型心律失常的药物主要分成以下 4 类:

1. **Ⅰ类钠通道阻滞药**　根据阻滞钠通道的程度又将其分为 I_A、I_B、I_C 三个亚类。

(1) I_A 类:适度阻滞钠通道,对 V_{max} 中等抑制,约为 30%,可减慢传导,延长复极化,代表药有奎尼丁、普鲁卡因胺。

(2) I_B 类:轻度阻滞钠通道,对 V_{max} 的抑制小于 10%,传导略减慢或不变,加速复极化,代表药有利多卡因、苯妥英钠。

(3) I_C 类:重度阻滞钠通道,对 V_{max} 的抑制达 50% 以上,明显减慢传导,对复极化影响小,代表药有氟卡尼、普罗帕酮。

2. **Ⅱ类 β 肾上腺素受体拮抗药**　代表药有普萘洛尔、美托洛尔。

3. **Ⅲ类延长动作电位时程药**　代表药有胺碘酮、索他洛尔。

4. **Ⅳ类钙通道阻滞药**　代表药有维拉帕米、地尔硫䓬。

第三节　常用抗心律失常药

一、Ⅰ类钠通道阻滞药

(一)I_A 类药

此类药对钠通道的阻滞作用强度介于 I_B 和 I_C 类之间,适度阻滞心肌细胞膜钠通道,降低 V_{max}、减慢传导。另外,该类药不同程度地降低心肌细胞膜对 K^+、Ca^{2+} 的通透性,延长 APD 和 ERP;在心肌的作用部位广泛。

奎 尼 丁

奎尼丁(quinidine)是广谱抗心律失常药。

【体内过程】

本品口服吸收迅速而完全,1~3 小时血药浓度达峰值,生物利用度约为 80%,心肌中药物浓度约为血中浓度的 10 倍,80% 与血浆蛋白结合,有效血药浓度为 3~6μg/ml,超过 6~8μg/ml,即可中毒。肝羟化代谢产物仍有一定抗心律失常作用,10%~20% 以原形经肾排泄,$t_{1/2}$ 约 6 小时。

【药理作用与作用机制】

1. **对心肌电生理特性的影响**　①降低自律性:治疗剂量的奎尼丁能降低浦肯野纤维的自律性,对正常窦房结影响很小,但对病窦综合征患者则明显抑制窦房结自律性。在自主神经完整的条件下,通过间接作用可使窦房结心律增加。②延长不应期:由于抑制 K^+ 外流,使 3 相复极化过程延长,APD 和 ERP 延长,有利于消除折返激动。③减慢传导:奎尼丁能减慢心房、心室、浦肯野纤维等 0 相上升速度,降低幅度,减慢传导。④抑制心肌收缩力:大剂量的奎尼丁可表现此作用,这是由于阻滞钙内流所致。

2. **对自主神经作用**　奎尼丁有抗 α 受体及抗 M 胆碱受体的间接作用,在静脉注射时可引起低血压性心动过速。

【临床应用】

可治疗各种快速型心律失常,包括心房纤颤和心房扑动;用于转复和预防室上性和室性心动过速;治疗频发性室上性和室性期前收缩,是转复心律的重要药物之一。

【不良反应】

1. **心血管方面**　低血压、心力衰竭、室内传导阻滞、心室复极化明显延迟,严重者可发生奎尼丁样晕厥,可由尖端扭转型室性心动过速发展为心室颤动。

2. **金鸡纳反应**　常见恶心、呕吐、耳鸣、视力及听力减退等胃肠及中枢神经系统反应。

3. **过敏反应**　皮疹、血管神经性水肿及血小板减少等。

【药物相互作用】

本品与肝药酶诱导剂如苯巴比妥、苯妥英钠合用时，奎尼丁的代谢加速，其血药浓度降低。奎尼丁可提高地高辛血药浓度，与地高辛合用时应减少地高辛用量。与普萘洛尔、维拉帕米、西咪替丁合用时应减少本药剂量。

普鲁卡因胺

【体内过程】

普鲁卡因胺（procainamide）是局部麻醉药普鲁卡因的衍生物，口服吸收迅速，有效血药浓度 4~10μg/ml，生物利用度为 80%，在肝中代谢成有活性的 N-乙酰普鲁卡因胺。受遗传因素的影响分快乙酰化及慢乙酰化两型。慢乙酰化者半衰期长，血药浓度高，可引起红斑狼疮综合征。

【药理作用】

本品作用与奎尼丁相似，具有膜稳定作用，能降低浦肯野纤维的自律性，减慢传导速度，延长有效不应期。与奎尼丁不同的是，它没有 α 受体拮抗作用，抑制心肌收缩力和抗胆碱作用也较弱。

【临床应用】

本品为广谱抗心律失常药，主要用于室性心律失常，如室性期前收缩、室性心动过速。但对心房纤颤及心房扑动的转复作用弱于奎尼丁。

【不良反应】

本品高浓度静脉注射可引起低血压、传导阻滞、室性心动过速、心室颤动、心力衰竭。房室传导阻滞、低血压、心衰、肝肾功能不全者慎用。

（二）IB 类药

此类药与钠通道的亲和力最小，易解离，轻度阻滞心肌细胞膜钠通道。能降低自律性，对传导的影响比较复杂。该类药相对延长 ERP，主要作用于心室肌和希-浦氏纤维系统。

利 多 卡 因

利多卡因（lidocaine）既是抗快速型心律失常药，也是局部麻醉药。

【体内过程】

本品首过效应明显，不宜口服而常用静脉注射给药，70% 与血浆蛋白结合，分布容积为 1L/kg，$t_{1/2}$ 约为 100 分钟，有效血药浓度 1.5~5μg/ml。

【药理作用与作用机制】

本品轻度阻滞钠通道的激活态和失活态，对静息态无阻滞作用，对除极化组织如缺血区作用强，故对缺血或强心苷中毒所致除极化型心律失常的抑制较强。心房肌细胞的钠通道失活态时间短，利多卡因对其作用弱，故对房性心律失常的抑制弱。

1. **降低自律性**　减小浦肯野纤维 4 相去极化斜率，提高心室致颤阈，降低自律性。

2. **相对延长有效不应期**　抑制参与动作电位复极化 2 相的少量晚钠电流，缩短或不影响浦氏纤维及心室肌的 APD，增大 ERP/APD，有利于消除折返激动。

3. **传导的影响**　治疗量的利多卡因对传导系统无明显影响，但在心肌缺血时可轻度减慢浦肯野纤维传导；对血钾降低或部分牵张去极化的浦肯野纤维，可促钾外流而引起超极化，故可加速传导。

【临床应用】

本品为窄谱抗心律失常药，主要治疗各种室性心律失常，特别适用于心肌梗死引起的室性期前收缩、室性心动过速和心室颤动。

【不良反应】

神经系统症状表现为头昏、嗜睡、视力模糊、肌肉颤动、抽搐等；剂量过大引起窦性停搏、房室传导阻滞、血压下降等心血管症状。

苯 妥 英 钠

苯妥英钠(phenytoin sodium)作用与利多卡因相似,还是抗癫痫药。

【药理作用】

本品可降低浦肯野纤维的自律性,能与强心苷竞争钠钾 ATP 酶,抑制强心苷中毒所致的迟后去极化,恢复因强心苷中毒而受抑制的传导,是治疗强心苷中毒所致室性心律失常的首选药物之一。

【临床应用】

本品主要用于室性心律失常及强心苷类药物中毒所致的室性心律失常,因其不抑制传导,故对强心苷引起的伴有房室传导阻滞的室上性心动过速效果更佳。对心肌梗死、心脏手术、麻醉、电复律等引起的室性心律失常也有效。

【不良反应】

本品静脉注射速度过快可引起心律失常,如窦性心动过缓、窦性停搏、心室颤动。此外,可引起低血压、呼吸抑制等。妊娠妇女不宜应用,可致胎儿畸形。

美 西 律

美西律(mexiletine)的化学结构及对心脏电生理特性的影响与利多卡因相似,口服吸收迅速而完全,2~3 小时血药浓度达峰值,生物利用度约为 90%。血浆蛋白结合率为 70%。约 85% 经肝代谢成多个无活性代谢物。$t_{1/2}$ 为 10~12 小时。治疗各种快速型室性心律失常,尤其是强心苷中毒、心肌梗死引起者。不良反应多见于剂量较大时,可有神经系统症状,口服者常见胃肠反应。静脉注射时还可出现低血压、心动过缓、传导阻滞等。长期应用可出现抗核抗体阳性。禁用于重度心功能不全、心源性休克、缓慢型心律失常及室内传导阻滞者。

(三)I$_c$ 类药

此类药能重度阻滞心肌细胞膜钠通道,抑制 4 相 Na$^+$ 内流,降低自律性。显著抑制 V$_{max}$,降低动作电位 0 相上升速率和幅度,对传导的抑制作用最为明显,心电图可见 QRS 波加宽,而对复极化过程影响小。本类药安全范围窄,近年报道有较明显的致心律失常作用,增高病死率,应予注意。

普 罗 帕 酮

普罗帕酮(propafenone)抗心律失常作用与奎尼丁类似。

【体内过程】

本品口服吸收完全,首过效应明显,蛋白结合率 >90%,主要在肝脏和肾消除。在肝脏代谢成 5-羟普罗帕酮,该代谢物阻滞钠通道的作用与原形药等效,但阻断 β 受体的作用较弱。

【药理作用与作用机制】

普罗帕酮又称心律平,是具有局部麻醉作用的 I$_c$ 类药物,对钠通道阻滞的强度与氟卡尼相似,也阻断钾通道。能降低浦氏纤维及心室肌细胞的自律性,延长 APD 和 ERP,明显减慢传导速度。此外,其化学结构类似于普萘洛尔,具有弱的 β 受体阻断作用;还能阻滞 L-型钙通道,具有轻度负性肌力作用。

【临床应用】

本品适用于室上性及室性期前收缩、心动过速及预激综合征伴心动过速或心房纤颤者。

【不良反应】

不良反应常见恶心、呕吐、味觉改变、头痛、眩晕。严重时可致心律失常,如增加折返性室性心动过速的频率和发作次数。由于阻断 β 受体,可引起窦性心动过缓和哮喘,也可加重心衰,引起房室传导阻滞。与其他抗心律失常药(如奎尼丁是 CYP2D6 的抑制剂)合用时可能会加重其不良反应。

二、Ⅱ类 β 肾上腺素受体拮抗药

β 肾上腺素受体拮抗药主要通过拮抗 β 受体而对心脏发挥作用,有些药物尚有膜稳定作用,可以延长心肌的动作电位。它们具有抗心肌缺血等作用,可改善心肌病变,防止严重心律失常及猝死,降

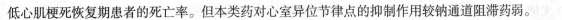

低心肌梗死恢复期患者的死亡率。但本类药对心室异位节律点的抑制作用较钠通道阻滞药弱。

普 萘 洛 尔

【药理作用】

普萘洛尔（propranolol）可抑制窦房结、心房、浦肯野纤维自律性，在运动及情绪激动时作用更明显，也能降低儿茶酚胺所致的迟后去极化而防止触发活动；但当血药浓度超过 100ng/ml 时，具有膜稳定作用，可降低 0 相上升速率，明显减慢房室及浦肯野纤维的传导；明显延长房室结 ERP。

【临床应用】

本品用于治疗室上性心律失常，包括窦性心动过速、心房纤颤、心房扑动及阵发性室上性心动过速。对窦性心动过速，尤其与交感神经过度兴奋有关者治疗效果较好。对由运动和情绪激动、甲状腺功能亢进和嗜铬细胞瘤等所诱发的室性心律失常亦有效。

【不良反应】

本品可致窦性心动过缓、房室传导阻滞、低血压、心力衰竭等，对病态窦房结综合征、房室传导阻滞、支气管哮喘或慢性肺部疾病者禁用。长期使用后，对脂肪及糖代谢可产生不良影响，应慎用于高脂血症及糖尿病患者。

阿 替 洛 尔

阿替洛尔（atenolol）是选择性 β_1 受体拮抗药，无膜稳定作用，无内在拟交感活性，抑制窦房结及房室结的自律性、减慢房室结传导，对希 - 浦系统也有抑制作用。可用于室上性心律失常，减慢心房扑动、心房颤动时的心室率。对室性心律失常亦有效。口服吸收很快但不完全，生物利用度为 50%~60%。口服后 2~3 小时达峰浓度，$t_{1/2}$ 为 7 小时。不良反应与普萘洛尔相似。

美 托 洛 尔

美托洛尔（metoprolol）为选择性 β_1 受体拮抗药，主要用于治疗高血压，对心绞痛及心肌梗死也有效，并可减少严重心律失常的发生。其作用类似普萘洛尔但较弱，对窦房结、房室结的自律性和传导性有明显抑制作用，对儿茶酚胺诱发的室性、室上性心律失常疗效较好。禁用于病态窦房结综合征、严重心动过缓、房室传导阻滞、严重心力衰竭、低血压及孕妇。严重支气管痉挛及肝、肾功能不良者慎用。

艾 司 洛 尔

艾司洛尔（esmolol）是具有心脏选择性的超短效静脉应用的 β_1 受体拮抗药，无内在拟交感活性和膜稳定作用。艾司洛尔抑制窦房结及房室结的自律性和传导性，主要用于室上性心律失常，减慢心房扑动、心房颤动时的心室率。本药静脉注射后数秒钟起效，$t_{1/2}$ 为 9 分钟。大多数不良反应为轻度的和一过性的，最重要的不良反应是低血压。

三、Ⅲ类延长动作电位时程药

本类药物的共同特点是明显延长 APD 和 ERP，作用机制目前尚未完全阐明。本类药能阻滞与复极化过程有关的钾通道，抑制 K^+ 外流，延长 EPR 可以取消折返，抑制异常冲动。

胺 碘 酮

胺碘酮（amiodarone）是广谱抗心律失常药。

【体内过程】

本品口服吸收缓慢，生物利用度为 30%~40%，有明显个体差异，一周后起效，停药后作用可维持数周。有效血药浓度 0.5~2mg/L，血浆蛋白结合率约 95%，经肝脏代谢成脱乙基胺碘酮。长期口服的消除 $t_{1/2}$ 为 25~60 日。

【药理作用与作用机制】

本品化学结构与甲状腺素相似，含有碘原子，部分抗心律失常作用和毒性与甲状腺素受体有关。能阻滞钾通道，明显抑制心肌复极化过程，延长 APD 及 ERP；还可阻滞钠、钙通道，非竞争性地阻断 α、

Note:

β 受体。降低窦房结和浦肯野纤维自律性、减慢房室结及浦肯野纤维的传导速度,与其阻滞钠、钾通道及拮抗 β 受体有关;长期口服可显著延长心房和浦肯野纤维的 APD 及 ERP;此外,还有扩张冠脉、降低外周血管阻力,降低心肌耗氧量等作用。

【临床作用】

本品可用于治疗室上性及室性心律失常。对阵发性心房扑动、心房纤颤、室上性心动过速、室性期前收缩、室性心动过速、预激综合征并发的室上性折返性心动过速疗效较好。

【不良反应】

本品静脉注射时可致心动过缓、房室传导阻滞、低血压,剂量过大可致严重的心律失常(如尖端扭转型室性心动过速)。由于其含高浓度碘,少数人可发生甲状腺功能亢进或减退。尚可引起消化道症状和眼角膜微粒沉淀,偶见肺间质纤维化。

索 他 洛 尔

索他洛尔(sotalol)是非选择性 β 受体拮抗药,同时由于能选择性阻滞 I_{Kr}(延迟整流钾电流),明显延长 APD 及 ERP,故分类为Ⅲ类抗心律失常药。治疗量对 V_{max} 无明显影响。该药延长心房肌、心室肌、房室结和浦氏纤维的 APD 和 ERP,降低窦房结及浦氏纤维的自律性,并通过 β 受体阻断作用减慢房室传导。可用于各种心律失常,包括心房纤颤、心房扑动、室上性心动过速、预激综合征伴发的室上性心动过速、室性期前收缩、室性心动过速、心室纤颤以及急性心肌梗死并发严重心律失常者。不良反应发生率较低,静脉注射后短时间内可出现症状性窦房结功能异常及心功能不全。过量时可明显延长 Q-T 间期;低血钾、肾功能低下、遗传性长 Q-T 综合征者慎用。

四、Ⅳ类钙通道阻滞药

钙通道阻滞药(calcium channel blocker),又称钙通道拮抗药(calcium channel antagonists),是一类选择性阻滞钙通道、抑制细胞外钙内流、降低细胞内 Ca^{2+} 浓度的药物。本类药物与钙通道 α_1 亚单位的相应位点结合后,导致细胞膜去极化时通道开放频率降低,跨膜钙电流明显下降,可引起平滑肌松弛、心肌收缩力减弱、心率减慢和传导减慢。

目前临床应用的钙通道阻滞药主要是 L 型钙通道阻滞药,根据化学结构特点分为 3 亚类:二氢吡啶类(dihydropyridines),如硝苯地平(nifedipine)、非洛地平(felodipine)、氨氯地平(amlodipine)、尼莫地平(nimodipine)、尼群地平(nitrendipine)、尼卡地平(nicardipine)、拉西地平(lacidipine)等;苯烷胺类(phenylalkylamines),如维拉帕米(verapamil)、加洛帕米(gallopamil)、噻帕米(tiapamil)等;苯并氮䓬类(benzothiazepines),如地尔硫䓬(diltiazem)、克仑硫䓬(clentiazem)等。非选择性钙通道阻滞药主要有氟桂利嗪(flunarizine)、苄普地尔(bepridil)和普尼拉明(prenylamine)等。

钙通道阻滞药作用广泛。能明显舒张血管、降低血压,对心脏前负荷无明显影响,也不易引起明显的体位性低血压,二氢吡啶类对血管平滑肌有更高的选择性,如硝苯地平对外周血管的扩张作用快而强,主要用于降压,而尼莫地平对脑血管的选择性较高,因此对蛛网膜下腔出血后脑血管痉挛有明显改善作用。本类药物阻滞窦房结和房室结的慢钙通道,抑制兴奋 - 收缩偶联,产生负性频率、负性传导和负性肌力作用,以维拉帕米和地尔硫䓬的作用最强,而二氢吡啶类钙通道阻滞药特别是硝苯地平明显扩张血管和降低血压,可致反射性交感神经兴奋,能抵消其对心脏的抑制,一般不明显影响心率、窦房结的传导和心脏收缩功能。还能保护缺血缺氧组织,减轻钙超载,除扩张血管增加缺血缺氧组织血供和氧供外,还改善细胞代谢,减少脂质过氧化和自由基产生,降低细胞凋亡率,缩小缺血缺氧组织的梗死范围。此外钙通道阻滞药有排钠利尿作用,能抑制血小板的聚集功能和延缓动脉粥样硬化发展过程,还可部分逆转肿瘤细胞对化学治疗药物的耐药性。

钙通道阻滞药临床主要用于高血压、心绞痛、心律失常等疾病。治疗高血压以二氢吡啶类为主,如氨氯地平、非洛地平、伊拉地平、尼卡地平、硝苯地平和尼索地平等扩张外周血管作用强,用于控制较严重的高血压,临床一般选用长效二氢吡啶类或缓释制剂,以有效控制血压,降低波动度,减少长期应用的不良反应。维拉帕米和地尔硫草可用于轻度及中度高血压。临床应根据具体病情选用适当的药物,如对兼有冠心病的患者,以选用硝苯地平为宜;预防由蛛网膜下腔出血引起的脑血管痉挛及脑栓塞宜选用尼莫地平和氟桂利嗪;伴有快速型心律失常者宜选用维拉帕米。钙通道阻滞药可单用,也可以与其他药物合用,如与β受体拮抗药合用,可消除硝苯地平扩张血管所致的反射性心动过速;与利尿药合用,可消除因扩血管所致的水钠潴留,并加强其降压效果。

钙通道阻滞药对各型心绞痛均有不同程度的疗效。对稳定型心绞痛,三类均适用;对变异型心绞痛以硝苯地平的疗效最佳;对不稳定型心绞痛,维拉帕米和地尔硫草疗效较好,硝苯地平宜与β受体拮抗药合用以减轻其反射性交感神经兴奋引起的心动过速。维拉帕米和地尔硫草能减慢房室传导,适用于伴有房颤或房扑的患者,但若与β受体拮抗药合用,对心肌收缩力和传导的抑制作用明显增强,不利于老年人、有心动过缓或左心室功能不全的患者,应避免联合用药。

钙通道阻滞药中维拉帕米、地尔硫草用于心律失常的治疗,硝苯地平反射性加快心率,不用于治疗心律失常。维拉帕米和地尔硫草能有效阻滞窦房结和房室结的慢钙通道,降低心率,减慢房室传导,延长房室结不应期,减少心房纤颤和心房扑动患者的心室率,适用于治疗室上性心动过速、心房纤颤和心房扑动。

钙通道阻滞药长效制剂如氨氯地平、非洛地平可用于舒张性心力衰竭。还能通过降低细胞内钙而阻遏或逆转肥厚型心肌病的发展。维拉帕米和氟桂利嗪用于防治偏头痛;尼莫地平、氟桂利嗪用于治疗脑血管功能障碍性疾病;二氢吡啶类钙通道阻滞药可治疗外周血管痉挛性疾病如雷诺病,也可用于孕妇早产的预防;维拉帕米可辅助治疗肿瘤耐药性。

钙通道阻滞药的不良反应相对少且轻,常见头痛、头昏、皮肤发红、眩晕、恶心、便秘、肢端组织水肿等。维拉帕米和地尔硫草过量可产生严重心脏抑制,如心搏骤停、心动过缓、房室传导阻滞和心衰,与β受体拮抗药合用心脏反应发生率增加。

维 拉 帕 米

维拉帕米(verapamil)是苯烷胺类应用最早和最广的钙通道阻滞药。

【体内过程】

本品口服吸收快而完全,但首过效应强,生物利用度仅为20%左右,蛋白结合率90%。主要在肝脏代谢成12种不同产物,部分去甲基化代谢产物仍有弱的钙通道阻滞特性,半衰期为3~6小时,长期给药消除半衰期轻度延长,肝硬化时生物利用度提高,消除半衰期延长。代谢物主要经肾排泄。

【药理作用】

本品对心肌、窦房结和房室结钙通道的阻滞作用稍强于血管。能明显降低窦房结的自律性和延长有效不应期,抑制房室结的传导和心肌收缩力。扩张外周小动脉和冠状动脉血管,降低血管阻力,解除冠脉痉挛,降低血压,降低心肌耗氧量。对非血管平滑肌也有一定松弛作用。

【临床应用】

本品应用广泛,主要用于阵发性室上性心动过速,静脉注射5~10mg,2~3分钟内可使80%以上的病例恢复正常节律。

也用于心房纤颤治疗,能减慢心室率,使大约25%的患者恢复窦性节律;对新近发生心房纤颤的患者疗效最好,有报道用药恢复窦性节律的患者在1年后,仍有大约40%继续保持窦性节律。

对心房扑动患者,该药能减慢心室率,改善症状,但极少能使患者心律转变成窦性节律。

对心绞痛、心肌梗死和肥厚性阻塞性心肌病,该药能缓解梗阻,改善心肌顺应性,降低左心室舒张末期压,减轻肺淤血、呼吸困难和心绞痛症状,缩小心肌梗死面积。

对慢性阻塞性支气管炎和肺动脉高压,该药配合支气管解痉药、祛痰药和抗菌药使用,能显著降低气道阻力和肺动脉压,改善肺循环和肺功能。常用量口服能缓解脑血管收缩引起的偏头痛症状,降低发作频率和发作持续时间。还能改善间歇性跛行症状,缓解食管痉挛,逆转恶性肿瘤细胞对化疗药的耐药性,预防急性器官组织缺血性损伤等。

【不良反应】

本品静脉注射可产生短时血压下降,心动过缓和停搏,故有病态窦房结综合征、房室传导障碍和严重心衰患者应避免静脉注射。口服不良反应少而轻微,包括便秘、恶心、呕吐、头痛、踝部水肿、体位性低血压、皮疹等。该药不宜与 β 受体拮抗药合用,以免心血管症状恶化。维拉帕米可使地高辛血药浓度提高 70%,两药合用应降低地高辛用量。

地 尔 硫 䓬

地尔硫䓬(diltiazem)为苯并氮䓬类中应用较广的 L 型钙通道阻滞药。

【体内过程】

本品口服吸收快而完全,生物利用度约为 50%。广泛分布于全身组织器官,长期使用有一定蓄积性。主要在肝脏代谢,其代谢物去乙酰基地尔硫䓬,尚保持 50% 强度的钙通道阻滞活性。半衰期为 3~4 小时,主要经胆道排泄,肝硬化患者本品的消除半衰期延长。

【药理作用】

本品对心脏的钙通道阻滞作用明显强于血管,与维拉帕米类似。该药显著抑制窦房结的自律性和延长有效不应期,减慢房室传导,降低心肌收缩力,降低心肌耗氧量。也能扩张小动脉,降低外周血管阻力,降低血压;扩张冠脉血管,增加心脏血液供应。对其他平滑肌,如胃肠平滑肌、支气管平滑肌和子宫平滑肌也有一定松弛作用,也抑制 ADP 和凝血酶诱导的血小板聚集。

【临床应用】

本品临床主要用于心绞痛的治疗,特别是变异型心绞痛和稳定型心绞痛,能明显减少患者心绞痛发作频率,降低硝酸酯类用量和提高运动耐量。也用于高血压治疗,降压效果与硝苯地平相当,但引起反射性交感神经兴奋作用明显小于硝苯地平。对阵发性室上性心动过速疗效与维拉帕米类似,静脉给予 0.1~0.25mg/kg 后大部分患者能迅速恢复正常节律。对心房扑动和心房纤颤也有良好治疗效果,静脉给药后 5 分钟内心室率明显减慢,总有效率大约 80%。可用于改善雷诺症和食管痉挛症状,对偏头痛亦有一定预防作用。

【不良反应】

不良反应发生率低,主要为心动过缓、传导阻滞、低血压、踝部水肿、头痛、头晕等。

五、其他

腺 苷

【体内过程】

腺苷(adenosine)在体内消除迅速,起效快而作用短暂。在许多细胞中存在载体介导的再摄取(包括内皮细胞),并进一步被腺苷脱氨酶代谢,其 $t_{1/2}$ 极短,仅数秒钟,故静脉注射速度要迅速,否则在其到达心脏之前可能已被消除。

【药理作用】

本品在心房、窦房结及房室结,腺苷通过与 A1 受体结合而激活 ACh 敏感的钾通道,使 K^+ 外流增加,缩短 APD,使心肌传导组织细胞膜超极化而降低自律性。腺苷还能抑制 Ca^{2+} 内流,延长房室结的 ERP、减慢房室传导以及抑制交感神经兴奋引起的迟后除极,从而发挥抗心律失常作用。

【临床应用】

本品静脉注射短暂减慢窦性心律以及房室结的传导,主要用于终止阵发性室上性心动过速。静脉注射 ATP 有时也能产生与腺苷类似的作用。

【不良反应】

不良反应极短暂,有时可有呼吸困难、胸部不适、眩晕等。可见暂时的心脏停搏,通常持续短于 5 秒。由于它不均一性地缩短心房的动作电位时程,偶然会引起心房纤颤。

第四节 抗心律失常药物的合理用药

一般来说抗心律失常药物的治疗安全范围较窄,有致心律失常作用,甚至可能致死。故心律失常的治疗主要应针对原发病,去除心律失常的诱因,使用抗心律失常药物治疗之前,需要斟酌其利弊。

1. 去除诱发心律失常的因素 导致心律失常的诱发因素一般包括缺氧、电解质紊乱(如低钾)、心肌缺血等,药物如强心苷类、茶碱类、抗组胺药(特非那定、阿司咪唑)、抗生素(红霉素)、抗寄生虫药(喷他脒)、抗精神病药(硫利哒嗪)等也可引起心律失常。去除诱发因素是抗心律失常治疗的基本措施。

2. 明确治疗目的、合理用药 只有当心律失常症状明显时,才可考虑应用抗心律失常药治疗,特别是长期给予抗心律失常药预防心律失常的再发是危险的。目前只有β受体拮抗药以及胺碘酮在长期治疗中可以降低患者死亡率。另外应根据治疗目的合理选择药物。如治疗心房纤颤,若以减慢心室率为目的,可采用抑制房室结传导的药物如强心苷类、维拉帕米、地尔硫䓬、β受体拮抗药;若以转律为目的,可用奎尼丁、氟卡尼和胺碘酮;若是无症状的房颤,可不予以治疗。药物的选择还需要考虑患者是否存在器质性心脏病、心脏病的类型及程度、用药前心电图的 Q-T 间期状态、传导系统有否障碍、是否存在心脏以外的疾病等。

3. 减少不良反应 临床用药护理中必须鉴别哪些心律失常是药物引起的,以决定是否继续用药。一些抗心律失常药的不良反应与药物浓度有关,监测血药浓度、随时调整用药剂量可以避免发生严重的不良反应。此外,还要注意药物有否活性代谢产物、血浆蛋白结合情况如何等。要注意患者有无禁忌证,如合并心力衰竭的患者用丙吡胺,可能会使病情恶化;又如肺部疾病患者,使用胺碘酮将很难发现肺纤维化这一致命的不良反应。

(龚冬梅)

思 考 题

1. 试述抗心律失常药的分类、基本作用及代表药物。
2. 试述抗心律失常药的基本电生理作用。
3. 请简述钙通道阻滞药的分类及主要代表药物。

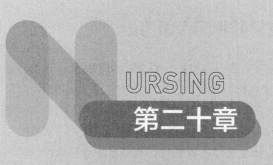

NURSING

第二十章

利 尿 药

20章 数字内容

知识目标：

1. 掌握各类利尿药的药理作用、临床应用、主要不良反应及用药注意事项。

2. 熟悉利尿药的分类、作用部位与作用机制。

3. 了解利尿药作用的生理学基础。

能力目标：

通过学习初步具备运用利尿药的临床应用与不良反应进行用药护理，尤其是进行电解质监测的能力。

素质目标：

通过学习能树立利尿药的合理用药意识，养成严谨、认真的工作态度。

患者,女,50岁。因车祸伤伴意识障碍30分钟急诊入院。检查:浅昏迷意识,体温37.5℃,脉搏96次/min,呼吸25次/min,血压140/90mmHg,格拉斯哥(GCS)评分8分,颅内压(ICP)26mmHg。头颅CT显示:额颞叶脑挫裂伤。临床诊断:额颞叶脑挫裂伤,脑水肿。治疗:吸氧,使用甘露醇、呋塞米与白蛋白,补液、维持水电解质平衡、营养支持等。

请思考:

1. 该患者为什么联合使用甘露醇和呋塞米?

2. 使用甘露醇和呋塞米的注意事项分别有哪些?

第一节　概　　述

利尿药(diuretics)是一类选择性作用于肾脏,通过增加水和电解质排泄,使尿量增多的药物。临床上主要用于治疗各种原因(如心衰、肾病综合征和肝硬化等)引起的水肿,也可用于治疗某些非水肿性疾病,如高血压、肾结石、高钙血症和尿崩症等。

一、利尿药作用的生理学基础

尿液的生成是通过肾小球滤过、肾小管和集合管的重吸收与分泌来实现的,利尿药可通过选择性作用于肾脏泌尿生理的某些环节而产生利尿作用(图20-1)。

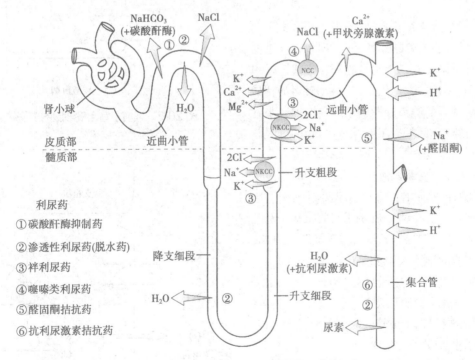

NKCC:Na⁺-K⁺-2Cl⁻共转运子;NCC:Na⁺-Cl⁻共转运子。

图20-1　利尿药的作用部位及靶点

(一)肾小球滤过

血液流经肾小球,除蛋白质和血细胞外,其余成分均可经肾小球滤过而形成原尿。原尿量的多少取决于肾血流量及有效滤过压。正常人每日能形成180L原尿,但每日排出的终尿仅为1~2L,可见约

99% 原尿在肾小管被重吸收,这是由肾脏的球 - 管平衡调节机制所致。因此,肾小管重吸收是影响终尿量的主要因素。目前常用利尿药均是作用于肾小管,通过减少肾小管对水和电解质的重吸收而发挥利尿作用。

(二) 肾小管重吸收

1. 近曲小管 此段重吸收 Na^+ 占原尿 Na^+ 量的 60%~70%,原尿中约有 85% 的 $NaHCO_3$ 及 40% 的 NaCl 在此段被重吸收,同时伴水的重吸收,使该段小管液与血浆渗透压相同。该段重吸收 Na^+ 主要是通过 Na^+-H^+ 交换而实现的(图 20-2),即 H^+ 由小管细胞分泌到小管液中,并将小管液中 Na^+ 换回到细胞内,两者按 1∶1 进行交换。换回到细胞内的 Na^+ 由基侧质膜的钠钾 ATP 酶泵出细胞,进入间质。分泌到小管液中的 H^+ 与小管液中的 HCO_3^- 结合形成 H_2CO_3,然后在管腔侧碳酸酐酶的催化下分解为 H_2O 和 CO_2,CO_2 以简单扩散的方式迅速进入小管细胞,再在小管细胞内碳酸酐酶的催化下与 H_2O 生成 H_2CO_3,然后 H_2CO_3 再解离成 H^+ 和 HCO_3^-,生成的 H^+ 用于 Na^+-H^+ 交换。

碳酸酐酶抑制剂乙酰唑胺通过抑制碳酸酐酶活性,使 H^+ 生成减少,Na^+-H^+ 交换减少而发挥利尿作用。但其利尿作用弱,这是由于药物抑制了近曲小管 Na^+ 重吸收后,使近曲小管腔内原尿增多,导致以下各段肾小管出现代偿性重吸收增多现象,故不能产生明显利尿效果。

2. 髓袢

(1) 髓袢降支细段:该段只吸收水。由于此段髓质高渗,水被渗透压驱动而重吸收。在近曲小管和髓袢降支细段上皮细胞存在水通道蛋白(aquaporin,AQP),是水依渗透压被动转运的特异性孔道。甘露醇等渗透性利尿药因增加肾小管液的渗透压,降低渗透压差,可减少水的重吸收而产生利尿作用。

(2) 髓袢升支粗段髓质部和皮质部:此段重吸收 Na^+ 约占原尿 Na^+ 的 35%,但不伴有水重吸收。髓袢升支粗段对 NaCl 的重吸收依赖于管腔膜上的 Na^+-K^+-$2Cl^-$ 共转运子,进入细胞内的 Na^+ 由基侧质膜的钠钾 ATP 酶泵出细胞,进入间质;进入细胞内的 Cl^- 经管周膜上 Cl^- 通道进入组织间液;K^+ 则沿着管腔膜侧 K^+ 通道进入管腔内,形成 K^+ 的再循环,造成管腔内正电位,驱动 Mg^{2+} 和 Ca^{2+} 的重吸收(图 20-3)。

由于此段不伴有水重吸收,故在尿液稀释和浓缩机制中具有重要意义。随着小管液离子逐渐减少,渗透压也逐渐降低,原尿被逐渐稀释,即肾稀释功能。同时,因大量 Na^+、Cl^- 等进入髓质间液,使髓质间液呈高渗状态,越近内髓部,渗透压越高,靠皮质区域方向顺次递减。当原尿流经

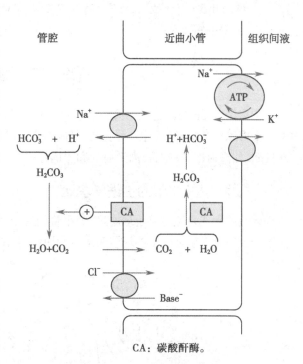

CA:碳酸酐酶。

图 20-2 近曲小管上皮细胞的离子转运

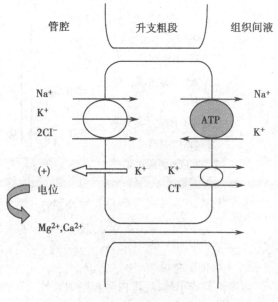

图 20-3 髓袢升支粗段的离子转运

集合管时,在抗利尿激素(antidiuretic hormone,ADH)作用下,小管液中的水依管腔内外渗透压差就被大量重吸收,使尿液浓缩,即肾浓缩功能。

祥利尿药呋塞米、依他尼酸及布美他尼等选择性阻断 $Na^+-K^+-2Cl^-$ 共转运子,使 NaCl 重吸收受到抑制,降低肾稀释功能和浓缩功能,从而干扰尿液的稀释和浓缩过程,排出大量近于等渗的尿液,产生强大利尿作用,故也称高效利尿药。

3. 远曲小管近端 原尿中约 10%Na^+ 在此段重吸收,吸收方式依赖于 Na^+-Cl^- 共转运子。与髓祥升支粗段相似,此段对水通透性极低,Na^+、Cl^- 的重吸收使小管液进一步稀释。同时,Ca^{2+} 通过管腔膜侧 Ca^{2+} 通道和基底膜侧 Na^+-Ca^{2+} 交换体而被重吸收,甲状旁腺激素可调节该过程。噻嗪类利尿药作用于该段肾小管,阻断 Na^+-Cl^- 共转运子,产生中等强度利尿作用。

4. 远曲小管远端和集合管 原尿中 2%~5%Na^+ 在此段重吸收,同时在 ADH 作用下,水被重吸收,完成尿液浓缩过程。Na^+ 吸收方式为 Na^+-K^+ 交换及 Na^+-H^+ 交换,前者受醛固酮调节,后者受碳酸酐酶活性影响。醛固酮通过与胞质内受体结合,对基因转录产生影响,进而合成多种醛固酮诱导蛋白,增强 Na^+ 通道和 K^+ 通道以及钠钾 ATP 酶的活性,促进 Na^+ 重吸收及 K^+ 分泌。醛固酮拮抗药螺内酯及直接抑制 Na^+-K^+ 交换的氨苯蝶啶等,可作用于这一部位,增加 Na^+ 排出,减少 K^+ 分泌,发挥排钠保钾利尿作用。

知 识 拓 展

新型利尿药的靶点——尿素通道

尿素通道(urea transports,UT)是一类选择性通透尿素的膜通道蛋白,包括 UT-A 和 UT-B 两个亚家族。UT-A 由 *Slc14a2* 基因编码,有 UT-A1~UT-A6 共 6 个成员,UT-A1 和 UT-A3 表达在内髓集合管末段上皮细胞,UT-A2 表达在髓祥降支细段,UT-A4 表达在内髓集合管末段(只在大鼠发现),UT-A5 表达在睾丸间充质细胞,UT-A6 表达在人结肠黏膜上皮细胞。UT-B 由 *Slc14a1* 基因编码,广泛表达在全身多个组织器官。尿素可通过 UT-A1 和 UT-A3、UT-B 建立起从肾外髓至内髓的尿素浓度梯度,维持从肾皮质至肾髓质的渗透压梯度,因此,UT 在维持肾内尿素循环和尿液浓缩机制中具有重要作用。UT 亚型功能缺失小鼠相对尿量明显多于野生型小鼠,相对尿渗透压明显低于野生型小鼠,但 UT 敲除小鼠血清 Na^+、K^+、Cl^- 和 Ca^{2+} 等电解质浓度与野生型小鼠无显著差异,这就表明选择性敲除 UT 可避免经典利尿药引起的电解质紊乱。因此,UT 可作为新型利尿药靶点,其抑制剂有望研发成为新型利尿药。

二、利尿药的分类

根据利尿药的作用部位,可将利尿药分为 5 类。

1. 祥利尿药 为高效利尿药,主要作用于髓祥升支粗段,抑制 $Na^+-K^+-2Cl^-$ 共转运子,利尿作用强。代表药为呋塞米,同类药有布美他尼、托拉塞米、依他尼酸等。

2. 噻嗪类及类噻嗪类利尿药 为中效利尿药,主要作用于远曲小管近端,抑制 Na^+-Cl^- 共转运子,利尿作用中等。代表药为噻嗪类氢氯噻嗪,同类药有苄氟噻嗪、氢氟噻嗪、三氯噻嗪、环戊噻嗪等;类噻嗪类利尿药有吲达帕胺、氯噻酮、美托拉宗等。

3. 保钾利尿药 为低效利尿药,主要作用于远曲小管远端和集合管,干扰 Na^+-K^+ 交换,代表药为螺内酯、依普利酮和氨苯蝶啶等。

4. 碳酸酐酶抑制剂 主要作用于近曲小管,干扰 Na^+-H^+ 交换,代表药为乙酰唑胺。

5. 渗透性利尿药 也称脱水药,主要作用于髓祥及肾小管其他部位,代表药为甘露醇、山梨醇和50% 高渗葡萄糖。

Note:

第二节　常用利尿药

一、袢利尿药

呋 塞 米

呋塞米（furosemide）属于磺酰胺类利尿药，是目前临床应用最广的高效、速效利尿药。

【体内过程】

呋塞米口服易吸收，20~30 分钟起效，约 2 小时达峰浓度，作用持续 6~8 小时；静脉注射 2~10 分钟起效，约 1 小时达峰浓度，作用持续 2~3 小时。主要分布于细胞外液，血浆蛋白结合率 95%~99%，大部分以原形经近曲小管有机酸分泌途径排泄。$t_{1/2}$ 个体差异较大，肾功能正常者为 30~70 分钟，肾功能不全者可延长至 10 小时。新生儿由于肝肾廓清能力较差，$t_{1/2}$ 可延长至 4~8 小时。

【药理作用与作用机制】

1. 利尿作用　呋塞米主要作用于髓袢升支粗段髓质部和皮质部，特异性与管腔膜侧 Na^+-K^+-$2Cl^-$ 共转运子结合，抑制 Na^+、K^+、Cl^- 重吸收，降低肾稀释和浓缩功能，排出大量近于等渗的尿液。同时，由于 K^+ 重吸收减少，K^+ 再循环发生障碍，导致管腔内正电位下降，使 Ca^{2+}、Mg^{2+} 重吸收的驱动力下降，导致 Ca^{2+}、Mg^{2+} 排泄增加，而因 Ca^{2+} 在远曲小管可被重吸收，故长期使用可引起低血镁，但一般不引起低血钙。输送至远曲小管和集合管的 Na^+ 增多又促使 Na^+-K^+ 交换增加，使 K^+ 排泄进一步增多，可致低血钾。因排 Cl^- 多于排 Na^+，也易导致低氯性碱血症。大剂量呋塞米可抑制近曲小管碳酸酐酶活性，使 HCO_3^- 排出增加。

2. 对血流动力学的影响

（1）扩张肾动脉，降低肾动脉阻力，改善肾缺血缺氧状态。机制可能与呋塞米降低血管对缩血管物质的反应性、促进前列腺素合成及对阻力血管产生钾离子通道开放的作用有关。

（2）扩张容量血管，减少回心血量，降低左室充盈压，减轻肺淤血。对心衰患者，在利尿作用发生前就能产生有效的扩血管作用。

【临床应用】

1. 急性肺水肿和脑水肿　静脉注射呋塞米能迅速缓解急性肺水肿症状，为急性肺水肿的首选药物。由于强大利尿作用，使血液浓缩，血浆渗透压增高，有利于消除脑水肿，降低颅内压，对脑水肿合并心衰者尤为适用。

2. 其他严重水肿　可用于心、肝、肾等原因引起的严重水肿。

3. 急性、慢性肾衰竭　急性肾损伤早期，静脉注射呋塞米能扩张肾血管，降低肾血管阻力，增加肾血流量和肾小球滤过率；利尿作用可使肾小管得到冲洗，防止肾小管萎缩和坏死，但不能延缓肾损伤进程。大剂量呋塞米也用于其他药物治疗无效的慢性肾衰竭，可使尿量增加，减轻水肿。

4. 高钙血症　静脉滴注呋塞米和生理盐水，可明显抑制 Ca^{2+} 重吸收，迅速控制高钙血症。

5. 加速毒物排泄　配合大量输液，增加尿量，可加速主要以原形经肾排泄的毒物排出，减轻中毒症状。如用于长效巴比妥类、水杨酸类、碘化物、氟化物等药物中毒的抢救。

【不良反应】

1. 水、电解质紊乱　长期或大剂量应用可引起低血容量、低血钾、低血钠、低氯性碱血症、低血镁等。应注意及时补钾或合用保钾利尿药。因钠钾 ATP 酶的激活需 Mg^{2+} 参与，当低血钾和低血镁同时存在时，应注意纠正低血镁，否则不易纠正低血钾。

2. 耳毒性　呈剂量依赖性，多发生于大剂量静脉快速滴注时，表现为眩晕、耳鸣、听力减退或暂时性耳聋。发生机制可能与药物引起内耳淋巴液电解质成分改变、损伤内耳基底膜毛细胞有关。肾功能不全或同时使用其他耳毒性药物时更易发生，故应避免和具有耳毒性的药物合用，如氨基苷类抗生素。

3. 高尿酸血症 长期用药发生率较高,可诱发痛风,与利尿后血容量减少、细胞外液浓缩、尿酸经近曲小管重吸收增加有关。此外,本药与尿酸竞争有机酸分泌通道,使尿酸分泌减少也是原因之一。

4. 其他 可出现恶心、呕吐等胃肠道反应,大剂量可致胃肠出血。少数患者可发生白细胞和血小板减少、视力模糊、黄视症等。也可发生过敏反应,表现为皮疹、嗜酸性粒细胞增多、间质性肾炎等,停药后可恢复,这与磺胺结构有关,呋塞米及其同类药与其他磺胺类药物间可发生交叉过敏。长期应用还可引起高血糖、高血脂等,可升高低密度脂蛋白胆固醇和甘油三酯、降低高密度脂蛋白胆固醇。

【禁忌证】

无尿或严重肝肾功能损害、糖尿病、高脂血症、冠心病、高尿酸血症或有痛风病史者慎用。孕妇禁用,哺乳期妇女慎用。

【药物相互作用】

肾上腺皮质激素能降低本药的利尿作用,并增加电解质紊乱特别是低血钾的发生机会。非甾体抗炎药可使本药的利尿和扩血管作用减弱。与多巴胺合用,利尿作用增强。与降压药合用时,后者剂量应酌情调整。饮酒及含乙醇制剂能增强本药的降压作用。与巴比妥类、麻醉药合用,易引起体位性低血压。丙磺舒可在近曲小管与呋塞米竞争分泌通道,增强呋塞米的利尿作用。

布 美 他 尼

布美他尼(bumetanide)作用与呋塞米相似,利尿强度为呋塞米的40~60倍,具有速效、高效、短效和低毒的特点。口服吸收迅速完全,生物利用度为80%,血浆蛋白结合率95%,$t_{1/2}$约1.5小时,主要以原形经肾排泄。用于各种顽固性水肿、急性肺水肿、脑水肿等。对急性肾损伤、慢性肾衰竭尤为适宜,在其他利尿药效果不佳时,应用本药仍可能有效。不良反应与呋塞米相似,但相对较轻,耳毒性小,但仍须避免与有耳毒性的药物合用。大剂量时可出现肌肉疼痛和痉挛。

托 拉 塞 米

托拉塞米(torasemide)为新型磺酰脲吡啶类高效利尿药,作用机制与呋塞米相似,利尿强度为呋塞米的1~2倍,起效迅速、作用持久,安全性和耐受性好。静脉给药10分钟起效,1~2小时达峰浓度,作用持续5~8小时,主要由肝脏CYP2C9代谢。可用于高血压、充血性心力衰竭、肝硬化、肾病等引起的水肿及脑水肿的治疗。不良反应少,较少引起低血钾、低血钙反应,对血镁、尿酸、糖代谢和脂代谢无明显不良影响。肾衰竭无尿、肝性脑病、低血压、低血钾、低血钠、磺胺类过敏者禁用。本药可增强抗高血压药的作用,降低降糖药的作用。大剂量应用可分别加重氨基苷类和头孢菌素类抗生素的耳毒性和肾毒性。

二、噻嗪类及类噻嗪类利尿药

噻嗪类和类噻嗪类两类药物的药理作用与作用机制相似,效能相同,但效价强度与作用持续时间不同。噻嗪类利尿药中氢氯噻嗪(hydrochlorothiazide)为其代表药,同类药物有苄氟噻嗪(bendrofluazide)、氢氟噻嗪(hydroflumethiazide)、三氯噻嗪(trichlormethiazide)、环戊噻嗪(cyclomethiazide)等;类噻嗪类常用有氯噻酮(chlortalidone)、吲达帕胺(indapamide)、美托拉宗(metolazone)等。

【体内过程】

噻嗪类利尿药脂溶性较高,口服吸收率在80%以上,口服后1~2小时出现利尿作用,4~6小时达峰浓度。氢氯噻嗪作用持续时间为6~12小时,苄氟噻嗪、三氯噻嗪、环戊噻嗪脂溶性高,易被肾小管重吸收,作用持续时间可达24小时以上。氯噻酮因吸收和排泄缓慢,作用持续时间可达48~72小时。本类药物均以有机酸形式经肾小管分泌排出,可与尿酸竞争分泌通道,减少尿酸排泄。

【药理作用与作用机制】

1. 利尿作用 通过抑制远曲小管近端 Na^+-Cl^- 共转运子,减少 NaCl 重吸收,影响肾稀释功能,产

Note:

生温和持久的利尿作用。而肾浓缩功能不受影响。由于转运至远曲小管和集合管中 Na^+ 增多,促使 Na^+-K^- 交换增多,使尿中 Na^+、Cl^-、K^+ 排泄均增加。本类药物对碳酸酐酶也有一定抑制作用,使 Na^+-H^+ 交换减少,略增加 HCO_3^- 排泄。此外,该类药物在远曲小管增强甲状旁腺激素(PTH)的作用,促进 Ca^{2+} 重吸收,减少尿钙排泄及钙在管腔内的沉积。

2. **抗利尿作用** 可明显减少尿崩症患者尿量,作用机制尚未完全阐明,可能通过排钠利尿,降低血 Na^+ 浓度及血浆渗透压,减轻患者口渴感,使饮水量减少,尿量减少。也可能通过抑制 PDE,增加远曲小管和集合管细胞内 cAMP 浓度,使水重吸收增加,尿量减少。

3. **降压作用** 早期降压作用与排钠利尿、减少血容量有关,长期用药降压作用与血管平滑肌细胞内 Na^+ 含量降低,Na^+-Ca^{2+} 交换减少,细胞内 Ca^{2+} 含量降低有关(见第二十一章)。

【临床应用】

1. **水肿** 用于治疗各种原因引起的水肿。对轻、中度心源性水肿疗效较好,是治疗充血性心力衰竭常用药物之一。对肾性水肿疗效与肾功能损害程度有关,损害轻者疗效较好。对肝硬化腹腔积液或肝性水肿要注意防止低血钾诱发肝性脑病。

2. **高血压** 本类药物是基础降压药之一,多与其他药物合用治疗高血压。

3. **尿崩症** 用于治疗肾性尿崩症和加压素无效的垂体性尿崩症。

4. **高尿钙伴肾结石** 通过增强远曲小管近端对钙的重吸收,减少钙的排泄和在管腔内的沉积,防止肾结石的形成。

【不良反应】

1. **水、电解质紊乱** 长期大量应用可引起低血钾、低血钠、低血镁、低氯性碱血症等,表现为口干、乏力、恶心、呕吐、肌痛、腱反射消失等。也可致血钙升高。

2. **高尿酸血症** 本类药物与尿酸竞争有机酸分泌通道,抑制尿酸排泄,少数人可诱发痛风。

3. **代谢变化** 长期应用可致患者糖耐量降低、血糖升高,可能与药物抑制胰岛素分泌、减少组织对葡萄糖的利用有关。本类药物也可使血清胆固醇升高,增加低密度脂蛋白含量,导致高脂血症。

4. **过敏反应** 与磺胺类药物有交叉过敏反应。可见皮疹、荨麻疹、过敏性皮炎等,偶见溶血性贫血、血小板减少、坏死性胰腺炎等。

【禁忌证】

痛风、糖尿病、高脂血症、高钙血症、严重肝肾功能不全、胰腺炎、系统性红斑狼疮者慎用。孕妇及哺乳期妇女慎用。

【药物相互作用】

肾上腺皮质激素、促肾上腺皮质激素、雌激素、拟交感胺类药物等能减弱本类药物利尿作用,增加电解质紊乱的发生,尤其是低血钾。解热镇痛抗炎药,尤其是吲哚美辛,能降低噻嗪类药物利尿作用。考来烯胺能减少胃肠道对本药的吸收,应避免同时服用。与多巴胺合用,利尿作用加强。与降压药合用,利尿、降压作用均增强。与降糖药、抗凝血药合用,能使降糖作用、抗凝血作用减弱。可增强非去极化肌松药的作用,与血钾下降有关。与碳酸氢钠合用,低氯性碱中毒发生率增高。

三、保钾利尿药

(一)醛固酮受体拮抗药

螺 内 酯

螺内酯(spironolactone)为人工合成甾体化合物,化学结构与醛固酮相似。

【体内过程】

本品口服易吸收,生物利用度大于 90%,约 3 小时达峰浓度,血浆蛋白结合率在 90% 以上,$t_{1/2}$ 仅 10 分钟。螺内酯需经肝脏代谢为有活性的坎利酮(canrenone)才能发挥利尿作用,口服后 1 日左右起效,2~3 日达高峰,$t_{1/2}$12~18 小时,停药后作用可持续 2~3 日。多以结合型无活性代谢产物经肾和胆道

Note:

排泄,约 10% 以原形经肾排泄。

【药理作用与作用机制】

螺内酯为醛固酮竞争性拮抗药,可作用于远曲小管远端和集合管,与醛固酮竞争醛固酮受体,阻止醛固酮 - 受体复合物的核转位,进而影响醛固酮诱导蛋白的产生和对 Na^+、K^+ 转运的调控,发挥拮抗醛固酮作用,产生排 Na^+ 保 K^+ 的利尿作用。其利尿作用起效慢、作用弱、持久。

【临床应用】

1. 伴有醛固酮增多的顽固性水肿   如肝硬化、肾病综合征、晚期肾性高血压等引起的水肿,常与噻嗪类或袢利尿药合用以增强利尿效果并减少 K^+ 的丢失。

2. 充血性心力衰竭   可明显改善充血性心力衰竭患者症状,降低病死率,其原因除排钠、利尿消除水肿外,还与抑制心肌纤维化等多方面作用有关。

3. 可用于原发性醛固酮增多症的诊断和治疗。

【不良反应】

1. 高钾血症   长期应用可引起血 K^+ 升高,老年人、肾功能不良者及少尿、无尿时易发生,常以心律失常为首发症状。因此,用药期间应注意监测血 K^+ 和心电图,给药应从小剂量开始,做到个体化用药。高钾血症及肾功能不全者禁用。

2. 胃肠道反应   表现为恶心、呕吐、腹泻等。

3. 其他   偶有低钠血症。长期应用可产生性激素样副作用,表现为男性乳房发育、性功能障碍、女性乳房胀痛、多毛症、月经失调等。长期或大量应用可发生中枢神经系统症状,表现为行走不协调、头痛、精神异常等。

【药物相互作用】

肾上腺皮质激素、雌激素能减弱本药利尿作用。多巴胺能增强本药利尿作用。与含钾药物、血管紧张素转化酶抑制剂、环孢素等合用时,增加高钾血症的发生。与氯化铵合用易发生代谢性酸中毒。与地高辛合用,能延长后者半衰期。避免与有肾毒性的药物合用,以防增加肾损害。

依 普 利 酮

依普利酮(eplerenone)是选择性醛固酮受体拮抗剂,抗醛固酮受体活性约为螺内酯的 2 倍。但对糖皮质激素、黄体酮和雄激素受体的亲和力较低,从而克服了螺内酯的促孕和抗雄激素等副作用。该药口服吸收不受食物影响,口服给药后约经 1.5 小时达峰浓度,$t_{1/2}$ 4~6 小时。其副作用较小,对高血压、心力衰竭等疗效较好。

(二) 肾小管上皮细胞钠离子通道抑制药

氨苯蝶啶和阿米洛利

【体内过程】

氨苯蝶啶(triamterene)口服吸收迅速,生物利用度 30%~70%,口服后 1~2 小时起效,4~6 小时达峰浓度,作用持续 12~16 小时,主要经肝代谢,代谢物仍具有活性,代谢物及原形药主要经肾排泄,$t_{1/2}$ 为 4.2 小时。阿米洛利(amiloride)口服吸收仅 15%~20%,口服后 2 小时起效,6~10 小时达峰浓度,作用持续 24 小时,主要以原形经肾排泄,$t_{1/2}$ 为 6~9 小时。

【药理作用与临床应用】

氨苯蝶啶和阿米洛利均可阻断远曲小管远端和集合管管腔膜上 Na^+ 通道,减少管腔液中 Na^+ 重吸收,同时使管腔负电位降低,K^+ 分泌减少,产生排 Na^+ 保 K^+ 的利尿作用。两药利尿作用并非竞争性拮抗醛固酮,对肾上腺切除的动物仍有利尿作用。阿米洛利在高浓度时,阻滞 Na^+-H^+ 和 Na^+-Ca^{2+} 反向转运子,可抑制 H^+ 和 Ca^{2+} 的排泄。

两药利尿作用弱,多与袢利尿药或噻嗪类利尿药合用治疗顽固性水肿。

【不良反应】

本品不良反应偶见低钠血症、胃肠道反应、头晕、头痛、光敏感反应等。长期服用可致高钾血症。

Note:

氨苯蝶啶可竞争性抑制二氢叶酸还原酶,影响四氢叶酸形成,导致叶酸缺乏。氨苯蝶啶与吲哚美辛合用可引起急性肾损伤,与氯磺丙脲合用,可导致严重低钠血症。

【禁忌证】

严重肝、肾功能不全及有高钾血症者禁用。老年患者、孕妇及哺乳期妇女慎用。

知 识 拓 展

阿米洛利对神经系统疾病的治疗作用

阿米洛利对多种离子通道具有阻滞作用,如 Na^+/H^+ 交换泵(Na^+/H^+ exchanger,NHE)、酸感受离子通道(acidsensing ion channels,ASICs)、Na^+/Ca^{2+} 交换泵(Na^+/Ca^{2+} exchanger,NCX)、电压门控 Na^+ 通道和 Ca^{2+} 通道等。越来越多的研究表明其对神经系统多种疾病具有治疗作用,可有效减轻脑缺血再灌注损伤、癫痫和偏头痛等发作时造成的酸中毒、Ca^{2+} 超载、兴奋性毒性神经递质释放等,有望作为一种新型药物应用于神经系统疾病的治疗。

四、碳酸酐酶抑制药

乙 酰 唑 胺

【体内过程】

乙酰唑胺(acetazolamide)口服吸收良好,口服后 30 分钟起效,2 小时达峰浓度,$t_{1/2}$ 3~6 小时,作用持续 12 小时。主要经肾小管分泌排泄,肾功能不良者应减少用药剂量。

【药理作用与作用机制】

乙酰唑胺能够抑制近曲小管上皮细胞中碳酸酐酶活性,使 Na^+-H^+ 交换减少,HCO_3^- 重吸收减少,Na^+ 与 HCO_3^- 结合排出增加。同时,流经集合管 Na^+ 增多,Na^+-K^+ 交换增多,尿中 K^+ 和水的排出增加,产生利尿作用。但利尿作用弱,且易引起代谢性酸中毒,目前很少用于利尿。

乙酰唑胺也能抑制眼睫状体上皮细胞和脉络丛细胞中的碳酸酐酶活性,使 HCO_3^- 向房水和脑脊液的转运受到抑制,减少房水和脑脊液的生成并改变局部 pH。

【临床应用】

1. **治疗青光眼** 乙酰唑胺能减少房水产生,降低眼压,对多种类型青光眼有效。

2. **急性高山病** 登山者对高山缺氧环境适应能力不足,在急速登上 3 000 米以上高山时会出现呕吐、耳鸣、头晕、头痛、呼吸急迫等症状,严重时会出现高原性肺水肿或脑水肿。乙酰唑胺能减少脑脊液生成,降低脑脊液及脑组织 pH,减轻高山反应症状。在登山前 24 小时口服乙酰唑胺可起到预防作用。

3. **纠正代谢性碱中毒** 用于心衰患者过度利尿造成的代谢性碱中毒,或呼吸性酸中毒继发的代谢性碱中毒。

4. **其他** 用于癫痫小发作的辅助治疗。也可用于预防伴有低血钾的周期性瘫痪。还可用于严重高磷酸盐血症,增加磷酸盐的尿排泄。

【不良反应】

1. **代谢性酸中毒** 长期用药,体内 HCO_3^- 大量消耗,可导致高氯性酸中毒。

2. **肾结石** HCO_3^- 排出增多,可引起磷酸盐尿和高钙尿症。长期用药,尿液碱化,钙盐相对难溶,易形成肾结石。

3. **低钾血症** 与促皮质激素、糖皮质激素、盐皮质激素合用,可导致严重低血钾,应注意监测血钾水平。

4. **其他** 大量应用可引起四肢及面部麻木感、嗜睡和感觉异常。偶见耳鸣、运动失调、胃肠道反应。肾衰竭患者可因药物蓄积造成中枢神经系统毒性。也可发生过敏反应,引起发热、皮疹、骨髓抑制、间质性肾炎等。

【禁忌证】

对本品及磺胺类药物过敏、肾上腺皮质功能减退、肝肾功能不全及肝硬化、严重糖尿病患者禁用。心力衰竭、代谢性酸中毒及伴有低钾血症的水肿患者、妊娠期及哺乳期妇女禁用。

五、渗透性利尿药

静脉注射该类药物后,药物经肾小球滤过,可使肾小管腔液渗透压升高,水重吸收减少,产生渗透性利尿作用,故称渗透性利尿药(osmotic diuretics)。由于此类药物静脉注射能提高血浆渗透压,产生组织脱水作用,故又称脱水药(dehydrant agents)。本类药物一般具有如下特点:①静脉给药后不易通过毛细血管进入组织细胞;②易经肾小球滤过,不易被肾小管重吸收;③在体内不易被代谢。

甘 露 醇

甘露醇(mannitol)为己六醇,可溶于水,临床常用 20% 高渗水溶液。

【体内过程】

甘露醇口服不吸收,静脉注射后 0.5~1 小时产生利尿作用,2~3 小时作用达高峰,持续 6~8 小时。约 20% 可进入肝脏转变为糖原。大部分以原形经肾排出,$t_{1/2}$ 约 100 分钟,急性肾损伤时可延长至 6 小时。

【药理作用与临床应用】

1. **组织脱水作用** 静脉注射甘露醇后不易通过毛细血管渗入组织,可迅速提高血浆渗透压,使组织间液向血浆转移,产生组织脱水作用。对脑、眼作用更明显,于静脉注射后 15 分钟内出现颅内压和眼压的降低,作用维持 3~8 小时,是治疗脑水肿的首选药物,也可用于青光眼急性发作及术前降眼压。

2. **利尿作用** 作用机制:①随着组织间液进入血液增多,循环血容量增加,同时,甘露醇促进 PGI_2 分泌,扩张肾血管,增加肾血流量,使肾小球滤过率明显增加;②进入肾小管中的甘露醇不易被重吸收,使肾小管液渗透压增高,减少肾小管和集合管对水的重吸收,产生渗透性利尿作用;③由于排尿速率增加,尿液与肾小管上皮细胞接触的时间减少,使电解质重吸收减少,肾髓质高渗区渗透压下降,进而抑制集合管对水的重吸收。

可用于预防急性肾损伤。在少尿期及时应用甘露醇,通过其脱水作用,可减轻肾间质水肿;同时,渗透性利尿作用可维持足够的尿量,稀释肾小管内有害物质,防止肾小管萎缩和坏死。此外,还可改善急性肾损伤早期的血流动力学变化,对伴低血压者效果较好。

3. **其他** 口服不易吸收,使肠内渗透压增高,可产生渗透性腹泻作用。可用于从胃肠道排出毒性物质;也可用于肠道术前准备等。

【不良反应】

1. **水、电解质紊乱** 可致稀释性低钠血症,偶可致高钾血症。快速大量静脉注射可因血容量骤增导致心力衰竭,心、肾功能严重受损时尤应注意。

2. **渗透性肾病(或称甘露醇肾病)** 大量快速静脉滴注时,可致肾功能损害,甚至急性肾损伤。

3. **其他** 静脉注射过快可出现一过性头痛、眩晕、寒战、发热、视力模糊等。

【禁忌证】

慢性心功能不全、肺水肿、活动性颅内出血者禁用。

山 梨 醇

山梨醇(sorbitol)为甘露醇的同分异构体,药理作用与临床应用同甘露醇相似,易溶于水,临床上常用 25% 高渗液。因进入体内后大部分在肝内转化为果糖,故作用较弱,持续时间较短。

高渗葡萄糖

50% 高渗葡萄糖(hypertonic glucose)可产生脱水和渗透性利尿作用,但因葡萄糖可部分弥散进入组织中,且易被代谢,故作用弱,持续时间短。停药后可出现颅内压回升而引起"反跳",临床上可与甘露醇或山梨醇交替使用,治疗脑水肿。

(宋丽华)

思 考 题

1. 请简述各类利尿药的主要作用部位及利尿作用机制。
2. 请比较袢利尿药和噻嗪类利尿药的异同点有哪些。
3. 请简述甘露醇的作用特点及临床应用。

NURSING

第二十一章

抗高血压药

21章　数字内容

学习目标

- 知识目标：
1. 掌握利尿药、ACEI、血管紧张素Ⅱ受体阻滞药、钙通道阻滞药、β受体拮抗药的药理作用、作用机制、临床应用及主要不良反应。
2. 熟悉抗高血压药的分类及各类代表药。
3. 了解血压的生理调节机制。
- 能力目标：
1. 通过学习能对抗高血压药的疗效及不良反应进行综合分析、判断和采用相应护理措施。
2. 具有宣教合理应用抗高血压药和治疗方案的能力。
- 素质目标：
通过学习能实施用药护理程序，确保患者合理正确用药。

導入案例与思考

患者，男，60 岁。肥胖体型，血压 180/120mmHg，心率 84 次 /min，伴有左室肥大、视网膜动脉狭窄、动脉交叉压迫。临床诊断：原发性高血压。实验室检查结果显示：肾功能轻微受损，并伴有高脂血症、糖尿病等疾病。用药方案：①培哚普利片 4mg，每日 1 次，口服。②硝苯地平控释片 30mg，每日 1 次，口服。③美托洛尔片 25mg，每日 1 次，口服。并同时给予控制血糖和调血脂的药物。

请思考：

1. 以上三种抗高血压药的作用机制分别是什么？

2. 以上三种抗高血压药的主要不良反应有哪些？在用药护理和用药咨询方面的注意事项有哪些？

3. 可用于治疗高血压的药物还有哪些？

高血压是严重危害人类健康的心血管疾病，可引起心、脑、肾等器官并发症。世界卫生组织 / 国际高血压联盟（WHO/ISH）规定高血压的诊断标准为收缩压 / 舒张压 ≥140/90mmHg。美国在 2017 年的高血压治疗指南中将高血压修改为 ≥130/80mmHg，标准更加严格。根据我国《国家基层高血压防治管理指南 2022 版》，以 140/90mmHg 为界，非同日 3 次超标，诊断为高血压。高血压患者中，90% 以上发病原因不明，称为原发性高血压；5%~10% 的高血压为继发性高血压，如继发于肾动脉狭窄、嗜铬细胞瘤、原发性醛固酮增多症、妊娠等。临床上根据血压的高低和心、脑、肾等重要靶器官的损害程度，分为轻、中、重度高血压三种类型（表 21-1）。合理使用抗高血压药（antihypertensive drugs）[或称降压药（hypotensive drugs）]，不仅能够有效地控制血压，还可以防止或降低高血压的并发症，如脑卒中、左心室肥厚、心肌梗死和心力衰竭的病死率和致残率，从而提高患者的生活质量，延长患者寿命。

表 21-1　血压水平分类和定义

分类	收缩压（SBP）/mmHg		舒张压（DBP）/mmHg
正常血压	<120	和	<80
正常高值	120~139	和 / 或	80~89
高血压	≥140	和 / 或	≥90
1 级高血压（轻度）	140~159	和 / 或	90~99
2 级高血压（中度）	160~179	和 / 或	100~109
3 级高血压（重度）	≥180	和 / 或	≥110
单纯收缩期高血压	≥140	和	<90

注：当 SBP 和 DBP 分属于不同级别时，以较高的分级为准。

第一节　抗高血压药的分类

血压形成的基本因素包括心排血量和外周血管阻力。血压调节涉及许多因素，其中交感神经系统和肾素 - 血管紧张素 - 醛固酮系统是最主要的。另外，血管平滑肌细胞内离子浓度、血管内皮 L- 精氨酸 -NO 途径、血管舒缓肽 - 激肽 - 前列腺素系统等也参与血压的调节。抗高血压药物分别作用于上述不同的环节，调节神经和体液功能紊乱，减少心排血量和 / 或降低外周血管阻力而发挥降压作用。根据药物的作用部位或作用机制，将抗高血压药物分为利尿药、钙通道阻滞药、肾素 - 血管紧张素系统抑制药、交感神经抑制药和血管扩张药等（表 21-2）。其中，国内外应用广泛或称为第一线抗高血压药物的是利尿药、钙通道阻滞药、血管紧张素转化酶抑制药（angiotensin converting enzyme inhibitors,

ACEI)、血管紧张素受体阻滞药(angiotensin Ⅱ receptor blocker,ARB)和 β 受体拮抗药五大类药物。但 β 受体拮抗药在国际高血压学会(ISH)发布的《ISH 2020 国际高血压实践指南》中未被列入核心药物治疗策略。其他抗高血压药物如中枢性降压药和血管扩张药等较少单独应用。

表 21-2　各类抗高血压药物分类与主要不良反应

分类	主要不良反应
噻嗪类利尿药	
氢氯噻嗪、氯噻酮	血钾降低、血钠降低、血尿酸升高
非噻嗪类利尿药	
吲达帕胺	偶见腹泻、头痛、食欲减低
二氢吡啶类钙通道阻滞药(CCB)	
硝苯地平、氨氯地平、尼群地平	踝部水肿、头痛、面部潮红
肾素 - 血管紧张素系统抑制药	
血管紧张素 I 转化酶抑制药(ACEI)	
卡托普利、依那普利	咳嗽、血钾升高、血管神经性水肿
血管紧张素 Ⅱ 受体阻滞药(ARB)	
氯沙坦、缬沙坦	血钾升高、血管性神经水肿(罕见)
肾素抑制药	
阿利吉仑	疲劳、头晕、头痛和腹泻
中枢性抗高血压药	
可乐定	低血压、口干、嗜睡
甲基多巴	肝功能损害、免疫失调
神经节拮抗药	
樟磺咪芬、美卡拉明	心率加快、视力模糊、口干、便秘
去甲肾上腺素能神经末梢拮抗药	
利血平	鼻充血、抑郁、心动过缓、消化性溃疡
肾上腺素受体拮抗药	
β 受体拮抗药	
普萘洛尔、美托洛尔	支气管痉挛、心功能抑制
α 受体拮抗药	
哌唑嗪	体位性低血压
α、β 受体拮抗药	
拉贝洛尔	体位性低血压、支气管痉挛
血管扩张药	
肼屈嗪	红斑狼疮综合征
硝普钠	大剂量引起的氰化物中毒
米诺地尔	多毛症

第二节　常用抗高血压药

一、利尿药

利尿药降压效果好,价格低廉,可显著降低心血管事件的发生率和总死亡率,是治疗高血压的基础药物。与其他类抗高血压药联用有助于提高降压疗效,减少不良反应,改善患者依从性,因而受到越来越多的关注。利尿药主要分为高效、中效和低效三类,但主要用于抗高血压的是噻嗪类中效利尿药,如氢氯噻嗪,和类噻嗪类利尿药,如吲达帕胺。对合并高血压危象及伴有慢性肾功能不全的高血压患者可选用高效利尿药呋塞米。

氢 氯 噻 嗪

氢氯噻嗪(hydrochlorothiazide)属噻嗪类利尿药。

【体内过程】

本品口服吸收迅速,2 小时后即有显著的排 Na^+ 和利尿作用,4~6 小时血药浓度达高峰,持续 12 小时。一般情况下,大多数患者用药 2~4 周即达最大疗效。50%~70% 以原形由尿液排出。$t_{1/2}$ 约为 15 小时。

【作用机制】

噻嗪类药物作用于远曲小管始端,可减少 Na^+ 和水的重吸收,初期降压通过排钠利尿减少血容量,导致心排血量降低。长期降压作用为降低血管平滑肌内 Na^+ 的浓度,并通过 Na^+-Ca^{2+} 交换机制,使细胞内 Ca^{2+} 减少,引起血管平滑肌舒张。

【药理作用及临床应用】

噻嗪类利尿药具有利尿和降压作用,其降压作用温和、持久,长期应用无明显耐受性。老年高血压患者,长期应用噻嗪类利尿药能较好地控制血压,也能降低心血管疾病的发生率。噻嗪类利尿药与某些扩血管药、交感神经系统抑制药合用,可产生协同或相加作用,并可对抗合用药物所致的水、钠潴留。适用于大多数无禁忌证的高血压患者的初始和维持治疗,尤其适用于伴快速性心律失常、冠心病、慢性心力衰竭的患者。应用噻嗪类利尿药后由于代偿作用,可引起血浆肾素 - 血管紧张素 - 醛固酮系统活性增高,可与降低肾素活性的药物如 β 受体拮抗药等合用以增强疗效。长期大量使用噻嗪类可增加血中胆固醇、甘油三酯及低密度脂蛋白的含量,升高血糖和尿酸,对有持续血脂异常或血糖升高的高血压患者不宜单用。

【不良反应与注意事项】

1. 长期应用者突然停药可发生反跳现象,即原有的症状加重或出现新的表现,较常见的有血压反跳性升高,伴头痛、焦虑等,称为撤药综合征。

2. 长期用药还可导致电解质紊乱,如低血钠、低血钾、低血镁等,其中以低血钾最常见,可增加心律失常的风险,应注意补钾或与保钾利尿药、ACEI 或 ARB 合用,可避免或减少不良反应。

3. 长期应用也可引起高血糖、高血脂和高尿酸血症,高血压合并糖尿病、高脂血症及痛风患者慎用。

吲 达 帕 胺

吲达帕胺(indapamide)为磺酰胺类利尿药,与噻嗪类一样具有磺酰胺基结构。具有利尿和钙通道阻滞作用,是一种强效、长效的降压药。

【体内过程】

本品口服吸收快而完全,生物利用度达 93%,不受食物影响。血浆蛋白结合率约 75%,在肝内代谢,代谢产物 23% 经胃肠道排出,70% 经肾排泄(其中 7% 为原形),$t_{1/2}$ 约 16 小时。

【作用机制】

1. **钙通道阻滞作用** 阻滞血管平滑肌细胞的钙内流而松弛血管平滑肌,使外周血管阻力下降,产生降压效应。

2. **利尿作用** 通过抑制远端肾小管皮质稀释段再吸收水和电解质而发挥利尿作用。

【药理作用及临床应用】

本品通过利尿和扩张血管作用产生降压效应,降压时对心排血量、心率及心律影响小或无。长期应用可减轻或逆转左心室肥厚。临床用于轻度和中度高血压,伴有水肿者更适宜。胆汁排泄是吲达帕胺非常突出的排出途径,长期应用很少影响肾小球滤过率或肾血流量。

【不良反应】

本品不良反应少,对血糖和血脂代谢无明显影响,伴有高血脂患者可用吲达帕胺代替噻嗪类利尿药。同时伴有痛风、高脂血症的老年高血压患者可在专科医生的指导下使用。偶见头痛、腹泻、头痛、食欲下降等。

二、钙通道阻滞药

钙通道阻滞药(calcium channel blocker,CCB)也称钙拮抗药(calcium antagonist),临床用于治疗高血压、心律失常、心绞痛、慢性心功能不全等疾病。用于治疗高血压的钙通道阻滞药主要有二氢吡啶类的硝苯地平和非二氢吡啶类的维拉帕米和地尔硫䓬等。各类钙通道阻滞药对心脏和血管的选择性不同,其中,维拉帕米对心脏作用最强,硝苯地平作用最弱,地尔硫䓬介于两者之间。二氢吡啶对血管作用较强,拉西地平、氨氯地平、尼莫地平对血管选择性较高。

【药理作用】

钙离子在体内参与广泛的生理及病理过程,因此钙通道阻滞药作用广泛,但以心血管作用为主。

1. 对心脏的作用

(1) 负性频率和负性传导作用:窦房结和房室结等慢反应细胞的 0 相去极化和 4 相缓慢去极化由 Ca^{2+} 内流所决定,钙通道阻滞药能减慢房室结的传导速度和延长其有效不应期,也能降低窦房结自律性,减慢心率。维拉帕米和地尔硫䓬的负性频率和负性传导作用最强。

(2) 负性肌力作用:钙通道阻滞药抑制细胞外钙经电压依赖性钙通道进入细胞而降低细胞内游离 Ca^{2+} 浓度,从而减弱心肌收缩力,表现为负性肌力作用。

(3) 降低心肌耗氧量:钙通道阻滞药的负性肌力作用和负性频率作用减少了心脏做功,扩张血管及降压作用减轻了心脏后负荷,从而降低了心肌耗氧量。

2. 对平滑肌作用

(1) 对血管平滑肌的作用:钙通道阻滞药通过阻滞钙内流而明显舒张血管,降低血压,主要舒张动脉,对静脉影响较小。动脉中又以冠状血管较为敏感,能舒张较大的输送血管和小的阻力血管,解除冠脉痉挛、增加冠脉血流量及侧支循环量,使缺血区血流再分布,治疗各型心绞痛。也能扩张脑血管,增加脑血流量而治疗脑血管疾病。

(2) 对其他平滑肌的作用:钙通道阻滞药对支气管平滑肌的松弛作用较为明显,较大剂量也能松弛胃肠道、输尿管及子宫平滑肌。

3. 其他 钙通道阻滞药尚能抑制血小板的聚集;增加红细胞的变形能力,降低血液黏滞度;可逆转或改善高血压所致的左心室肌肥厚和血管肥厚,改善心脏功能;对缺血心肌有保护作用。

硝 苯 地 平

硝苯地平(nifedipine)为短效制剂。为二氢吡啶类钙阻滞药。

【体内过程】

本品口服 15~20 分钟起效,30~40 分钟达到最大效应,药效可持续 3 小时。血浆蛋白结合率为 92%~95%,$t_{1/2}$ 为 2~5 小时,在肝内代谢,经肾脏排泄。

【作用机制】

硝苯地平主要阻滞血管平滑肌细胞膜上 L 型钙通道,有强大扩张血管作用,使总外周血管阻力下降而降低血压。

【临床应用】

硝苯地平起效迅速、降压疗效和降压幅度相对较强,对轻、中、重度高血压均有效。降压时能反射性引起心率增快,心排血量增加,血浆肾素活性增高,但较直接扩血管药作用弱,若加用 β 受体拮抗药可避免这些作用并能增强降压效应。硝苯地平在发挥降压作用时对血糖和血脂等代谢无明显影响,常用于老年高血压患者以及合并动脉粥样硬化的高血压（如高血压合并稳定型心绞痛、颈动脉粥样硬化、冠状动脉粥样硬化及高血压合并周围血管病）患者。可单独使用或与β受体拮抗药、利尿药、血管紧张素转化酶抑制药合用。由于硝苯地平能引起交感神经反射性活动增高，所以对伴有缺血性心脏病的高血压患者宜慎用，以免加剧缺血症状，目前多推荐使用其缓释片剂。也可用于治疗心绞痛、肺动脉高压症、外周血管痉挛性疾病如雷诺病等。由于能降低后负荷，对顽固性充血性心力衰竭亦有良好疗效，宜于长期服用。

【不良反应与注意事项】

常见的不良反应有颜面潮红、头痛、眩晕，长期服用可出现踝部水肿，部分患者心绞痛加重。心力衰竭、不稳定型心绞痛患者慎用；低血压者禁用。

尼 群 地 平

尼群地平（nitrendipine）为二氢吡啶类钙通道阻滞药，其药理作用与硝苯地平相似，对血管平滑肌有较高的选择性，但反射性心率加快作用较弱，降压作用比硝苯地平温和而持久。口服吸收快，15~30分钟起效，2~3小时降压作用最明显，$t_{1/2}$为2~4小时。存在明显的首过消除现象，主要经肝脏代谢。每日1~2次，能持续降压24小时。适用于各型高血压，尤其适用于老年高血压患者，与β受体拮抗药、利尿药或卡托普利合用增加降压效应。不良反应与硝苯地平相似，肝功能不良者慎用或减量使用。可增高地高辛血药浓度，联用时应特别注意。

氨 氯 地 平

氨氯地平（amlodipine）作用与硝苯地平相似，但对血管的选择性更强，降压作用起效缓慢，可舒张冠状血管和全身血管，增加冠状动脉血流量。口服易吸收，6~12小时血药浓度达峰值，$t_{1/2}$为35~50小时，主要在肝脏代谢，肝功能不全的患者$t_{1/2}$可长达60小时。60%代谢物由肾排泄，20%~25%随粪便排泄。氨氯地平作用时间长，每日口服1次，能在24小时内平稳控制血压，减少血压波动。不良反应与硝苯地平类似，但发生率低。

三、肾素-血管紧张素系统抑制药

作用于肾素-血管紧张素系统（renin-angiotensin system，RAS）的抗高血压药主要有血管紧张素Ⅰ转化酶抑制药（angiotensin converting enzyme inhibitor，ACEI）和血管紧张素Ⅱ受体（AT）阻滞药（angiotensin Ⅱ receptor blocker，ARB）。

（一）血管紧张素Ⅰ转化酶抑制药

此类药物自20世纪80年代上市以来，大量研究表明其对于高血压患者具有良好的靶器官保护作用和心血管终点事件预防作用。ACEI以其显著的降压作用及广泛的应用范围成为基础降压药物之一。根据化学结构可将本类药物分为三类：含巯基的卡托普利（captopril）和阿拉普利（alacepril）；含羧基的依那普利（enalapril）、赖诺普利（lisinopril）、喹那普利（quinapril）和培哚普利（perindopril）等；含次磷酸基的福辛普利（fosinopril）。ACEI的药代动力学特点见表21-3。

表 21-3　ACEI 的药代动力学特点

药物	消除器官	$t_{1/2}$/h	维持时间 /h	生物利用度 /%
卡托普利	肝、肾	2	6~12	75
依那普利	肝	4~11	12~24	60
雷米普利	肾	9~18	>24	50~60
赖诺普利	肾	12~24	24~36	25
培哚普利	肾	24	40	65~70
喹那普利	肾	24	24	60

Note:

卡 托 普 利

卡托普利（captopril）是第一个应用于临床的 ACEI。

【体内过程】

卡托普利口服吸收迅速，15 分钟起效，生物利用度为 70%，0.5~1 小时血药浓度达高峰，$t_{1/2}$ 为 2 小时，作用维持 3~4 小时。部分药物经肝代谢，40%~50% 以原形排出，其余以其代谢物形式排出。

【作用机制】

卡托普利有三个基团能与 ACE 的活性部位相结合：①脯氨酸的末端羧基与酶的正电荷部位（精氨酸）呈离子键结合。②肽键的羰基与酶的供氢部位呈氢键结合。③巯基与酶中锌离子结合。ACEI 与 ACE 结合后抑制其活性，减少血管紧张素 Ⅱ 的生成，降低循环与血管组织中肾素 - 血管紧张素系统的活性，并且对激肽释放酶 - 激肽 - 前列腺素系统产生明显的影响。

1. 抑制血浆与组织中的 ACE，减少循环组织中的血管紧张素 Ⅱ 生成，舒张动脉和静脉，降低外周血管阻力。

2. 减慢缓激肽降解，升高缓激肽水平，继而促进一氧化氮和前列腺素生成，产生舒血管效应。

3. 抑制血管组织 ACE 活性，防止血管平滑肌增生和血管重构，降低血管僵硬度，改善动脉顺应性。

4. 减弱血管紧张素 Ⅱ 对交感神经末梢突触前膜 AT_1 受体的作用，减少去甲肾上腺素的释放，并抑制中枢 RAS，降低中枢交感神经活性，使外周交感神经活性降低。

5. 减少肾组织中血管紧张素 Ⅱ 生成，减少醛固酮分泌，减轻水钠潴留。

【药理作用】

卡托普利具有较强的降压作用，能使高血压患者的收缩压、舒张压降低，降压程度与血浆肾素活性水平、血管紧张素 Ⅱ 的浓度及给药后血中血管紧张素 Ⅱ 浓度的降低呈正相关，对低钠高肾素活性者降压作用较为明显。卡托普利还可减弱交感神经刺激或注射去甲肾上腺素而引起的升压反应。

ACEI 与其他降压药比较，具有以下特点：①降压时不伴有反射性心率加快，对心排血量无明显影响。②预防和逆转心肌与血管重构。③降低肾血管阻力，增加肾血流量，保护肾脏。④改善胰岛素抵抗，不引起电解质紊乱和脂质代谢改变。⑤对慢性心功能不全患者能改善心脏泵血功能，增加心排血量。

【临床应用】

1. **高血压**　适用于各型高血压。卡托普利可单独应用作为抗高血压首选药，可与其他抗高血压药如利尿药、β 受体拮抗药、钙通道阻滞药等联合应用，治疗轻、中度原发性和肾性高血压。尤其适用于伴有缺血性心脏病、慢性心功能不全、糖尿病肾病的高血压患者，能防止或延缓高血压并发糖尿病性肾病的进展。

2. **充血性心力衰竭与心肌梗死**　是治疗充血性心力衰竭有效而安全的药物，能降低患者的病死率。卡托普利可以降低平均动脉压，并且无反射性心率加快，同时卡托普利能阻止心室扩张，对缺血心肌具有保护作用，心肌梗死患者早期应用卡托普利，能改善心功能并降低病死率。

3. **糖尿病肾病和其他肾病**　肾小球囊内压升高可导致肾小球和肾功能损伤，糖尿病患者并发肾脏病变或其他原因引起的肾功能障碍如高血压、肾小球肾病、间质性肾炎等（多囊肾除外），ACEI 由于舒张肾小球出球小动脉，因而能改善或阻止其肾功能恶化，且能减轻蛋白尿。但对肾动脉狭窄或肾动脉硬化造成的双侧肾脏血管病，ACEI 则加重肾功能损伤。

【不良反应与注意事项】

1. **刺激性干咳**　发生率为 5%~20%，为最常见的不良反应之一，女性多见。可能与 P 物质、缓激肽、前列腺素等在体内蓄积有关。常于用药 1 周 ~6 个月内出现，致使不能耐受者中断用药，一般在停药 4 日后干咳消失。

2. **低血压**　与利尿药、其他抗高血压药或乙醇等合用时，可能出现一过性低血压。心衰或重度高血压患者由于 RAS 系统高度激活,在应用利尿药的基础上,首次应用可出现低血压,即"首剂现象",故宜从小剂量开始试用,并密切监测患者血压变化。

3. **高血钾** 肾功能受损时,与保钾利尿药、钾补充剂(包括含钾的盐替代品)、非甾体抗炎药、β 受体拮抗药合用易致高血钾。

4. **其他常见症状** 粒细胞减少,味觉减退或丧失、皮疹、脱发、瘙痒等。

5. **血管神经性水肿** 发生率低但可危及生命,一旦出现血管神经性水肿的任何征象应立即停药。

6. **对胎儿的影响** 本药禁用于孕妇。在妊娠中期和末期用药会引起胎儿颅盖及肺发育不全、生长迟缓甚至死亡。

依 那 普 利

依那普利(enalapril)的作用及应用与卡托普利相似,但起效缓慢。为前体药,口服吸收后在体内代谢为依那普利拉(enalaprilat)而发挥降压作用。具长效、强效特点,1 次给药作用时间可持续 24 小时,每日用药 1 次即可。此外,其作用强度是卡托普利的 10 倍以上,可减少临床用药剂量。不良反应和药物相互作用与卡托普利相似,但无典型的青霉胺样反应(皮疹、嗜酸性粒细胞增多等)。卡托普利含有巯基可引起粒细胞减少,味觉减退或丧失,过敏性皮炎等。依那普利等第二代 ACEI 不含巯基没有这方面副作用,不会引起粒细胞减少,味觉减退或丧失,过敏性皮炎等。但因作用强,引起咳嗽等不良反应明显,合并心衰时低血压亦较多见,应适当控制剂量。

其他 ACEI 还有赖诺普利、福辛普利、雷米普利、培哚普利和喹那普利等。其共同特点是均为前体药,长效,每日只需服用 1 次。作用、临床应用和不良反应同依那普利。

(二)血管紧张素 II 受体(AT₁)阻滞药(ARB)

ARB 是继 ACEI 后对高血压及心血管病等具有良好疗效且作用于 RAS 的一类降压药物。虽然 ARB 与 ACEI 的降压和心血管保护作用有许多相似之处,但 ARB 作用于 Ang II 受体水平,更充分、更直接地拮抗 RAS,避免了"Ang II 逃逸现象",具有较好的降压效果;因无 ACEI 的干咳、血管神经性水肿等不良反应,患者治疗依从性更高。ARB 已成为一线降压药物,在临床广泛应用,主要包括氯沙坦和缬沙坦等。

血管紧张素 II 受体(AT)主要包括 AT_1 和 AT_2,心血管作用主要由 AT_1 受体介导,对心血管功能的稳定有调节作用,AT_1 受体阻滞药具有良好的降压和器官保护作用。AT_1 受体阻滞药能特异性地与 AT_1 受体结合,阻滞血管紧张素 II 作用于 AT_1 受体,故可抑制血管紧张素 II 对心血管的作用。目前临床应用的药物主要有氯沙坦(losartan)、缬沙坦(valsartan)、厄贝沙坦(irbesartan)、坎地沙坦(candesartan)等。它们可选择性阻滞 AT_1 受体,抑制血管紧张素 II 引起的血管收缩和醛固酮分泌,降低血压,还能逆转肥大的心肌细胞。此外,因 ACEI 抑制激肽酶,使 P 物质、缓激肽堆积而引起的干咳、血管神经性水肿等不良反应,AT_1 受体阻滞药不影响缓激肽等物质的生化代谢,则无上述不良反应。

氯 沙 坦

氯沙坦(losartan)为首个获准治疗高血压的 AT_1 受体阻滞药,具有高效、长效、低毒的特点。

【体内过程】

本品口服吸收迅速,首过效应明显,生物利用度为 33%,给药后 0.25~2 小时血药浓度达峰值,$t_{1/2}$ 为 1.3~2.5 小时,血浆蛋白结合率为 98.7%,大部分在肝脏代谢,经胆汁排泄。其活性代谢产物 $t_{1/2}$ 为 4~9 小时,每日服药一次降压作用可维持 24 小时。

【药理作用与作用机制】

氯沙坦是非肽类强效选择性 AT_1 受体阻滞药。氯沙坦及其活性代谢物能选择性地阻滞血管紧张素 II 与 AT_1 受体的结合,降低外周血管阻力,强力和持续性降低血压,使收缩压和舒张压下降。长期应用,抑制血管紧张素 II 介导的醛固酮释放及肾小管对水和钠的重吸收,使血容量减少;降低心肌细胞和血管平滑肌的增生,延迟或逆转心血管重构,改善左室功能;抑制中枢及外周交感神经系统的活性,改善压力感受器的敏感性而发挥降压效应;对血糖、血脂代谢无不利影响。其还具有改善肾血流动力学作用,减轻肾血管阻力,增加肾血流量和肾小球滤过率。选择性扩张出球小动脉,降低肾小球内压力,降低蛋白尿,增加肾血流量和肾小球滤过率,保护肾脏而延缓慢性肾功能不全的过程,特别对糖尿病肾病的恶化有逆转作用。

【临床应用】

氯沙坦可用于各型高血压的治疗,其疗效与利尿药、β受体拮抗药、钙通道阻滞药、ACEI相似,可作为抗高血压药的首选药。可用于服用ACEI引起剧烈干咳而不能耐受的高血压患者。能改善左室心肌肥厚和血管增厚及治疗充血性心力衰竭。目前亦用于治疗伴有高血压的2型糖尿病肾病患者。大规模临床试验证明氯沙坦能降低心血管疾病的病死率。

【不良反应与注意事项】

氯沙坦不良反应较ACEI少,偶有眩晕、荨麻疹、瘙痒、高血钾、胃肠道不适、乏力等,极少发生干咳和血管神经性水肿等。用药期间应慎用保钾利尿药及补钾药。孕妇、哺乳期妇女和肾动脉狭窄者禁用。

缬 沙 坦

缬沙坦(valsartan)是强效选择性AT_1受体阻滞药,其对AT_1受体亲和力比对AT_2受体的亲和力强24 000倍。生物利用度约25%,$t_{1/2}$约9小时,约有70%自粪排出,30%自肾排泄,均呈原形。口服后4~6小时可获最大降压效果,降压作用持续24小时。长期给药能逆转左室肥厚和血管壁增厚。可单用或与其他抗高血压药物合用治疗高血压。可用于轻、中度原发性高血压,尤其适用肾脏损害所致继发性高血压。不良反应发生率较低,表现为头痛、头晕、疲乏等,干咳发生率明显低于ACEI。血容量不足、严重肾功能不全、胆道梗阻者可能引起低血压。孕妇与哺乳期妇女禁用。

厄 贝 沙 坦

厄贝沙坦(irbesartan)是强效、长效的选择性AT_1受体阻滞药,通过选择性地阻滞AngⅡ与AT_1受体的结合,抑制血管收缩和醛固酮的释放,产生降压作用。比氯沙坦强10倍。口服吸收良好,生物利用度60%~80%,进食不会明显影响其生物利用度。$t_{1/2}$11~15小时。厄贝沙坦及其代谢产物由胆道和肾脏排泄。可单用或与其他抗高血压药物合用治疗高血压。用于合并高血压的2型糖尿病肾病患者,能减轻肾脏损害,减少尿蛋白,增加肌酐清除率。

四、β肾上腺素受体拮抗药

用于治疗高血压的β受体拮抗药根据受体选择性不同,主要分为非选择性β受体拮抗药和选择性$β_1$受体拮抗药。普萘洛尔是非选择性β受体拮抗药的代表药物,因其对$β_1$和$β_2$受体均有较大影响,故不良反应较多,现临床已少用。选择性$β_1$受体拮抗药可特异性拮抗$β_1$肾上腺素受体,对$β_2$受体的影响相对较小。代表药物为美托洛尔和阿替洛尔,是临床常用的β受体拮抗药。

普 萘 洛 尔

普萘洛尔(propranolol)为非选择性β受体拮抗药,对$β_1$和$β_2$受体均有拮抗作用,无内在拟交感活性。

【体内过程】

本品口服后胃肠道吸收较完全,吸收率约90%。1~1.5小时血药浓度达峰值,但进入全身循环前即有大量被肝代谢而失活,生物利用度为30%,进食后生物利用度增加。血浆蛋白结合率93%,药物与血浆蛋白的结合能力受遗传控制。普萘洛尔$t_{1/2}$为2~3小时,主要经肾脏排泄,包括大部分代谢产物及小部分(小于1%)原形药。普萘洛尔可以从乳汁分泌少量。普萘洛尔不能经透析清除。

【药理作用与作用机制】

普萘洛尔为非选择性$β_1$与$β_2$肾上腺素受体拮抗药,使心率减慢,心肌收缩力减弱,心排血量减少,初期因外周阻力反射性增加(使α受体作用相对增强),故降压作用不明显,肾血流量与肾小球滤

Note:

过率、冠状动脉及其他内脏器官血流量均减少。普萘洛尔能影响肾上腺素能神经元功能和中枢神经系统的血压调节压力感受器的敏感性,也能竞争性对抗异丙肾上腺素和去甲肾上腺素的作用。血浆肾素活性因 β_1 受体被拮抗而降低,还可致血管收缩,支气管痉挛。有增强胰岛素降低血糖的作用,对前列腺素 E_2 的合用亦有影响。能抑制肾素分泌,无体位性低血压症。作用特点为温和、缓慢、持久。

其作用机制可能通过下列多种途径产生降压作用,主要包括:①拮抗心脏 β_1 受体,抑制心肌收缩力,降低心排血量。②抑制肾素释放,拮抗肾小球旁器的 β_1 受体,阻碍肾素 - 血管紧张素 - 醛固酮系统对血压的调节作用而降低血压。③拮抗交感神经末梢突触前膜的 β_2 受体,抑制正反馈作用,使去甲肾上腺素释放减少。④可通过血脑屏障进入中枢,拮抗中枢 β 受体,使外周交感神经活性降低。通过改变中枢血压调节机制而产生降压作用。⑤促进前列环素的生成(与拮抗 β 受体无关),改变压力感受器的敏感性。

【临床应用】

本品适用于各型高血压,对肾素活性较高者疗效较好,适用于伴有高心排血量、心绞痛、偏头痛、焦虑症、脑血管病变或肾素偏高的高血压患者。可单独用作抗高血压药,也可与其他抗高血压药如利尿药、血管紧张素转化酶抑制药、钙通道阻滞药及 α_1 受体拮抗药合用。与扩血管药、利尿药联用能有效地治疗重度或顽固性高血压。

【不良反应与注意事项】

本品易引起窦性心动过缓、房室传导阻滞、低血压。能加剧降糖药的降血糖作用,并掩盖低血糖症状,故高血压合并糖尿病的患者慎用普萘洛尔降压。有停药反跳现象,长期应用普萘洛尔的高血压患者停药时应逐渐减量(减药过程 10~14 日)。普萘洛尔是非选择性 β 受体拮抗药,易引发支气管哮喘。不建议老年高血压和卒中患者首选。

阿 替 洛 尔

阿替洛尔(atenolol)对心脏的 β_1 受体选择性较高,对血管及支气管的 β_2 受体影响较小。无膜稳定作用和内在拟交感活性。口服吸收很快,但不完全(50%),作用持续时间较长,可达 24 小时,$t_{1/2}$ 为 6~7 小时,主要以原形自尿排出,肾功能受损时半衰期延长。用于治疗各种程度高血压。降压作用持续时间较长,每日服用一次即可。

美 托 洛 尔

美托洛尔(metoprolol)为选择性 β_1 受体拮抗药,无内在拟交感活性和膜稳定作用。口服吸收完全,主要经肝代谢。服药后 1~2 小时作用达高峰,美托洛尔的控释剂一次给药后作用时间可维持 24 小时。其拮抗 β 受体的作用约与普萘洛尔相等,对 β_1 受体的选择性稍逊于阿替洛尔。对心脏的作用如减慢心率、抑制心收缩力、降低自律性和延缓房室传导时间等与普萘洛尔、阿替洛尔相似,其对血管和支气管平滑肌的收缩作用较普萘洛尔弱,因此对呼吸道的影响也较小,但仍强于阿替洛尔。可用于治疗各种程度高血压。

第三节　其他抗高血压药

一、中枢性抗高血压药

中枢性降压药主要包括可乐定、甲基多巴、莫索尼定、利美尼定等,分别作用于中枢 α_2 受体或咪唑啉受体产生降压作用。

可 乐 定

可乐定(clonidine)为咪唑啉衍生物二氯苯胺咪唑啉,属于第一代中枢性降压药。

【体内过程】

口服吸收良好,生物利用度为 75%,$t_{1/2}$ 为 7.4~13 小时,口服后 30~60 分钟起效,2~4 小时血药浓度达高峰,持续 6~8 小时。脂溶性高,易透过血脑屏障。30%~50% 经肝代谢,原形和代谢产物主要经肾排泄。

【作用机制】

可乐定选择性激动延髓孤束核次一级神经元(抑制性神经元)突触后膜 α_2 受体和延髓腹外侧核吻侧端的 I_1- 咪唑啉受体,激动抑制性神经元,而使外周交感神经活性降低,血压下降。可乐定还可激动外周去甲肾上腺能神经末梢突触前膜的 α_2 受体及其相邻的咪唑啉受体,通过负反馈调节,减少去甲肾上腺素的释放,参与降压效应。可乐定激动中枢阿片受体,与其降压和治疗吗啡类药物的戒断症状有关,激动中枢 α_2 受体可引起镇静等副作用。

【药理作用】

可乐定降压作用中等偏强,起效快。降压时心肌收缩力减弱,心率减慢,心排血量减少,对直立性血压的降压作用大于卧位。微量的可乐定注入椎动脉或小脑延髓池可产生显著降压作用,但等量静脉给药并无降压效应。可乐定对肾血管有扩张作用,但对肾血流量无明显影响。此外,尚有镇静、抑制胃肠道蠕动和分泌等作用。

【临床应用】

本品常用于其他降压药无效的中、重度高血压。因其能抑制胃肠道分泌和运动,故尤其适用于兼有溃疡病的高血压患者。口服也用于偏头痛、严重痛经或用于阿片类药物成瘾的快速戒毒治疗。其滴眼剂用于治疗开角型青光眼。目前单用或联合兴奋剂用于治疗 6 岁至 17 岁的注意力缺陷多动症患儿。

【不良反应与注意事项】

不良反应主要有口干、嗜睡、头痛、眩晕、恶心、腮腺痛、阳痿等,停药后可自行消失。久用可致水、钠潴留,合用利尿药可避免。此外,少数患者突然停药,可出现短暂心悸、血压突然升高等交感神经亢进兴奋现象,这种反应可能与长期服药引起去甲肾上腺素大量释放,导致血压升高有关,应用酚妥拉明治疗可恢复。

【药物相互作用】

可乐定能增强其他中枢神经系统抑制药的作用,合用时应慎重。三环类化合物如丙米嗪、去甲丙米嗪、阿米替林、普鲁替林及吩噻嗪类等可在中枢通过竞争性拮抗作用,对抗可乐定的中枢降压效应,两者不宜合用。

<h3 style="text-align:center">甲 基 多 巴</h3>

甲基多巴(methyldopa)与可乐定相似,降压强度比后者弱,但作用温和、持久。降压时伴有心率减慢,心排血量稍减少,对肾血流量和肾小球滤过率无明显影响。甲基多巴在脑内转变为 α- 甲基去甲肾上腺素及甲基肾上腺素后可激动中枢突触后膜 α_2 受体,使交感神经传出冲动减少而发挥降压作用。主要用于治疗中度高血压,特别是适用于肾功能不良的高血压患者。常见的不良反应同可乐定,少数患者可出现溶血性贫血等自身免疫性反应。

<h3 style="text-align:center">莫 索 尼 定</h3>

莫索尼定(moxonidine)为第二代中枢性降压药。适用于轻、中度高血压,对轻、中度高血压的效应与 ACEI、钙通道阻滞药、β 受体拮抗药和可乐定相当。主要通过激动延髓腹外侧核吻侧端的 I_1 咪唑啉受体而发挥降压效应。莫索尼定口服易吸收,生物利用度为88%。血浆 $t_{1/2}$ 为 2~3 小时,但因与 I_1 咪唑啉受体结合牢固,降压作用可维持 24 小时,可一日给药一次。莫索尼定对中枢及外周 α_2 受体作用较弱,因此嗜睡、口干等不良反应较少见,亦无停药反跳现象。约 2% 患者出现性功能障碍。

二、神经节拮抗药

本类药物有樟磺咪芬(咪噻芬,trimetaphan camsilate)、美卡拉明(mecamylamine)、潘必啶(pempidine)和六甲溴铵(hexamethonium bromide)等。神经节拮抗药能选择性地与神经节细胞的 N_1 胆碱能受体

Note:

结合,从而拮抗神经冲动在交感神经节和副交感神经节中的传递。引起动脉和静脉血管扩张、外周阻力降低、回心血量和心排血量减少,产生显著降压作用。拮抗副交感神经节副作用较多,如心率加快、视物模糊、口干、便秘和尿潴留等,且降压作用过强过快导致体位性低血压,因而仅用于一些特殊情况,如高血压危象、主动脉夹层动脉瘤、外科手术中的控制性降压等。

三、去甲肾上腺素能神经末梢拮抗药

此类药物主要阻止神经末梢释放去甲肾上腺素,耗竭储存在神经末梢的去甲肾上腺素。代表药物为利血平和胍乙啶。利血平作用弱,不良反应多,目前已不单独应用。胍乙啶较易引起肾、脑血流量减少及水钠潴留,不良反应较多,常见的有严重的体位性低血压和运动性低血压。临床上常与其他降压药合用治疗重度或顽固性高血压。

利　血　平

利血平(reserpine)是从印度萝芙木中提取的一种生物碱。国产萝芙木中分离出的生物总碱称为降压灵,主要成分为利血平。

利血平具有镇静、安定和降压作用。降压作用较弱,降压作用起效慢、温和、持久,口服1周后起效,2~3周达高峰。注射给药时还对小动脉有直接扩张作用,所以降压作用比口服快。降压机制主要是利血平与去甲肾上腺素能神经末梢囊泡膜上的胺泵结合,抑制胺泵对去甲肾上腺素的再摄取和阻止多巴胺进入囊泡内,使去甲肾上腺素的合成和储存逐渐减少而耗竭,从而阻断交感神经冲动的传导,使血管扩张、血压下降。镇静和安定的中枢抑制作用,可能与耗竭脑内儿茶酚胺和5-HT有关。

利血平作用较弱,不良反应多,目前已不单独应用。可与其他药物组成复方制剂治疗轻、中度高血压。主要不良反应有镇静、嗜睡和副交感神经亢进症状,如鼻塞、胃酸分泌过多等,长期大剂量应用可致抑郁症。伴有溃疡病史者、抑郁症病史者禁用或慎用。

胍　乙　啶

胍乙啶(guanethidine)主要阻止神经末梢释放去甲肾上腺素,耗竭去甲肾上腺素在神经末梢的储存。降压作用强而持久,临床上往往与其他降压药合用治疗重度或顽固性高血压。胍乙啶较易引起肾、脑血流量减少及水钠潴留。不良反应较多,常见的有严重的体位性低血压和运动性低血压。

四、α肾上腺素受体拮抗药

(一)α₁受体拮抗药

绝大多数高血压患者的外周血管阻力增高,α受体拮抗药能拮抗儿茶酚胺对血管平滑肌的收缩作用,产生降压效应。根据α受体拮抗药对受体亚型的选择性不同,可将其分为三类:非选择性α受体拮抗药、选择性α₁受体拮抗药、选择性α₂受体拮抗药。选择性α₁受体拮抗药能特异性拮抗血管平滑肌突触后膜的α₁受体,舒张小动脉和静脉平滑肌,引起血压下降。其对α₂受体无明显作用,故降低血压时不易引起反射性心率加快与血浆肾素活性增高。现用于临床的α₁受体拮抗药有哌唑嗪、特拉唑嗪等。

哌　唑　嗪

哌唑嗪(prazosin)是喹唑啉类衍生物。

【体内过程】

本品口服易吸收,2小时血药浓度达到峰值。具有显著的"首过消除"效应,生物利用度为60%。血浆蛋白结合率约为90%,主要与酸性糖蛋白结合。$t_{1/2}$为2.5~4小时,但其降压效应可持续约10小时。大部分在肝脏代谢,脱甲基后与葡萄糖醛酸结合,代谢物主要经胆汁排泄。

【作用机制与药理作用】

哌唑嗪对血管平滑肌突触后膜α₁受体具有高度的选择性拮抗作用,能舒张小动脉和静脉,降低外周阻力和回心血量,使血压下降。大剂量可直接松弛血管平滑肌而降压。哌唑嗪能发挥中等偏强

的降压作用,对卧位和立位血压均有降压作用。大量临床试验证明 α_1 受体拮抗药治疗高血压安全有效。

这类药物的降压特点:①降压时对心率与心排血量无明显影响,其原因除不拮抗 α_2 受体外,还可能与其负性频率作用有关。②对肾血流量和肾小球滤过率无明显影响,不损害肾功能,不增加肾素分泌。③长期用药还可显著降低血浆总胆固醇、甘油三酯、低密度脂蛋白和极低密度脂蛋白的含量,升高高密度脂蛋白的含量,使高密度脂蛋白胆固醇与总胆固醇的比值增高,有利于减轻冠状动脉病变。④对糖耐量无影响,因而可用于伴有糖尿病的高血压患者。由于哌唑嗪对小动脉及静脉均有舒张作用,故可降低心脏前、后负荷,有利于心功能的恢复。膀胱颈、前列腺包膜和腺体、尿道均有 α 受体,通过拮抗 α_1 受体而使膀胱及尿道平滑肌松弛,可使前列腺增生患者的排尿困难症状减轻。

【临床应用】

本品适用于轻度至重度原发性高血压或肾性高血压。单用可治疗轻、中度高血压,重度高血压常与其他降压药如 β 受体拮抗药、ACEI、ARB、CCB 和利尿剂联合应用,可增强降压效果。用于改善前列腺肥大患者的排尿困难的治疗。

【不良反应与注意事项】

部分患者首次给药时出现"首剂现象",表现为严重的体位性低血压,将首次剂量减至 0.5mg 睡前服用可避免。在服药前一日停止使用利尿药,也可减轻"首剂现象"。其他不良反应常见恶心、呕吐、腹痛等胃肠道症状,所以高血压合并胃炎、消化性溃疡患者慎用。长期用药可致水钠潴留,可加服利尿药维持其降压效果。

特 拉 唑 嗪

特拉唑嗪(terazosin)的化学结构与哌唑嗪相似,对血管平滑肌突触后膜 α_1 受体具有高度的选择性拮抗作用,但作用强度弱于哌唑嗪。其特点是作用持续时间较长, $t_{1/2}$ 为 12 小时。口服吸收完全,生物利用度约 90%,主要在肝内代谢。此外,特拉唑嗪能拮抗膀胱颈、前列腺包膜和腺体、尿道的 α 受体,从而改善前列腺增生患者的排尿困难症状,尤适宜伴有前列腺肥大的高血压患者。特拉唑嗪的主要不良反应为眩晕、头痛、乏力、鼻黏膜充血等。

多 沙 唑 嗪

多沙唑嗪(doxazosin)有降压和调血脂作用,其降压效应与哌唑嗪相似,生物利用度为 65%, $t_{1/2}$ 为 10~12 小时,临床可用于高血压的治疗。

(二) α 和 β 受体拮抗药

拉 贝 洛 尔

拉贝洛尔(labetalol)具有非选择性 β 受体和 α_1 受体拮抗作用,两种作用均有降压效应,其降压效果比单纯 β 受体拮抗药为优。口服吸收迅速, $t_{1/2}$ 为 6~8 小时,原形药物和代谢产物主要由尿排出,作用可持续 8~12 小时。用于各种类型高血压。由于不影响胎儿生长发育,可用于妊娠高血压。偶有头昏、胃肠道不适、疲乏、感觉异常、哮喘加重等症。支气管哮喘患者禁用。

卡 维 地 洛

卡维地洛(carvedilol)具有非选择性拮抗 β 受体、α 受体,现已证实该药为 β 受体偏向性激动剂,还具有抗氧化特性。血管扩张作用是由选择性的 α_1 肾上腺素能受体拮抗作用产生。通过血管扩张作用降低外周阻力和通过拮抗 β 受体而抑制肾素 - 血管紧张素 - 醛固酮系统。能降低肾素活性但很少发生液体潴留。无内在拟交感活性,具有膜稳定特性。用于治疗轻度及中度高血压或伴有肾功能不全、糖尿病的高血压患者。

五、血管平滑肌扩张药

血管平滑肌扩张药能直接作用于小动脉,松弛血管平滑肌,降低外周血管阻力,引起血压下降。不抑制交感神经活性,不引起体位性低血压。久用可反射性引起交感神经兴奋、肾素 - 血管紧张素系统激活,使醛固酮分泌增加,导致水钠潴留,减弱降压效果,并可诱发心绞痛。一般不宜单独用于高血压治疗,仅在利尿药、β 受体拮抗药或其他降压药无效时才加用该类药物。代表药物为肼屈嗪和硝普钠。

肼 屈 嗪

【体内过程】

肼屈嗪(hydralazine)口服吸收良好,但生物利用度低(16%~35%),且有明显的个体差异。主要在肝代谢,生成无活性的乙酰化代谢产物。服药后 0.5~2 小时血药浓度达高峰,$t_{1/2}$ 为 1~2 小时,降压作用可维持 6~12 小时。

【药理作用与作用机制】

肼屈嗪舒张小动脉的作用机制尚未完全阐明,可能是通过促进血管内皮细胞释放血管内皮舒张因子一氧化氮(NO),增加细胞内 cGMP 浓度以及使血管平滑肌细胞超极化,降低细胞内 Ca^{2+} 水平,使血管平滑肌松弛。

肼屈嗪通过直接舒张小动脉平滑肌,降低外周血管阻力而降压,对立位和卧位血压均有效。对静脉影响较弱,一般不引起体位性低血压。降压时,肼屈嗪能通过压力感受器反射性兴奋交感神经,而增加心率和心排血量,提高血浆肾素活性和水钠潴留,使其降压作用部分被抵消。尚能直接促使交感神经末梢释放去甲肾上腺素和增加心肌收缩力。通过合用 β 受体拮抗药和利尿药可克服以上不良作用。

【临床应用】

本品适用于中、重度高血压,常与利尿药和 β 受体拮抗药合用,以增强疗效,减少不良反应。

【不良反应与注意事项】

本品不良反应较多,常见头痛、眩晕、恶心、呕吐、体位性低血压及心绞痛等,均与扩血管作用有关。长期应用可致水钠潴留及充血性心力衰竭。长期(5 个月以上)大剂量(每日 400mg 以上)应用,可引起类风湿关节炎或红斑狼疮样综合征等自身免疫性反应,多见于女性及慢乙酰化型者。伴有冠心病的高血压患者或老年人应慎用,以免诱发或加重心绞痛。老年人对肼屈嗪的降压作用较敏感,并易有肾功能减低,故宜减少剂量。

硝 普 钠

硝普钠(sodium nitroprusside)属硝基扩张血管药,为一氧化氮供体药。

【体内过程】

硝普钠即亚硝基铁氰化钠,化学性质不稳定,遇光、热等或长时间贮存易分解产生有毒的氰化物。口服不吸收,静脉滴注给药后 30 秒内起效,2 分钟内可获最大降压效应,停药后 2~10 分钟血压回升至给药前水平,故可通过调整滴注速度或剂量使血压控制在所需水平。在体内迅速被代谢,最终代谢物是硫氰酸盐,主要经肾排泄。

【药理作用与作用机制】

硝普钠为快速、强效而短暂的血管扩张药。通过舒张小动脉和静脉血管平滑肌,减轻心脏前、后负荷,改善心功能。作用机制与硝酸酯类药物相似,通过释放 NO 激活血管平滑肌细胞鸟苷酸环化酶,增加血管平滑肌细胞内 cGMP 水平,进而导致血管平滑肌舒张。

【临床应用】

本品主要用于治疗高血压危象、高血压脑病和恶性高血压,也适用于伴有心力衰竭的高血压患者。可用于外科手术麻醉时的控制性降压以及难治性心力衰竭。

【不良反应】

本品可出现头痛、心悸、恶心、呕吐等,与强烈的血管扩张和降压有关。减慢滴速或停药后,可使此反应减轻或消失。长期或过量给药可因血中的硫氰酸盐过高而发生蓄积中毒,引起定向障碍、急性精神病等。若静脉滴注时间超过 72 小时,需检测血中硫氰酸水平,若超过 0.12mg/ml,应停药或减量。

肾功能不全者禁用。

六、钾通道开放药

钾通道开放药(钾外流促进药)是一类新型舒张血管平滑肌的药物,其作用机制主要是促进血管平滑肌细胞膜上 ATP 敏感性 K^+ 通道开放,K^+ 外流增加,导致细胞膜超极化,细胞膜上电压依赖性钙通道难以激活,因而阻止了细胞外钙离子内流。同时又通过 Na^+-Ca^{2+} 交换机制促进细胞内钙离子外流,因而导致血管平滑肌松弛,血管扩张,血压降低。主要有米诺地尔、吡那地尔和尼可地尔等。

米 诺 地 尔

米诺地尔(minoxidil)对重度高血压及药物抵抗性高血压有效。主要扩张小动脉平滑肌,对容量血管无作用,增加皮肤、骨骼肌、胃肠道和心脏的血流灌注量。口服 4 小时生效,12~18 小时达高峰,一次给药作用可维持 24 小时以上。临床上主要用于其他降压药疗效不佳的严重顽固性高血压,特别是肾功能不全的男性高血压患者。不良反应有水钠潴留,心血管反应和多毛症等。

七、肾素抑制药

肾素是 RAS 链起始的特异性限速酶,可使血管紧张素原转化为血管紧张素 I,作用有高度特异性,血管紧张素原是其唯一的底物,故抑制肾素活性从而可抑制整个 RAS 的功能。第一代肾素抑制剂雷米克林(remikiren)为肽类,主要因其具有抗原性,不能口服,临床应用受到限制。第二代肾素抑制剂阿利吉仑(aliskiren)是非肽类,具有口服吸收好、作用较强,半衰期长,平均 23~36 小时,每日只需服用 1 次,单独或与其他抗高血压药联用治疗高血压。有很好的耐受性,不良反应少。最常见的不良反应是疲劳、头晕、头痛和腹泻。与导致反应性血浆肾素活性增加的利尿药、ACEI 或 ARB 联合用药具有协同作用。与利尿药合用可增强降压效果,减少副作用,但与 ACEI 或 ARB 合用虽然降压疗效增强,但低血压、高血钾症和肾衰竭等不良反应也同时增加,因此应避免合用。

知 识 拓 展

新型单片复方制剂

单片复方制剂(SPC)是常用的一组高血压联合治疗药物。通常由不同作用机制的两种或两种以上的降压药组成。与随机组方的降压联合治疗相比,其优点是使用方便,可改善治疗的依从性及疗效,是联合治疗的新趋势。我国传统的单片复方制剂目前仍在基层较广泛使用,尤以长效的复方利血平氨苯蝶啶片使用较多。目前,常用的新型单片复方制剂大多含ARB,如缬沙坦氨氯地平片、缬沙坦氢氯噻嗪片、氯沙坦钾氢氯噻嗪片以及厄贝沙坦氢氯噻嗪片。多数每日口服 1 次,使用方便,依从性较好。对心、脑、肾等靶器官具有很好的保护作用,能最大限度地降低心脑血管事件的发生率。

第四节　抗高血压药的应用原则

应用抗高血压药物治疗高血压的目的不仅是降低血压,更重要的是改善靶器官的功能、形态,降低并发症的发生率和病死率。抗高血压药物种类繁多,各有特点,高血压的病理生理情况也有很大的个体差异,因此必须根据病情并结合药物特点合理选用药物。

1. 根据患者的高血压程度选用药物　①轻度高血压:血压上升不高且未稳定者,一般先不用药物治疗,可采用限制钠盐、低脂肪饮食、减轻体重、适度运动、戒烟限酒等非药物疗法治疗。如上述方法无效,则采用药物治疗,需从小剂量开始。②轻、中度高血压:初始药物治疗多为单药治疗,一般采用常用降压药,如利尿药、β 受体拮抗药、ACEI、钙通道阻滞药和 ARB。如单药达不到降压目的,可两种或三种药合用。联合应用抗高血压药已成为治疗高血压的基本方法。比较合理的两药联合方案有：利尿药 +β 受体拮抗药、利尿药 +ACEI/ARB、CCB+β 受体拮抗药、CCB+ 利尿药及 CCB+ACEI/ARB 等。③一般可首选利尿药。中度高血压在上述药物治疗基础上加用或单用其他药物，如 β 受体拮抗药、钙通道阻滞药或 ACEI 等。重度高血压在上述联合用药基础上，改用或加用胍乙啶或米诺地尔等。高血压危象及高血压脑病，则宜静脉给药以迅速降低血压，可选用硝普钠等，但降压不宜过快，以免造成重要器官的灌流不足。

2. **根据患者的合并症选用药物**　①高血压合并心功能不全或支气管哮喘者，宜选用利尿药、ACEI、哌唑嗪等，禁用 β 受体拮抗药。②高血压合并窦性心动过速，年龄在 50 岁以下者，宜选用 β 受体拮抗药。③高血压合并肾功能不全者，宜选用 ACEI、钙通道阻滞药、甲基多巴。④高血压合并消化性溃疡者，宜用可乐定，禁用利血平。⑤高血压伴潜在性糖尿病或痛风者，宜用 ACEI、钙通道阻滞药和 α_1 受体拮抗药，不宜用噻嗪类利尿药。⑥高血压危象及高血压脑病时，宜用硝普钠等静脉滴注给药以迅速降低血压。⑦老年高血压应避免使用引起体位性低血压的药物如 α_1 受体拮抗药等。⑧高血压伴有精神抑郁者，不宜用利血平或甲基多巴。

3. **避免降压过快**　药物一般宜从小剂量开始，逐步增量，达到满意效果后改用维持量以巩固疗效。应避免降压过快，以免造成重要器官灌流不足等。应长期、平稳降压。优先选择长效制剂，防止血压波动幅度过大，并将患者血压尽量控制在目标水平。高血压宜长期系统地用药治疗，不应随意停药，更换药物时亦应逐步替代。

4. **剂量个体化**　由于患者的年龄、性别、疾病程度和是否伴有并发症等存在很多差异，不同的患者对药物的耐受性不同，同一患者在不同的病程阶段对药物的剂量要求亦不相同。药物可能存在遗传代谢多态性，不同患者病情相似，所需剂量也不同等。因此，对每个患者均应采用"最好疗效最少不良反应"的原则，对每个患者选择最适宜的剂量。

（马松涛）

思 考 题

1. 请简述常用抗高血压药的分类、药理作用、临床应用及主要不良反应。
2. 请简述抗高血压药物的应用原则。

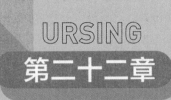

URSING

第二十二章

治疗心力衰竭的药物

22章 数字内容

―――――――― 学 习 目 标 ――――――――

知识目标:

1. 掌握 ACEI 及 AT_1 受体拮抗药、β 受体拮抗药、利尿药治疗心衰的作用特点及作用机制,强心苷的药理作用、作用机制、临床应用、不良反应及防治措施。

2. 熟悉心力衰竭的病理生理机制,血管扩张药抗心力衰竭的作用特点及注意事项。

3. 了解其他治疗心力衰竭的药物作用特点。

能力目标:

通过学习能熟悉心衰治疗药物的作用特点,能初步审核医嘱和药物处方,能监测强心苷中毒表现并进行急救。

素质目标:

1. 学习建立完整的心力衰竭药物治疗护理观念,并配合心力衰竭护理要点中的饮食调理、心理治疗等达成更好的治疗效果。

2. 充分认识心力衰竭患者病情的复杂性和严重性,以期达到改善患者心脏负荷、减少药物中毒和并发症发生的目的。

3. 在药物治疗基础上,更好地对患者进行人文关怀,能教导患者重视并学习自身护理,改善慢性心力衰竭患者的生活模式、提高生活质量,促进患者康复。

患者,男,67 岁。患有风湿性心脏病 9 年,2 年前经常自觉气短,有时眩晕,劳累后不能平卧,被诊断为慢性心力衰竭。医嘱口服地高辛每日维持量进行治疗。近期经常心悸,伴呕吐、畏食。本次入院心电图检查有明显室性期前收缩,生化检查血浆钾离子浓度 3mmol/L。临床诊断:慢性心力衰竭,地高辛过量中毒。医师治疗方案:暂时停用地高辛,给予苯妥英钠,并补充氯化钾。患者症状很快缓解。

请思考:

1. 地高辛治疗心力衰竭的作用是什么?

2. 患者停用地高辛的原因是什么? 地高辛中毒机制是什么?

3. 护理时应注意的强心苷中毒表现有哪些? 心衰护理还包括哪些其他要点?

4. 使用苯妥英钠和氯化钾的用药依据是什么? 氯化钾使用时的护理要点是什么?

心力衰竭(heart failure,HF)简称心衰,指在适量静脉血回流的情况下,由于心脏收缩和 / 或舒张功能障碍,心排血量不足以维持组织代谢需要的一种病理状态,是以心排血量不足、组织血液灌注减少以及肺循环和 / 或体循环淤血为主要特征的临床综合征,又称充血性心力衰竭(congestive heart failure,CHF)。可分为收缩性心力衰竭和舒张性心力衰竭。CHF 是多种心脏疾病的终末阶段,症状复杂、预后不佳,药物仍是治疗 CHF 的主要手段。

第一节　心力衰竭的病理生理学及治疗心力衰竭药物的分类

一、充血性心力衰竭的病理生理改变

心力衰竭发生时,神经内分泌系统的激活和心室重构在早期有适应或代偿意义,但到后期会使病情恶化,心肌收缩和舒张功能失代偿。

1. **交感神经系统(sympathetic nervous system)激活**　是最常见的早期代偿表现,CHF 时心肌收缩力减弱、心排血量减少,通过窦弓压力反射器使交感神经系统活性反射性增高。长期交感神经系统的激活可使小动脉收缩,加重心脏后负荷;心率加快,增加心肌耗氧量;细胞内 Ca^{2+} 超载,引起心肌组织局灶性坏死。

2. **肾素 - 血管紧张素 - 醛固酮系统(renin-angiotensin-aldosterone system,RAS)激活**　CHF 时肾血流量减少,RAS 激活,其主要活性肽血管紧张素Ⅱ(angiotensinⅡ,AngⅡ)收缩全身小动脉,引起水钠潴留;还促进细胞生长、促进原癌基因表达及增加细胞外基质合成等,从而引起心肌肥厚、心室重构。RAS 激活在心功能不全早期有一定的代偿作用,长期 RAS 激活可增加心脏负荷而使 CHF 恶化。

3. **精氨酸加压素(arginine vasopressin,AVP)和内皮素(endothelin,ET)增多**　心力衰竭时,血中精氨酸加压素增多,通过特异性受体(V_1)与 G 蛋白偶联,使血管平滑肌细胞内 Ca^{2+} 增加,引起血管收缩、心脏负荷增加。同时低氧、AngⅡ、氧自由基等刺激因素可促使心内膜下心肌产生内皮素,产生强烈的缩血管作用和促生长作用,引起心室重构。

4. **心房钠尿肽(atrial natriuretic peptide,ANP)和脑钠肽(brain natriuretic peptide,BNP)增多**　心力衰竭时 ANP 和 BNP 分泌增多,尤其 BNP 通过利钠、利尿、舒张血管、抑制心肌、血管增生肥厚等作用改善 CHF 的病理变化,目前已成为心衰诊断、疗效判定的重要指标。

5. **肾上腺素 β 受体信号转导途径的变化**

(1) $β_1$ 受体下调:严重 CHF 患者 $β_1$ 受体密度降低,数目减少,可减轻过高的去甲肾上腺素对心肌

的损害。

（2）β_1 受体与兴奋性 G 蛋白（Gs）脱偶联或减敏：CHF 时 Gs 蛋白数量减少，活性下降，而抑制性 G 蛋白（Gi）数量增多或活性提高，Gs/Gi 比值下降，心脏对 $\beta1$ 受体激动药的反应性降低。腺苷酸环化酶（AC）活性下降，cAMP 生成减少，细胞内 Ca^{2+} 减少，心肌收缩功能障碍。

（3）G 蛋白偶联受体激酶（GRK）活性增加：心力衰竭时 GRKs 明显增加。GRKs 是受体特异性激酶，能磷酸化已被激动剂占领并与 G 蛋白偶联的受体。受体被 GRKs 磷酸化后与阻碍素（arrestin）结合，与 G 蛋白脱偶联，受体脱敏。

二、治疗心力衰竭药物的分类

20 世纪 50 年代以前，CHF 的治疗药物主要以强心苷类为主，20 世纪 50 年代后利尿药的使用，使 CHF 的治疗效果明显提高。20 世纪 70 年代中期，β 受体拮抗药开始用于临床。20 世纪 80 年代中期，血管紧张素转化酶抑制药（angiotensin converting enzyme inhibitor，ACEI）开始用于 CHF 治疗，有效降低了患者的病死率，使 CHF 治疗有了重要进展。但是，迄今为止仍无一种药物能满足对 CHF 治疗的全部需要，临床均采用联合用药。

根据药物的作用及机制，抗心力衰竭药物主要包括：

1. 肾素 - 血管紧张素 - 醛固酮系统抑制药物

（1）血管紧张素转化酶抑制药（ACEI）：卡托普利、依那普利等。

（2）血管紧张素 Ⅱ 受体（AT_1）阻滞药：氯沙坦、缬沙坦等。

（3）醛固酮受体拮抗药：螺内酯等。

2. 利尿药　氢氯噻嗪、呋塞米等。

3. β 肾上腺素受体拮抗药　卡维地洛、美托洛尔等。

4. 正性肌力药

（1）强心苷类：地高辛、西地兰等。

（2）非苷类正性肌力药：①β 受体激动药：多巴酚丁胺等。②磷酸二酯酶抑制药：米力农、维司力农等。

5. 血管扩张药　硝普钠、肼屈嗪等。

6. 钙增敏药及钙通道阻滞药　钙增敏药：左西孟坦等；钙通道阻滞药：非洛地平、氨氯地平。

第二节　肾素 - 血管紧张素 - 醛固酮系统抑制药物

ACEI 和血管紧张素 Ⅱ 受体阻滞药能够改善 CHF 血流动力学，缓解心衰症状，而且可防止和逆转心血管重构，提高心脏及血管的顺应性，延缓病程，显著降低 CHF 的病死率，目前已作为心衰治疗的一线药广泛用于临床。

一、血管紧张素转化酶抑制药

临床常用卡托普利（captopril）、依那普利（enalapril）、赖诺普利（lisinopril）、雷米普利（ramipril）等，其基本作用相似。

【治疗 CHF 的作用机制】

ACEI 类药物的基本作用是抑制循环及组织中 ACE 活性，减少 Ang Ⅱ 生成，抑制激肽酶 Ⅱ，减少缓激肽降解，增加血中缓激肽含量。

1. 降低心脏前、后负荷　ACEI 能减少血液及局部组织中 Ang Ⅱ 含量，同时增加血中缓激肽含量，促进 NO 和 PGI_2 生成，从而扩张血管、降低心脏后负荷，还减少醛固酮生成，减轻水钠潴留，降低心脏前负荷。

2. 抑制心肌和血管重构　Ang Ⅱ 和醛固酮是引起心肌和血管重构的主要因素。小量 ACEI 即可减少 Ang Ⅱ 和醛固酮生成,防止和逆转心肌和血管重构,改善心功能。

3. 抑制交感神经活性　Ang Ⅱ 通过激活交感神经突触前膜上的 AT_1 受体,促进去甲肾上腺素的释放,还促进交感神经节和中枢交感神经传递功能,因此加重心脏负荷和心肌损伤。ACEI 通过减少 Ang Ⅱ 生成而发挥抗交感作用。

4. 改善血流动力学　Ang Ⅱ 对动脉及静脉有直接收缩作用,并通过促进 NA、AVP、ET 的释放、降低缓激肽浓度等产生间接缩血管作用,还通过促进醛固酮生成引起水钠潴留。ACEI 减少 Ang Ⅱ 生成,通过降低全身血管阻力,降低左室充盈压、左室舒张末压及室壁张力,从而降低心脏负荷及心肌耗氧量,改善心脏舒张功能,还降低肾血管阻力、增加肾血流量。

【临床应用】

ACEI 广泛用于各阶段心力衰竭的治疗,与强心苷、利尿药联合应用能明显缓解心衰症状,改进生活质量,延长生存时间,降低病死率。对舒张性心力衰竭疗效明显优于传统药物地高辛。

【不良反应】

不良反应主要有刺激性干咳、低血压、高血钾、低血糖、血清肌酐增高、皮疹、味觉改变、白细胞减少等。此外,血管神经性水肿、黄疸、男性乳房发育、胎儿畸形等亦有报道。双侧肾动脉狭窄及孕妇禁用。

【药物相互作用】

本品与利尿药合用可致严重低血压,与保钾利尿药(如螺内酯)合用可增加高血钾危险性,用药期间应常规监测血压、血常规、尿常规及电解质,调整合用药物的剂量。

二、血管紧张素 Ⅱ 受体阻滞药

血管紧张素 Ⅱ 受体阻滞药(angiotensin receptor blockers,ARBs)较持久拮抗 Ang Ⅱ 对 AT_1 受体的激动作用,对 ACE 途径和糜酶途径产生的 Ang Ⅱ 均有作用,对心功能和左室重构的改善作用与 ACEI 相似。本类药物拮抗 Ang Ⅱ 促生长作用,但不抑制激肽酶,能预防和部分逆转心血管重构,同时不具有 ACEI 抑制激肽酶所致不良反应。

临床常用的药物有氯沙坦(losartan)、缬沙坦(valsartan)、厄贝沙坦(irbesartan)、替米沙坦(telmisartan)、奥美沙坦(olmesartan)、坎地沙坦(candesartan)等。由于 ARBs 不影响缓激肽代谢,不易引起咳嗽、血管神经性水肿等副作用,常用于不能耐受 ACEI 的 CHF 患者。此外,新药复方血管紧张素受体 - 脑啡肽酶抑制剂(ARNI),如沙库巴曲 / 缬沙坦,能有效保护心衰患者,疗效优于依那普利。

沙库巴曲 / 缬沙坦

沙库巴曲 / 缬沙坦(sacubitril/valsartan)通过沙库巴曲抑制脑啡肽酶,增强钠尿肽系统作用,排钠利尿、舒张血管,保护心脏;通过缬沙坦抑制 RAS 系统作用,舒张血管,改善水钠潴留,减轻心脏负荷。临床主要用于射血分数降低的慢性心力衰竭(NYHA Ⅱ~Ⅳ,LVEF≤40%)成人患者,降低心血管死亡和心衰住院风险,可代替 ACEI 和 ARB 类药物与其他抗心衰药物合用。多项研究如 PARADIGM-HF、PIONEER-HF 等证实沙库巴曲 / 缬沙坦比标准药物依那普利更能有效降低心血管死亡和心衰住院风险,且安全性更佳。在高血压治疗方面,沙库巴曲 / 缬沙坦表现出普适的降压效果,降压幅度大、起效快且 24 小时控压,对心、肾及血管保护作用强,多途径降低心血管事件发生风险。

该药禁止与 ACEI 类和 ARB 类药品合用,以防止对 RAS 产生过强的双重阻滞,增加血管神经性水肿的发生风险。使用时需从小剂量开始,逐渐增量至目标维持量。不良反应包括低血压、高钾血症、血管性水肿、咳嗽、头晕等。易感者可能发生肾功能减退,需监测肾功,肾动脉狭窄者慎用。有血管神经性水肿既往史者、严重肝损者、妊娠中晚期禁用。

三、醛固酮受体拮抗药

CHF 患者体内醛固酮水平较正常人高 20 倍,通过其受体对 CHF 心肌产生诱发炎症及损伤、心肌细胞肥大等多种不利影响,加重心肌、血管重构,加速 CHF 恶化。醛固酮受体拮抗药(aldosterone receptor blockers)通过拮抗醛固酮受体对血管、心脏、脑、肾等靶器官产生保护作用。在 CHF 常规治疗的基础上,加用螺内酯(spironolactone)可明显降低患者的病死率,防止心肌间质纤维化,改善患者的血流动力学。

依普利酮(eplerenone)是新型的选择性醛固酮受体拮抗药,对醛固酮受体具有高度选择性,不作用于雄激素和孕酮受体,避免了与性激素相关的副作用,是治疗 CHF 安全有效的药物。该药可以提高左心室紊乱患者的生存质量、降低病死率,临床用于急性心肌梗死后的充血性心力衰竭治疗,还能单独或联合用于高血压治疗。不良反应少,主要是血钾升高。

第三节　利　尿　药

利尿药(diuretics)是目前 CHF 治疗的一线用药。

【治疗 CHF 的作用机制】

1. 促进 Na^+、H_2O 排出,减少血容量,减轻心脏前负荷,缓解 CHF 症状。

2. 排出 Na^+,降低血管平滑肌细胞对升压物质的敏感性;减少 Na^+-Ca^{2+} 交换,血管平滑肌细胞内 Ca^{2+} 减少,扩张血管,降低心脏后负荷。

3. 部分高效利尿药如呋塞米有直接扩血管作用,在急性左心衰竭时可快速降低肺楔压及外周阻力,缓解肺水肿。

【临床应用】

利尿药作用机制不同、特点不同(见二十章),CHF 时应根据病情及利尿药特点进行选择。轻度 CHF 时可单独应用噻嗪类中效利尿药;中、重度 CHF 可选择高效利尿药或噻嗪类与保钾类利尿药合用;严重 CHF、慢性 CHF 急性发作、急性肺水肿时,需静脉注射高效利尿药呋塞米,以迅速缓解肺淤血和水肿症状。

螺内酯是醛固酮受体拮抗剂,属保钾利尿药,可防止中、高效利尿药引起的低血钾,降低强心苷中毒发生率。螺内酯还能抑制心肌细胞胶原增生,防止心肌纤维化,保护血管、心、脑、肾等靶器官,已成为 CHF 治疗常用药物。

【不良反应】

利尿药易引起电解质平衡紊乱,尤其排钾利尿药可引起低血钾,是 CHF 诱发心律失常的常见原因之一,应注意补充钾盐或合用保钾利尿药。大剂量利尿药可减少有效循环血量使心排血量减少,加重 CHF。长期大量应用利尿药可导致糖代谢紊乱、高脂血症、高尿酸血症等。

第四节　β 肾上腺素受体拮抗药

20 世纪 70 年代中期发现 β 肾上腺素受体拮抗药普萘洛尔可改善心衰症状、提高运动耐量,随后大量临床研究已证实本类药物对 CHF 有肯定疗效。目前 β 受体拮抗药已成为治疗 CHF 的常用药物。临床常用药物有卡维地洛(carvedilol)、美托洛尔(metoprolol)和比索洛尔(bisoprolol)等。

【治疗 CHF 的作用机制】

1. **降低过高的交感神经活性**　拮抗心脏 β_1 受体,减慢心率;减少肾素分泌,降低过高的 RAS 兴奋性,减轻心脏负荷。

2. **上调 β 受体,改善心肌细胞对儿茶酚胺的敏感性**　通过恢复心肌 β_1 受体密度及对儿茶酚胺的敏感性改善心功能。

3. **抗心律失常**　心律失常是 CHF 患者发生猝死的主要原因,β 受体拮抗药能降低 CHF 患者的猝死率。

4. 抗心肌缺血作用　β 受体拮抗药具有明显的抗心肌缺血作用（见第二十三章）。

【临床应用】

β 受体拮抗药主要用于扩张型心肌病及缺血性 CHF，长期应用可阻止临床症状恶化、改善心功能、降低猝死发生率。卡维地洛拮抗 β 受体作用较强，而且兼有拮抗 α 受体、抗生长及抗氧自由基等作用。治疗 CHF 时常联合应用 ACEI、利尿药、地高辛作为基础治疗方案。

本类药物治疗心衰宜从小剂量开始逐渐加量，加至患者能够耐受又不加重病情剂量为止。不宜开始剂量过大，会加重病情。

【不良反应】

β 受体拮抗药抑制心脏的功能可能导致心衰加重，早期常见血压下降、心率减慢、心排血量减少，导致心功能恶化，应注意正确选择适应证。有反跳现象，长期应用不可突然停药。

【禁忌证】

严重心动过缓、严重左室功能减退、明显房室传导阻滞、低血压、支气管哮喘患者慎用或禁用。

第五节　正性肌力药

一、强心苷类

强心苷（cardiac glycoside）是一类具有增强心肌收缩力作用的苷类化合物，天然存在于洋地黄、黄花夹竹桃、冰凉花、铃兰等多种植物中。可供临床使用的强心苷类药物有地高辛（digoxin）、毛花苷 C（lanatoside C）、去乙酰毛花苷（deslanoside）、毒毛花苷 K（strophanthin K）、洋地黄毒苷（digitoxin）。临床常用地高辛。

【构效关系】

强心苷由苷元及糖缩合而成。苷元是其发挥药理作用的基本结构，由甾核及一个不饱和内酯环构成。甾核上 C3、C14 β 构型羟基及 C17 β 构型不饱和内酯环为强心苷保持活性的必需结构。苷元部分羟基数目的多寡决定药物极性的大小，影响药物的体内过程。如毒毛花苷 K 有 4 个羟基，属速效、短效类；洋地黄毒苷含 1 个羟基为慢效、长效类。糖以醚键连接于甾核 C3 位，除葡萄糖外其余多为稀有糖（如洋地黄毒糖等），决定药物与组织的亲和力及作用持续时间。稀有糖因不易被机体代谢而作用更持久。

【体内过程】

1. 吸收　地高辛片剂口服吸收个体差异较大，生物利用度 60%~85%，肠道内细菌可转化地高辛，使其生物利用度降低。洋地黄毒苷因脂溶性高，生物利用度高，并有较高肝肠循环率，考来烯胺等药物可能与强心苷类结合而拮抗其肠道再吸收，降低其生物利用度。毛花苷 C、毒毛花苷 K 脂溶性低，口服吸收少且不规则，临床采用静脉给药。

2. 分布　因脂溶性不同，各药血浆蛋白结合率有较大差异，组织浓度也有差异，但总体分布以肾、心组织为高。虽骨骼肌中浓度低于其他组织，但因容量大而总含量较高，如地高辛骨骼肌中含量约占体内总量的 65%。

3. 生物转化　各药根据脂溶性不同而体内转化率差异较大。洋地黄毒苷肝细胞摄取率高，生物转化量大；地高辛的代谢转化较少；毛花苷 C、毒毛花苷 K 几乎无体内转化。

4. 排泄　洋地黄毒苷代谢产物主要经肾排泄，部分经胆道排出形成肝肠循环，$t_{1/2}$ 长达 5~7 日，作用维持时间长，属于长效强心苷。地高辛 60%~90% 以原形经肾排泄，$t_{1/2}$ 为 33~36 小时，属于中效强心苷，肾功能不良患者应适当减量。毛花苷 C、毒毛花苷 K 则几乎全部以原形经肾排泄，显效快，作用维持时间短，属于短效强心苷。

【药理作用及作用机制】

1. 对心脏的作用

(1) 正性肌力作用(positive inotropic action):强心苷类药物能够选择性地作用于心脏,显著增强衰竭心肌的收缩力,增加心排血量。其正性肌力作用具有以下特点:①加快心肌纤维缩短速度,使心肌收缩有力而敏捷,舒张期相对延长。②不增加甚至降低衰竭心肌耗氧量,CHF 时因心率加快、心室内残余血量增多、心室壁张力升高、收缩时间延长等使心肌耗氧量显著增加。应用强心苷后,心脏排血完全,心室内残余血量减少,室壁张力降低,收缩时间缩短,同时迷走神经兴奋使心率减慢、外周阻力降低,使心肌耗氧量降低,虽然正性肌力作用使心肌增加部分耗氧量,但总耗氧量不增加甚至降低。③增加衰竭心脏的排血量,因强心苷能够增强心肌收缩力,使心排空完全,同时回心血量增加,故排血量增加。

正性肌力作用机制:治疗量强心苷适度抑制心肌细胞膜上的钠钾 ATP 酶(可使活性降低约 20%),Na^+-K^+ 交换减少,细胞内 Na^+ 浓度升高,进而激活 Na^+-Ca^{2+} 双向交换机制,使 Na^+ 外流增加,Ca^{2+} 内流增加,最终导致细胞内 Ca^{2+} 浓度上升。细胞内 Ca^{2+} 少量增加时,还能使动作电位 2 相内流的 Ca^{2+} 增多,此 Ca^{2+} 通过"以钙释钙"的方式促使肌质网释出更多 Ca^{2+}。因此,在强心苷作用下,心肌细胞内可利用的 Ca^{2+} 量增加,使心肌收缩力增强(图 22-1)。

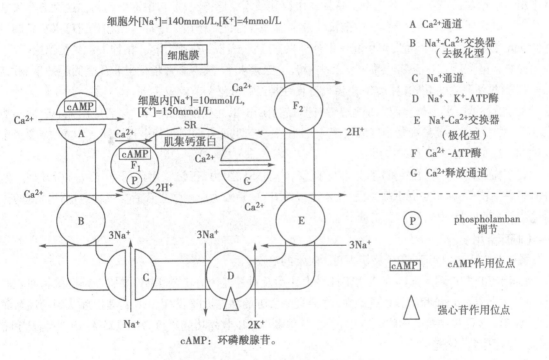

图 22-1　强心苷增强心肌收缩力的机制

中毒量强心苷严重抑制钠钾 ATP 酶活性,导致细胞内明显低钾及钙超载,产生毒性作用,如自律性升高、传导改变、迟后去极化等,引发各种心律失常。

(2) 负性频率作用(negative chronotropic action):治疗量强心苷对正常心率影响小,但是能够明显减慢心率加快或伴有房颤的 CHF 患者的心率。

其作用机制主要是:心肌收缩力增强,心排血量增加,刺激颈动脉窦和主动脉弓压力感受器,反射性兴奋迷走神经,抑制窦房结。此外,治疗量强心苷也有直接增敏窦、弓压力感受器和兴奋迷走神经的作用,增强窦房结对乙酰胆碱的反应性。

(3) 影响心肌电生理特性:强心苷对心肌电生理特性的影响比较复杂,心脏各部位对药物反应不尽相同而表现各异(表 22-1)。

表 22-1　地高辛对心肌电生理的作用

电生理特性	窦房结	心房	房室结	浦肯野纤维
自律性	降低			增强
传导性		加快	减慢	减慢
有效不应期		缩短	延长	缩短

治疗量时,因迷走神经兴奋,引起 K^+ 外流加速,Ca^{2+} 内流减慢,表现为窦房结自律性降低、心房肌不应期缩短、房室结传导减慢。大剂量强心苷可直接兴奋交感神经,并因过度抑制钠钾 ATP 酶使细胞内低钾而自律性提高,有效不应期缩短,可引起室性心动过速、甚至心室颤动。

(4) 对心电图(electrocardiogram,ECG)的影响:治疗剂量强心苷对心电图影响表现为:①T 波低平或倒置,S-T 段下降呈鱼钩状,与动作电位 2 相缩短有关,是临床判断是否应用强心苷的依据。②P-R 间期延长,反映房室传导减慢。③Q-T 间期缩短,提示浦氏纤维和心室肌 ERP 及 APD 缩短。④P-P 间期延长,说明窦性频率减慢。中毒剂量的强心苷可引起各种类型心律失常,ECG 发生相应变化。

2. 对神经及内分泌系统的影响　强心苷类药物对自主神经系统的影响随用量不同而表现各异。

治疗量时对神经系统主要因正性肌力作用反射性兴奋迷走神经,也有对迷走神经中枢的直接兴奋作用。中毒量强心苷可直接兴奋交感神经中枢和外周交感神经,参与中毒引起的快速型心律失常的发生。研究证实,提前给予 β 受体拮抗药及利血平可对抗此作用。中毒量强心苷还可兴奋延髓极后区催吐化学感受区。严重时可引起中枢神经兴奋症状,表现为失眠、谵妄、精神失常甚至惊厥等。

强心苷可降低 CHF 患者血浆肾素及去甲肾上腺素水平,减少血管紧张素 II 及醛固酮的生成,拮抗 CHF 时过度激活的 RAS,对 CHF 患者产生良性神经内分泌调节效应。

3. 对肾的作用　强心苷对 CHF 患者有明显利尿作用,主要原因是 CHF 患者应用强心苷后心功能改善,增加了肾血流量和肾小球滤过率。此外,强心苷也可直接抑制肾小管钠钾 ATP 酶,减少肾小管对 Na^+ 的重吸收,产生利尿作用。

4. 对血管的作用　强心苷直接收缩血管,增加外周阻力,正常人用药后可导致血压升高。但 CHF 患者用药后,血管阻力下降,动脉压不变或略升,这是因为应用强心苷后交感神经活性降低的作用超过其收缩血管效应,局部血流量增加。

【临床应用】

强心苷临床主要用于 CHF 及某些心律失常的治疗。

1. 治疗心力衰竭　强心苷通过正性肌力作用及对神经内分泌的影响,增加心排血量和回心血量,缓解动脉系统缺血和静脉系统淤血,改善衰竭心脏的功能。随着对 CHF 病理生理认识的逐渐深入和 ACEI、β 受体拮抗药的临床应用,强心苷现多用于以收缩功能障碍为主且对 ACEI、利尿药和 β 受体拮抗药疗效不佳患者。

强心苷临床疗效因 CHF 的病因不同而异:①对 CHF 伴心房纤颤者或心室率过快者疗效最佳。②对高血压、心瓣膜病、先天性心脏病等引起的 CHF 疗效良好。③对继发于严重贫血、甲状腺功能亢进、维生素 B_1 缺乏症的 CHF,因强心苷不能改善这些病理状态下的能量障碍,疗效较差。④对肺源性心脏病、严重心肌损伤或活动性心肌炎所致 CHF,因心肌缺氧又有能量生产障碍,强心苷疗效差且易发生中毒。⑤对严重二尖瓣狭窄及缩窄性心包炎等左室充盈障碍所致的 CHF,强心苷难以缓解症状甚至无效。

2. 治疗心律失常　强心苷可用于治疗心房纤颤、心房扑动及阵发性室上性心动过速。

(1) 心房纤颤(房颤):房颤的直接危险是过多心房冲动通过房室结下传至心室,引起心室频率过快,心排血量严重减少。临床治疗以恢复正常窦性心律或维持心室率、保证供血为目标。强心苷主要通过兴奋迷走神经及直接抑制窦房结,减慢房室传导,增加房室结中隐匿性传导,降低心室率,增加心排血量,纠正循环障碍。对安静状态下的心率控制较好,只作为房颤的二线辅助用药。

Note:

（2）心房扑动（房扑）：强心苷是治疗房扑最常用的药物。房扑时，源于心房的冲动较房颤时强而规则，更易传入心室，使心室率过快且较难控制。强心苷通过缩短心房不应期，使心房扑动转为心房纤颤，然后再发挥治疗心房纤颤的作用。与房颤治疗不同的是，部分患者在转为房颤后，停用强心苷类药物，心房不应期相对延长，有可能恢复窦性节律。这是因为停用强心苷后，相当于取消了缩短心房不应期的作用，即达到心房有效不应期延长的效果，折返冲动更易落于有效不应期而终止折返激动。

（3）阵发性室上性心动过速：主要治疗措施是降低交感神经兴奋性，提高迷走神经对心脏的抑制作用。强心苷通过兴奋迷走神经，降低心房兴奋性而达到治疗目的。但现已少用，用药前应先鉴别其发病原因。

【不良反应及防治】

强心苷类药物安全范围较窄，临床有效量已达中毒量60%，加之生物利用度和对药物敏感性个体差异较大等因素，不良反应发生率较高。尤其是合并低血钾、低血镁、高血钙、心肌缺血、酸碱平衡紊乱、发热、心肌病理损害等因素更易发生。

（一）不良反应

1. 胃肠道反应　最常见的早期中毒症状。强心苷可直接兴奋延髓极后区催吐化学感受区，引起畏食、恶心、呕吐、腹痛、腹泻等。剧烈呕吐可导致失钾而加重强心苷中毒。临床需注意与强心苷用量不足心衰未达到控制、胃肠道淤血等所引起的胃肠道症状相鉴别。

2. 神经系统及色视障碍　常见有眩晕、头痛、疲倦、失眠等，严重者可有谵妄、精神抑郁或错乱等。部分中毒患者还可出现视觉障碍，包括黄视、绿视症（少数可为红、棕、蓝色视）、视力模糊等，通常是强心苷中毒的先兆，常作为停药指征。

3. 心脏反应　是强心苷最严重、最危险且常见的不良反应，常表现为各种类型的心律失常。

（1）快速型心律失常：主要因强心苷过度抑制钠钾ATP酶，细胞内低钾和/或高钙引起心肌细胞自律性升高和迟后去极化，易引发快速性心律失常。中毒时发生最早、最多的是单发的室性期前收缩，约占心脏反应的1/3，也可发生二联律、三联律、室性心动过速甚至室颤。

（2）窦性心动过缓：强心苷因降低窦房结自律性，易导致窦性心动过缓，甚至可使心率低于60次/min，为中毒先兆，是停药指征之一。严重者可发生窦性停搏。

（3）房室传导阻滞：强心苷由于提高迷走神经兴奋性抑制房室结传导，同时高度抑制钠钾ATP酶，使细胞内失钾、静息膜电位的绝对值减少、零相去极化速率降低，引起二度、三度房室传导阻滞。

（二）防治措施

1. 预防　应用强心苷过程中要密切观察患者情况，注意诱发因素，如低血钾、低血镁、高血钙、酸中毒、心肌缺血缺氧等，应注意调整患者体内离子平衡，纠正酸碱失衡等。还应警惕有无中毒先兆症状，如出现心率<60次/min、频发性室性期前收缩、色视障碍等应及时停药。监测强心苷血药浓度有助于及早发现中毒反应。

2. 治疗　对于已出现中毒者，应根据情况采取不同治疗措施。

（1）快速型心律失常：①氯化钾是治疗强心苷中毒引起的快速性心律失常的有效药物，患者可口服或静脉滴注氯化钾。因细胞外K^+可与强心苷竞争心肌细胞膜钠钾ATP酶，减少强心苷与酶的结合，故能阻止中毒反应的发展。因为K^+不能将已经与酶结合的强心苷置换出来，防止低血钾比治疗补钾更重要。补钾时不可过量，同时应该注意患者的肾功能，以防止高血钾的发生。对并发传导阻滞的强心苷中毒者不宜补钾，否则可致心脏停搏。②心律失常严重者需用苯妥英钠。苯妥英钠不仅有抗心律失常作用，而且能与强心苷竞争钠钾ATP酶，恢复其活性，产生解毒效应。此外，利多卡因可治疗强心苷中毒引起的室性心动过速及心室纤颤。③对危及生命的极严重中毒者，宜静脉注射地高辛抗体Fab片段，该抗体能迅速结合并中和地高辛，使与钠钾ATP酶结合的地高辛从结合体中解离出来。

（2）缓慢型心律失常：窦性心动过缓、二度、三度房室传导阻滞等不可补钾，可用M受体拮抗药阿托品对抗,无效时采用快速起搏。

【给药方法】

1. 传统给药法　此种给药法先让患者在短期内获得最大效应量(全效量),而后维持补充消除量。分为速给法(24 小时内给足全效量)和缓给法(2~3 日给足全效量)两种。此种给药法的特点是对急、重症患者可较快产生最大治疗效应,但不良反应发生率高。

2. 维持量给药法　对病情不急的患者可每日给予维持剂量强心苷,经 4~5 个 $t_{1/2}$ 血中药物达稳态浓度发挥疗效。此法给药虽最大效应出现较慢,但不良反应明显降低,是目前临床推荐的常用给药法。

本类药物的安全范围小,不良反应严重,患者对药物的药动学、药效学反应差异均较大,因此临床应注意个体化给药。血药浓度监测有助于制订、调整给药方案及不良反应判定。

【药物相互作用】

CHF 治疗常采用联合用药,许多药物都干预地高辛的药代动力学而影响其血药浓度。临床应用需严密观察并适时调整剂量。

1. 奎尼丁可将地高辛从组织中置换出来,两者合用时,约 90% 患者地高辛血药浓度可提高一倍,宜酌减地高辛用量 1/3~1/2。维拉帕米、胺碘酮等能降低地高辛肾及肾外清除率,升高血药浓度,合用应减少地高辛用量 1/2。

2. 排钾利尿药可促发强心苷中毒,应注意酌情补钾。

3. 改变胃肠活动状态的药物可因促进或抑制内容物下排而影响药物生物利用度,应注意调整剂量或给药时间。

4. 考来烯胺、考来替泊、新霉素等药物可在肠道内与强心苷结合,减少其吸收,降低其血药浓度。

5. 苯妥英钠因能加快地高辛清除而降低其血药浓度。地高辛为 ABCB1 的底物,合用 ABCB1 抑制剂,会增加地高辛的血药浓度。

6. 约 10% 患者肠道内细菌可将地高辛水解失活,一般强心苷用量较大,且在合用红霉素等抗菌药物时,可因抑制肠道菌而使其生物利用度陡升,应警惕发生中毒。

7. 拟肾上腺素药可提高心肌自律性,使心肌对强心苷敏感性增加而易发生中毒。

8. CHF 患者对地高辛、洋地黄毒苷、毛花苷 C 等强心苷类药物的敏感性以凌晨 4 时最高。

二、非苷类正性肌力药

(一) β 受体激动药

β 受体激动药可通过激动心脏 β_1 受体,增强心肌收缩力。主要用于对强心苷无效或禁忌者,更适用于伴有心率减慢或传导阻滞的患者。该类药物有诱发心律失常和心绞痛的潜在危险,可能增加 CHF 患者的病死率,久用易脱敏失效,不宜作为 CHF 常规治疗用药。

多巴酚丁胺

多巴酚丁胺(dobutamine)对心脏 β_1 受体选择性高,对 β_2 受体及 α_1 受体作用弱。能明显增强心肌收缩力,降低血管阻力,提高衰竭心脏排出量,主要用于强心苷无效的严重左室功能不全和心肌梗死后心功能不全患者。血压明显下降患者不宜使用。

多 巴 胺

小剂量多巴胺(dopamine)可激动 D_1、D_2 受体,扩张肾、肠系膜、冠状血管,增加肾血流量和肾小球滤过率。稍大剂量激动 β 受体,可增强心肌收缩力,增加心排血量。临床常静脉滴注用于急性 CHF。

异 布 帕 明

异布帕明(ibopamine)作用与多巴胺相似,治疗量可激动多巴胺 D_1、D_2 受体、β_1 受体和 α_1 受体,增强心肌收缩力,降低外周阻力,提高心排血量,促进水、钠排泄。治疗 CHF 时能缓解症状,提高运动耐力。

Note:

扎 莫 特 罗

扎莫特罗(xamoterol)是 β 受体部分激动药。在轻度 CHF 或休息时,交感神经活性较,扎莫特罗可发挥受体激动药作用;在重症 CHF 或劳累、激动时,交感神经活性较高,发挥受体拮抗药作用。临床用于轻、中度 CHF 患者,增加其休息时的心排血量,对重症患者也能缓解症状,尤其适用于因气喘、疲劳等活动受限的心衰患者。

(二)磷酸二酯酶抑制药

磷酸二酯酶(phosphodiesterase,PDE)广泛分布于心肌、平滑肌、血小板及肺组织,至少有 7 种亚型。磷酸二酯酶抑制药能选择性抑制 PDE-Ⅲ,减少 cAMP 的降解,增加心肌细胞肌质网中 cAMP 含量,升高细胞内 Ca^{2+} 浓度,发挥正性肌力作用;还可抑制血管平滑肌细胞中的 PDE Ⅲ,引起血管舒张。因此,磷酸二酯酶抑制药具有正性肌力和舒张血管双重作用,可降低心脏前、后负荷和肺动脉压,改善心脏收缩和舒张功能,缓解 CHF 症状。但长期口服本类药物可能增加心衰患者的病死率。目前主要用于心衰的短时间支持疗法,尤其是对强心苷、利尿药及血管扩张药反应不佳的患者。

米 力 农

米力农(milrinone)能缓解 CHF 症状,提高运动耐力,短期应用不良反应较少,仅短期静脉给药用于难治性心力衰竭。长期应用可引起心率加快、室上性及室性心律失常、心肌氧耗量增加,导致心绞痛样反应等,还可能增加患者的病死率和室性心律失常发生率。

维 司 力 农

维司力农(vesnarinone)口服有效,是一种正性肌力并兼有中等扩血管作用的药物。其作用机制复杂,抑制 PDE-Ⅲ作用弱于米力农;激活细胞膜 Na^+ 通道,促进 Na^+ 内流,增加细胞内 Na^+ 量;抑制钾通道,延长动作电位时程;促进 Ca^{2+} 内流,增加细胞内 Ca^{2+} 量;抑制 TNF-α 和干扰素 -γ 等细胞因子的产生和释放。临床用于缓解 CHF 患者症状,提高生活质量。

第六节　血管扩张药

血管扩张药可降低心脏的前、后负荷,改善 CHF 的症状,部分药物如肼屈嗪、硝酸异山梨酯还可减轻心肌病理性重构。血管扩张药治疗 CHF 的机制包括:①扩张静脉(容量血管),减少回心血量、降低心脏前负荷,同时左室舒张末压、肺楔压随之降低,缓解肺淤血症状。②扩张小动脉(阻力血管),降低外周阻力,降低心脏后负荷,改善心功能,增加心排血量,增加组织供血,心排血量的增加还可弥补或抵消因小动脉舒张而可能发生的血压下降、冠状动脉供血不足等不利影响。临床常用药物有:硝普钠、硝酸酯类、肼屈嗪、哌唑嗪等。

硝 普 钠

【药理作用及机制】

硝普钠(sodium nitroprusside)属硝基扩血管药,对静脉和小动脉有较强舒张作用。口服无效,静脉滴注给药后 2~5 分钟即见效,停药后 2~15 分钟作用消失。左心功能降低、CHF 患者应用后能迅速降低心脏前、后负荷,改善心功能,控制症状。

【临床应用】

本品因起效快、作用持续时间短,适用于需迅速降低血压和肺楔压的急性心衰、急性肺水肿、高血压危象等危重病例。

【不良反应及防治】

降压过快可致头痛、恶心、呕吐、心悸等;久用或剂量过大可致血浆氰化物或硫氰化物浓度增加而中毒,应检测血中氰化物浓度,一旦中毒可用硫代硫酸钠防治。硝普钠水溶液不稳定,遇光、热或长时间储存易分解,产生有毒的氰化物,药液必须新鲜配制,输液需避光,使用时间一般不超过 24 小时。

硝 酸 酯 类

硝酸酯类(nitrate esters)常用药物有硝酸甘油(nitroglycerin,NTG)、硝酸异山梨酯(isosorbide dinitrate)。硝酸酯类的主要作用是扩张静脉。本类药物治疗 CHF 的机制:扩张容量血管,增加静脉容量,减少回心血量,降低心脏前负荷,降低肺楔压及左室舒张末压,减轻肺淤血及呼吸困难;选择性舒张心外膜的冠状血管,增加冠脉流量,改善心肌供血,提高心室的收缩和舒张功能。临床主要用于治疗缺血性心脏病,也常用于治疗需要降低心室充盈压的急性 CHF。CHF 患者用药后呼吸困难明显减轻,心衰症状缓解,患者运动耐力提高,病死率降低。但此类药物连续应用易产生耐受性,限制了其临床应用。

肼 屈 嗪

肼屈嗪(hydralazine)直接舒张小动脉平滑肌,降低肺及外周阻力,减轻心脏后负荷,增加心排血量。同时较明显增加肾血流量,其扩张肾血管作用高于除 ACEI 以外的其他扩血管药物。临床主要用于肾功能不全或对 ACEI 不能耐受的 CHF 患者。由于反射性激活交感神经和 RAS,长期单独应用疗效难以持续。

哌 唑 嗪

哌唑嗪(prazosin)属于选择性 α_1 受体拮抗药,能舒张动脉和静脉,降低心脏的前、后负荷,增加心排血量,降低肺楔压。对缺血性心脏病的 CHF 效果较好。

使用血管扩张药治疗 CHF 时,应注意根据患者病情、并发症等情况选择合适的药物。如前负荷升高为主的 CHF、肺淤血症状明显者,宜用对静脉舒张作用明显的硝酸酯类;后负荷升高为主、心排血量明显减少者,宜选用舒张小动脉作用明显的肼屈嗪等;对前、后负荷都有不同程度增高的患者,则需兼顾,可用硝普钠。应用血管扩张药时应注意剂量调整,可参考血压而定。一般以能维持血压 90~100mmHg/50~60mmHg、肺楔压 15~18mmHg 的剂量为宜,以免因过度降压而使冠状动脉灌注压降低,心肌供血不足。

血管扩张药不能阻止 CHF 的进展,而且容易产生耐受性和反射性激活神经 - 内分泌机制等,可导致体液潴留,目前是治疗 CHF 的一种辅助用药。

第七节 钙增敏药及钙通道阻滞药

一、钙增敏药

钙增敏药(calcium sensitizers)是新的一类 CHF 治疗药物。通过作用于收缩蛋白,增加肌钙蛋白 C(troponin C,TnC)对 Ca^{2+} 的亲和力,在不增加细胞内 Ca^{2+} 浓度的前提下,增强心肌收缩力。此外,钙增敏药可激活 ATP 敏感的钾通道,大多数还兼有抑制 PDE-Ⅲ的作用,产生正性肌力和扩张血管作用,因此可改善 CHF 症状,提高患者的运动耐量。与其他正性肌力药物相比,钙增敏药不引起钙超载,避免了细胞内 Ca^{2+} 过多引起的心律失常和细胞损伤甚至死亡。

左 西 孟 旦

左西孟旦(levosimendan)于 2005 年在美国上市,主要用于传统治疗(利尿药、ACEI 和洋地黄类)疗效不佳的急性失代偿性心力衰竭(ADHF)患者的短期治疗,用以增加心肌收缩力。其作用机制包括:①钙增敏作用,其与心肌细胞肌钙蛋白 C(cTnC)的氨基末端结合,增加 cTnC 与 Ca^{2+} 复合物的构象稳定性,增加细肌丝激活水平,增强心肌收缩力。②激活血管平滑肌细胞膜的 ATP 敏感钾通道,使细胞膜超极化,血管扩张,改善心脏供血,降低心脏负荷。③大剂量时选择性抑制心肌 PDE-Ⅲ,产生正性肌力作用,但这一作用在一般剂量时较少显现。

常见的不良反应为头痛、低血压、心动过速、心肌缺血、恶心、呕吐、便秘、腹泻等。但大剂量应用,室性心律失常发生率增加。心动过速、心房颤动或严重心律失常患者慎用。禁用于严重低血压和室性心动过速、严重肝肾功能损伤、严重心脏机械性阻塞的患者。

二、钙通道阻滞药

钙通道阻滞药因其负性肌力作用，一直在心衰治疗中使用受限，特别是收缩功能减退的心力衰竭。但近年来对合并严重高血压或心绞痛的心力衰竭，若其他药物不能控制病情时，也可选用安全性高的长效二氢吡啶类钙通道阻滞药。钙通道阻滞药治疗心力衰竭的机制是：①扩张外周动脉作用较强，可降低总外周阻力，减轻心脏后负荷，改善 CHF 的血流动力学障碍。②扩张冠状动脉，可对抗心肌缺血。③改善舒张期功能障碍，缓解钙超载，改善心室的松弛性和僵硬度。

治疗时宜选用长效二氢吡啶类制剂如氨氯地平（amlodipine）和非洛地平（felodipine），其作用出现较慢、维持时间较长，舒张血管作用强而负性肌力作用弱，且反射性激活神经内分泌系统作用较弱，减轻左室肥厚作用与 ACEI 类药物相当，此外氨氯地平尚有抗动脉粥样硬化、抗 TNF-α 及 IL 等作用，后者也参与其抗 CHF 的作用。两药主要治疗伴有心绞痛、高血压的左室功能障碍，通常不会降低心脏功能和增加病死率，亦对预后无不良影响。使用时需注意合用 β 受体拮抗药时的负性肌力作用。对于伴有房室传导阻滞、低血压、左室功能低下伴后负荷低以及有严重收缩功能障碍的心力衰竭，不宜使用钙通道阻滞药。

短效钙通道阻滞药如硝苯地平（nifedipine）、地尔硫䓬（diltiazem）、维拉帕米（verapamil）等长期使用可使 CHF 症状恶化，增加病死率，可能与其负性肌力作用及反射性激活神经内分泌系统等有关，不宜用于 CHF 治疗。

（龚冬梅）

思 考 题

1. 试述治疗心力衰竭的药物分类及代表药物。
2. 请简述 ACEI 治疗心衰的作用特点是什么？
3. 请简述 β 受体拮抗药抗心衰作用是什么？
4. 试述强心苷类药物的作用机制、药理作用、临床应用、中毒机制、不良反应及防治措施。

Note:

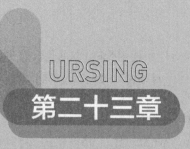

NURSING

第二十三章

抗心绞痛药

23章 数字内容

学 习 目 标

- 知识目标:
1. 掌握硝酸酯类的药理作用、抗心绞痛机制、临床应用及不良反应;β受体拮抗药和钙通道阻滞药抗心绞痛的机制及临床应用特点。
2. 熟悉发生心绞痛的病理生理机制。
3. 了解心绞痛的概念、分型及临床表现。
- 能力目标:
初步具备根据患者心绞痛发作的类型选择最佳治疗药物的能力。
- 素质目标:
1. 从心绞痛发作时的心肌耗氧和供氧矛盾入手,通过矛盾分析法,深入理解抗心绞痛药的治疗机制。
2. 冠心病是老年人常见病,从冠心病引起心绞痛发作的理论基础出发,教育引导医学生应关爱老年患者。

导入案例与思考

患者,男,62岁,因心前区闷痛1周,加重2日入院。1周前,患者在骑车上坡时感到心前区闷痛,并向左肩放射,经休息可缓解。2日来走路快时也有类似情况发作,每次持续3~5分钟,舌下含服硝酸甘油后迅速缓解。既往有高血压病史5年,无冠心病、糖尿病病史,吸烟40余年,1包/d。查体:体温36.5℃,脉搏84次/min,呼吸18次/min,血压165/100mmHg。心电图:窦性心律。心肌三项(肌钙蛋白、肌红蛋白、肌酸激酶同工酶)正常,血常规、肾功能正常。血脂异常。临床诊断:冠状动脉粥样硬化心脏病,不稳定型心绞痛(初发劳累型),高血压病2级。

请思考:

1. 针对该患者可选用哪些抗心绞痛药物治疗?

2. 所选药物的抗心绞痛作用机制是什么?

第一节　概　　述

心绞痛(angina pectoris)是由于冠状动脉供血不足,引起的心肌急剧的、暂时的缺血与缺氧所致的临床综合征。其典型临床表现为阵发性胸骨后压榨性疼痛,可放射至心前区及左上肢。心绞痛若不及时救治,则可导致心肌梗死,甚至危及患者生命。根据WHO "缺血性心脏病的命名及诊断标准",临床上将心绞痛分为以下3种类型:

1. 劳累性心绞痛　主要病因是冠状动脉粥样硬化,导致心肌供血量减少,在有明显诱因如劳累、情绪激动、运动等情况下,使心肌耗氧量增加而诱发心绞痛发作。休息或舌下含服硝酸甘油可缓解。根据病程、发作频率及转归又分为稳定型心绞痛、初发型心绞痛和恶化型心绞痛。

2. 自发性心绞痛　主要病因是冠状动脉痉挛,导致心肌供血绝对不足,引起心绞痛发作。其特点是多无明显诱因,与心肌耗氧量无明显关系,常在休息时发作,发作时症状重、持续时间长,舌下含服硝酸甘油不能缓解。自发性心绞痛包括4种类型:①卧位型心绞痛:常在休息或熟睡时发生。②变异型心绞痛:因冠状动脉痉挛所致,可发展为心肌梗死。③中间综合征:指24小时内心绞痛反复发作,程度重而时间长,常是心肌梗死前兆。④梗死后心绞痛:在心肌梗死后不久或数周后发生的心绞痛。

3. 混合性心绞痛　其特点是在心肌耗氧量增加或无明显增加时均可能发生。

临床上常将初发型、恶化型及自发性心绞痛称为不稳定型心绞痛。此类心绞痛发作可在心脏负荷增加时发作,亦可在休息时发作,目前认为是介于稳定型心绞痛和急性心肌梗死之间的一种不稳定的心肌缺血综合征,主要与冠状动脉粥样斑块破裂或糜烂、血小板聚集和血栓形成、血管痉挛、远端血管栓塞等有关。

由此可见,任何引起心肌对氧需求增加和/或冠状动脉狭窄、痉挛等引起心肌组织供血减少的因素都可成为心绞痛的发作诱因。心肌血氧供需的失衡,导致代谢产物(乳酸、丙酮酸、类似激肽的多肽类物质等)聚集于心肌组织,刺激心脏内自主神经的传入纤维末梢而引起疼痛。

正常情况下,心肌细胞靠动静脉氧分压差摄取血液氧含量的65%~70%,已基本接近于最大值,因而增加血氧供应主要依靠增加冠脉血流量。动脉粥样硬化引起冠状动脉狭窄或部分分支闭塞时,血管扩张能力减弱,冠脉储备能力下降,冠脉血流量减少,因而对冠状动脉粥样硬化性心脏病依靠增加冠脉血流量来增加氧供是十分有限的,故降低心肌组织对氧的需求成为治疗心绞痛的一个主要措施。

决定心肌耗氧量的因素主要包括心室壁张力、心率、心肌收缩力和每搏射血时间。心室壁张力与心室内压和心室容积成正比,与心室壁厚度成反比。因此,心室内压增高和心室容积增大、心率加快、心肌收缩力增强和每搏射血时间延长均可导致心肌耗氧量增加。

根据抗心绞痛药物作用机制的不同,主要分为3类:硝酸酯类、钙通道阻滞药和β受体拮抗药。此外,抗血小板药、溶栓药和RAS抑制药也有助于心绞痛的防治。

第二节　常用抗心绞痛药

一、硝酸酯类

硝酸酯类药物是目前治疗心绞痛的主要药物。常用制剂有:硝酸甘油、硝酸异山梨酯和单硝酸异山梨酯。此类药物脂溶性高,作用相似,用于治疗心绞痛安全、有效。

硝 酸 甘 油

硝酸甘油(nitroglycerin)具有起效快、疗效可靠、应用方便、患者易于接受等优点,是目前临床用于防治心绞痛的常用药物。

【体内过程】

本品口服因首过消除明显,生物利用度仅为8%。舌下含服生物利用度高达80%,含服后1~2分钟起效,作用持续20~30分钟。2%硝酸甘油软膏睡前涂抹在前臂或胸部皮肤,可透皮吸收,并持续较长时间的有效血药浓度。硝酸甘油主要在肝脏经谷胱甘肽-有机硝酸酯还原酶脱硝酸代谢,形成二硝酸或单硝酸代谢物,最后与葡萄糖醛酸结合经肾排出。$t_{1/2}$为2~4分钟。主要中间代谢产物1,2-和1,3-二硝酸甘油仍有弱的舒张血管作用。

【作用机制】

硝酸甘油为NO供体,在血管平滑肌细胞内经谷胱甘肽转移酶催化,释放出NO。NO的受体是鸟苷酸环化酶(guanylate cyclase,GC)活性中心的Fe^{2+},两者结合可激活GC,使细胞内cGMP生成增加,激活cGMP依赖性蛋白激酶,减少外Ca^{2+}内流和细胞内Ca^{2+}释放,从而降低细胞内Ca^{2+}浓度,使肌球蛋白轻链去磷酸化而松弛血管平滑肌(图23-1)。

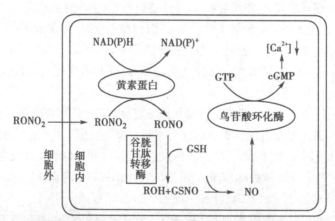

NAD^+:烟酰胺腺嘌呤二核苷酸; $NADP^+$:烟酰胺腺嘌呤二核苷酸磷酸; NADH:还原型烟酰胺腺嘌呤二核苷酸; NADPH:还原型烟酰胺腺嘌呤二核苷酸磷酸; GTP:三磷酸鸟苷; cGMP:环磷酸鸟苷; $RONO_2$:硝酸酯类; RONO:亚硝基酯; GSH:还原型谷胱甘肽; GSNO:亚硝基谷胱甘肽; NO:一氧化氮; ROH:醇类化合物。

图23-1　硝酸甘油的作用机制

此外,NO可促进PGI_2和降钙素基因相关肽(calcitonin gene related peptide,CGRP)等内源性扩血管物质的合成和释放,诱导热休克蛋白释放,抑制黏附分子释放,减轻血管内皮细胞损伤;同时CGRP可激活血管平滑肌细胞ATP敏感型钾通道,使细胞膜超极化,产生扩血管效应。NO还可抑制血小板聚集、抗血栓形成,也有利于冠心病治疗。

Note:

【药理作用】

硝酸甘油基本药理作用是松弛平滑肌。对血管、支气管、胆道、胃肠道等平滑肌均有松弛作用,其中对血管平滑肌作用最显著,可扩张体循环血管和冠脉血管。

1. 扩张血管,降低心肌耗氧量　小剂量硝酸甘油可选择性扩张静脉血管,减少回心血量,降低心脏前负荷,缩小心室容积,降低心室壁张力,缩短射血时间,使心肌耗氧量降低。稍大剂量硝酸甘油可扩张动脉,尤其是较大动脉血管,降低心脏后负荷,降低心室射血阻力,从而降低左室内压和缩短心室射血时间,降低心肌耗氧量。

2. 改变心肌血流分布,增加缺血区供血

(1) 选择性扩张冠状动脉和侧支血管:硝酸甘油对较大的心外膜血管、输送血管和侧支血管的扩张作用较强,而对阻力血管扩张作用较弱。当冠状动脉粥样硬化或痉挛引起血管狭窄时,缺血区阻力血管因缺血缺氧和代谢产物堆积而处于充分扩张状态,使非缺血区血管阻力大于缺血区,迫使血液顺压力差从输送血管经侧支血管更多地流向缺血区,改善缺血区血液供应(图23-2)。

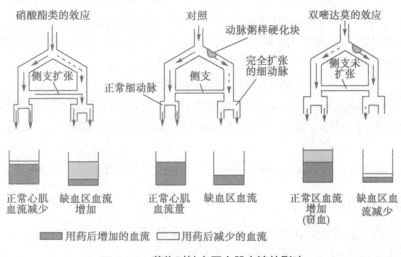

图 23-2　药物对缺血区心肌血流的影响

(2) 降低左室充盈压,增加心内膜下血液供应:冠状动脉从心外膜呈直角分支,贯穿心室壁分布于心内膜下,因此,心内膜下供血更易受心室壁张力及室内压影响。应用硝酸甘油后,随着前、后负荷的降低,心室容积缩小,左室充盈压降低,室壁张力降低,加之冠脉灌注压差的增大,均有利于血液由心外膜流向易缺血的心内膜区,增加心内膜缺血区血液供应。

3. 促进内源性保护因子释放,减轻心肌细胞缺血性损伤　NO、PGI_2 和 CGRP 等内源性扩血管物质的增加,可产生保护缺血心肌、缩小心肌梗死范围、改善左室重构的作用。

【临床应用】

1. 心绞痛　舌下含服硝酸甘油可迅速缓解各种类型心绞痛发作。用药后既能终止发作,也可预防发作。对频繁发作者可用口颊片、透皮贴膏或缓释胶囊等作用维持时间较长的制剂。

2. 急性心肌梗死　临床多采用静脉给药,可缩小心肌梗死范围。需注意限制用量,以免血压过低导致心、脑等重要组织器官灌注压过低,反而加重心肌缺血。

3. 慢性充血性心力衰竭　见第二十二章。

4. 急性呼吸衰竭及肺动脉高压　硝酸甘油可舒张肺血管,降低肺血管阻力,改善肺通气,用于急性呼吸衰竭及肺动脉高压的治疗。

【不良反应】

1. 常见不良反应　可出现头、面、颈部皮肤潮红,搏动性头痛等。偶见体位性低血压及晕厥。剂量过大可使血压过度下降,冠脉灌注压过低,反射性兴奋交感神经,引起心肌耗氧量增加而加重心绞痛发作。可使眼内血管和颅内血管扩张,引起眼压和颅内压升高。超剂量应用可引起高铁血红蛋白血症,表现为呕吐和发绀等。

2. **耐受性** 硝酸甘油连续应用 2 周可产生耐受性,停药 1~2 周后耐受性消失。不同硝酸酯类药物之间存在交叉耐受性,动脉比静脉更容易产生耐受性。产生耐受性的原因可能有:①血管耐受:与 NO 生成过程中还原性巯基(-SH)被耗竭有关,停药后体内巯基逐渐补足,重新恢复对药物的敏感性。②伪耐受:血管扩张后反馈调节升压作用(如血管收缩、心率加快、水钠潴留等)抵消了硝酸甘油的作用。可通过采用间歇给药,选择最小有效剂量,适当补充含 -SH 的供体,合理调配膳食等措施预防耐受性产生。

【禁忌证】

本品禁用于心肌梗死早期(有严重低血压及心动过速时)、严重贫血、青光眼、颅内压增高和已知对硝酸甘油过敏的患者。

【药物相互作用】

其他血管扩张药、钙通道阻滞药、β 受体拮抗药、三环类抗抑郁药及乙醇等,可增强本类药物降血压效应。阿司匹林可降低硝酸甘油肝清除率,合用时应注意调整剂量。硝酸甘油能降低肝素抗凝效果,合用时可增加肝素用量,但停用硝酸甘油后肝素作用剧增,易导致出血,故应注意及时调整肝素剂量。与枸橼酸西地那非合用,后者可增强硝酸甘油降压作用。

硝酸异山梨酯和单硝酸异山梨酯

硝酸异山梨酯(isosorbide dinitrate)作用与硝酸甘油相似但较弱,起效较慢,作用维持时间长(4 小时以上),舌下含服 2~3 分钟、口服 30 分钟左右起效。口服可用于心绞痛的预防和心肌梗死后心衰的长期治疗。

单硝酸异山梨酯(isosorbide mononitrate)的作用及临床应用与硝酸异山梨酯相似。

二、β 受体拮抗药

β 受体拮抗药目前为防治心绞痛的一线药物,常用药物有普萘洛尔(propranolol)、阿替洛尔(atenolol)、美托洛尔(metoprolol)等。

【抗心绞痛作用机制】

1. **降低心肌耗氧量** β 受体拮抗药通过拮抗 β 受体,使心肌收缩力减弱,心率减慢,血压降低,降低心肌耗氧量。但本类药物因抑制心肌收缩力,可致心室容积增加,射血时间延长,引起心肌耗氧量增加,影响其疗效。

2. **增加缺血区血液供应** β 受体拮抗药通过拮抗冠脉血管 β 受体引起血管收缩,以非缺血区更为明显。因此,非缺血区和缺血区血管张力差增加,促进血液向代偿性扩张的缺血区流动,增加缺血区血流量。其次,由于心率减慢,舒张期相对延长,冠脉灌流时间延长,也有利于血液从心外膜区流向易缺血的心内膜区。此外,β 受体拮抗药也可增加缺血区的侧支循环和血液灌注量。

3. **其他** β 受体拮抗药可抑制脂肪分解酶,减少心肌游离脂肪酸含量;促进氧与血红蛋白的解离,增加组织对氧的摄取和利用;改善心肌缺血区对葡萄糖的摄取和利用而改善糖代谢和减少耗氧。

【临床应用】

1. **心绞痛** β 受体拮抗药对不同类型心绞痛治疗效果不同。①稳定型心绞痛:对此型疗效最好,可减少发作次数,减轻缺血程度,增加患者运动耐量,改善生活质量。常用于对硝酸酯类不敏感或不能耐受的患者,对兼有高血压或快速型心律失常者更为适用。②不稳定型心绞痛:对以血管内器质性病变为主的患者疗效较好,对以血管痉挛为主的患者疗效相对差。③变异型心绞痛:本类药物因可拮抗冠脉血管 β 受体,使 α 受体相对占优势,可引起冠状动脉收缩,甚至加重痉挛,不宜应用。

2. **心肌梗死** 可减轻心肌缺血损伤,缩小心肌梗死范围。能降低近期有心肌梗死者心绞痛的发病率和死亡率。但因抑制心肌收缩力,应慎用。

Note:

三、钙通道阻滞药

钙通道阻滞药是临床常用的抗心绞痛药,主要药物有硝苯地平、维拉帕米和地尔硫草等。

【抗心绞痛作用机制】

1. **降低心肌氧耗量** 钙通道阻滞药通过阻断心肌细胞膜 Ca^{2+} 通道,减弱心肌收缩力,减慢心率,降低心肌耗氧量。还可通过阻断血管平滑肌细胞膜 Ca^{2+} 通道,扩张血管,降低心脏后负荷,降低心肌耗氧量。

2. **舒张冠脉血管,增加缺血区血液供应** 钙通道阻滞药对动脉的扩张作用较静脉强,对冠脉中较大输送血管和小阻力血管有扩张作用,尤其对处于痉挛状态的血管有显著解除痉挛作用,从而增加缺血区供血供氧。此外,还可改善侧支循环,增加缺血区供血。

3. **保护缺血心肌细胞** 心肌缺血时,可增加细胞膜对 Ca^{2+} 通透性,增加外 Ca^{2+} 内流或干扰细胞内 Ca^{2+} 向细胞外转运,使胞内 Ca^{2+} 积聚,特别使线粒体内 Ca^{2+} 超负荷,从而失去氧化磷酸化能力,促使细胞死亡。钙通道阻滞药通过抑制外 Ca^{2+} 内流,减轻缺血心肌细胞 Ca^{2+} 超负荷而保护心肌细胞。

4. **抑制血小板聚集** 钙通道阻滞药可降低血小板内 Ca^{2+} 浓度,抑制血小板聚集和黏附。

【临床应用】

1. **硝苯地平(nifedipine)** 扩张冠状动脉和外周小动脉作用强,抑制血管痉挛效果显著,对变异型心绞痛疗效佳,对伴高血压患者尤为适用。对稳定型心绞痛也有效,对急性心肌梗死患者能促进侧支循环,缩小梗死面积。

2. **维拉帕米(verapamil)** 扩张冠状动脉作用较弱,对变异型心绞痛多不单独应用本药。对稳定型心绞痛有效,与 β 受体拮抗药合用具有协同作用,但需注意两药合用可显著抑制心肌收缩力及传导系统,故合用要慎重。因其抑制心肌收缩力、抑制窦房结和房室结的传导,故对伴心力衰竭、窦房结或明显房室传导阻滞的心绞痛患者应禁用。

3. **地尔硫草(diltiazem)** 对变异型、稳定型和不稳定型心绞痛都可应用,其作用强度介于上述两药之间。扩张冠状动脉作用较强,对周围血管扩张作用较弱,降压作用小。对伴心力衰竭、窦房结或明显房室传导阻滞的心绞痛患者应禁用。

第三节　其他抗心绞痛药

血管紧张素转化酶抑制药

血管紧张素转化酶抑制药(ACEI)包括卡托普利(captopril)、赖诺普利(lisnopril)和雷米普利(ramipril)。该类药物可通过减少醛固酮和血管紧张素 II 的生成,降低心脏前、后负荷,降低心肌耗氧量,并阻止心血管重构。对冠脉血管的舒张,可增加心肌供血供氧量。抗自由基的作用,可减轻自由基对心肌细胞的损伤。临床上可用于治疗心肌梗死。

卡 维 地 洛

卡维地洛(carvedilol)是去甲肾上腺素能神经受体拮抗药,能拮抗 $β_1$、$β_2$ 和 α 受体,并具有一定的抗氧化作用,故可用于治疗心绞痛、心功能不全和高血压。

尼 可 地 尔

尼可地尔(nicorandil)属于 K^+ 通道激活剂,可扩张冠状动脉而增加冠状动脉血流量,也可扩张阻力和容量血管,降低心脏前后负荷和心肌耗氧量。其作用机制包括:激活血管平滑肌细胞膜 K^+ 通道,促进 K^+ 外流,使细胞膜超极化,抑制 Ca^{2+} 内流,减轻 Ca^{2+} 超载对缺血区心肌细胞的损害;释放 NO,增加细胞内 cGMP 生成。临床主要用于变异型心绞痛和慢性稳定型心绞痛。还可改善心力衰竭患者的心肌重构,减少恶性心律失常的发生,改善患者生活质量,延长患者生存时间。

Note:

吗多明

吗多明(molsidomine)的代谢产物为 NO 供体,可释放 NO,产生与硝酸酯类相似的药理作用,扩张静脉及动脉,降低心脏前、后负荷,减少心肌耗氧量,改善侧支循环,增加心肌供血。舌下含服或喷雾吸入可用于治疗稳定型心绞痛、伴充盈压较高的急性心肌梗死。

第四节 抗心绞痛药的联合应用

各类抗心绞痛药作用机制不同,用药后对心肌血氧供需平衡的调节特点不同,故为了提高疗效、降低不良反应、减少耐受性产生,临床常采用联合用药(表 23-1)。联合用药时,要考虑心绞痛分型及具体病情,分析各类药物作用特点,考虑患者合并症情况,如是否伴有心衰、高血压、心律失常、肺动脉高压、支气管哮喘、外周血管疾病等,合理选择治疗药物。

表 23-1 各类抗心绞痛药物作用特点

影响指标	硝酸酯类	β 受体拮抗药	钙通道阻滞药	
			硝苯地平	维拉帕米
心脏前负荷	↓	↑	↑	↑
心脏后负荷	↓	—	↓	↓
心率	反射性↑	↓	反射性↑	↓
心肌收缩力	反射性↑	↓	反射性↑	↓

注:↑表示增加;↓表示降低;—表示无显著改变。

1. **硝酸酯类与 β 受体拮抗药** 硝酸酯类与 β 受体拮抗药联合应用可协同降低心肌耗氧量,相互取长补短。β 受体拮抗药通过拮抗心脏 β 受体可对抗硝酸酯类引起的反射性心率加快和心肌收缩力增强;硝酸酯类则通过减少静脉回流而对抗 β 受体拮抗药引起的心室容积扩大和心室射血时间延长。两药合用疗效增加,用量减少,不良反应减少。但由于两药都可降低血压,合用时应监测血压,以免因过度降压导致冠脉血流减少,加重心绞痛。两药合用时,宜选择作用时间相近的药物,通常用硝酸异山梨酯与普萘洛尔联合应用,一般口服给药。因个体差异大,给药剂量应从小剂量开始并逐渐增加至合适剂量。

2. **硝酸酯类与钙通道阻滞药** 合用后扩血管作用增加,硝酸酯类主要扩张静脉,钙通道阻滞药主要扩张小动脉,且又有较强的扩张冠脉作用。可用于治疗严重稳定型和变异型心绞痛,但应注意监测血压。

3. **钙通道阻滞药与 β 受体拮抗药** 钙通道阻滞药硝苯地平与 β 受体拮抗药合用可增加疗效,对降低心肌耗氧量起协同作用。β 受体拮抗药可消除硝苯地平引起的反射性心率加快,硝苯地平可抵消 β 受体拮抗药的收缩血管作用。适用于心绞痛伴高血压及心率过快的患者,尤其适合于硝酸酯类与 β 受体拮抗药联合应用效果不佳,以及有明显冠脉痉挛的患者。维拉帕米与 β 受体拮抗药合用起协同作用,但可显著抑制心肌收缩力和心脏传导系统,合用要慎重。

(宋丽华)

思 考 题

1. 请简述硝酸异山梨酯与普萘洛尔联合应用治疗心绞痛的优缺点及注意事项。
2. 请简述钙通道阻滞药与 β 受体拮抗药联合应用治疗心绞痛的优缺点及注意事项。

Note:

URSING

第二十四章

抗动脉粥样硬化药

24章 数字内容

学习目标

知识目标:

1. 掌握他汀类的作用机制、药理作用、临床应用及不良反应。

2. 熟悉贝特类、烟酸的药理作用、临床应用及不良反应。

3. 了解其他抗动脉粥样硬化药的特点及应用;高脂血症的分型。

能力目标:

通过学习,能根据患者高脂血症类型,初步审核医嘱降脂药物使用。

素质目标:

通过学习,在临床护理中能结合药物的不良反应、药物相互作用等知识,重点监护患者肝、肾功能,监测并上报药物不良反应发生率。

患者,男,65岁。高血压病史10余年,平时服用卡托普利和吲达帕胺降压,近3个月来活动时常出现心前区闷痛,休息后可缓解。查体:血压158/90mmHg,总胆固醇6.7mmol/L(2.8~5.7mmol/L),LDL-C 4.2mmol/L(0~3.4mmol/L),HDL-C 1.1mmol/L(0.9~1.8mmol/L),甘油三酯1.7mmol/L(0.29~1.83mmol/L),Lp(a)2.78mmol/L(1.5~3.3mmol/L)。临床诊断:①Ⅱa型高脂血症。②高血压。③冠状动脉粥样硬化性心脏病。

请思考:

1. 该患者使用吲达帕胺降压是否合适?简要说明理由?

2. 该患者除积极降压治疗外,还应选用哪类调血脂药?其选药依据是什么?

动脉粥样硬化(atherosclerosis,AS)是动脉硬化血管病中最常见的一种。其主要表现是受累动脉内膜脂质沉积、单核细胞及淋巴细胞浸润和血管平滑肌细胞增生等,可形成泡沫细胞、脂纹和纤维斑块,引起血管壁硬化、管腔狭窄和血栓形成,导致各种器官动脉粥样硬化性疾病,其中冠状动脉粥样硬化性心脏病最为多见。

导致动脉粥样硬化的危险因素包括:①血脂异常。②高血压。③吸烟。④可产生继发性高脂血症的疾病,如糖尿病、高胰岛素血症等。⑤家族史。⑥性别、年龄、性格等。其中血脂异常是最重要的危险因素。因此,有效控制血脂异常,防治动脉粥样硬化是减少心脑血管急性事件发生的重要措施。

早期或轻症动脉粥样硬化患者可通过生活方式改变进行防治,重症者应给予药物治疗,包括调血脂药、抗血小板药、扩血管药、抗氧化剂、多烯脂肪酸类及动脉内皮保护药。

第一节　调血脂药

血脂指血清或血浆中所含的脂类,包括胆固醇(cholesterol,Ch)、甘油三酯(triglyceride,TG)和类脂(磷脂、糖脂、固醇和类固醇),其中Ch又分为游离胆固醇(free cholesterol,FC)和胆固醇酯(cholesteryl ester,CE),两者之和为总胆固醇(total cholesterol,TC)。血脂必须与载脂蛋白(apoprotein,Apo)结合形成脂蛋白(lipoprotein,LP)才能溶于血浆进行转运和代谢。脂蛋白可分为乳糜微粒(chylomicron,CM)、极低密度脂蛋白(very low density lipoprotein,VLDL)、中间密度脂蛋白(intermediate density lipoprotein,IDL)、低密度脂蛋白(low density lipoprotein,LDL)及高密度脂蛋白(high density lipoprotein,HDL),VLDL在血浆中依次降解为IDL、LDL。Apo主要有A、B、C、D、E五类,又各分为若干亚组分,不同的LP含有不同的Apo,主要功能是结合和转运脂质。

由于脂肪代谢或运转异常使血浆一种或多种脂质高于正常值称为高脂血症(hyperlipidemia)或高脂蛋白血症(hyperlipoproteinemia)。高脂血症分为原发性(遗传性)和继发性(继发于糖尿病、肾病、肝病等)两种,WHO将高脂蛋白血症分为6型,其特点见表24-1。

表24-1　高脂蛋白血症的分型

分型	脂蛋白变化	脂质变化		与AS的关系
		TC	TG	
Ⅰ	CM↑		↑↑↑	—
Ⅱa	LDL↑	↑↑↑		↑↑↑
Ⅱb	VLDL、LDL↑	↑↑↑	↑	↑↑↑
Ⅲ	IDL↑	↑↑	↑↑	↑↑

续表

| 分型 | 脂蛋白变化 | 脂质变化 | | 与 AS 的关系 |
		TC	TG	
Ⅳ	VLDL↑		↑↑	↑
Ⅴ	CM、VLDL↑	↑	↑↑	↑
Ⅵ	HDL↑、LP(a)↑			↑

对血脂异常通过饮食和其他生活方式调整等非药物干预后血脂水平仍不正常者,应依据血脂异常的类型、动脉粥样硬化病变的程度或存在的其他心血管疾病危险因素,尽早采用调血脂药,改善脂代谢异常,降低动脉粥样硬化的危险。

一、主要降总胆固醇和低密度脂蛋白的药物

(一)他汀类

他汀类药物是目前最有效和耐受性较好的调血脂药物。常用的有洛伐他汀、辛伐他汀、普伐他汀、氟伐他汀、阿托伐他汀、瑞舒伐他汀等。

【体内过程】

他汀类口服给药 1~4 小时达血浆峰浓度,生物利用度 5%~30%。原形和产物与血浆蛋白结合率在 95% 左右。$t_{1/2}$ 多数小于 3 小时,阿托伐他汀与瑞舒伐他汀分别为 14 小时和 19 小时。他汀类主要经 CYP3A4 代谢,粪排泄;氟伐他汀为 CYP2C9,瑞舒伐他汀主要以原形排泄(10% 经 CYP2C9 代谢),普伐他汀主要为谷胱甘肽结合以及被二羟基二醇脱氢酶代谢;洛伐他汀、辛伐他汀为前药,食物有助于吸收,约 70% 的代谢物经胆汁从肠道排泄。

【药理作用与作用机制】

1. 调血脂作用及作用机制　治疗量时,他汀类药物显著降低 LDL-C,TC 次之,对 TG 最弱,对 HDL 水平有不同程度升高。用药 2 周出现明显疗效,4~6 周达高峰。他汀类调脂作用见表 24-2。

表 24-2　常用他汀类调脂作用特点

| 药物及剂量 /(mg·d⁻¹) | 血脂及脂蛋白的变化 /% | | | |
	降低 LDL-C	降低 TC	降低 TG	升高 HDL
洛伐他汀(20)	37.9	30.0	20.1	3.0
辛伐他汀(20)	38.5	27.4	18.3	4.2
普伐他汀(20)	31.5	23.7	12.0	3.1
氟伐他汀(40)	30.1	21.4	7.3	11.2
阿托伐他汀(20)	44.3	34.5	33.2	9.1

在胆固醇合成过程中 3- 羟基 -3- 甲基戊二酰基辅酶 A(HMG-CoA)还原酶使 HMG-CoA 转换为中间产物甲羟戊酸,此酶晚间活性较高。他汀类药物与 HMG-CoA 结构相似,竞争性抑制 HMG-CoA 还原酶,因此抑制胆固醇的合成;血浆和组织细胞中胆固醇浓度降低,促使 LDL 受体代偿性活性增强、数量增加,加速 LDL 的分解代谢;他汀类也能通过增加 LDL 前体(VLDL 和 IDL)清除和降低肝VLDL 的生成而降低 LDL 水平。他汀类对 HDL 的升高作用机制不明,可能是由于 VLDL 减少的间接结果。

2. 非调血脂作用　①改善血管内皮功能,提高血管内皮对扩血管物质反应性。②稳定粥样斑块,防止斑块破裂、继发出血及血栓形成。③抑制动脉壁巨噬细胞和泡沫细胞的形成。④抑制血管平滑肌细胞增殖、迁移和加速细胞凋亡来调节动脉壁细胞构成。⑤抑制单核 - 巨噬细胞的黏附和分泌

Note:

功能。⑥降低血小板聚集和血浆纤维蛋白原水平。⑦降低血浆 C- 反应蛋白,减轻动脉粥样硬化过程的炎性反应。⑧降低脂蛋白对氧化的敏感性、清除自由基,发挥抗氧化作用。以上作用均有利于抗动脉粥样硬化,大量临床证据表明他汀类降低心血管急性事件发生与非降脂作用有关。

3. 肾保护作用　具有依赖胆固醇降低的肾保护作用;同时还具有抗细胞增殖、抗炎症、免疫抑制作用,能减轻肾损害的程度,从而保护肾功能。

【临床应用】

1. 调节血脂　用于原发性高脂血症、杂合子家族性和非家族性Ⅱa、Ⅱb 和Ⅲ型高脂血症,对于 2 型糖尿病及肾病综合征引起的高脂血症为首选用药。对纯合子家族性高脂血症无降低 LDL 功能,但可使 VLDL 下降。

2. 预防心脑血管急性事件　他汀类能增加粥样斑块的稳定性,并使斑块缩小,可减少缺血性脑卒中、稳定型和不稳定型心绞痛发作及心肌梗死的发生,用于冠心病一级和二级预防,明显降低发生率和病死率。

3. 肾病综合征　调节血脂,保护肾功能,抑制肾小球膜细胞的增殖,延缓肾动脉硬化。

4. 防止经皮穿刺冠状动脉内球囊成形术(PTCA)后再狭窄、降低器官移植的排异发生率、治疗骨质疏松症、预防老年性痴呆等。

【不良反应】

本类药物不良反应少而轻,剂量较大时偶可见消化道功能紊乱、肌痛、皮肤潮红、头痛等;1% 患者有肝转氨酶的升高,发生率与剂量相关,需在初始用药及 3~6 个月时测定丙氨酸转氨酶(ALT),若 ALT 正常,每隔 6~12 个月监测一次;不到 0.1% 服用他汀类的患者发生肌病,极少发展为横纹肌溶解症(rhabdomyolysis),表现为肌肉的疼痛、压痛、肿胀及无力等、发热、全身乏力,约 30% 患者可能导致急性肾损伤而出现少尿、无尿等症状如果确诊肌病应立即停药,与易发生肌病的药物合用时需常规监测肌酸激酶。妊娠、哺乳期妇女禁用。原有肝病史者慎用。

【药物相互作用】

他汀类与胆汁酸结合树脂合用降低 LDL-C 的作用增强。烟酸能增强他汀类的作用,但合用时肌病发生率增加。苯氧酸类与他汀类联合应用显著降低高甘油三酯和高 LDL-C 水平,但肌病的危险性增加。用树脂类、烟酸和他汀类三联治疗可降低 LDL-C 达 70%。与大环内酯类抗生素、环孢素、咪唑类抗真菌药、苯哌嗪类抗抑郁药和蛋白酶抑制剂合用也能增加肌病的危险性。与香豆素类抗凝血药同用可能使凝血酶原时间延长。

洛伐他汀、辛伐他汀(simvastatin)为第一代产品,亲脂性较好,口服吸收率低,主要用于原发性高胆固醇血症;第二代产品氟伐他汀(fluvastatin),水溶性较高,用于饮食控制无效的高胆固醇血症,几乎由肝脏代谢,是轻、中度肾功能不全高脂血症患者的首选用药;第三代产品阿托伐他汀(atorvastatin),降 TG 作用较氟伐他汀更强,用于原发性高胆固醇血症、混合型血脂异常或饮食控制无效杂合子家族性高胆固醇血症患者,瑞舒伐他汀(rosuvastatin)疗效优于同类药,且半衰期长,药物相互作用少,被誉为"超级他汀",用于血脂异常和高胆固醇血症。

(二) 影响胆固醇吸收和转化的药物

1. 胆汁酸结合树脂

考来烯胺和考来替泊

考来烯胺(cholestyramine)和考来替泊(colestipol)为强碱性阴离子交换树脂类,在肠道不吸收。常作为他汀类不能有效降低 LDL-C 水平时的次选药。

【药理作用与作用机制】

两药可显著降低血浆 TC、LDL 水平,呈剂量依赖性,apo B 也相应降低,对 HDL、TG 和 VLDL 影响较小。用药后 4~7 日生效,2 周内达最大效应。

胆固醇在肝脏经 7α- 羟化酶代谢转化为胆汁酸,胆汁酸可反馈性抑制 7α- 羟化酶。随胆汁排入肠道的胆汁酸 95% 可被重吸收形成肠肝循环。本类药通过离子交换与胆汁酸结合,形成胆汁酸螯合物,不被胃肠吸收,结合的胆汁酸由粪便排出,阻断了肠道胆汁酸的重吸收,因而 α- 羟化酶反馈性抑制减弱,加速肝脏胆固醇的分解,使肝 TC 含量下降,刺激 LDL 受体产生,增加了 LDL 的清除率。但这一作用可由 HMG-CoA 还原酶上调引起胆固醇合成增加而被部分地抵消。对胆固醇的体内合成无影响,需与他汀类合用。

【临床应用】

本品用于 IIa 型及家族性杂合子高脂蛋白血症,对纯合子高脂蛋白血症无效,因这类患者肝细胞表面缺乏 LDL 受体。与降 TG 和 VLDL 药物配伍可用于 IIb 型高脂蛋白血症。

【不良反应】

少数用药者出现食欲减退、嗳气、腹胀、消化不良和便秘等,一般在两周后可消失,若便秘时间长,应停药。偶见短时转氨酶升高、脂肪痢等。考来烯胺以氯化物形式给药,可引起高氯酸血症。本类药物可引起 TG 显著增高,严重高甘油三酯血症患者禁用。

【药物相互作用】

本类药物在肠腔内易与氯噻嗪、L- 甲状腺素、洋地黄、双香豆素、他汀类、脂溶性维生素、叶酸及铁剂等结合,影响这些药物的吸收,应避免合用,或在服用树脂类药物 1 小时前或 3~4 小时后服用上述药物。

2. 胆固醇吸收抑制剂

依 折 麦 布

依折麦布(ezetimibe)是首个选择性胆固醇吸收抑制剂,通过影响小肠刷状缘摄取和转运胆固醇的载体活性,抑制胆固醇在小肠的吸收,减少肝脏胆固醇的储存,增加血液中胆固醇的清除,从而降低血浆胆固醇的含量。依折麦布与葡萄糖醛酸结合为活性代谢产物,有明显肝肠循环,$t_{1/2}$ 22 小时。

本药单用或与他汀类合用,可使血浆 TC、LDL-C 水平降低,HDL 水平升高。可单用或与其他调脂药合用治疗各型高脂血症。患者对其耐受性好,不良反应较少,主要表现为腹痛、腹泻、乏力、关节和背部疼痛等。

3. 酰基辅酶 A 胆固醇酰基转移酶(ACAT)抑制药　生理条件下,ACAT 在体内可促进食物中胆固醇的吸收、参与肝中脂蛋白装配、维持细胞内胆固醇平衡。ACAT 抑制剂阻滞游离胆固醇向胆固醇酯(CE)转化,增加游离胆固醇的分解和排出,从而降低血脂水平。抑制动脉内膜细胞的 ACAT,使酯化作用受阻,防止 CE 蓄积,可直接起到抗 AS 作用。在降低 VLDL 同时升高 HDL,有利于从动脉内膜细胞内摄取过多的胆固醇。还可减少单核细胞黏附于内皮细胞,发挥抗 AS 作用。目前此类药物已研发出酰胺类、脲类、二苯基咪唑类等。

甲 亚 油 酰 胺

甲亚油酰胺(melinamide)服后约 50% 经门静脉吸收,体内分布广,大部分被分解代谢,约 70% 经胆汁排泄。适用于 II 型高脂血症。不良反应轻,可有食欲减退或腹泻等。

知 识 拓 展

前蛋白转化酶枯草溶菌素 9 抑制药

前蛋白转化酶枯草溶菌素 9(proprotein convertase subtilisin/kexin type 9, PCSK9)是由肝脏合成的分泌性丝氨酸蛋白酶,释放入血后与 LDL 受体结合,促进其进入肝细胞后至溶酶体降解,从而减少细胞表面的 LDL 受体数量,使血浆 LDL-C 水平升高。

PCSK9 抑制药通过抑制 PCSK9,阻止 LDL 受体降解,促进 LDL-C 清除。PCSK9 抑制药无论单用或与他汀类合用均可明显降低血浆 LDL-C 水平,并减少心血管事件的发生。

二、主要降甘油三酯及极低密度脂蛋白的药物

(一)贝特类

目前常用的有吉非贝齐(gemfibrozil)、苯扎贝特(bezafibrate)、非诺贝特(fenofibrate)、环丙贝特(ciprofibrate)等。

【体内过程】

本类药在餐时服用能迅速吸收,空腹时吸收较少,1~4小时达到血浆峰浓度。约95%的药物与血浆蛋白结合,分布广,吉非贝齐可通过胎盘。吉非贝齐和苯扎贝特具活性酸形式,$t_{1/2}$ 仅1~2小时。非诺贝特需水解成活性酸形式,$t_{1/2}$ 为20小时。葡萄糖醛酸化代谢产物大部分随尿排泄。

【作用机制】

1. 增强 LPL 活性 通过激活过氧化物酶增殖激活受体 α(peroxisomal proliferator activated receptors,PPARα),诱导 LPL 的表达,促进 CM、VLDL 和 IDL 中 TG 的水解;抑制 ApoCⅢ 基因的转录,促进富含 TG 的脂蛋白的有效清除;减少肝脏中 VLDL 的合成和分泌,提高血浆和肌肉组织中 LPL 的活性,使餐后 TG 下降。

2. 促进肝脏摄取脂肪酸,抑制肝脏合成 TG 通过 PPARα 诱导肝脏特异性脂肪酸转运蛋白和乙酰辅酶 A 合成酶,促进肝脏摄取脂肪酸,并转化为乙酰辅酶 A;同时减少乙酰辅酶 A 羧化酶的合成,使游离脂肪酸的代谢方向从合成 TG 转化为脂肪酸的分解。

3. 促进 HDL 合成和胆固醇的逆转运 诱导肝细胞 Apo AⅠ、Apo AⅡ 的基因表达,促进肝脏的分泌,提高血浆 HDL 浓度,并提高 HDL 胆固醇逆转运能力。

4. 抑制炎症反应 PPARα 也是一种炎性调节因子,能降低动脉粥样硬化过程中的炎症反应,抑制血管平滑肌细胞增殖和血管成形术的再狭窄。

【药理作用】

本类药明显降低血浆 TG、VLDL 含量,中等程度降低 TC 和 LDL,使 HDL 升高;有非降脂作用如抗血小板聚集、抑制凝血和降低血浆黏度、加速纤维蛋白溶解等。

【临床应用】

本类药治疗以 TG 或 VLDL 升高为主的高脂血症,如Ⅱb、Ⅲ、Ⅳ型高脂血症,对家族性高乳糜微粒血症无效,亦可用于2型糖尿病的高脂血症。

【不良反应】

本类药一般耐受性良好,可致腹痛、腹泻等消化道反应。可见轻度血清转氨酶升高,用药早期需监测肝功。肌炎不常见,但一旦发生则可能导致横纹肌溶解症,尤见于已有肾损伤及易患高 TG 血症的酒精中毒患者。肾功能不良、孕妇、哺乳期妇女和胆石症患者禁用,小儿慎用。

【药物相互作用】

本类药与他汀类合用可增加肌病的发生;与口服抗凝血药合用,应适当减少抗凝血药的剂量;可轻度升高血糖,糖尿病患者应适当调整胰岛素或口服降糖药的剂量。非诺贝特为 CYP2C19、CYP2A6 的弱抑制剂,中度抑制 CYP2C9,可能会影响相应药物的作用。

(二)烟酸类

烟 酸

烟酸(nicotinic acid)是一种水溶性 B 族维生素,现多用其衍生物,如甲氧吡嗪、烟酸肌醇酯等。

【体内过程】

本品口服吸收迅速而完全,生物利用度高,在 30~60 分钟达到血药峰浓度。血浆蛋白结合率低,低剂量时被肝摄取,大剂量时代谢物及原形经肾排出,$t_{1/2}$ 为 45 分钟。

【作用机制】

烟酸使细胞内 cAMP 水平升高,抑制脂肪组织激素敏感的脂酶对 TG 的脂解,使转运入肝的游离

脂肪酸减少,进而减少肝脏 TG 的合成;在肝脏抑制脂肪酸的合成和酯化,减少 TG 的合成,增加 ApoB 的降解,减少肝脏 VLDL 产生,使 LDL 水平下降。烟酸增加脂蛋白脂酶(lipoprotein lipase,LPL)活性,促进 CM 和 VLDL 的清除。降低 TG 浓度,使 HDL 分解代谢减少,引起 HDL 水平升高,增加胆固醇的逆向转运;抑制 TXA_2、增加 PGI_2 合成,对抗血小板聚集,产生扩血管作用。

【药理作用】

烟酸降低 TG 作用较强,4~7 日达最大作用;降低 LDL 作用慢而弱,用药 5~7 日生效,3~6 周达最大作用。与胆汁酸结合树脂合用作用加强,若再加他汀类,作用还可增强。烟酸是用于升高 HDL 最好的药物(增加 30%~40%),并显著降低血浆 Lp(a)水平。

【临床应用】

本品为广谱调血脂药。对 Ⅱ、Ⅲ、Ⅳ、Ⅴ 型高脂血症及低 HDL 血症、高 Lp(a)血症均有效。也可用于心肌梗死。

【不良反应】

本品开始服用或加大剂量时,会产生皮肤潮红及瘙痒,1~2 周后可消退,与阿司匹林合用可减轻该症状。长期应用可致皮肤干燥、棘皮症;可致消化不良,损伤胃黏膜,餐时或餐后服用可减轻;还可引起血清转氨酶升高、高血糖和高尿酸。溃疡病、糖尿病、肝功能异常者禁用,痛风患者慎用。

阿昔莫司

阿昔莫司(acipimox)是烟酸的衍生物。口服迅速吸收,$t_{1/2}$ 约为 2 小时,全身分布,不与血浆蛋白结合,以原形经尿排出。本药药理作用与烟酸类似,显著降低血浆 TG,并因抑制肝脂肪酶的活性而减少 HDL 分解。与胆汁酸螯合剂合用,可协同降低 LDL 水平,该作用强而持久。不良反应较烟酸少而轻。可用于伴 2 型糖尿病或痛风的高脂血症患者。

第二节 抗氧化剂

在动脉粥样硬化发生过程中,内皮细胞损伤可释放氧自由基,氧自由基使 LDL 氧化成氧化修饰的 LDL(ox-LDL),ox-LDL 被认为是最重要的致动脉粥样硬化因子。它可以影响动脉粥样硬化病变发生和发展的多个环节:损伤血管内皮,促使巨噬细胞发展成泡沫细胞;促进血管平滑肌增殖和迁移;促进脂质条纹、斑块、血栓形成等。因此,抗氧化剂的应用对动脉粥样硬化防治有重要意义。

普罗布考

【体内过程】

普罗布考(probucol)空腹口服吸收差(<10%),宜餐后服用。用药后 24 小时达峰浓度。脂肪中药物浓度为血药浓度的 100 倍,$t_{1/2}$ 约为 47 小时,主要经肠道排出。

【药理作用与作用机制】

1. **抗氧化作用** 本药阻止脂蛋白被氧化修饰,防止 ox-LDL 生成及其致 AS 作用,较长期应用可使冠心病发病率降低。

2. **调血脂作用** 降低血浆 TC、LDL,同时 HDL、ApoA1 明显下降,对 VLDL、TG 影响小。连续服用 2~3 个月可见最大效应。调脂作用是通过抑制 HMG-CoA 还原酶,使 Ch 合成减少,并通过 LDL 受体途径或改变 LDL 组分加速 LDL 的清除;增加胆固醇酯转移蛋白和 ApoE 的血浆浓度,提高 HDL 数量和活性,使 Ch 逆转运清除加速。

【临床应用】

本品用于各种类型的高脂血症,可与他汀类、烟酸、考来烯胺合用,合用后对预防和逆转 AS 具有协同作用。

【不良反应】

用药者有 1%~10% 发生胃肠道反应,偶有肝功能异常、高血糖、高尿酸、血小板减少、肌病、感觉异常等。本药能延长 Q-T 间期,慎用于 Q-T 间期延长者,谨慎与延长 Q-T 间期的药物如奎尼丁合用。

维 生 素 E

维生素 E(vitamine E)具有很强的抗氧化作用。能抑制磷脂酶 A_2 和脂氧酶的活性,减少自由基的生成并清除自由基,防止脂质过氧化,抗血小板聚集,从而防止 AS 的发生发展。临床作为 AS 性疾病的辅助用药。一般无不良反应,大剂量长期服用可出现胃肠功能紊乱。

第三节　多烯脂肪酸类

多烯脂肪酸(polyenoic fatty acid,PUFA)又称多不饱和脂肪酸,根据其不饱和键在脂肪链中开始出现位置的不同,分为 n-3(或 ω-3)和 n-6(或 ω-6)两类。海鱼中富含 n-3 型 PUFA。n-6 PUFA 如 γ-亚麻酸和亚油酸,主要存在于植物油中,因调血脂作用较弱,抗 AS 作用不够理想,现已少用。

n-3 型多烯脂肪酸

包括二十碳五烯酸(eicosapentaenoic acid,EPA)和二十二碳六烯酸(docosahexaenoic acid,DHA)。

【药理作用与作用机制】

1. 调血脂作用　能明显降低血浆 VLDL 和 TG,轻度升高 HDL。其机制可能是抑制肝脏合成 TG 和 ApoB,减少 VLDL 的生成,促进 VLDL 转化成 LDL,活化 LPL,加速 VLDL 分解;HDL 的升高主要是激活胆固醇酰基转移酶(LCAT)和 LPL、抑制肝脂肪酶活性的结果。

2. 抗 AS 作用　①增加 PGI_2 合成,减少 TXA_2 生成,增加纤维蛋白溶解活性,有利于防止血栓形成和血管阻塞;②减少 LDL 氧化,增强 NO 作用;③减少白三烯 $B_4(LTB_4)$,减轻炎症反应。

【临床应用】

本品适用于高 TG 性高脂血症、糖尿病并发高脂血症。对心肌梗死患者的预后有明显的改善作用。亦可用于等。

【不良反应】

本品一般无不良反应,长期或大剂量应用,可使出血时间延长,免疫反应降低。

第四节　动脉内皮保护药

动脉内皮损伤、内皮细胞功能障碍是引发动脉粥样硬化的初始事件。因此,保护动脉内皮成为防治 AS 的重要途径。肝素具有大量负电荷,结合在血管内皮上,防止单核细胞、血小板以及有害因子的黏附,因而有保护内皮的作用,同时还具有抑制平滑肌增生、抗血栓形成、调血脂等作用,但口服吸收差,抗凝作用强大,目前主要使用副作用小的低分子量肝素和类肝素等。

低分子量肝素

低分子量肝素(low molecular weight heparin,LMWH)分子量为 4~6kD。常用制剂有依诺肝素(enoxaparin)、替地肝素(tedelparin)/ 弗希肝素(fraxiparin)、洛吉肝素(logiparin)及洛莫肝素(lomoparin)等。分子量低,生物利用度较高,与血浆、血小板及血管壁蛋白的亲和力较低,抗凝血因子 Xa 活性大于抗凝血因子 IIa,抗凝血作用较弱,抗血栓形成作用强。主要用于不稳定型心绞痛、急性心肌梗死及 PTCA 后再狭窄等。

天然类肝素

天然类肝素(natural heparinoids)是存在于生物体的结构类似肝素的一类物质。如硫酸乙酰肝素(heparan sulfate)、硫酸皮肤素(dermatan sulfate)、硫酸软骨素(chondroitin sulfate)等。具有抗凝血因子 IIa 作用弱、抗 Xa 作用强、半衰期长等特点。可用于防治心绞痛、心肌梗死、动脉粥样硬化及心脑缺血性疾病等。

(陈美娟)

思 考 题

1. 调血脂药主要包括哪几类？各类药物调血脂特点是什么？

2. 常用的他汀类药物有哪些？简述其主要临床应用及不良反应。

3. 对于高胆固醇血症、高甘油三酯血症、混合型高脂血症及低密度脂蛋白血症患者应选择的最佳调血脂药物是什么？请说明用药依据及注意事项。

URSING

第二十五章

作用于血液及造血器官的药物

25章 数字内容

学 习 目 标

知识目标:

1. 掌握抗凝血药物肝素及香豆素类的作用机制、药理作用、临床应用、不良反应与中毒防治。

2. 熟悉纤维蛋白溶解药链激酶的作用机制、药理作用与临床应用;抗血小板药的分类及代表药物阿司匹林、氯吡格雷的药理作用特点及临床应用;促凝血药维生素 K 的临床应用与不良反应;抗贫血药铁剂、叶酸、维生素 B_{12} 的药理作用与临床应用。

3. 了解促白细胞增生药、促血小板生成药以及血容量扩充药的药理作用与临床应用。

能力目标:

通过学习能应用本章节知识进行预防血栓 - 抗凝血 - 溶栓药物的处方、医嘱核对,药物不良反应的判定及抢救措施,患者用药护理及用药咨询。

素质目标:

1. 通过学习进一步建立血液相关用药中的整体护理观念。

2. 作为医护人员需注重血液疾病预防知识的宣讲,合理用药,达到最佳抗血栓、抗凝及溶栓治疗效果,掌握治疗时机抢救患者,最大限度地使患者避免因行为因素导致或加重疾病,并减少不良反应。

导入案例与思考

患者,男,68岁。10日前于普外科行结肠癌切除术,术后予以常规抗感染。深夜患者起床上厕所后突发胸闷、气促不适,伴面色苍白、出冷汗,偶有咳嗽、咳白痰,无胸痛、无咯血。T 37℃,HR 125次/min,BP 115/80mmHg。心电监护显示血氧饱和度为85%,予以吸氧后症状好转。凌晨患者再次出现上述症状,伴血压下降,予以强心、升压对症处理。该患者发病前1周曾发生静脉留置管堵塞情况。CT检查显示两侧肺动脉堵塞。临床诊断:肺动脉栓塞。医生给予尿激酶溶栓治疗;低分子量肝素抗凝2日后再加华法林维持治疗,二药合用4日后停低分子量肝素。治疗过程中进行凝血常规监测检查。

请思考:

1. 静脉血栓的主要成分? 其治疗原则是什么?

2. 尿激酶、低分子量肝素和华法林各自的作用及机制是什么?

3. 治疗过程中为何要监测凝血常规,需要注意什么?

在生理情况下,血液中存在着凝血与抗凝血、纤维蛋白溶解和抗纤维蛋白溶解的两对相互矛盾的系统,两者相互制约平衡,以保证血液在血管内正常流动,一旦平衡被打破,则会出现血栓或出血现象。此外,一些血细胞数量或功能改变也可导致贫血、粒细胞减少等临床症状。贫血、出血和血栓形成是造成血液系统功能障碍的三大疾病,对人体的健康、甚至生命造成严重危害。本章在这三大疾病的发生机制基础上,主要介绍相关药物治疗以及注意事项。另外,还介绍了促进白细胞增生、促血小板生成及扩血容量药物,为护理工作者在临床工作中正确使用这些药物建立理论基础。

第一节　抗凝血药

血液凝固是由多种凝血因子参与的一系列蛋白质的有限水解活化反应。血液凝固过程可通过内源性凝血途径(intrinsic system)和外源性凝血途径(extrinsic system)完成。内源性凝血途径是从ⅩⅡ因子到Ⅹ因子的激活过程;外源性凝血途径是由损伤组织释放组织因子(因子Ⅲ),激活因子Ⅶ,与因子Ⅲ、Ca^{2+}、磷脂及因子Ⅹ形成复合物,激活Ⅹ因子,上述两条途径最终激活因子Ⅱ(凝血酶),导致血液凝固(图25-1)。抗凝血药指通过影响凝血因子,降低机体凝血功能的药物,临床用于预防血栓形成和防止血栓扩大。主要药物有肝素、香豆素类。

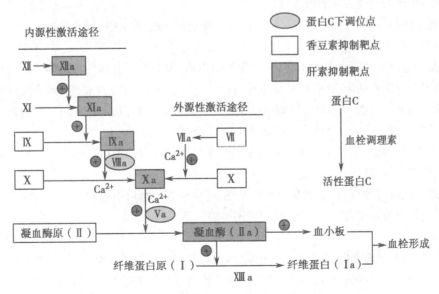

图 25-1　内源性凝血和外源性凝血机制

一、注射用抗凝血药

肝　素

肝素（heparin）主要是由 D- 葡糖胺、D- 葡萄糖醛酸组成的硫酸糖胺聚糖，肝素分子量 5~30kD，平均 15kD，主要存在于肥大细胞、血浆和血管内皮细胞中，呈酸性，本身带有大量负电荷。药用肝素是自猪肠黏膜和猪、牛肺脏提取获得。

【体内过程】

肝素是高极性大分子物质，不易透过生物膜，口服无效，临床一般采用静脉注射或静脉滴注，静脉注射后大部分与血浆蛋白结合（80%），分布于血浆和血细胞，V_d 为 0.05~0.07L/kg，不易透过胎盘屏障，经肝脏代谢，几乎全部以代谢物形式经肾排出。$t_{1/2}$ 因剂量增加而延长，个体差异较大，常规治疗量下 $t_{1/2}$ 为 1~1.5 小时。

【药理作用与作用机制】

1. **抗凝作用**　肝素在体内、体外均有抗凝作用，静脉注射 10 分钟内可延长部分凝血活酶时间、凝血酶时间和凝血酶原时间，持续 3~4 小时。肝素的抗凝作用主要是通过增强抗凝血酶Ⅲ（AT-Ⅲ）活性而发挥作用。血浆中的抗凝血酶Ⅲ可与激活的凝血因子Ⅱa、Ⅸa、Ⅹa、Ⅺa、Ⅻa 等结合，并抑制这些凝血因子的功能，但反应速率较慢。肝素与抗凝血酶Ⅲ的赖氨酸残基形成可逆性复合物，使 AT-Ⅲ构象发生变化，暴露出精氨酸活性位点，AT-Ⅲ此位点与凝血因子Ⅱa、Ⅸa、Ⅹa、Ⅺa、Ⅻa 丝氨酸活性中心结合，构成肝素 -ATⅢ- 凝血因子的三元复合物，可使反应速率加快 1 000 倍左右（文末彩图 25-2）。一旦肝素 -ATⅢ- 凝血酶复合物形成，肝素即从复合物上解离，再与另一分子的 AT-Ⅲ结合而反复利用。

2. **降血脂**　肝素可促进脂蛋白酯酶和甘油三酯酶释放入血，从而加速乳糜微粒和极低密度脂蛋白的分解代谢，产生降血脂作用。

3. **抗炎**　肝素还可抑制白细胞的黏附、游走而具有抗炎作用。

4. **其他**　抑制血管平滑肌细胞增殖及血小板聚集等。

【临床应用】

1. **血栓栓塞性疾病**　主要用于防治静脉栓塞和肺栓塞，周围动脉血栓栓塞。也可用于防治心肌梗死、脑梗死、冠状动脉旁路手术、经皮冠状动脉成形手术（PTCA）术及外周静脉术后血栓形成。

2. **弥散性血管内凝血（DIC）早期**　用于胎盘早剥、恶性肿瘤溶解等引起的 DIC 早期，防止纤维蛋白原和凝血因子的消耗引起的继发性出血。

3. **其他**　体外抗凝、心导管手术、体外循环、血液透析等过程均需用肝素抗凝。

【不良反应】

1. **出血**　主要是易致自发性出血，表现为黏膜出血、关节腔积血和伤口出血。用肝素期间应监测凝血时间或部分凝血活酶时间，以减少出血危险。一旦出血立即停药，如严重出血可缓慢静脉注射硫酸鱼精蛋白对抗。硫酸鱼精蛋白呈碱性且携带正电荷，可与带有负电荷的肝素结合形成稳定复合物而灭活肝素，一般 1.0mg 的鱼精蛋白可灭活 100U 的肝素。

2. **血小板减少症**　发生率达 3%~6%，多发生于应用肝素后 5~10 日，与促进血小板因子 4（PF$_4$）引起的免疫反应有关，停药后可恢复。

3. **其他**　偶有过敏反应，如哮喘、寒战、发热、荨麻疹等。也可引起脱发、短暂的可逆性秃头症，长期应用易致骨质疏松和自发性骨折，孕妇应用可引起早产和死胎。

【禁忌证】

对肝素过敏、有出血倾向、血友病、血小板功能不全和血小板减少、紫癜、严重高血压、细菌性心内膜炎、肝肾功能不全、溃疡病、颅内出血、活动性肺结核、孕妇、先兆流产及产后、内脏肿瘤、外伤及术后等禁用。

【药物相互作用】

肝素为酸性药物,不宜与碱性药物合用;与阿司匹林、非甾体抗炎药等合用,可增加出血危险;与胰岛素或口服降糖药合用可致低血糖,静脉同时给予肝素和硝酸甘油可降低肝素活性;与 ACEI 合用可引起高血钾。

低分子量肝素

低分子量肝素(low molecular weight heparin,LMWH)由普通肝素直接分解而得或由普通肝素降解后再分离而得,平均分子量 <7kD。与普通肝素相比,低分子量肝素有以下特点:①分子链较短,不能同时与 AT-Ⅲ 和凝血酶结合形成复合物,可灭活分子量较小的凝血因子Ⅹa,而对分子量较大的凝血酶(Ⅱa)及其他凝血因子影响较小,对血小板的影响也比肝素小,因而保持了肝素的抗凝作用却减少了出血的危险。②皮下注射生物利用度接近 90%,半衰期较长,皮下注射可维持 4 小时,体内不易被清除。③低分子量肝素由于分子量小,不易引起血小板释放 PF_4,故较少引起血小板减少。④抗凝剂量易掌握,个体差异小。⑤较安全,一般不需要监测抗凝活性,可用于门诊患者。

依诺肝素(enoxaparin)为第一个上市的 LMWH,分子量为 3.5~5.0kD,具强大而持久的抗血栓作用。皮下注射后吸收迅速、完全,不易透过胎盘屏障,部分经肾排泄,消除 $t_{1/2}$ 为 4.4 小时,主要用于深部静脉血栓,外科和整形手术(如膝、髋关节置换术)后防止静脉血栓形成,血液透析时防止体外循环凝血发生。本品毒性小、安全、作用持续时间长。较少出现出血,出现严重出血可用鱼精蛋白对抗,偶见血小板减少。严重出血、对本品过敏、严重肝及肾功能障碍者禁用。同类制剂还有替地肝素(tedelparin)、阿地肝素(ardeparin)等。

二、口服抗凝血药

本类药物因均具有 4- 羟基香豆素的基本结构而统称为香豆素类(coumarins)。药物有华法林(warfarin,苄丙酮香豆素)、双香豆素(dicoumarol)、醋硝香豆素(acenocoumarol)等。

【体内过程】

华法林口服后吸收快而完全,生物利用度几乎达 100%,吸收后 99% 与血浆蛋白结合,口服后12~24 小时显效,达峰时间 1~3 日,$t_{1/2}$ 为 40 小时,维持 3~4 日,S 型异构体主要经肝脏 CYP2C9 代谢,R 型主要经 CYP1A2、CYP3A4 代谢,代谢产物由肾排出。华法林可透过胎盘屏障,影响胎儿凝血系统及骨骼正常发育。双香豆素口服吸收慢而不规则,吸收后几乎全部与血浆蛋白结合,经肝药酶代谢失活后自尿排出,醋硝香豆素大部以原形经肾排出。

【药理作用与作用机制】

香豆素类药物可抑制维生素 K 的循环利用,维生素 K 的循环受阻影响凝血因子(Ⅱ、Ⅶ、Ⅸ、Ⅹ)和抗凝蛋白 C 与抗凝蛋白 S 的激活,发挥体内抗凝作用。香豆素类不能抑制已经激活的凝血因子,故本类药物体外无效,体内需待原有激活的凝血因子耗竭后发挥作用,所以香豆素类药物口服后 12~24小时出现作用,作用缓慢而持久。

【临床应用】

香豆素类药物与肝素相似,主要口服用于防治血栓栓塞性疾病,如静脉栓塞、肺栓塞、心脏瓣膜病、心瓣膜修补术或置换人工瓣膜、房颤、脑栓塞、心肌梗死、暂时性脑缺血发作等。作用时间长,但起效慢,不易控制。所以防治静脉栓塞和肺栓塞一般采用先用肝素后用香豆素类维持治疗的序贯疗法。

【不良反应】

香豆素类药物过量易致自发性出血,严重的可表现为颅内出血,应注意观察。给药 2 日后开始监测凝血酶原时间,若有出血应立即停药并缓慢静脉注射维生素 K 或输血。少数患者可有皮肤和软组织坏死,本类药物有致畸作用。禁忌证同肝素。

【药物相互作用】

1. 阿司匹林、保泰松等与血浆蛋白结合率高,与香豆素类药物合用,使血浆中游离香豆素浓度升高,增强抗凝活性,易引起出血。

2. 口服大量广谱抗生素可抑制产生维生素 K 的肠道菌群,减少维生素 K 的形成,肝病时凝血因子合成减少,以上情况均可增强香豆素的作用。

3. 肝药酶诱导剂如苯巴比妥、苯妥英钠、利福平可加速香豆素类药物代谢降低后者抗凝作用。

三、体外抗凝血药

枸 橼 酸 钠

枸橼酸钠(sodium citrate,柠檬酸钠)的枸橼酸根与 Ca^{2+} 形成难解离的可溶性络合物,使血浆中游离的 Ca^{2+} 浓度降低,而发挥体外抗凝作用。本品仅用于体外抗凝,如输血时每 100ml 全血中加入 2.5% 枸橼酸钠 10ml 即可防止血液凝固。

四、新型抗凝血药

重 组 水 蛭 素

水蛭素(hirudin)是水蛭唾液中抗凝成分,为多肽化合物,药用为其基因重组技术产品重组水蛭素(lepirudin)。其具有直接抑制凝血酶的作用,也能灭活与纤维蛋白结合的凝血酶。本药对血小板的聚集和分泌亦有抑制作用。重组水蛭素体内体外均有效,可明显延长部分活化的凝血活酶时间(APTT)。临床主要用于预防术后血栓形成,预防 PTCA 术后冠状动脉再狭窄、不稳定型心绞痛、急性心肌梗死后溶栓辅助治疗,血液透析等。主要不良反应为出血,特别是颅内出血风险。肾衰竭患者慎用。

阿 加 曲 班

阿加曲班(argatroban)是合成的精氨酸衍生物,直接凝血酶抑制剂,阿加曲班直接与凝血酶的催化活性位点结合,不但灭活循环中的凝血酶,还能够灭活与纤维蛋白血栓结合的凝血酶,抗凝作用不依赖于 AT-Ⅲ。另外,阿加曲班还抑制凝血酶引起的血小板聚集和分泌,从而抑制纤维蛋白的交联,促使纤维蛋白溶解。本品 $t_{1/2}$ 短,安全范围窄,且无特异对抗剂,需监测 APTT。用于血栓症、经皮冠状动脉介入治疗、脑卒中溶栓等血栓性疾病,以及使用肝素引起血小板减少的患者。

达 比 加 群

达比加群(dabigatran)为非肽类凝血酶抑制剂,其可结合于凝血酶的活化位点,直接抑制凝血酶活性,同时抑制因子 Va、Ⅷa、Ⅸa、Ⅷa 以及血小板激酶活化受体,从而抑制血栓形成。此药具有可以口服、强效、无须特殊用药监测、药物相互作用少等特点。过量出血可用依达赛珠单抗(idarucizumab)解救。

利 伐 沙 班

利伐沙班(rivaroxaban)为新型口服抗凝药,吸收不受食物影响。高度选择性地竞争性抑制凝血因子 Xa,对血小板没有直接抑制作用。治疗窗宽,量效关系稳定。主要用于预防髋关节和膝关节置换术后患者深静脉血栓和肺血栓的形成。过量出血可用安德剥特 α(andexanet alfa)解救。

第二节　抗血小板药

这类药物通过抑制血小板的黏附、聚集及释放,抑制血栓形成,主要用于防治动脉血栓栓塞性疾病。药物作用机制主要为:①抑制花生四烯酸代谢。②特异性的阻碍腺苷二磷酸(ADP)介导的血小板活化。③阻断血小板膜糖蛋白Ⅱb/Ⅲa(GPⅡb/Ⅲa)受体。

一、抑制血小板代谢的药物

血小板膜磷脂在磷脂酶 A_2 的作用下,释放出花生四烯酸(arachidonic acid,AA),花生四烯酸经环加氧酶(cyclooxygenase,COX)作用生成 PGG_2、PGH_2 等环内过氧化物,环内过氧化物在血栓素合成酶

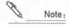
Note:

（TXA₂合成酶）作用下合成血栓素（TXA_2），具有很强的促进血小板聚集的作用。因此，抑制磷脂酶 A_2、环加氧酶和特异性抑制血栓素合成酶的药物均可减少 TXA_2 合成，达到预防血栓生成的作用。而在血管内皮中，环内过氧化物在前列腺素合成酶（PGI_2 合成酶）作用下合成前列环素（PGI_2），PGI_2 可抑制血小板聚集。

阿 司 匹 林

阿司匹林（aspirin）早期主要作为解热、镇痛、抗炎药物应用于临床，1971 年发现小剂量阿司匹林可通过抑制环加氧酶 1（COX-1），完全抑制血小板内的 TXA_2，而对血管内皮的 PGI_2 无影响，达到抑制血栓的作用（详见第十八章）。一次用药后抗血小板的作用，可维持 4~7 日。作为抗血小板药物应用于临床：①防治心肌梗死和心绞痛。②预防暂时性脑缺血发作，减少卒中概率。③预防再狭窄：对 PTCA 及冠状动脉旁路手术，一般术前、术后常用阿司匹林联合氯吡格雷，防止冠脉血管二次血栓形成。应用过程中可使出血时间延长。

利 多 格 雷

利多格雷（ridogrel）是一强大的 TXA_2 合成酶抑制剂和中度 TXA_2 受体拮抗剂，由于其抑制 TXA_2 合成酶可减少 TXA_2 生成并使血管内 PG 环氧化物堆积，而增高 PGI_2 水平，可抑制血栓生成。试验发现可降低心肌梗死患者的再栓塞、反复心绞痛及缺血性脑卒中的发生率。可用于预防急性动脉栓塞。不良反应较轻，有轻度胃肠反应，易耐受。

依 前 列 醇

依前列醇（epoprostanol，PGI_2）为人工合成的前列腺素类，为目前活性最强的血小板聚集内源性抑制剂。PGI_2 主要作用机制是通过激活血小板腺苷酸环化酶，使血小板内 cAMP 水平升高，促进胞质内 Ca^{2+} 再摄取，降低游离 Ca^{2+} 浓度，使血小板处于静止态。本品半衰期很短，仅为 3 分钟，且被迅速代谢，故作用短暂。临床主要用于心肺分流术、血液透析等体外循环以防止血栓形成。也用于严重的外周血管性疾病如雷诺病、缺血性心脏病等。本品静脉给药常见血压下降、心率加快、头痛、眩晕、脸色潮红等不良反应，减少剂量或停止给药可以缓解。对消化道刺激症状也较常见。禁用于有出血倾向、严重左室收缩功能障碍所致的充血性心力衰竭。

双 嘧 达 莫

双嘧达莫（dipyridamole）对胶原、ADP、肾上腺素及低浓度凝血酶诱导的血小板聚集有抑制作用。其机制有：①抑制磷酸二酯酶，减少 cAMP 水解，使细胞内 cAMP 含量增加。②抑制腺苷再摄取，通过腺苷兴奋腺苷酸环化酶，增加血小板内 cAMP 含量。③增强血管内皮细胞的 PGI_2 活性。④轻度抑制血小板环加氧酶，使 TXA_2 合成减少。

双嘧达莫临床用于心脏人工瓣膜置换者以防止血栓，使冠脉畅通。与华法林合用预防心肌梗死再发作及修复心脏瓣膜时的血栓形成。不良反应为胃肠道刺激，由于扩张血管可有头痛、眩晕、潮红等，对少数不稳定型心绞痛可由于扩张冠脉，产生"窃流"现象而诱发心绞痛，应慎用。与华法林合用时注意监测凝血酶原时间，以避免出血。

二、阻碍腺苷二磷酸介导血小板活化的药物

人类血小板具有三种不同的 ADP 受体：$P2Y_1$、$P2Y_{12}$、$P2X_1$，目前临床上使用的 ADP 受体拮抗药主要为 $P2Y_{12}$ 受体拮抗药，阿司匹林加用 $P2Y_{12}$ 受体拮抗药具有很好的抗血小板效应，被称为双联抗血小板治疗。

噻 氯 匹 定

噻氯匹定（ticlopidine）为第一代 $P2Y_{12}$ 受体拮抗药。

【体内过程】

噻氯匹定口服吸收良好，生物利用度高，经肝脏 CYP2C19 转化为活性成分，口服后 3~5 日疗效达到高峰，停药后持续数周，$t_{1/2}$ 为 12~22 小时。原形和代谢产物主要从肾和肠道排出体外。

【药理作用与作用机制】

噻氯匹定可引起不可逆的、非竞争性的血小板功能的抑制。其机制主要是抑制 ADP 与其在血小板的 P2Y$_{12}$ 受体结合，还可抑制血小板膜糖蛋白 GP Ⅱ b/Ⅲ a 受体上纤维蛋白原结合部位的暴露，因而抑制血小板聚集。

【临床应用】

本品临床用于预防脑卒中、心肌梗死及外周动脉血栓性疾病的复发。也可用于辅助阿司匹林治疗冠状动脉介入引起的血栓形成。

【不良反应】

本品常见不良反应有腹泻，较严重的副作用为骨髓抑制，可出现白细胞减少（发生率 2.4%）、血小板减少，用药期间应定期做白细胞计数及分类检查。还可出现皮疹、皮肤瘙痒、鼻出血等，停药即消退。

氯 吡 格 雷

氯吡格雷（clopidogrel）属于第二代 P2Y$_{12}$ 受体拮抗药。与噻氯匹定相似，是一种前药，口服经肠道吸收后大约 20% 经肝脏细胞色素 P$_{450}$ 酶经两步代谢成为活性巯基代谢物，故起效缓慢。作用较强，对骨髓无明显毒性，不引起白细胞降低，其他不良反应也较轻。基因多态性可使氯吡格雷的吸收、活化及与靶受体结合受到影响，导致该类患者血小板的抑制率降低或消失，不能发挥预期的抗血小板疗效，称为氯吡格雷抵抗。可通过增加氯吡格雷的剂量及更换新型 P2Y$_{12}$ 受体拮抗剂防治氯吡格雷抵抗。如 CYP2C19*2 或 *3 基因型个体对氯吡格雷疗效降低，可更换成第三代普拉格雷（prasugrel）或替格瑞洛。普拉格雷仅需一步转化即可产生活性代谢产物，因此起效更快。

替 格 瑞 洛

替格瑞洛（ticagrelor）是新型的 P2Y$_{12}$ 受体易逆性拮抗药，不经过肝药酶代谢，直接起效，服药后30 分钟可以起效，但维持时间短。该药比氯吡格雷抗血小板作用更强、更快，停药后接受手术的等待时间更短，用于急性心肌梗死和不稳定型心绞痛。替格瑞洛可以影响血清尿酸水平，对于高尿酸血症及痛风患者慎用。同类药物还有坎格雷洛（cangrelor）。

三、血小板膜糖蛋白Ⅱb/Ⅲa 受体拮抗药

ADP、TXA$_2$ 等血小板聚集诱导剂可引起血小板聚集的共同通路均为暴露血小板膜表面的膜糖蛋白Ⅱb/Ⅲa（GP Ⅱ b/Ⅲ a），进而血小板借助于纤维蛋白原、vWF 因子等联结在一起而聚集。

阿 昔 单 抗

阿昔单抗（abciximab，c7E3Fab）是较早的 GP Ⅱ b/Ⅲ a 受体单克隆抗体，是血小板膜糖蛋白Ⅱb/Ⅲa（GP Ⅱ b/Ⅲ a）受体拮抗药，它阻断纤维蛋白原、vWF 和黏联蛋白与 GP Ⅱ b/Ⅲ a 受体的结合，成为比较有效的抗血小板聚集的药物。目前临床试用于不稳定型心绞痛、新近心肌梗死及 PTCA 后溶栓。不良反应主要为出血危险和血小板减少症，偶有过敏反应。作用于 GP Ⅱ b/Ⅲ a 受体的药物还包括依替巴肽（eptifibatide）和小分子药物替罗非班（tirofiban）等，静脉注射可在体内抑制血小板聚集，用于防止血管成形术后再狭窄，尤其适用于 ST 段升高的心肌缺血患者。虽然 GP Ⅱ b/Ⅲ a 受体拮抗剂是有效的抗血栓药物，但由于阻碍了所有循环血小板的产生，因此增加了出血风险，会导致出血并发症。

第三节　纤维蛋白溶解药

纤维蛋白溶解药（fibrinolytics）是一类使纤维蛋白溶解酶原转变为纤维蛋白溶解酶（plasmin，简称纤溶酶）的药物，纤维蛋白溶解酶水解纤维蛋白，可起到溶解血栓的作用，是治疗血栓栓塞性疾病的重要药物。

链 激 酶

链激酶（streptokinase）为第一代溶栓药。链激酶是一种从 C 族 β 溶血性链球菌培养液中提取的

Note:

一种蛋白质,本身无酶活性,但可与内源性纤溶酶原形成 SK-纤溶酶复合物,引起酶构象变化,促使纤溶酶原变为纤溶酶,水解血栓中的纤维蛋白,导致血栓溶解。链激酶临床用于治疗血栓栓塞性疾病,静脉给药治疗动静脉内新形成血栓和栓塞,如肺栓塞和深部静脉血栓。也可用于心肌梗死早期治疗。在血栓形成不超过 6 小时内用药,效果更佳。主要不良反应为易引起出血和过敏反应,出血多发生在穿刺部位,严重出血可用氨甲苯酸等对抗。出血性疾病、溃疡、新近手术、脑肿瘤、月经期、严重高血压者禁用。

尿　激　酶

尿激酶(urokinase)是从人尿中分离而来的一种蛋白质,尿激酶能直接激活纤溶酶原变为纤溶酶,发挥溶栓作用,现普遍认为尿激酶静脉溶栓时间窗为 6 小时内。与链激酶不同,该药无抗原性,故不会产生抗体和引起过敏反应,其余同链激酶。

阿　尼　普　酶

阿尼普酶(anistreplase)属第二代溶栓药,是链激酶与赖氨酸纤溶酶原以 1:1 比例形成的复合物,赖氨酸纤溶酶原的活性中心与茴香酰基可逆性结合被封闭。进入血液后,弥散到血栓含ových纤维蛋白表面,再缓慢去酰基后发挥作用,激活结合在纤维蛋白表面的纤溶酶原,使之活化成纤溶酶,发挥选择性溶栓作用。本品优点在于:一次静脉注射即可,较易进入血凝块处与纤维蛋白结合,不受血液中 α_1-抗纤溶酶的抑制,很少引起全身性纤溶系统激活,故出血少。临床用于急性心肌梗死和其他血栓性疾病。不良反应为导致血液长时间处于低凝状态,出血多发于注射部位或胃肠道。有抗原性,可引起变态反应。

阿　替　普　酶

组织型纤溶酶原激活剂(tissue-type plasminogen activator,t-PA)为人体内生理性纤溶酶原激活剂,主要由血管内皮细胞合成并释放入血。现用基因工程方法生产人重组 t-PA(recombinant tissue-type plasminogen activator,rt-PA),即阿替普酶(alteplase),是第二代溶栓药。其溶栓机制是选择性激活结合在纤维蛋白表面的纤溶酶原,使之活化成纤溶酶,发挥选择性溶栓作用,因此不产生链激酶常见的出血并发症。其缺点是半衰期短,仅为 3~5 分钟,需采用先静脉注射后静脉滴注的给药方法。主要用于治疗肺栓塞和急性心肌梗死,静脉溶栓治疗时间窗为发病后 3 小时以内。不良反应较少,禁用于出血性疾病。同类溶栓药物还有西替普酶(silteplase)、那替普酶(nateplase)等。

瑞替普酶(reteplase,rPa)为第三代溶栓药物,是通过基因重组技术改良天然溶栓药的结构,提高选择性溶栓效果,起效更快,半衰期延长,给药更方便,不良反应更少。同类药物还有奈替普酶(tenecteplase)、去氨普酶(desmoteplase)等。

知 识 拓 展

新一代溶栓药物

尿激酶原(Pro-UK)作用机制仍然是将纤溶酶原转变成有活性的纤溶酶,但与 UK 不同,属于特异性纤溶酶原激活剂。其在血浆中不具有活性,不会降解血浆中的纤维蛋白原,出血性不良反应降到最低;Pro-UK 在血栓局部被激活,使血栓局部药物浓度较高,导致血管的开通率明显优于前几代静脉溶栓药物。现已在国内上市,并完成Ⅳ期临床研究数据统计和临床总结报告。

第四节　促 凝 血 药

一、维生素 K

维生素 K(vitamin K)基本结构为甲萘醌,广泛存在于自然界。植物中存在的是维生素 K_1,腐败鱼粉及肠道菌所产生的是维生素 K_2，两者为脂溶性，需胆汁协助吸收。维生素 K_3、K_4 为人工合成品，为水溶性，可直接吸收。

【药理作用与作用机制】

维生素 K 是 γ- 羧化酶的辅酶，凝血因子 Ⅱ、Ⅶ、Ⅸ、Ⅹ 的前体必须在 γ- 羧化酶的催化下，经羧基化生成 γ- 羧基谷氨酸，才能有活性，羧化后的结构是凝血因子与 Ca^{2+} 和磷脂膜结合的必要结构，维生素 K 缺乏，肝脏只能合成有抗原性而无凝血活性的凝血因子前体物质，导致凝血障碍，造成出血。

【临床应用】

本品用于维生素 K 缺乏引起的出血，如梗阻性黄疸、胆瘘、慢性腹泻、早产儿、新生儿出血者，也用于预防长期服用广谱抗生素继发的维生素 K 缺乏和华法林过量引起的出血。

【不良反应】

维生素 K 毒性低，静脉注射过快可产生面部潮红、出汗、胸闷和血压骤降。一般多用肌内注射。较大剂量维生素 K_3 可致早产儿、新生儿溶血性贫血，胆红素增高甚至黄疸，对葡萄糖 -6- 磷酸脱氢酶（G6PD）缺乏的患者可诱发急性溶血性贫血。肝功能不良者慎用。

二、凝血因子制剂

凝血酶原复合物（prothrombin complex，人因子Ⅸ复合物）是由健康人静脉血分离而得的含有凝血因子Ⅱ、凝血因子Ⅶ、凝血因子Ⅸ、凝血因子Ⅹ的混合制剂。$t_{1/2}$ 为 18~32h。上述因子的凝血作用依赖于维生素 K 的存在。临床用于治疗乙型血友病（先天性凝血因子Ⅸ缺乏）、严重肝脏疾病、香豆素类过量等导致的出血。

抗血友病球蛋白（antihemophilic globulin，抗甲种血友病球蛋白）含凝血因子Ⅷ及少量纤维蛋白原。临床主要用于甲型血友病的治疗。还用于抗因子Ⅷc 抗体导致的严重出血。不良反应为静脉滴注过速可引起头痛、发热、荨麻疹等。

三、纤维蛋白溶解抑制药

本类药物主要包括氨甲苯酸（aminomethylbenzoic acid，对羧基苄胺）和氨甲环酸（tranexamic acid），可竞争性抑制纤溶酶原激活因子，从而抑制纤维蛋白溶解，产生止血作用，后者作用较强。主要用于纤维蛋白溶解系统亢进引起的各种出血，如前列腺、尿道、肺、肝、胰、甲状腺及肾上腺等富含纤溶酶原激活物的脏器外伤或手术出血，产后出血。对癌症、创伤及非纤溶亢进的出血无效。不良反应少，过量可致血栓或诱发心肌梗死；合用避孕药或雌激素的妇女更易发生血栓。肾功能不良患者慎用。

第五节　抗贫血药

贫血指循环血液中红细胞数或血红蛋白量低于正常值的病理现象。根据病因及发病机制不同可分为缺铁性贫血、巨幼红细胞性贫血和再生障碍性贫血三种类型。缺铁性贫血由铁缺乏引起，可补充铁剂进行治疗；巨幼红细胞性贫血用叶酸和维生素 B_{12} 治疗，再生障碍性贫血可用促红细胞生成素等治疗。

一、铁剂

常用的制剂有口服铁剂如硫酸亚铁（ferrous sulfa）、枸橼酸铁铵（ferric ammonium citrate）；注射铁剂如山梨醇铁（iron sorbit）和右旋糖酐铁（iron dextran）等。

【体内过程】

吸收进入肠黏膜的 Fe^{2+}，根据机体需要直接进入骨髓供造血使用，或与膜上去铁蛋白结合以铁蛋

Note:

白形式储存。体内铁的转运需要转铁蛋白(transferrin)。铁 - 转铁蛋白复合物与受体结合,通过受体调节的胞饮作用进入细胞,与铁分离后,去铁的转铁蛋白被释放出细胞外继续发挥作用。人类细胞通过调节转铁蛋白受体和细胞内铁蛋白的表达以控制铁的吸收。铁的排泄主要通过肠黏膜细胞脱落以及胆汁、尿液、汗液而排出体外。

【药理作用】

铁是红细胞成熟阶段合成血红素的必需物质。吸收到骨髓的铁,吸附在红细胞膜表面并进入线粒体与原卟啉结合,形成血红素,再与珠蛋白结合成为血红蛋白。

【临床应用】

铁剂治疗各种原因所致的缺铁性贫血疗效极佳。对慢性失血(如月经过多、痔疮出血和子宫肌瘤)、营养不良、妊娠、儿童生长发育所引起的贫血,可改善症状,增加食欲。用药 4~5 日网织红细胞上升,7~12 日达高峰,4~10 周血红蛋白接近正常。为使体内铁储存恢复正常,血红蛋白正常后尚需减半量继续服药 2~3 个月。

【不良反应】

铁剂口服对胃肠道有刺激性,表现为恶心、呕吐、腹痛、腹泻、上腹部不适等,宜饭后服用。引起便秘的原因可能是 Fe^{2+} 与肠内硫化氢结合后,使肠蠕动的生理刺激物硫化氢减少所致。肌内注射可引起局部疼痛和皮肤着色。小儿误服 1g 以上铁剂即引起急性中毒,表现为坏死性胃肠炎症状,可有呕吐、腹痛、血性腹泻、头痛、头晕、呼吸困难、惊厥,甚至休克,严重者可致死亡。急救措施以磷酸盐或碳酸盐溶液洗胃,并以特殊解毒剂去铁胺灌胃或注射以结合残存的铁。服铁剂后可排出黑便,应告知患者,免除疑虑。

【药物相互作用】

高磷、高钙食物可使铁沉淀,有碍吸收。胃酸有助于铁剂溶解、还原性物质维生素 C 有助于 Fe^{3+} 还原为 Fe^{2+} 而易于吸收。磷酸盐、钙盐、草酸盐、四环素类药物、鞣酸制剂及同服抗酸药等可影响铁的吸收。服药期间尽量避免同时大量饮用牛奶、茶水等,这些可抑制铁剂的吸收。

二、叶酸

叶酸(folic acid)由蝶啶核、对氨苯甲酸、谷氨酸三部分组成。广泛存在于动、植物中,尤以绿叶蔬菜、肝、酵母含量较多。

【药理作用】

叶酸进入体内被还原和甲基化为具有活性的 5- 甲基四氢叶酸。进入细胞后 5- 甲基四氢叶酸作为甲基供给体使维生素 B_{12} 转变成甲基维生素 B_{12},而自身变为四氢叶酸,后者能与多种一碳单位结合成四氢叶酸类辅酶,传递一碳单位,参与体内多种生化代谢:①嘌呤核苷酸的从头合成。②从尿嘧啶脱氧核苷酸(dUMP)合成胸腺嘧啶脱氧核苷酸(dTMP)。③促进某些氨基酸的互变(图 25-3)。当叶酸缺乏时,dTMP 合成受阻,DNA 合成障碍,细胞有丝分裂减少,因为对 RNA 和蛋白质合成影响小,所以表现为巨幼红细胞性贫血。同时消化道上皮增殖也受抑制,表现为舌炎、腹泻等症状。

【临床应用】

叶酸用于各种巨幼红细胞性贫血。治疗因婴儿期、妊娠期对叶酸的需要量增加所致的营养性巨幼红细胞性贫血,以叶酸为主,辅以维生素 B_{12};而叶酸拮抗药乙胺嘧啶、氨甲蝶呤等所致的巨幼红细胞性贫血,因二氢叶酸还原酶受抑制,四氢叶酸合成障碍,故需用甲酰四氢叶酸钙治疗;对缺乏维生素 B_{12} 所致的"恶性贫血",叶酸仅能纠正血象异常,而不能改善神经损害症状。治疗时应以维生素 B_{12} 为主,叶酸为辅。

三、维生素 B_{12}

维生素 B_{12}(vitamin B_{12})为含钴的水溶性维生素,广泛存在于动物内脏、蛋黄、牛奶中。药用的维

Note:

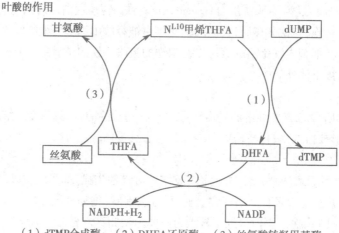

叶酸的作用

（1）dTMP合成酶；（2）DHFA还原酶；（3）丝氨酸转羟甲基酶。

维生素B₁₂的作用①

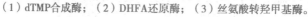

维生素B₁₂的作用②

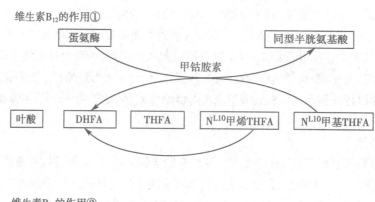

NADP：烟酰胺腺嘌呤二核苷酸磷酸；NADPH：还原型烟酰胺腺嘌呤二核苷酸磷酸；THFA：四氢叶酸；CoA：辅酶A；DHFA：二氢叶酸；dUMP：脱氧尿嘧啶核苷酸；dTMP：脱氧胸腺嘧啶核苷酸。

图 25-3　叶酸和维生素 B_{12} 的作用

生素 B_{12} 为氰钴胺和羟钴胺,性质稳定。

【体内过程】

口服维生素 B_{12} 必须与胃壁细胞分泌的糖蛋白即"内因子"结合,才能免受胃液消化而进入空肠吸收。吸收后有 90% 贮存于肝。少量经胃液、胆汁排入肠内。注射的维生素 B_{12} 大部分经肾排出。

【药理作用】

维生素 B_{12} 为细胞分裂和维持神经组织髓鞘完整所必需。主要参与下列两种代谢过程:①同型半胱氨酸甲基化生成甲硫氨酸和 5- 甲基四氢叶酸转化为四氢叶酸。当维生素 B_{12} 缺乏时,叶酸代谢循环受阻,导致叶酸缺乏症。另一方面,同型半胱氨酸堆积,产生高同型半胱氨酸血症。②甲基丙二酰辅酶 A 转变为琥珀酰辅酶 A,进入三羧酸循环。当缺乏维生素 B_{12} 时,此反应不能进行,造成甲基丙二酰辅酶 A 蓄积,合成了异常脂肪酸,进入中枢神经,影响神经膜磷脂的形成,造成神经损害。

【临床应用】

维生素 B_{12} 主要用于恶性贫血和巨幼红细胞性贫血。也可作为神经萎缩、神经炎、肝脏疾病、粒细胞减少、再生障碍性贫血的辅助治疗。

Note:

四、促红细胞生成素

体内促红细胞生成素由肾皮质近曲小管管周细胞分泌,而药用促红细胞生成素(erythropoietin,EPO)是用 DNA 重组技术合成。EPO 可促进红系干细胞增生和成熟;加速红细胞分裂增殖和血红蛋白合成;促使网织红细胞和成熟红细胞从骨髓中释放入血;通过肾感受器对血液中氧含量的感知发挥调节作用。EPO 最佳适应证为慢性肾衰竭所致的贫血,对骨髓造血功能低下、肿瘤化疗、艾滋病药物治疗引起的贫血也有效。EPO 主要不良反应为高血压、头痛及某些患者有血栓形成。应用时应经常进行血细胞比容测定。骨髓肿瘤、白血病者禁用。

第六节　促白细胞增生药及促血小板生成药

沙格司亭(sargramostim)是重组人粒 - 巨噬细胞集落刺激因子(granulocyte-macrophage colony-stimulating factor,GM-CSF)。对骨髓细胞有广泛作用。可刺激粒细胞、单核细胞、巨噬细胞和巨核细胞的集落形成和增生。对红细胞增生也有间接影响。对成熟中性粒细胞可增加其吞噬功能和细胞毒性作用。沙格司亭主要用于肿瘤化疗、骨髓移植、再生障碍性贫血、某些脊髓造血功能不良及与艾滋病有关的中性粒细胞缺乏症。可引起骨痛、不适、发热、腹泻、呼吸困难、皮炎、流感样症状等不良反应。个别患者首次静脉滴注时可出现潮红、低血压、呕吐、呼吸急促等症状。

非格司亭(filgrastim)是重组人粒细胞集落刺激因子(G-CSF)。主要作用是刺激粒细胞集落形成、成熟及从骨髓释出;增强其趋化及吞噬功能。主要用于自体骨髓移植及肿瘤放、化疗后严重的中性粒细胞缺乏症。一般剂量患者耐受良好,可产生轻度骨疼痛。大剂量长期静脉滴注可引起静脉炎。

血小板生成素(thrombopoietin,TPO)是刺激巨核细胞生长及分化的内源性细胞因子,对巨核细胞生成的各阶段均有刺激作用,包括前体细胞的增殖和多倍体巨核细胞的发育及成熟,从而升高血小板数目。重组人血小板生成素(recombinant human thrombopoietin,rhTPO)是利用基因重组技术获得的高特异性的血小板刺激因子,与内源性血小板生成素具有相似的升高血小板的药理作用,直接作用于骨髓造血干细胞,调控血小板生成的各个阶段,特异性升高血小板。可治疗实体瘤化疗后所致的血小板减少症。rhTPO 较少发生不良反应,偶有发热、肌肉酸痛、头晕等,一般不需处理,多可自行恢复。个别患者症状明显时可对症处理。

TPO 拟肽罗米司亭(romiplostim)是利用重组 DNA 技术制成的能刺激血小板生成的 Fc 肽融合蛋白。具有血小板生成素活性,能和巨核细胞表面的 TPO 受体结合,活化细胞内通路,使血小板增加。罗米司亭不但在短期内能增加慢性特发性血小板减少性紫癜患者血小板计数,长期治疗脾切除和非脾切除的特发性血小板减少性紫癜患者也有显著疗效,而且耐受性好。与 TPO 没有序列同源性,不产生抗体。长期应用罗米司亭最常见的不良反应是头痛、鼻咽炎、疲劳和鼻出血。

非肽类 TPO 类似物艾曲波帕(eltrombopag)是第一个口服治疗血小板减少性紫癜的药物,为人类血小板生成素的非肽类小分子受体激动药,诱导巨核细胞从骨髓祖细胞的增殖和分化,刺激血小板生成。无论短期还是长期治疗血小板减少性紫癜,艾曲波帕均能明显增加血小板计数。艾曲波帕最常见的不良反应为头痛,其次是便秘和疲劳,可能引起肝脏毒性。

第七节　血容量扩充药

血容量扩充药主要用以维持血液胶体渗透压,增加血容量,改善微循环,保障重要器官的灌注压,其特点在于作用持久,无毒性,无抗原性。常用的有右旋糖酐及羟乙基淀粉。

右　旋　糖　酐

右旋糖酐(dextran)是葡萄糖的聚合物,依聚合的葡萄糖分子数目不同分为中分子右旋糖酐(平

Note:

均分子量 75kD)、低分子右旋糖酐(平均分子量 20~40kD)及小分子右旋糖酐(平均分子量 10kD)。

【药理作用】

1. 扩充血容量　中分子右旋糖酐分子量较大,不易渗出血管,能提高血浆胶体渗透压,从而扩充血容量。作用强度与维持时间依中、低、小分子量而逐渐降低。

2. 抗血栓作用　稀释血液,减少血小板聚集黏附及纤维蛋白聚合,降低血液黏滞性,从而能防止血栓形成和改善微循环。

3. 渗透性利尿作用　小分子右旋糖酐从肾排出,产生强大渗透性利尿作用。

【临床应用】

中分子右旋糖酐扩充血容量作用强,主要用于低血容量性休克,包括烧伤、急性失血和创伤性休克。低分子和小分子右旋糖酐改善微循环作用较佳,用于中毒性、外伤性及失血性休克,及防止休克后期 DIC。也用于防治心肌梗死、脑血栓形成、血管闭塞性脉管炎和视网膜动静脉血栓等。

【不良反应】

少数患者可出现过敏反应如发热、荨麻疹等。有发生过敏性休克的报道,故初次用药应严密观察 5~10 分钟。偶见血压下降、呼吸困难等严重反应。连续应用时,制剂中的少量大分子右旋糖酐蓄积可致凝血障碍和出血。

【药物相互作用】

本品不能与维生素 K、维生素 C、维生素 B_{12} 混合给药。与庆大霉素合用可增加肾毒性。

【禁忌证】

本品禁用于血小板减少症及出血性疾病。心功能不全和肺水肿及肾功能不全者慎用。

(关凤英)

思 考 题

1. 请简述肝素和华法林抗凝机制及临床应用和不良反应。
2. 请简述作用于纤维蛋白溶解系统药物的临床应用。
3. 请简述贫血的主要类型及治疗药物。

组胺及抗组胺药

26章 数字内容

学 习 目 标

知识目标：

1. 掌握 H_1 受体拮抗药和 H_2 受体拮抗药的药理作用、临床应用和主要不良反应。

2. 熟悉组胺受体分型、分布组织及生物效应。

3. 了解组胺与变态反应的关系。

能力目标：

通过学习能根据患者的变态反应性疾病进行处方和医嘱审核，药物不良反应的分析和处理，并开展用药护理及用药咨询。

素质目标：

1. 通过学习能理解变态反应性疾病患者的感受，并能对患者进行相应心理疏导和确立治疗信念。

2. 了解患者的职业特点以保障患者用药安全，培养学生对患者高度负责的态度。

患者,男,19 岁。户外活动时手背被蚂蚁叮咬,5 分钟后出现局部瘙痒,半小时后全身多处出现风团伴瘙痒加剧,遂急送医。查体:体温 36.6℃,脉搏 87 次 /min,呼吸 20 次 /min,血压 120/75mmHg;全身皮肤大面积红色丘疹,部分融合成片状,以上肢、躯干、颜面部多见;心率 85 次 /min,律齐,双肺、肝脾和腹部正常。临床诊断:急性荨麻疹。口服氯雷他定片 10mg,每日一次,3 日后症状完全消失。

请思考:

1. 氯雷他定治疗荨麻疹的作用机制是什么?

2. 还有哪些药物可以治疗荨麻疹?

3. 氯雷他定主要对哪些过敏性疾病疗效好? 为什么?

第一节　组胺和组胺受体激动药

一、组胺

组胺(histamine)是一种广泛存在于人体组织的自体活性物质,由组氨酸脱羧产生,主要集中在肥大细胞、嗜碱性粒细胞中,中枢神经系统中组胺也作为一种神经递质存在。组胺在细胞中以结合型存在,当组织损伤、炎症、神经刺激、某些药物或抗原 - 抗体反应条件下,组胺会以游离型从细胞中释放,与邻近靶细胞上的组胺受体结合,激动受体,产生相应的生物效应。组胺本身无治疗用途,其拮抗药广泛用于临床。

目前已发现组胺受体有 H_1、H_2、H_3 和 H_4 四种亚型,其分布及效应见表 26-1。

表 26-1　组胺受体分布及效应

受体类型	分布组织	效应
H_1	支气管、胃肠、子宫平滑肌	收缩
	皮肤血管、毛细血管	扩张、通透性增加、渗出增加、水肿
	心房、房室结	收缩增强、传导变慢
	中枢神经	觉醒反应
H_2	胃壁细胞	胃酸分泌增多
	血管	扩张
	心室、窦房结	收缩增强、心率加快
H_3	中枢神经、外周神经末梢突触前膜	负反馈调节组胺合成与释放
H_4	嗜酸性、中性粒细胞,CD4T 细胞	趋化反应、分泌细胞因子

【药理作用】

1. 扩张血管,加快心率　组胺激动血管平滑肌细胞 H_1、H_2 受体,使小动脉和小静脉扩张,外周阻力降低,回心血量减少。激动 H_1 受体可使毛细血管扩张,通透性增加,引起局部水肿。注射大剂量组胺,可发生强烈而持久的血压下降,甚至休克。组胺引起的心率加快是由于血压下降后的反射作用和组胺直接激动心脏 H_2 受体所致。

小剂量组胺皮内注射,可出现"三联反应":毛细血管扩张出现红斑;毛细血管通透性增加,在红斑上形成丘疹;最后,通过轴索反射致小动脉扩张,在丘疹周围形成红晕。

2. 促进腺体分泌　组胺能激动胃壁细胞 H_2 受体,促胃酸分泌。组胺是强力的胃酸分泌刺激剂,在尚不引起心血管反应的小剂量下,刺激胃腺分泌大量胃酸,可用于诊断真、假性胃酸缺乏症。同时,

H_2 受体的兴奋还可引起唾液、泪液、肠液和支气管腺体等分泌增加,但作用较弱。

3. 兴奋平滑肌 组胺能激动平滑肌细胞 H_1 受体,使支气管平滑肌收缩,引起呼吸困难,支气管哮喘患者尤为敏感。组胺还能兴奋多种动物的胃肠道平滑肌,但对子宫平滑肌的作用有种属差异。

4. 刺激神经末梢 组胺对感觉神经末梢有强烈的刺激作用,尤其对调节痛和痒的神经,该效应由 H_1 受体调节。

【临床应用】

组胺主要用于鉴别胃癌和恶性贫血患者是否发生真性胃酸缺乏症。注射组胺后无胃酸分泌者为真性胃酸缺乏症,常见于胃癌及恶性贫血。目前临床多用五肽促胃泌素代替,组胺已少用。

【不良反应与禁忌证】

常见不良反应有头痛、体位性低血压和颜面潮红等。支气管哮喘患者禁用。

二、组胺受体激动药

倍 他 司 汀

倍他司汀(betahistine)是组胺 H_1 受体激动药,具有扩张血管作用,可促进脑干和迷路的血液循环,纠正内耳血管痉挛,减轻膜迷路积水;还有抑制血小板聚集和抗血栓形成作用。临床用于:①内耳眩晕病,能消除眩晕、耳鸣、恶心及头痛等症状,近期治愈率高。②多种原因引起的头痛。③慢性缺血性脑血管病。不良反应较少,偶有恶心、头晕、心悸和胃部不适等症状。溃疡病患者慎用,支气管哮喘患者禁用。

第二节 组胺受体拮抗药

凡能竞争性拮抗组胺受体,产生抗组胺作用的药物称为组胺受体拮抗药,根据其对组胺受体选择性的不同,分为 H_1 受体拮抗药、H_2 受体拮抗药和 H_3 受体拮抗药,其中 H_1 受拮抗断药和 H_2 受体拮抗药被广泛用于临床。现已证实,多数 H_1 和 H_2 受体拮抗药实际上为组胺受体的反向激动剂。

一、H_1 受体拮抗药

H_1 受体拮抗药多具有与组胺相似的乙基胺结构,对 H_1 受体有较强的亲和力,能竞争性拮抗 H_1 受体,有第一代和第二代药物之分。常用的第一代药物如苯海拉明(diphenhydramine)、异丙嗪(promethazine)、氯苯那敏(chlorphenamine)等,多有明显的中枢镇静作用和中枢抗胆碱作用。第二代药物如氯雷他定(loratadine)、西替利嗪(cetirizine)、阿伐斯汀(acrivastine)、氮斯汀(azelastine)等,多数作用持久,因难以透过血脑屏障而没有明显中枢镇静作用。常用药物见表 26-2。

表 26-2 常用 H_1 受体拮抗药

| 药物 | 作用特点 | | | 维持时间 / h | 口服剂量 / (mg·次$^{-1}$) | 除皮肤黏膜变态反应外其他应用 |
	镇静催眠	抗晕止吐	抗胆碱			
第一代药物						
苯海拉明(diphenhydramine)	+++	++	+++	4~6	25~50	晕动病
氯苯那敏(chlorphenamine)	+	+	++	4~6	4	
异丙嗪(promethazine)	+++	++	+++	4~6	12.5~25	晕动病
曲吡那敏(tripelennamine)	++	–	–	4~6	25~50	支气管哮喘
赛庚啶(cyproheptadine)	++	–	++	6~8	2~4	
酮替芬(ketotifen)	+	–	–		1	支气管哮喘

续表

| 药物 | 作用特点 | | | 维持时间/ h | 口服剂量/ (mg·次⁻¹) | 除皮肤黏膜变态反应外其他应用 |
	镇静催眠	抗晕止吐	抗胆碱			
第二代药物						
氯雷他定（loratadine）	-	-	-	24	10	
西替利嗪（cetirizine）	-	-	-	12~24	5~10	
非索非那定（fexofenadine）	-	-	-	24	60	
阿伐斯汀（acrivastine）	-	-	-	12	8	
咪唑斯汀（mizolastine）	-	-	-	12~24	10	
氮斯汀（azelastine）	-	-	-	12	2	

【体内过程】

多数 H_1 受体拮抗药口服吸收完全,15~30 分钟起效,2~3 小时血药浓度达峰值。第一代 H_1 受体拮抗药药效一般持续 4~6 小时,第二代 H_1 受体拮抗药的作用时间长达 12~24 小时。第一代 H_1 受体拮抗药在体内分布广泛,易透过血脑屏障进入中枢,主要在肝脏代谢;第二代 H_1 受体拮抗药多为 ABCB1 的底物,不易透过血脑屏障,氯雷他定代谢产物具有活性,作用持续时间长达 12 小时以上,西替利嗪 60% 以原形从肾排泄。

【药理作用】

1. **拮抗 H_1 受体作用**　H_1 受体拮抗药可完全对抗组胺引起的支气管、胃肠道平滑肌收缩作用,对组胺直接引起的局部毛细血管扩张和通透性增加(水肿)有很强的抑制作用,但对血管扩张和血压降低等全身作用仅有部分对抗作用。对后者,需同时应用 H_1 和 H_2 受体拮抗药才能完全对抗。

2. **抑制中枢作用**　第一代 H_1 受体拮抗药可透过血脑屏障,拮抗中枢的 H_1 受体,拮抗组胺介导的觉醒反应,对中枢有不同程度的抑制作用,表现为镇静、催眠,尤以苯海拉明、异丙嗪为甚。第二代 H_1 受体拮抗药不易透过血脑屏障,故无中枢抑制作用。

3. **其他作用**　苯海拉明、异丙嗪等具有抗胆碱作用,防晕止吐作用较强。苯海拉明局部注射有局麻作用。

【临床应用】

1. **皮肤、黏膜变态反应性疾病**　本类药物对荨麻疹、花粉症和过敏性鼻炎等疗效较好,可作为首选药物,现多用第二代 H_1 受体拮抗药。本类药物对昆虫咬伤所致的皮肤瘙痒和水肿也有良效;对血清病、药疹和接触性皮炎有一定疗效。由于支气管哮喘发作有多种炎症介质参与,H_1 受体拮抗药作用有限,不作为单独治疗药物。同样在过敏性休克的治疗过程中,应以肾上腺素为主,本类药物仅能起辅助性治疗作用。

2. **防晕止吐**　用于晕动病、放射病及药物所致的恶心、呕吐,其中以苯海拉明、异丙嗪镇吐作用较强。

3. **镇静、催眠**　中枢抑制作用较强的异丙嗪、苯海拉明可用于紧张不安、失眠。

【不良反应】

1. **中枢神经系统反应**　第一代药物多见镇静、嗜睡、乏力等中枢抑制现象,以苯海拉明和异丙嗪最明显,驾驶员或高空作业者工作期间不宜使用。第二代药物此反应弱。

2. **消化道反应**　口干、畏食、便秘或腹泻等。

3. **其他反应**　偶见粒细胞减少或溶血性贫血。阿司咪唑和特非那定在高浓度时可阻滞心肌细胞钾通道,使心脏复极化过程延缓,Q-T 间期延长,引起致死性的尖端扭转型室性心动过速。

【药物相互作用】

1. 第一代 H_1 受体拮抗药与抗胆碱药(如颠茄制剂、阿托品等)药合用会有协同抗胆碱作用如口干、便秘等。

2. 第一代 H_1 受体拮抗药与镇静催眠药、解热镇痛药等药合用会增强中枢抑制作用。

3. 第二代 H_1 受体拮抗药阿司咪唑和特非那定与强 CYP3A4 酶抑制剂如大环内酯类抗生素、唑类抗真菌药等联合用药后,代谢减慢,药物在体内蓄积,浓度升高可致死性尖端扭转型心律失常。

知识拓展

富马酸卢帕他定

富马酸卢帕他定(rupatadine fumarate)是在地氯雷他定(desloratadine)结构基础上改造的新型 H_1 受体拮抗药,主要用于季节性及常年性过敏性鼻炎、慢性特发性荨麻疹。富马酸卢帕他定具有抗组胺和拮抗血小板活化因子(PAF)的双重作用,PAF 不仅可激活血小板,也在免疫和炎症中起着关键作用,故富马酸卢帕他定具有与第二代 H_1 受体拮抗药相似或更强的药理活性,同时该药对中枢神经系统和心脏影响小,安全性好。

二、H_2 受体拮抗药

雷尼替丁(ranitidine)、法莫替丁(famotidine)、尼扎替丁(nizatidine)、罗沙替丁(roxatidine)为临床常用 H_2 受体拮抗药,本类药物中首个上市的西咪替丁(cimetidine)因不良反应多,易发生药物相互作用现已少用。

【体内过程】

H_2 受体拮抗药口服后 1~3 小时达血药浓度峰值,仅部分(<35%)被肝脏代谢,以代谢产物或原形从肾脏滤过排泄,部分经肾小管分泌排出。

【药理作用】

H_2 受体拮抗药能选择性拮抗胃壁细胞的 H_2 受体,对基础胃酸分泌的抑制作用最强,对进食、胃泌素、迷走神经兴奋以及低血糖等诱导的胃酸分泌也有抑制作用。因此本类药物对于基础胃酸分泌及夜间胃酸分泌都具有良好的抑制作用。

【临床应用】

H_2 受体拮抗药主要用于胃及十二指肠溃疡,也可用于无并发症的胃食管反流综合征和预防应激性溃疡的发生。

【不良反应】

H_2 受体拮抗药不良反应发生率较低(<3%),以轻微的腹泻、便秘、眩晕、乏力、肌痛、皮疹、皮肤干燥、脱发为主。中枢神经系统偶见嗜睡、焦虑、幻觉、谵妄、定向障碍等。

【药物相互作用】

西咪替丁是肝药酶抑制剂,可抑制苯二氮䓬类、苯妥英钠、普萘洛尔和茶碱等药物在体内代谢。

知识拓展

替洛利生

发作性睡病,又称为发作性嗜睡症,是一种较为罕见的睡眠障碍。临床表现主要包括日间过度嗜睡、发作性猝倒、睡眠瘫痪以及睡眠幻觉等。替洛利生(pitolisant)是 H_3- 受体拮抗药／反向激动药,能够拮抗中枢组胺能神经元上 H_3 自身受体及在其他神经元上的 H_3 异身受体,增加脑中

Note:

组胺、乙酰胆碱、去甲肾上腺素等的释放,从而有促觉醒作用,用于治疗发作性睡病。最近的临床研究表明,替洛利生用于发作性睡病的抑制率达 75%,而安慰剂组只有 38%。替洛利生主要不良反应有失眠、恶心和焦虑等。

（李　莉）

思 考 题

1. 比较第一代和第二代 H_1 受体拮抗药在药理作用、临床应用和不良反应方面的异同点。
2. 请简述 H_2 受体拮抗药的药理作用和临床应用。

第二十七章

作用于呼吸系统的药物

27章 数字内容

学 习 目 标

知识目标:

1. 掌握平喘药的分类及各类平喘药的作用机制。

2. 熟悉沙丁胺醇、特布他林、茶碱、色甘酸钠的药理作用与临床应用。

3. 了解镇咳药及祛痰药的临床应用。

能力目标:

通过学习能应用章节知识进行平喘药物的处方、医嘱审核,哮喘的抢救治疗,患者用药护理及用药咨询。

素质目标:

1. 通过学习能基于哮喘发病机制,学习抗炎平喘药、抗过敏平喘药及支气管扩张剂分别在降低气道高反应性及减轻哮喘症状方面应用,进一步建立哮喘防治及抢救用药的整体护理观念。

2. 学习正确应用镇咳药,防止其滥用。

导入案例与思考

患者,男,71岁。40年前的冬季出现无明显诱因的咳嗽、气喘,自行服用止咳、化痰及抗生素等药物,治疗期间换用多种药物,2个月之后缓解。之后偶有发作均未系统治疗。近1年气喘发作频繁,一般接触刺激性气味、灰尘及冷空气后可诱发。3日前因气温骤降,喘息发作,伴咳嗽及白痰。查体:双肺呼吸音低,有哮鸣音,双肺底部可闻及少量湿啰音。肺功能检查示第1秒用力呼气容积(FEV$_1$)占预计值45%,支气管舒张试验阳性。血气分析显示血氧含量降低。临床诊断:支气管哮喘急性发作。医生给予沙丁胺醇气雾剂、布地奈德吸入剂治疗。

请思考:

1. 支气管哮喘的发病原因有哪些?治疗药物类型都有哪些?

2. 沙丁胺醇和布地奈德属于哪一类药物,作用机制有何不同?在治疗上有何区别?

支气管哮喘、慢性阻塞性肺病、呼吸道感染及炎症是呼吸系统常见疾病,在临床上主要表现为咳嗽、咳痰、喘息等症状。本章主要介绍平喘药、祛痰药和镇咳药,这些药物可以发挥其抗炎、抗过敏的对因治疗作用及止咳、祛痰、平喘的对症治疗作用。

第一节 平 喘 药

过敏性和非过敏性因素导致炎性细胞释放组胺、白三烯等多种炎性介质和肿瘤坏死因子、黏附因子等细胞因子,诱导支气管平滑肌痉挛和炎细胞浸润,黏液分泌增加,导致支气管狭窄、小气道阻塞等引发喘息症状。凡用于缓解、消除或预防喘息发作的药物被称为平喘药,按其作用机制不同分为支气管扩张药、抗炎平喘药和抗过敏平喘药。

一、支气管扩张药

支气管扩张药主要通过松弛支气管平滑肌,降低气道阻力而平喘。根据机制分为拟肾上腺素药、茶碱类和M受体拮抗药。

(一) 拟肾上腺素药

本类药主要通过激动支气管平滑肌细胞膜上的β$_2$受体,激活腺苷酸环化酶,使细胞内cAMP生成增加,游离钙浓度降低而松弛支气管平滑肌。此外,该类药还可以抑制肥大细胞及中性粒细胞释放炎症和过敏介质,有利于缓解和消除支气管哮喘。可分为非选择性β受体激动剂和选择性β$_2$受体激动剂。非选择性β受体激动剂主要包括肾上腺素(adrenaline)和异丙肾上腺素(isoprenaline),只用于控制支气管哮喘急性发作。长期应用,会因为激动β$_1$受体易产生心动过速、头痛、血压升高等心血管不良反应。选择性β$_2$受体激动剂又分为短效(4~6小时)及长效(12~24小时)β$_2$受体激动剂。

沙 丁 胺 醇

沙丁胺醇(salbutamol)为短效选择性β$_2$受体激动剂,较少发生心血管不良反应。

【体内过程】

沙丁胺醇口服用药后30分钟起效,生物利用度为30%,T_{max}为1~3小时,维持6小时;气雾吸入5分钟起效,10~15分钟作用达高峰,持续3~6小时。近年来有缓释和控释剂型,一次口服可维持稳定的血药浓度达12小时。大部分在肠壁和肝脏代谢,主要经肾排泄。

【药理作用】

沙丁胺醇选择性激动支气管平滑肌的β$_2$受体,平喘作用与异丙肾上腺素相似但持久,也能抑制肥大细胞释放过敏介质,防止支气管痉挛。沙丁胺醇对心脏的兴奋作用弱。

【临床应用】

沙丁胺醇适用于支气管哮喘、喘息性支气管炎、支气管痉挛、肺气肿等症。气雾吸入控制哮喘急性发作效果良好,也可用于预防运动性哮喘。全身应用因不良反应的发生率较高,不推荐使用。此类药物应按需使用,不宜长期应用。

【不良反应】

少数人可出现肌肉震颤、头痛、恶心、失眠等,减少剂量可减轻或消失。治疗剂量对心血管系统的不良反应少见,大剂量可致心动过速、血压波动和血钾降低,诱发心律失常。也可升高血糖、血乳酸,糖尿病患者应用时应注意血糖变化,防止出现乳酸中毒或酮症酸中毒。心血管病患者、高血压、甲状腺功能亢进、糖尿病患者慎用。

【药物相互作用】

本品与单胺氧化酶抑制药、三环类抗抑郁药合用可增加沙丁胺醇的心血管系统作用,故使用上述药物期间或者停药2周内,谨慎使用沙丁胺醇;与利尿药、糖皮质激素等合用可增加发生低血钾症和高血糖症的风险;与洋地黄类药物合用可增加其诱发心律失常的发生率。

特 布 他 林

特布他林(terbutaline)的作用与沙丁胺醇类似,但较弱,除可口服、气雾吸入外,也可皮下注射给药。能迅速控制症状,不良反应少,患者易耐受。

福 莫 特 罗

福莫特罗(formoterol)为一长效选择性β_2受体激动药,扩张支气管作用强而持久。同时还有明显的抗炎作用,可显著抑制嗜酸性粒细胞聚集、浸润及血管通透性增高。吸入后2~5分钟起效,作用持续12小时,口服作用维持24小时。主要用于治疗慢性哮喘、哮喘持续状态及慢性阻塞性肺病,特别适用于夜间哮喘发作和运动诱发哮喘以及其他原因急性支气管痉挛的治疗。不良反应与其他β受体激动剂相似,长期单独使用长效选择性β_2受体激动药有增加哮喘患者死亡的风险,故不推荐长期单独使用,应与激素联合使用。同类药物沙美特罗(salmeterol)起效较慢。

(二)茶碱类

茶 碱

茶碱(theophylline)为甲基黄嘌呤类衍生物,具有松弛支气管平滑肌的作用,因其难溶于水,常与不同盐或碱基(如乙二胺、胆碱或甘氨酸钠)制成复盐制剂,其常用药物有氨茶碱(aminophylline)、多索茶碱(doxofylline)和胆茶碱(cholinophylline)等。

【体内过程】

茶碱类口服吸收完全,生物利用度96%,T_{max}为1~3h,血浆蛋白结合率约为60%,90%在肝经CYP1A2、2E1代谢,10%以原形由尿排出,但新生儿约50%以原形从尿中排出。$t_{1/2}$差异较大,成人一般为5~6小时,儿童平均为3.5小时,老年人、心脏病及肝硬化患者可显著延长。有效血浓度为10~20μg/ml,由于茶碱在体内的消除速率差异较大,相同剂量时,不同个体的血浆药物浓度差异显著,故应监测患者的血药浓度,及时调整给药剂量。

【药理作用与作用机制】

茶碱类有平喘、强心、利尿、扩血管和中枢兴奋作用。其平喘机制可能涉及以下多个方面。

1. **直接松弛支气管平滑肌** 其机制包括:①抑制磷酸二酯酶,减少气道平滑肌细胞内的cAMP水解,升高cAMP水平,使平滑肌松弛。②拮抗腺苷受体,对抗内源性腺苷引起的气道平滑肌收缩和肥大细胞释放组胺,发挥平喘作用。③促进内源性儿茶酚胺的释放,间接扩张支气管。④抑制Ca^{2+}从平滑肌内质网释放,降低细胞内钙浓度而扩张支气管。多索茶碱扩张支气管作用强于氨茶碱10~15倍。

2. **呼吸兴奋作用** 可增强呼吸深度,但不增加呼吸频率,此作用可能与增强膈肌收缩力,促进气道纤毛运动,增强黏膜纤毛的摆动速度,减轻气道阻塞有关。

3. 免疫调节与抗炎作用　长期应用小剂量茶碱类药物,可抑制肥大细胞、嗜酸性粒细胞等炎细胞的功能,降低微血管通透性,减少支气管炎症。

【临床应用】

本品主要用于急、慢性哮喘及其他慢性阻塞性肺病的治疗,也可用于中枢性睡眠暂停综合征。对吸入性糖皮质激素或激素 + 长效 β_2 受体激动药仍未控制的哮喘患者,可加用缓释茶碱维持治疗。

【不良反应】

茶碱安全范围窄,易引起不良反应。

1. 胃肠道反应　氨茶碱呈较强碱性,口服刺激胃黏膜可引起恶心、呕吐、胃痛等。餐后服用可减轻。胆茶碱对胃肠道刺激小。

2. 中枢兴奋　治疗量可出现失眠或不安等,过量或静脉注射过快可致头晕、头痛。必要时可用镇静催眠药对抗。多索茶碱及胆茶碱对中枢影响小。

3. 急性中毒　常见于静脉注射过快或剂量过大,表现为心悸、心律失常及血压骤降,严重时可出现呼吸、心搏骤停,因此静脉用药应充分稀释后缓慢滴注。多索茶碱及胆茶碱对心脏影响小。

【禁忌证】

急性心肌梗死、低血压、休克者禁用。儿童慎用。

【药物相互作用】

喹诺酮类抗菌药、红霉素、异烟肼、干扰素、西咪替丁可能会抑制茶碱的代谢,升高其血药浓度,易致中毒;苯巴比妥、苯妥英钠等肝药酶诱导剂可明显加快茶碱类药物的生物转化,降低其血药浓度。茶碱属碱性药,应避免与酸性药维生素 C、促皮质激素、去甲肾上腺素、四环素配伍静脉滴注。

（三）M 胆碱受体拮抗药

异丙托溴铵

异丙托溴铵(ipratropine,异丙基阿托品)为短效阿托品的异丙基衍生物。通过拮抗乙酰胆碱诱发的支气管痉挛作用而平喘,其松弛支气管平滑肌的作用比 β_2 受体激动药弱。口服不易吸收,气雾吸入后可在局部发挥较强的松弛支气管平滑肌作用,对心血管系统无明显影响,不影响痰量和痰黏稠度,也无明显的全身性不良反应。本药对老年性哮喘尤其是伴有迷走神经功能亢进的哮喘和喘息性支气管炎有较好疗效,适用于对 β_2 受体激动剂耐受的患者,本品与 β_2 受体激动剂联合应用具有互补作用。不良反应少见,少数患者有口干、口苦或咽部痒感。青光眼和前列腺增生者禁用。氧托溴铵(oxitropium)作用和应用与异丙托溴铵相似,为长效抗胆碱药物。

二、抗炎平喘药

（一）糖皮质激素类

糖皮质激素通过强大的抗炎、抗过敏作用发挥平喘效果,但全身用药作用广泛、不良反应多(其作用机制见第三十一章)。近年多采用吸入方式在呼吸道应用,发挥局部抗炎作用。全身给药仅限于其他药物无效的严重哮喘和哮喘持续状态,一般症状改善后应减量直至停用。

倍氯米松

倍氯米松(beclomethasone)是地塞米松的衍生物,局部抗炎作用强于地塞米松,全身作用轻微,吸入给药可控制反复发作的哮喘,连续应用降低气道高反应性、控制哮喘发作,但不能用于缓解急性症状。因不能吸入足够的气雾量,不适宜哮喘持续发作患者。常与长效 β_2 受体激动药制成复合制剂,具有协同的抗炎和平喘作用。少数人局部应用可有口腔霉菌感染(鹅口疮)与声音嘶哑。每次用药后漱口,减少咽喉部残留药物可降低此不良反应。大剂量应用倍氯米松时对下丘脑 - 垂体 - 肾上腺皮质轴有抑制作用。目前常用的吸入性糖皮质激素还有布地奈德(budesonide)和氟替卡松(fluticasone)等。

（二）抗白三烯类药物

白三烯(leukotrienes,LTs)是花生四烯酸经 5- 脂氧合酶代谢的产物,是哮喘发病中重要的炎症介

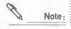

质。白三烯受体拮抗剂和 5-脂氧合酶抑制剂,是吸入性糖皮质激素之外可单独应用的长期控制性药物之一,可作为轻度哮喘的替代治疗药物和中重度哮喘的联合用药。

扎鲁司特

扎鲁司特(zafirlukast)为常用的白三烯受体拮抗药。口服吸收好,达峰时间约 3h,$t_{1/2}$ 约 10 小时,主要在经肝 CYP2C9 代谢,80% 以上代谢物经肠道排泄,少量经肾脏排泄。本药选择性与白三烯受体(LTC_4、LTD_4、LTE_4)结合并拮抗其作用,抑制白三烯引起的炎症、气道水肿、血管通透性增加和抗原、冷空气、阿司匹林及运动所引起的支气管平滑肌痉挛,但其抗炎作用不如吸入性糖皮质激素。不宜用于治疗急性哮喘,适用于成人及 12 岁以上儿童慢性轻中度支气管哮喘的预防和治疗。不良反应有轻微头痛、咽炎、鼻炎及胃肠道反应,少见皮疹和转氨酶升高,罕见血管神经性水肿等变态反应,大剂量时,有增加肝癌、膀胱癌的发生率。对本药过敏及 12 岁以下儿童禁用,并要注意可能出现精神症状的不良反应。

齐留通

齐留通(zileuton)可通过抑制 5-脂氧合酶的活性,抑制白三烯的合成。具有明显抗过敏和抗炎作用,口服吸收迅速,30 分钟起效,血浆蛋白结合率高达 93%,经肝脏代谢,$t_{1/2}$ 约 2 小时。临床适用于抗原、阿司匹林引起的支气管哮喘,改善肺功能,还可用于特发性皮炎,过敏性鼻炎。不良反应少,偶见转氨酶升高,停药后可恢复。妊娠及哺乳期妇女慎用,对本药过敏者禁用。本药可降低华法林、茶碱的清除率。

三、抗过敏平喘药

本类药物包括肥大细胞稳定剂和 H_1 受体拮抗剂,具有抑制过敏介质释放和轻度的抗炎作用,起效缓慢,主要用于预防哮喘发作。

色甘酸钠

【体内过程】

色甘酸钠(disodium cromoglycate)极性高,口服仅 1% 被吸收。粉雾吸入后,5%~10% 达肺深部组织并吸收入血,T_{max} 为 15 分钟,血浆蛋白结合率为 75% 左右,以原形经胆汁或尿排出,$t_{1/2}$ 约 81 分钟。

【药理作用与作用机制】

本品不直接扩张支气管,但可抑制特异性和非特异性刺激引起的气道痉挛。

1. **稳定肥大细胞膜**　抑制钙内流,抑制肥大细胞脱颗粒,阻止过敏介质(如组胺、白三烯、前列腺素等)的释放。

2. **抑制气道感觉神经末梢功能与气道神经源性炎症**　抑制二氧化硫、冷空气、运动等非特异性刺激引起的支气管平滑肌痉挛,明显降低气道内感受器的兴奋性。

【临床应用】

色甘酸钠用于预防各型哮喘发作,因本药起效缓慢,须在接触哮喘诱因前 7~10 日用药,故不能控制正在发作的哮喘症状。对过敏性(外源性)哮喘疗效最好,可有效地防止运动性哮喘发作。也用于治疗过敏性鼻炎、溃疡性结肠炎等疾病。

【不良反应】

色甘酸钠不良反应很少,少数患者吸入药物后有咽喉和气管刺激症状,出现呛咳、气急,甚至诱发哮喘。同时吸入少量 β 受体激动剂可以防止此类现象。

奈多罗米钠

奈多罗米钠(nedocromil sodium)抑制支气管黏膜炎症细胞释放多种炎症介质,有明显的抗炎作用,作用强于色甘酸钠。此外,还抑制呼吸道感觉神经末梢释放 P 物质。吸入给药用于各种原因引起的支气管哮喘,对糖皮质激素依赖型哮喘患者,可减少激素用量,对应用支气管扩张药不明显者,合用本药可增加疗效。不良反应为头痛、恶心等。

酮 替 芬

酮替芬（ketotifen）为口服强效过敏介质阻滞剂，具有拮抗 H_1 受体和阻止过敏介质释放的双重作用，对抗原、组胺等诱发的支气管痉挛具有保护作用，亦能抑制哮喘患者的非特异性气道高反应性。酮替芬临床用于预防外源性支气管哮喘发作，运动性哮喘及阿司匹林诱发的哮喘。部分患者可出现镇静、疲倦、头晕、口干等副作用，偶见皮疹、谷丙转氨酶和碱性磷酸酶活性升高。用药期间应注意检查肝脏功能。驾驶员、精密仪器操作者慎用。

知 识 拓 展

重度哮喘患者的治疗药物

三联复合制剂"吸入性糖皮质激素 + 长效 β-受体激动剂 + 长效抗胆碱能药物"如布地奈德-福莫特罗-格隆溴铵气雾剂，是在吸入性"糖皮质激素 + 长效 β-受体激动剂复合制剂"基础上再加上长效抗胆碱药物，使重度哮喘患者的治疗更为方便。

治疗哮喘的生物靶向药物：包括抗 IgE 单克隆抗体、抗 IL-5 单克隆抗体、抗 IL-5 受体单克隆抗体和抗 IL-4 受体单克隆抗体，这些药物主要用于重度哮喘患者的治疗。

第二节 镇 咳 药

咳嗽是呼吸系统受到刺激时的一种保护性反射活动，有利于排痰或排出异物，保持呼吸道通畅。但无痰而剧烈的干咳，会增加患者的痛苦，影响休息和生活，故应在对因治疗的同时给予镇咳药，以缓解和消除咳嗽。镇咳药按其作用机制可分为中枢性镇咳药和外周性镇咳药，有些药物兼有外周和中枢两方面的作用。

一、中枢性镇咳药

本类药物通过选择性抑制延髓咳嗽中枢而产生镇咳作用。其镇咳作用强、疗效可靠、临床较常用，但有些药物反复应用易产生依赖性。

（一）成瘾性镇咳药

可 待 因

可待因（codeine），又名甲基吗啡，为阿片生物碱类药物，口服吸收快而完全，约 20 分钟起效，T_{max} 约 1 小时，维持 4~6 小时，$t_{1/2}$ 3~4 小时，口服后约 10% 在肝 2D6 脱甲基转化为吗啡，大部分经与葡萄糖醛酸结合成无活性产物由尿排出。

可待因有镇咳、镇痛作用。镇咳作用强而迅速，强度约为吗啡的 1/4，镇痛强度为吗啡的 1/7~1/12。其机制为通过选择性抑制延髓咳嗽中枢发挥镇咳作用。临床用于各种原因引起的剧烈干咳，对于胸膜炎干咳伴胸痛者尤为适用。不宜用于痰黏稠、量多者，以免影响痰液排出。

可待因治疗剂量时不良反应少见，偶有恶心、呕吐、便秘及眩晕等。过量可明显抑制呼吸，并可致兴奋、烦躁不安，抑制呼吸、便秘、欣快感，在小儿甚至引发惊厥。反复应用可产生成瘾性，弱于吗啡。呼吸道不畅者、孕妇、哺乳期妇女应慎用。

（二）非成瘾性镇咳药

右 美 沙 芬

右美沙芬（dextromethorphan）的镇咳作用与可待因相似或稍强，无镇痛作用。口服后 15~30 分钟起效，维持 3~6 小时。主要用于干咳，也用于多种复方制剂，治疗感冒咳嗽。不良反应少见，治疗剂量不会抑制呼吸。

Note:

喷 托 维 林

喷托维林（pentoxyverine）对咳嗽中枢有选择性抑制作用，镇咳强度约为可待因的 1/3，持续 4~6 小时，兼有局部麻醉和轻度阿托品样作用，能轻度抑制呼吸道感受器及传入神经末梢，解除支气管痉挛，适用于上呼吸道炎症引起的干咳、阵咳，对小儿疗效优于成人。不良反应有轻度头痛、头晕、口干、恶心及便秘等。青光眼、前列腺肥大及心功能不全的患者慎用或禁用。多痰者禁用。

二、外周性镇咳药

外周性镇咳药通过抑制咳嗽反射弧中的末梢感受器，抑制传入神经或传出神经的传导而产生镇咳作用。

苯 佐 那 酯

苯佐那酯（benzonatate）具有较强的局部麻醉作用，选择性抑制肺牵张感受器及感觉神经末梢，抑制咳嗽冲动的传导而产生镇咳作用，效应弱于可待因。服药后 20 分钟显效，维持 3~4 小时。临床主要用于支气管炎、胸膜炎引起的干咳和阵咳，也可用于支气管镜、喉镜或支气管造影前预防用药。常见的不良反应有轻度嗜睡、头晕、鼻塞、眩晕等。偶见过敏性皮炎。服药时勿将药丸咬碎，以防引起口腔麻木。

其他外周性镇咳药物的用药特点及注意事项见表 27-1。

表 27-1　其他外周性镇咳药物的用药特点及注意事项

药物	特点
苯丙哌林	用于干咳，镇咳作用较可待因强 2~4 倍，毒性小，无呼吸抑制作用，不引起便秘
二氧丙嗪	用于治疗咳嗽和过敏性疾病，兼有抗组胺、抗炎、局部麻醉作用
那可丁	用于阵发性咳嗽，镇咳作用与可待因相似。无呼吸抑制，无成瘾性
普诺地嗪	镇咳作用与可待因相似。无呼吸抑制，无成瘾性。不良反应轻

第三节　祛　痰　药

祛痰药指能够增加呼吸道分泌，使痰液变稀，黏稠度降低，或增加呼吸道黏膜上皮纤毛运动，使痰易于咳出的药物。清除痰液可减少对呼吸道黏膜的刺激，有利于控制继发感染，间接发挥镇咳和平喘作用。根据作用机制可分为两类：痰液稀释药和黏痰溶解药。

一、痰液稀释药

此类药口服后可刺激胃黏膜，通过迷走神经反射，使呼吸道腺体分泌增加，痰液变稀，易于咳出。其作用温和，适用于急性呼吸道炎症。

氯 化 铵

氯化铵（ammomium chloride）口服后能刺激胃黏膜迷走神经末梢引起恶心，反射性地引起支气管腺体分泌增加。同时部分氯化铵可从呼吸道黏膜排出，提高管腔膜内渗透压，保留水分，使呼吸道水分增加，从而稀释痰液，有利于黏痰的咳出。用于急性呼吸道炎症、痰黏稠而不易咳出的患者。作用温和，常与其他药物配伍制成复方。溃疡病、肝肾功能不全者慎用。其他还有愈创甘油醚。

二、黏痰溶解药

痰液黏性主要来自气道腺体和杯状细胞分泌的酸性黏蛋白，它们由二硫键、氢键等化学键交叉连接，构成凝胶网而增加黏度。此外，呼吸道感染时，大量炎细胞破坏，释放出 DNA 与黏蛋白结合，进一步增加痰的黏稠度。因此,破坏黏蛋白中的二硫键可以裂解黏蛋白,而降解痰液中的 DNA 能溶解脓性痰液。

乙酰半胱氨酸

乙酰半胱氨酸(acetylcysteine)为含巯基的化合物,可使黏痰中的二硫键裂解,降低痰的黏稠度,使之易咳出。用雾化吸入或气管内滴入给药,用于术后咳痰困难,及各种疾病引起的痰液黏稠和咳痰困难。本品有特殊臭味,对呼吸道有刺激性,哮喘和呼吸功能不全的老年患者慎用。滴入气管时需用吸痰器,不宜与金属、橡胶等器物接触,不宜与 β 内酰胺类抗生素合用,因可降低后者的活性。

去氧核糖核酸酶

去氧核糖核酸酶(deoxyribonuclease)使脓性痰中的 DNA 迅速水解成核苷酸片段,进而产生继发性蛋白溶解,降低痰液黏度,易于咳出。适用于脓性痰引流不畅患者,对肺心病急性加重期、支气管扩张、肺脓肿、囊性纤维化等疗效较好。

三、黏痰调节药

溴 己 新

溴己新(bromhexine)抑制呼吸道腺体和杯状细胞合成酸性糖胺聚糖,使之分泌黏滞性较低的小分子黏蛋白,黏度降低,易于咳出。可口服或雾化吸入,用于支气管炎、肺气肿支气管扩张等白色黏痰难以咳出者。部分患者用后可有恶心、胃部不适等,溃疡病、肝、肾功能不全者慎用。本类药物还有溴己新的活性代谢产物氨溴索(ambroxol),祛痰作用较溴己新好,毒性小,耐受性好。不良反应少,少数患者出现轻微的胃部不适,偶见皮疹等过敏反应。

(关凤英)

思 考 题

---

1. 请简述平喘药的分类、作用机制及应用,并列举代表药物。
2. 请简述氨茶碱的平喘机制及用药注意事项。
3. 请简述祛痰药的分类依据及其代表药物名称。

URSING

第二十八章

作用于消化系统的药物

28章 数字内容

—— 学习目标 ——

- 知识目标：

1. 掌握抗消化性溃疡药的代表药作用机制、药理作用及临床应用。

2. 熟悉助消化药、泻药、止泻药、止吐药和胃肠促动药的分类及代表药。

3. 了解利胆药的分类及代表药。

- 能力目标：

通过学习能应用章节知识进行该类药物处方、医嘱审核,患者用药护理及用药咨询。

- 素质目标：

通过学习培养以患者为中心,关心患者的人文精神。

患者,男,25 岁。间断性上腹部隐痛约半年,近 1 个月以来,餐后上腹烧灼痛,反酸。查体:上腹部压痛,无反跳痛,肝脾肋下未触及。血常规,便隐血检查均正常。B 超显示肝胆胰脾未见明显异常。^{13}C 尿素呼气实验结果显示幽门螺杆菌阳性。胃镜检查显示胃窦近幽门处有一不规则形溃疡。临床诊断:胃溃疡(幽门螺杆菌阳性)。给予奥美拉唑、阿莫西林、甲硝唑三种药物联合治疗。

请思考:

1. 奥美拉唑的药理作用是什么?

2. 奥美拉唑为什么要与阿莫西林合用? 常用抗幽门螺杆菌的抗生素还有哪些?

3. 奥美拉唑的不良反应主要有哪些? 可以长期服用吗?

4. 消化性溃疡患者用药期间的注意事项有哪些?

常见的消化系统疾病和症状有消化性溃疡、消化不良、恶心、呕吐、腹泻、便秘等,本章主要介绍抗消化性溃疡药、助消化药、泻药和止泻药、止吐药和胃肠促动药、利胆药。

第一节　抗消化性溃疡药

当胃黏膜处于强侵蚀力的胃酸、能水解蛋白质的胃蛋白酶、反流的胆汁、非甾体抗炎药等多种损害因子的侵蚀中,仍能保持结构完整和功能正常,得益于细胞屏障和黏液 -HCO_3^-盐屏障共同构成的胃黏膜屏障。细胞屏障由胃黏膜上皮细胞间的紧密连接组成,有抵抗胃酸和胃蛋白酶的作用。在前列腺素和表皮生长因子等作用下,黏膜上皮细胞重建和再生能力强,可使受损部位得以迅速修复。黏液 -HCO_3^-盐屏障是由黏液和 HCO_3^- 盐混合形成的具有 pH 梯度的黏液不动层,接近胃腔面的 pH 为 1~2,接近黏膜细胞面的 pH 为 7,能更充分地中和胃酸,防止胃黏膜细胞受损。

若胃黏膜屏障能力降低,侵袭因素增强,如幽门螺杆菌(*Helicobacter pylori*,Hp)感染,胃酸和胃蛋白酶分泌增多,均可使黏膜自我消化引发消化性溃疡。它可发生于与胃酸接触的任何部位,胃、十二指肠溃疡最常见。

胃酸中的 H^+ 由胃壁细胞生成和转运,受神经、体液调节。胃壁细胞基膜上的 H_2 受体、M_1 受体和胃泌素受体被激活后分泌的 H^+ 通过壁细胞顶膜上的氢 - 钾 ATP 酶转运至胃腔形成胃酸。拮抗上述受体、抑制氢 - 钾 ATP 酶均能抑制胃酸的分泌。

根据作用机制的不同,把抗消化性溃疡药分为四类:

1. 抑制胃酸分泌药

(1)质子泵抑制药,如奥美拉唑。

(2)H_2 受体拮抗药,如雷尼替丁。

(3)M_1 受体拮抗药,如哌仑西平。

(4)胃泌素受体拮抗药,如丙谷胺。

2. 抗酸药　如氢氧化铝。

3. 黏膜保护药　如硫糖铝、枸橼酸铋钾。

4. 抗 Hp 药

(1)抗 Hp 的抗生素,如阿莫西林。

(2)其他能抗 Hp 的药,如枸橼酸铋钾。

一、抑制胃酸分泌药

（一）质子泵抑制药（H⁺泵抑制药，氢-钾ATP酶抑制药）

质子泵抑制药（proton pump inhibitor，PPI）第一代以奥美拉唑（omeprazole）为代表。与第一代相比，第二代兰索拉唑（lansoprazole）和第三代泮托拉唑（pantoprazole）、雷贝拉唑（rabeprazole）、艾司奥美拉唑（esomeprazole）等口服吸收率较高，抑酸作用较强，药效维持时间久，对肝药酶影响较小，不良反应少而轻。

【体内过程】

1. PPI口服易吸收，奥美拉唑易受食物的影响，故制成肠溶制剂餐前至少1小时整粒吞服。第二、三代PPI不易受食物影响，生物利用度较高。

2. PPI血浆蛋白结合率高，主要分布在细胞外液。

3. 艾司奥美拉唑、奥美拉唑和兰索拉唑主要经肝CYP2C19代谢，其次经CYP3A4代谢。泮托拉唑经CYP2C19、CYP3A4和Ⅱ相硫酸化代谢，雷贝拉唑主要通过肝葡萄糖醛酸结合、硫酸化形成醚醛酸后由尿排泄。

4. PPI代谢产物大都经肾排泄，少数由粪排出，奥美拉唑 $t_{1/2}$ 为0.5~1小时，其他PPI $t_{1/2}$ 为1~2小时。

【作用机制】

胃壁细胞顶膜上的氢-钾ATP酶是胃酸分泌最重要的终末环节。PPI与氢-钾ATP酶不可逆结合，使酶失活，无法把H⁺转运至胃腔形成胃酸，故而可抑制各种因素引起的胃酸分泌，作用强大持久，大剂量还可导致低酸、无酸状态。胃酸的分泌需等新的质子泵合成才能恢复。PPI抑酸能力随代数的增大而增强，目前临床较常用第二、三代。

【药理作用】

抑制胃酸分泌、保护胃黏膜、抗Hp。

【临床应用】

1. **消化性溃疡** PPI的溃疡治愈率高、复发率低，是治疗消化性溃疡的首选药。

2. **胃食管反流病** 抑制胃酸分泌是目前治疗该病的主要措施。

3. **卓艾综合征（Zollinger-Ellison syndrome，胃泌素瘤）** 是一种具有分泌胃泌素功能的神经内分泌肿瘤，这种肿瘤常位于胰腺、胃窦和十二指肠。它是以高胃泌素血症、高胃酸分泌症和难治性消化性溃疡为特点的临床综合征，临床表现有顽固性、多发性消化性溃疡、腹痛及慢性腹泻等。内科治疗以抑制胃酸分泌为主。

【不良反应】

1. **胃肠道症状** 腹胀、腹泻和便秘等。可能与用药后胃酸减少，消化能力降低以及胃内菌群过度繁殖引起胃肠道感染有关。

2. **神经系统症状** 头晕、头痛、失眠、外周神经炎等。长期用药还可使抑郁症和焦虑症加重。

3. **升高血清胃泌素** 胃黏膜G细胞分泌胃泌素受胃液pH的反馈机制调节，长期服用PPI，胃酸分泌减少可引起血清胃泌素水平升高，刺激肠嗜铬样细胞增生，引起胃类癌。持续抑酸可致胃内细菌过度滋长，亚硝酸类化合物浓度升高，增加致癌倾向。故长期服用PPI者，应定期做胃镜检查。

4. **其他** 偶有口干、皮疹、粒细胞减少、溶血性贫血、转氨酶升高、肌肉和关节疼痛、女性月经周期延长、男性乳房发育和阳痿等，较轻微，停药后可消失。连续服用3个月以上可致低镁血症，停药1周左右血镁水平恢复正常。

【药物相互作用】

1. 奥美拉唑抑酸使胃内pH升高，与铁剂、伊曲康唑或四环素合用，会减少后者的吸收，不宜合用。

Note:

2. 在酸性环境下才有药效的黏膜保护药硫糖铝等若与 PPI 合用将无法起效,若需合用,两者应间隔一段时间。

3. PPI 抑制肝药酶 CYP2C19 活性的强弱顺序为奥美拉唑 > 兰索拉唑 > 艾司奥美拉唑 > 泮托拉唑。血小板聚集抑制剂氯吡格雷为无活性的前体药物,在体内需经肝药酶 CYP2C19 转化为活性产物才能起效,若与 CYP2C19 抑制剂奥美拉唑等合用,氯吡格雷的转化会受抑制,活性产物生成减少,抗血小板作用减弱。若需合用,可选择奥美拉唑与无须转化的活性药物替格瑞洛合用。或者选用对CYP2C19 无影响的雷贝拉唑与氯吡格雷合用。

4. 奥美拉唑、兰索拉唑、艾司奥美拉唑、泮托拉唑经 CYP2C19 和 CYP3A4 代谢,其作用也易受到CYP2C19、CYP3A4 的抑制剂和诱导剂的影响。

（二）H_2 受体拮抗药

H_2 受体拮抗药曾是治疗消化性溃疡的主要药物,但 PPI 已将其逐渐替代,该类药物有第一代西咪替丁(cimetidine),第二代雷尼替丁(ranitidine)和第三代法莫替丁(famotidine)、尼扎替丁(nizatidine)等。

【体内过程】

H_2 受体拮抗药口服吸收快,生物利用度为 40%~80%,$t_{1/2}$ 2~8 小时,一次服用后,西咪替丁有效浓度可维持 6 小时,雷尼替丁可维持 8~12 小时,第三代维持时间更长。血浆蛋白结合率低,体内分布广。

【药理作用】

该类药拮抗胃壁细胞上的 H_2 受体,能抑制组胺、胃泌素、M_1 胆碱受体激动引起的胃酸分泌,也能抑制基础胃酸、食物和其他因素引起的夜间胃酸分泌,还可减少胃蛋白酶分泌。

第二代抑酸作用是第一代的 4~10 倍,第三代是第二代的 7~10 倍。

【临床应用】

可用于治疗消化性溃疡、胃食管反流病、卓艾综合征、急性上消化道出血、应激性溃疡和急性胃黏膜出血等。

【不良反应】

1. **一般反应** 头痛、头晕、乏力、皮疹、皮肤干燥、脱发、肌肉痛等。

2. **胃肠道反应** 恶心、呕吐、腹泻、便秘等。

3. **肾功能损害** 急性间质性肾炎甚至肾损伤,较轻者停药后可恢复。

4. **中枢神经系统反应** 大剂量可致嗜睡、焦虑、精神错乱、幻觉等症状,老年人及肾功能不良者发生率高。

5. **内分泌紊乱** 西咪替丁有抗雄激素和促催乳素分泌的作用,长期服用可引起男性性功能减退、乳腺发育、阳痿、精子数减少和女性溢乳等。第二、三代 H_2 受体拮抗药对内分泌无影响。

6. **心血管系统反应** 偶可引起心律失常。

【药物相互作用】

1. 西咪替丁抑制肝药酶 CYP1A2\2D6\3A4 的作用强,与这些酶的底物如钙通道阻滞药、镇静催眠药、华法林、苯妥英钠、普萘洛尔、茶碱等合用,会抑制这些药物的代谢使其血药浓度升高而导致中毒,不宜合用。雷尼替丁的抑制作用弱,法莫替丁、尼扎替丁不明显影响 CYP_{450} 的活性。

2. 西咪替丁可延缓咖啡因的代谢、增强兴奋作用,服用西咪替丁期间忌服咖啡因或咖啡饮料。

3. 抗酸药、甲氧氯普胺可减少 H_2 受体拮抗药的吸收,若需合用,应间隔 1 小时以上。

4. H_2 受体拮抗药与阿司匹林、四环素同服时,会减少后者的吸收,不宜合用。

5. 硫糖铝需经胃酸分解后才能发挥作用,H_2 受体拮抗药的抑酸作用会降低硫糖铝的疗效,不宜合用。

（三）M_1 受体拮抗药

非选择性 M 受体拮抗药阿托品专一性差,抑制胃液分泌作用弱,不良反应多,不用于治疗消化性

Note:

溃疡。消化性溃疡的治疗宜用选择性高的 M_1 受体拮抗药哌仑西平、替仑西平等。两药相比,替仑西平生物利用度高,作用持续时间长,不良反应少而轻。

哌 仑 西 平

【体内过程】

哌仑西平(pirenzepine)口服吸收不完全,生物利用度约 25%,$t_{1/2}$ 10~11 小时。与食物同服可减少吸收,宜饭前服用,肌内注射吸收良好。体内分布广,不易透过血脑屏障。体内代谢少,约 85% 以原形经肾、肠排泄。

【药理作用】

哌仑西平可选择性拮抗胃壁细胞上的 M_1 受体,抑制胃酸分泌,但疗效不如 H_2 受体拮抗药。

【临床应用】

本品可用于治疗消化性溃疡、应激性溃疡、急性胃黏膜出血等。

【不良反应】

不良反应有口干、视力模糊、便秘或腹泻、头痛、眩晕、嗜睡等。

(四) 胃泌素受体拮抗药

丙 谷 胺

丙谷胺(proglumide)口服吸收快,$t_{1/2}$ 约 3.3 小时。丙谷胺拮抗胃泌素受体,对基础胃酸及多种因素引起的胃酸分泌均有抑制作用,还可促进胃黏膜黏液生成。治疗消化性溃疡、胃炎、急性上消化道出血。不良反应少,可引起食欲减退、腹胀等症。现已少用。

二、抗酸药

抗酸药(antacids)是一类弱碱性化合物,药理作用有:①中和胃酸,降低胃蛋白酶的活性,减轻疼痛,促进溃疡愈合。②螯合胆酸盐,减轻反流性损害。③刺激前列腺素释放,促进 HCO_3^- 和黏液分泌,发挥保护作用。④有些抗酸药如氢氧化铝、三硅酸镁等可形成胶状保护膜,覆盖于溃疡面,起保护作用。抗酸药单用疗效差,常组成复方制剂,如由氢氧化铝、三硅酸镁和颠茄流浸膏组成的复方氢氧化铝。

含铝、钙或镁的抗酸药:①与阿奇霉素、喹诺酮类、异烟肼、吩噻嗪类、地高辛、头孢泊肟酯、四环素类等合用时,可使后者的吸收减少。②在足量的情况下可显著升高尿液的 pH,导致水杨酸盐类的肾清除率增加、疗效下降,合用时需要监测。

氢 氧 化 铝

氢氧化铝(aluminum hydroxide)口服不吸收,中和胃酸作用较强,起效慢作用持久,对阿司匹林、乙醇所致胃黏膜损伤有良好的保护作用。产生的氯化铝使黏膜表面的蛋白质沉淀形成保护膜。氢氧化铝可影响肠道对磷的吸收,导致低磷血症、骨质疏松等,故不宜长期服用。

碳 酸 钙

碳酸钙(calcium carbonate)中和胃酸作用快、强而持久。中和胃酸产生的 CO_2 可引起嗳气、腹胀和继发性胃酸增多。产生的 Ca^{2+} 进入小肠可促进胃泌素分泌,使胃酸分泌增加,在碱性肠液中形成的碳酸钙和磷酸钙沉淀可引起便秘。

三 硅 酸 镁

三硅酸镁(magnesium trisilicate)中和胃酸作用弱、慢但作用持久,不产生 CO_2。在胃内与盐酸作用产生二氧化硅和氧化镁。二氧化硅为胶状物质,对溃疡面有保护作用。氧化镁可引起腹泻。肾病患者长期服用可导致高镁血症,出现眩晕、心悸等症状。

三、黏膜保护药

本类药物有前列腺素衍生物米索前列醇、硫糖铝、铋剂等。

米索前列醇

【体内过程】

米索前列醇（misoprostol）口服吸收快，生物利用度高，分布广，$t_{1/2}$ 20~40 分钟。

【药理作用】

1. 促进胃黏液和 HCO_3^- 盐分泌　米索前列醇增强黏液-HCO_3^- 盐屏障，增加胃黏膜血流量，促进胃黏膜细胞的增殖和修复，增强黏膜屏障。

2. 抑制胃酸分泌　米索前列醇抑制胃酸的作用强度、溃疡愈合率接近 H_2 受体拮抗药，但复发率较高。

3. 收缩子宫

【临床应用】

1. 非甾体抗炎药引起的胃黏膜损伤、消化性溃疡。

2. 米非司酮与米索前列醇序贯联合使用可终止早期妊娠。

先连续服用米非司酮 2~3 日，第 3 或第 4 日时空腹服用米索前列醇。米非司酮拮抗孕激素受体抗早孕、软化和扩张子宫颈，米索前列醇收缩子宫平滑肌，两药合用可终止停经 49 日内的早期妊娠，排出宫内的孕囊。

【不良反应】

不良反应轻，主要表现为恶心、腹痛、腹泻等胃肠道反应。若米索前列醇与含镁的药物合用，会使腹泻症状加重，故不宜合用。该药收缩子宫，女性患者服用可引起痛经、月经过多、流产，孕妇禁用。

硫 糖 铝

硫糖铝（sucralfate）为八硫酸盐蔗糖和聚氢氧化铝组成的复合物，易受进食的影响，宜空腹时服用。主要经肾排泄，肾功能受损可致铝蓄积中毒。

【药理作用】

1. 覆盖于溃疡面形成保护膜　硫糖铝在酸性胃液中能与溃疡面的纤维蛋白、坏死组织等结合，牢固地黏附在溃疡基底部，形成保护膜，抵御胃酸和消化酶的侵蚀，促进黏膜上皮的再生和溃疡愈合。该作用与局部的 pH 有明显关系，其黏附于溃疡面的最佳 pH 为 2~3，当 pH>4 时，此黏附作用减弱。

2. 增强黏膜保护功能　硫糖铝可促进 HCO_3^- 盐和黏液分泌、吸附胃蛋白酶和胆汁酸，减少胆汁反流损伤和酶的消化侵袭。促使黏膜合成前列腺素 E_2，增强黏膜的屏障保护作用。

3. 抗 Hp 作用　硫糖铝可抑制 Hp 的繁殖和 Hp 产生的蛋白酶、脂酶对消化道黏膜的破坏。

【临床应用】

本品可用于治疗消化性溃疡、急性胃黏膜损伤或出血、应激性溃疡、反流性食管炎等。

【不良反应】

不良反应轻微，主要有便秘、口干，偶有恶心、腹泻、眩晕或低血磷等。少量 Al^{3+} 可被吸收，肾功能受损可致铝蓄积中毒，表现为骨软化症、脑病。

【药物相互作用】

1. 硫糖铝在酸性环境中才能发挥作用，忌与抑制胃酸分泌药、碱性药物合用。

2. 硫糖铝可增厚胃黏液层，若与布洛芬、吲哚美辛、氨茶碱、地高辛、甲状腺素等合用，会减少上述药物的吸收，若需合用宜间隔 2 小时。

铋 剂

铋剂有枸橼酸铋钾（bismuth potassium citrate）、胶体果胶铋（colloidal bismuth pectin）、复方铝酸铋（compound bismuth bluminate）等。

【药理作用】

1. 对胃、十二指肠黏膜的保护作用

（1）铋剂在酸性环境中能形成保护性薄膜，隔离胃酸的侵蚀作用。

（2）抑制胃蛋白酶的活性，减少黏液蛋白降解。

（3）促进前列腺素的合成、分泌及黏膜 HCO_3^- 的分泌，增强胃黏膜屏障功能。

（4）促进表皮细胞生长因子在溃疡部位的聚集，加速溃疡的愈合。

2. 抗 Hp 作用　铋剂包裹 Hp、抑制 Hp 产生的蛋白酶、酯酶等，发挥抗菌作用。

【临床应用】

治疗消化性溃疡、溃疡性或浅表性胃炎、胃食管反流病及药物性溃疡等。

【不良反应】

1. 消化系统　服用铋剂期间，口中可能有氨味，口腔、舌、粪便可染成灰黑色。偶致恶心、便秘、腹泻等。

2. 神经系统　铋剂含有重金属铋，不宜大量或长期服用，两种铋剂不能同时服用，以免引起铋蓄积性中毒。血铋浓度 $0.1\mu g/ml$ 有发生神经毒性的危险，甚至出现铋性脑病，表现为精神紊乱、肌肉痉挛、运动失调、步履艰难。连续用药时间不宜超过 8 周。孕妇、哺乳期妇女禁用。

3. 泌尿系统　铋主要经肾脏排泄，长期服用可致肾衰竭，严重肾功能不全者禁用。

4. 铋相关性骨关节病　骨内铋浓度过高引起铋相关性骨关节病，常以单侧或双侧肩痛为先兆症状。

四、抗幽门螺杆菌药

幽门螺杆菌（Hp）为生长在胃、十二指肠的黏液层与黏膜细胞层之间的 G^- 杆菌，可通过多种机制损伤黏膜。根除 Hp 能促进溃疡愈合。抗 Hp 的药物有两类，第一类为抗 Hp 的抗生素如阿莫西林、克拉霉素、甲硝唑、四环素等，抗 Hp 作用强；第二类为其他能抗 Hp 的药如质子泵抑制药、铋剂，抗 Hp 的作用弱。单用一种抗 Hp 药疗效差、易引起 Hp 耐药，故提倡联合用药根除 Hp。

知 识 拓 展

Hp 根除治疗

Hp 根除指抗 Hp 药物治疗结束，Hp 消失后至少 4 周无 Hp 复发。Hp 阳性且有消化性溃疡、胃黏膜组织相关淋巴瘤、幽门螺杆菌相关性的胃炎、计划长期服用非甾体消炎药、胃癌家族史等患者，都需要进行 Hp 根除治疗。

目前根除 Hp 的治疗方案主要有由 PPI 及两种抗生素组成的三联疗法和由 PPI、铋剂及两种抗生素组成的四联疗法。PPI 推荐第二、三代的兰索拉唑、艾司奥美拉唑、雷贝拉唑、泮托拉唑。抗生素推荐组成方案为：①阿莫西林＋克拉霉素。②阿莫西林＋左氧氟沙星。③阿莫西林＋呋喃唑酮。④四环素＋甲硝唑或呋喃唑酮。青霉素过敏者，用克拉霉素替代阿莫西林。

第二节　助 消 化 药

助消化药多为消化液中的成分或促进消化液分泌的药物，用于消化道分泌功能减弱引起的消化不良。有些药物能阻止肠道的过度发酵，也可用于消化不良的辅助治疗。

胃 蛋 白 酶

胃蛋白酶（pepsin）是胃主细胞分泌的一种消化酶，能水解蛋白质和多肽。主要在胃内发挥作用，pH 约为 2 时活性最强，当 pH>5 时失活，故临床上多与稀盐酸配伍成合剂应用，辅助治疗胃酸、消化酶分泌不足引起的消化不良和慢性萎缩性胃炎，可餐前或进餐时服用，不宜与抗酸药或抑酸药同服。

胰 酶

胰酶（pancreatin）主要含有胰蛋白酶、胰脂肪酶和胰淀粉酶，在中性、弱碱性环境中活性增强，可促使蛋白质、脂肪和淀粉的消化分解，用于胰液分泌不足、慢性胰腺炎引起的消化障碍。为防止胃酸破坏,一般制成肠衣片吞服,不能嚼碎。

乳 酶 生

乳酶生(lactasin)为干燥活乳酸杆菌制剂,能分解糖类产生乳酸,使肠内酸度增高,从而抑制肠内腐败菌的繁殖,防止因腐败菌繁殖造成的蛋白质发酵和产生硫化氢气体。用于消化不良及腹胀、小儿消化不良性腹泻。不宜与抑制乳酸杆菌的抗菌药如四环素类等、能吸附乳酸杆菌的药物如药用炭等、碱性药物如抗酸药等合用,以免中和乳酸,降低肠内酸度而影响疗效。

第三节 泻药和止泻药

一、泻药

泻药(laxatives)指能加速肠道蠕动、缩短粪便在肠内滞留时间并增加粪便水分,使之成为软便或稀便,易于排出的一类药物。根据作用方式,将泻药分为三类:容积性泻药、接触性泻药和润滑性泻药。

(一) 容积性泻药

容积性泻药(osmotic laxatives),又称渗透性泻药,口服后肠道难吸收,升高肠腔渗透压,增大肠腔容积,促进肠蠕动而产生泻下作用。

硫 酸 镁

硫酸镁(magnesium sulfate)口服后解离成的离子在肠道难吸收,使肠腔渗透压升高,肠腔内存留大量水分,肠内容物体积增加,扩张肠道、刺激肠壁,促进肠蠕动而排便。硫酸镁导泻作用快而强,一般服后 1~6 小时排出液体性粪便,用于排除肠内毒物、结肠镜检查前排空肠内容物,以及排除肠道寄生虫。口服高浓度硫酸镁或用导管直接注入十二指肠,可引起胆囊收缩,反射性松弛胆总管括约肌,促进胆汁排泄呈现利胆作用,治疗阻塞性黄疸、慢性胆囊炎等。

硫酸镁口服过量可引起腹痛、剧烈腹泻、水、电解质紊乱。因其可引起反射性盆腔充血,孕妇、经期妇女禁用,体弱者、老年人、肾功能不良者慎用。中枢抑制药中毒不宜用硫酸镁导泻,以免加重中枢抑制。

乳 果 糖

乳果糖(lactulose)为半乳糖和果糖的双糖,在小肠不被吸收,在肠腔内维持高渗,使水、电解质更多地停留在肠腔。乳果糖进入结肠后被细菌分解,进一步提高肠腔内渗透压,增强肠蠕动,促进排便,主要用于治疗慢性便秘。乳酸还可抑制结肠对氨的吸收,降低血氨,可用于防治肝性脑病。过量可引起胃胀气、腹痛、腹泻、体液和钾丢失,有加重肝性脑病的危险。

聚 乙 二 醇

聚乙二醇 4000 散(macrogol 4000 powder)含有大分子聚乙二醇(4000)和山梨醇。大分子聚乙二醇(4000)是线性长链聚合物,口服后几乎不分解、不吸收、不代谢,通过氢键固定水分子,增加粪便含水量并软化粪便,改善便秘症状。临床上治疗成人及 8 岁及以上儿童便秘,但儿童宜为短期治疗,最长疗程不应超过 3 个月。此外,该类药物是临床上常用的清肠剂,常用于肠镜检查前的肠道准备。

磷酸钠盐口服溶液

磷酸钠盐口服溶液(sodium phosphates oral solution)为磷酸二氢钠和磷酸氢二钠的复方制剂,常用于肠道 X 线、内镜检查前或手术前的肠道准备。服用者多喝水可增强泻下的效果。用药后可能会出现恶心、呕吐、胃胀、腹疝、腹泻、乏力、眩晕、过敏反应、肝功能改变、肛门刺激征及短暂性电解质紊乱。若过量使用可能会导致水、电解质紊乱。

(二) 接触性泻药

接触性泻药(contact cathartics,刺激性泻药)能刺激结肠推动性蠕动产生作用。

Note:

比 沙 可 啶

比沙可啶(bisacodyl)口服或直肠给药后刺激结肠产生蠕动。一般口服 6 小时内或直肠给药 15~60 分钟内起效,主要用于肠道 X 线、内镜检查前、手术前排空肠内容物,也可治疗急、慢性便秘和习惯性便秘。为避免对胃的刺激,口服肠衣片,也可直肠给予栓剂或混悬液。

(三)润滑性泻药

润滑性泻药通过局部润滑并软化粪便发挥作用。

甘 油

甘油(glycerin)由 50% 甘油制成栓剂,肛门给药,不影响营养物质的吸收,在短时间内即可引起排便,适用于功能性便秘、年老体弱者和小儿便秘、术后排便困难者。

二、止泻药

腹泻是多种疾病的常见症状,剧烈和持久的腹泻,可导致电解质紊乱、脱水和营养不良。在进行对因治疗的同时,适当给予止泻药以缓解症状。目前临床所用多属于非特异性止泻药,可分为四类:①抑制肠蠕动止泻药,如洛哌丁胺。②收敛止泻药,如鞣酸蛋白。③吸附止泻药,如药用炭。④胃肠道黏膜保护药,如次水杨酸铋。

(一)抑制肠蠕动止泻药

洛 哌 丁 胺

洛哌丁胺(loperamide)结构与哌替啶相似,对消化道具有更明显的选择性,很少进入中枢。其与肠壁阿片受体结合,提高肠肌张力,抑制推动性蠕动呈现止泻作用。洛哌丁胺较同类的地芬诺酯作用强、快、持久,适用于非感染性急、慢性腹泻、肠易激惹综合征、炎症性肠病所致的腹泻。不良反应少,有时出现恶心、呕吐、口干、腹痛、腹泻、头痛、眩晕、皮疹、瘙痒等症状。有一定成瘾性,应避免长期使用。2 岁以下儿童、伴有高热和脓血便的细菌感染患者禁用。

(二)收敛止泻药

收敛止泻药(astringents)如鞣酸蛋白(tannalbin)口服后在肠内分解出鞣酸,与肠黏膜表面蛋白质结合,形成沉淀,阻止黏膜的分泌与渗出,发挥其收敛、止泻作用,临床用于急性肠炎及各种非细菌性腹泻的治疗。

(三)吸附止泻药

药用炭(medical charcoal,活性炭)为不溶性粉末,能吸附大量气体、毒物和肠道内细菌等,起保护、止泻和阻止毒物吸收的作用。可治疗腹泻、食物中毒和胃肠胀气等。因活性炭影响儿童营养物质的吸收,故 3 岁以下儿童或长期腹泻患者禁用。因能吸附并减弱抗生素、维生素、消化酶等药的作用,故不宜合用。

(四)胃肠道黏膜保护药

次水杨酸铋(bismuth subsalicylate)可在胃肠道黏膜表面形成一层保护膜,保护肠道黏膜免受刺激从而减轻腹泻的症状,治疗非特异性腹泻。

第四节 止吐药和胃肠促动药

一、止吐药

恶心、呕吐是由于内脏及前庭功能紊乱、外科手术、药物、恶性肿瘤的化学治疗、放射治疗等刺激延髓催吐化学感受区(CTZ)多巴胺受体、H_1 受体、M 受体、5-HT_3 受体引起的。此外,胃肠运动减弱也可引起恶心、呕吐、消化不良等症状。止吐药拮抗相应受体而止呕,分为:①H_1 受体拮抗药,如苯海拉明,可防治晕动病、内耳性眩晕病等引起的呕吐。②M 受体拮抗药,如东莨菪碱,可防治晕动病和术后

Note:

的恶心、呕吐。③多巴胺受体拮抗药,如甲氧氯普胺、氯丙嗪。④5-HT$_3$受体拮抗药,如昂丹司琼。

甲氧氯普胺

甲氧氯普胺(metoclopramide)有中枢和外周两方面的作用:①拮抗中枢 CTZ 的多巴胺受体,较大剂量时也可拮抗 5-HT$_3$ 受体而止吐。②拮抗胃肠道多巴胺受体,可增强食管到近端小肠的平滑肌运动,增加贲门括约肌张力,松弛幽门,加速胃的正向排空。临床主要用于治疗慢性功能性消化不良引起的胃肠运动障碍如恶心、呕吐等。不良反应可见嗜睡、倦怠、焦虑、抑郁等中枢症状,长期应用可使多巴胺神经功能减弱、胆碱能神经功能亢进而出现肌肉震颤、发音困难等锥体外系反应,以及男性乳房发育等内分泌紊乱症状。

昂 丹 司 琼

治疗恶性肿瘤的化疗药可刺激肠嗜铬样细胞释放 5-HT,激活 5-HT$_3$ 受体引起恶心、呕吐。昂丹司琼(ondansetron)为 5-HT$_3$ 受体拮抗药,能拮抗中枢和迷走神经的 5-HT$_3$ 受体,产生强大的止吐作用,用于治疗恶性肿瘤化学治疗及放射治疗引起的呕吐,但对晕动病及去水吗啡引起的呕吐无效。格拉司琼(granisetron)、托烷司琼(tropisetron)、多拉司琼(dolasetron)等作用均比昂丹司琼更强,不良反应更少见,主要有头痛、头晕、便秘或腹泻等。孕妇禁用。

二、胃肠促动药

胃肠促动药通过影响多巴胺受体、5-HT$_4$受体等促进胃肠蠕动,治疗多种原因引起的胃肠运动障碍。

多 潘 立 酮

多潘立酮(domperidone)为多巴胺受体拮抗药,可增加食管下部括约肌张力,防止胃食管反流。可增强胃肠蠕动,促进胃排空,还可止吐。用于治疗:①因胃排空延缓、胃食管反流引起的消化不良。②恶性肿瘤化学治疗和放射治疗引起的恶心和呕吐。③腹部器官疾病、脑部疾患、各种感染等引起的呕吐。④帕金森病患者在使用多巴胺受体激动药如左旋多巴等治疗时引起的恶心和呕吐。

多潘立酮的不良反应:偶见头痛、失眠、皮疹、瘙痒、腹泻等。不易透过血脑屏障,极少引起锥体外系反应,但因垂体位于血脑屏障外,所以可能会引起催乳素水平升高、男性出现女性化乳房、精子数量减少等,女性出现溢乳、月经不调,但停药后即可恢复正常。催乳素瘤、嗜铬细胞瘤、乳癌患者禁用。

药物的相互作用:多潘立酮可引起 QT 间期延长,主要通过肝药酶 CYP3A4 代谢,禁止与 CYP3A4 强效抑制剂如唑类抗真菌药如氟康唑,大环内酯类抗生素如红霉素、克拉霉素,钙通道阻滞药如地尔硫草、维拉帕米,以及 CYP3A4 中效抑制剂葡萄柚汁等合用。

莫 沙 必 利

莫沙必利(mosapride)为选择性 5-HT$_4$受体激动药,可促进胃、小肠、结肠运动,适应证广,不良反应少,无心脏毒性,安全性高。临床常用于:①胃食管反流病、胃轻瘫及胃部分切除患者的胃功能障碍。②功能性便秘。③吞服胶囊内镜后 1 小时胶囊尚未通过幽门者,可给予莫沙必利促使胶囊进入十二指肠。④常与 PPI、H$_2$ 受体拮抗药等抑酸药合用,是治疗功能性消化不良,与进食相关的餐后不适综合征的一线药物。不良反应有腹痛、腹泻、口干、皮疹、头晕等。莫沙必利主要通过 CYP3A4 代谢,CYP3A4 抑制剂大环内酯类可升高莫沙必利的血药浓度,若需合用此类药物,可换用伊托必利,因为其主要通过黄素单加氧酶系代谢,不依赖于细胞色素 P$_{450}$ 单加氧酶系,极少发生药物相互作用。

第五节 利 胆 药

按发生部位来看,狭义的胆结石就指胆囊内结石。按结石的成分分类,胆结石可以分为胆固醇结石、胆色素结石、两者的混合型结石。胆结石是由于胆汁中胆固醇、胆汁酸、卵磷脂等成分比例失调,胆固醇呈过饱和状态,胆汁中的蛋白质促胆固醇晶体成核作用,以及胆囊运动功能减弱的共同作用下导致胆汁淤滞而发生成晶、析出、结聚、成石。

利胆药能促进胆汁分泌和胆囊排空,辅助治疗胆结石。据利胆药的作用方式可分为:促胆汁分泌药如熊去氧胆酸等,以及促胆汁排空药如曲匹布通等。利胆药禁用于阻塞性黄疸、孕妇、哺乳期妇女。

熊去氧胆酸

熊去氧胆酸(ursodeoxycholic acid)能降低胆汁中胆固醇含量及饱和指数,促进胆固醇从结石表面溶解,还能抑制肠道吸收胆固醇,治疗胆固醇结石等。其不良反应少。考来烯胺、考来替泊、氢氧化铝会与熊去氧胆酸在肠道形成络合物,阻碍吸收,不宜同时服用,若必须合用,应间隔两小时。熊去氧胆酸可增加环孢素在肠道的吸收,合用时应监测环孢素的血清浓度,必要时要调整环孢素的剂量。

曲 匹 布 通

曲匹布通(trepibutone)能选择性收缩胆道平滑肌,松弛胆道括约肌,促进胆汁排泄,解痉止痛,治疗胆石症、胆囊炎、胆道运动障碍及胆囊手术后综合征等。

(温 俊)

思 考 题

1. 请简述抗消化性溃疡药的分类、代表药及各类药的药理作用。
2. 临床治疗消化性溃疡为什么要选择联合治疗? 用哪些药物联合治疗?
3. 请简述泻药、胃肠促动药的分类和代表药。

Note:

第二十九章

子宫平滑肌兴奋药与抑制药

29章 数字内容

学 习 目 标

- **知识目标：**
  1. 掌握缩宫素、麦角新碱和利托君的药理作用、临床应用和不良反应。
  2. 熟悉前列腺素和硫酸镁的作用特点和不良反应。
  3. 了解其他子宫平滑肌抑制药的作用和应用。
- **能力目标：**
  通过学习能应用章节知识，初步具备对不同患者选择适合药物的能力。
- **素质目标：**
  通过学习能初步掌握作用于子宫平滑肌药物的整体用药护理技能。

患者,女,27 岁。初产妇,妊娠 38 周,出现规律宫缩 16 小时,阴道有少量淡黄色液体流出,宫缩 20s/6min,胎心率 150 次 /min。宫口开大 2cm,宫颈轻度水肿,胎头 S^{-2},无明显骨产道异常。临床诊断:宫缩乏力。药物治疗方案:静脉滴注缩宫素。

请思考:

1. 缩宫素治疗宫缩无力的作用机制是什么?

2. 缩宫素的药理作用及临床应用有哪些? 可用于治疗宫缩无力的药物还有哪些?

3. 缩宫素的主要不良反应有哪些? 在用药护理和用药咨询方面有哪些注意事项?

临床上作用于子宫平滑肌的药物很多,可分为子宫平滑肌兴奋药与子宫平滑肌抑制药。子宫平滑肌兴奋药能选择性兴奋子宫平滑肌,引起子宫收缩力增强,临床用于引产和催产,常用的有缩宫素、麦角生物碱及前列腺素等。子宫平滑肌抑制药又称抗分娩药,能抑制子宫平滑肌收缩,主要用于防治早产和痛经,包括肾上腺素受体激动药、钙通道阻滞药、硫酸镁、前列腺素合成酶抑制药和缩宫素受体拮抗药等。

第一节　子宫平滑肌兴奋药

子宫平滑肌兴奋药能选择性地兴奋子宫平滑肌,由于药物种类、用药剂量不同、子宫生理状态的不同,可引起不同程度的子宫节律性或强直性收缩,临床应用须严格掌握其适应证和用药剂量。临床常用的有缩宫素、麦角新碱及前列腺素等。

缩　宫　素

缩宫素(oxytocin)可从牛、猪、羊等动物的神经垂体中提取,也可人工合成。缩宫素与加压素(也称抗利尿激素,ADH)同是神经垂体激素的两种主要成分,都先在下丘脑的视上核和室旁核合成大分子的前激素,然后与载体、神经垂体激素运载蛋白结合形成复合体,沿神经轴突运送到神经垂体储存,并在机体需要时释放入血。

【体内过程】

缩宫素口服易被消化道酶破坏而失效。肌内注射吸收良好,3~5 分钟起效,可维持 20~30 分钟;静脉滴注作用更快和更短,故需静脉滴注维持疗效。也可经鼻腔及口腔黏膜吸收。$t_{1/2}$ 为 5~12 分钟。可透过胎盘。主要由肝、肾代谢和消除。

【作用机制】

子宫平滑肌细胞膜存在特异性缩宫素受体,未孕子宫受体表达的密度低,妊娠期间受体表达密度逐渐增加,后期增至最高。与缩宫素结合后,通过与 G 蛋白偶联,激活磷脂酶 C(PLC),使三磷酸肌醇(IP$_3$)生成增多,增加细胞内钙池释放 Ca^{2+},也可导致细胞膜去极化,激活电压依赖性钙通道,增加胞质中 Ca^{2+} 浓度,使子宫平滑肌收缩增强,故缺钙的孕妇不容易自动临产,也对缩宫素不敏感。此外,缩宫素还能作用于子宫内膜和蜕膜的受体,促进前列腺素 F$_{2\alpha}$(PGF$_{2\alpha}$)及其代谢产物的合成和释放,加强子宫平滑肌收缩,并使宫颈变软及扩张。

【药理作用】

1. 兴奋子宫　缩宫素能直接兴奋子宫平滑肌,其收缩强度取决于剂量和子宫生理状态。小剂量(2~5U)可加强子宫(尤其是妊娠末期子宫)的节律性收缩,其收缩性质与正常分娩相似,即子宫底部平滑肌发生节律性收缩,而子宫颈平滑肌松弛,可促使胎儿顺利娩出;大剂量(5~10U)可引起肌张力持续增高,最终导致强直性收缩,不利于胎儿娩出。子宫平滑肌对缩宫素的敏感性受雌、孕激素的影响。在妊娠早期,孕激素水平较高,可降低子宫对缩宫素的敏感性,使子宫对体内自身分泌的缩宫素不敏感,子宫平滑肌收缩较弱,有利于保护胎儿;而妊娠后期,体内雌激素水平增高,子宫对缩宫素的敏感性增高,临产时最为敏感,有利于足月时发动宫缩引产;分娩后子宫对缩宫素敏感性又逐渐降低。产后出血时,可立即皮下或肌内注射较大剂量缩宫素(5~10U),迅速引起子宫强直性收缩,压迫子宫肌层内血管而止血。也可用于一些妇科手术如子宫肌瘤剔除术中的宫壁注射止血,但因其作用短暂,目前临床上已被作用较快、作用持续时间较长的麦角新碱取代。

2. 其他作用 可与乳腺的缩宫素受体结合,促进乳汁分泌。大剂量能短暂松弛血管平滑肌,扩张血管,引起血压下降。

【临床应用】

1. 催产和引产 对胎位正常、头盆相称、无产道障碍的宫缩无力难产,可用小剂量缩宫素催产,促进分娩;对过期妊娠、死胎或其他原因需提前终止妊娠者,可用小剂量缩宫素引产。

2. 产后止血 产后出血时,可立即皮下或肌内注射较大剂量缩宫素,迅速引起子宫强直性收缩,压迫子宫肌层内血管而止血,并可加速子宫复原。但因其作用短暂,常需加用麦角新碱。

【不良反应与注意事项】

催产或引产时,缩宫素用量过大可引起子宫持续性强直收缩,导致胎儿窒息或子宫破裂。静脉输液过快或剂量过大,可出现水潴留和低钠血症。如果在产程中使用了缩宫素,在产后 2 小时内要用缩宫素维持,以免子宫松弛性出血。如有产道异常、头盆不称及胎位异常、3 次妊娠以上的经产妇或有剖宫产史者禁用。偶见变态反应。

麦 角 新 碱

麦角新碱(ergot alkaloid)为麦角成分中作用最强,毒性反应最小的一种。

【体内过程】

麦角新碱口服、肌内注射均吸收快而完全,肌内注射和静脉注射为口服剂量的 1/10 和 1/20。口服 6~15 分钟,肌内注射 2~3 分钟,开始宫缩,作用持续 3 小时,静脉注射立即见效,作用约 45 分钟,节律性的收缩可持续达 3 小时。肝内代谢和肾脏排泄均较快。

【药理作用】

1. 兴奋子宫 能选择性兴奋子宫平滑肌,其作用强度取决于子宫的功能状态,妊娠子宫比未孕子宫敏感,临产时最敏感。作用较缩宫素强而持久,小剂量时能增加其收缩频率和强度,剂量稍大则收缩加强和延长,甚至形成强直性收缩,但对子宫体和子宫颈的作用无显著差异,此时子宫底与子宫颈肌肉同时收缩,因此不适用于催产和引产,仅用于产后止血和子宫复原。

2. 收缩血管 能直接兴奋血管平滑肌,收缩末梢血管。大剂量或反复应用会损伤血管内皮细胞,导致血栓和肢端干性坏疽。也能使脑血管收缩,减小脑动脉搏动幅度,从而减轻偏头痛。

【临床应用】

1. 子宫出血 使子宫平滑肌强直性收缩,压迫血管而止血。主要用于产后或其他原因引起的子宫出血。

2. 产后子宫复原 产后子宫复原过程若进展缓慢,易引起出血和感染。可通过兴奋子宫平滑肌,加速其复原。

【不良反应与注意事项】

静脉给药后可能引起恶心、呕吐、血压升高。偶见过敏反应,严重者出现呼吸困难。如使用不当,可能发生麦角中毒,表现为持久腹泻、手足和下肢皮肤苍白发冷、心跳弱、持续呕吐和惊厥等。

前 列 腺 素

前列腺素(prostaglandins,PGs)广泛存在于动物和人的组织和体液中,属不饱和脂肪酸,具有多种生理作用的活性物质。对心血管、消化、生殖、泌尿和神经等系统均有作用。作为子宫兴奋药应用的前列腺素有地诺前列酮(PGE$_2$)、地诺前列素(PGF$_{2\alpha}$)和硫前列酮等。

【药理作用】

本品对妊娠各个时期的子宫均有收缩作用,妊娠晚期最敏感。可引起近似正常分娩的子宫收缩,在增强子宫平滑肌收缩力的同时,还能使子宫颈松弛。早孕妇女阴道内给药,可引起强烈宫缩而致流产。

【临床应用】

本品可用于早期或中期妊娠引产、足月或过期妊娠引产。也可用于葡萄胎和死胎的引产,以排出宫内异物。

【不良反应与注意事项】

本品可兴奋胃肠道平滑肌,引起较强烈的恶心、呕吐、腹痛、腹泻等症状。PGE_2 能升高眼压,不宜用于青光眼患者。$PGF_{2\alpha}$ 能收缩支气管平滑肌,不宜用于支气管哮喘患者。剂量过大可能引起子宫强直性收缩而致子宫破裂,故使用期间应严密观察,随时调整用药剂量。

第二节　子宫平滑肌抑制药

子宫平滑肌抑制药又称抗分娩药(tocolytic drugs),可抑制子宫平滑肌收缩,使其收缩力减弱和收缩节律减慢,临床主要用于防治早产和痛经。

一、β_2 肾上腺素受体激动药

通过激动 β_2 肾上腺素受体,引起平滑肌松弛作用,主要用于防治支气管哮喘,少数药物同时具有抑制子宫平滑肌的作用,可用于防治早产。

利　托　君

利托君(ritodrine)又名羟苄羟麻黄碱,利妥特灵。

【体内过程】

本品口服吸收迅速,但首过消除明显,生物利用度仅为 30% 左右,血浆蛋白结合率为 32%,能通过胎盘屏障。在肝脏主要与葡萄糖醛酸结合,以原形和代谢物经肾排泄。

【作用机制与药理作用】

本品属选择性 β_2 受体激动药,通过激动子宫平滑肌上 β_2 受体,能特异性抑制子宫平滑肌,减弱妊娠与非妊娠子宫的收缩强度和频率,缩短宫缩时间,其他药理性质与 β_2 受体激动剂相似。

【临床应用】

本品主要用于防治早产,用药后可延缓分娩,使妊娠时间接近正常。可先采用静脉滴注,取得疗效后,改口服维持疗效。用药过程中应密切注意孕妇主诉及心率、血压和宫缩的变化,并限制静脉输液量。若出现胸痛,应立即停药并作心电监护。长期用药者,应监测血糖。

【不良反应】

1. 静脉给药不良反应较严重,主要与 β 受体激动有关,可发生心悸、胸闷、胸痛和心律失常等,严重者应中断治疗。有严重心血管疾病的患者禁用。

2. 少数患者可见血红蛋白降低、血糖升高、血钾降低及游离脂肪酸升高。故糖尿病患者及使用排钾利尿药的患者慎用。能通过胎盘屏障使新生儿心率改变和出现低血糖,应密切注意。个别患者可出现肺水肿,极严重者可导致死亡。一般认为口服给药引起不良反应较静脉给药轻,但仍需注意。

3. 妊娠不足 20 周和分娩进行期(子宫颈扩展大于 4cm 或开全 80% 以上)的孕产妇禁用。

二、其他子宫平滑肌抑制药

硫　酸　镁

硫酸镁(magnesium sulfate)静脉给药后,Mg^{2+} 直接作用于子宫平滑肌细胞,阻滞 Ca^{2+} 的子宫收缩

活性,明显抑制子宫平滑肌收缩,抑制早产宫缩。可以防治早产和妊娠期高血压疾病的子痫发生,对于 β_2 受体激动药禁用的产妇,可用硫酸镁治疗早产。通常治疗需要的血镁浓度与中毒剂量接近,故对肾功能不良、肌无力、心肌病者慎用或不用。用药过程中应密切注意患者呼吸、尿量、膝腱反射。用药期间可监测孕妇的血清镁离子浓度。

钙通道阻滞药

硝苯地平(nifedipine)通过阻滞 Ca^{2+} 细胞内流而抑制宫缩。并可显著拮抗缩宫素所致的子宫兴奋作用,为最常用防治早产的钙通道阻滞药。治疗过程中应密切注意孕妇的心率、血压变化。对已用硫酸镁者慎用,以防血压急剧下降。

前列腺素合成酶抑制剂

吲哚美辛(indomethacin)已被用于早产,这类药物能通过胎盘到达胎儿,大剂量长期使用可使胎儿动脉导管过早关闭及胎儿肾功能受损,故最好仅在 β_2 受体激动药、硫酸镁等药物使用受限或无效,且在妊娠 34 周之内的孕妇选用。用药过程中应密切监测羊水量及胎儿动脉导管血流情况。此外,消化性溃疡患者禁用此药。

缩宫素受体拮抗剂

阿托西班(atosiban)为缩宫素受体拮抗药,可与缩宫素竞争缩宫素受体而起到抑制宫缩的作用。该药具有保胎效果好,副作用发生率较低的特点。作用机制为与缩宫素受体结合,在受体水平,竞争性、剂量依赖性地抑制由缩宫素引起的子宫收缩,减少前列腺素的合成,降低子宫平滑肌的收缩性。此外,还对缩宫素受体起降调作用,减弱缩宫素的功效,阻止第二信使的合成及钙离子的移动,减少肌细胞中钙离子水平,达到抑制宫缩的效果。

知 识 拓 展

硫酸镁防治子痫注意事项

硫酸镁是治疗子痫和预防抽搐复发的一线药物,也是对于重度子痫前期预防子痫发作的用药。血清镁离子的有效治疗浓度为 1.8~3.0mmol/L,>3.5mmol/L 即可出现中毒症状。使用硫酸镁的必备条件:

(1) 膝腱反射存在。

(2) 呼吸≥16 次 /min。

(3) 尿量≥25ml/h(即≥600ml/d)。

(4) 备有 10% 葡萄糖酸钙溶液。镁离子中毒时停用硫酸镁并缓慢(5~10 分)静脉推注 10% 葡萄糖酸钙溶液 10ml。

如孕妇同时合并肾功能障碍、心功能受损或心肌病、重症肌无力等,或体重较轻者,则硫酸镁应慎用或减量使用。条件许可,用药期间可监测孕妇的血清镁离子浓度。

(马松涛)

思 考 题

1. 请简述缩宫素和麦角新碱兴奋子宫平滑肌的作用及临床应用有何异同点?
2. 请简述利托君松弛子宫平滑肌的机制和作用特点是什么?

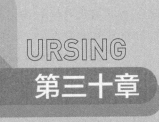

URSING

第三十章

性激素类药及避孕药

30章 数字内容

── 学习目标 ──

● **知识目标:**

1. 掌握雌激素类药和孕激素类药的药理作用、临床应用及不良反应。

2. 熟悉抗雌激素类药和雄激素类药的药理作用、临床应用及不良反应,甾体激素避孕药的药理作用和不良反应。

3. 了解性激素的分泌及调节,同化激素类药的药理作用、临床应用及不良反应,其他避孕药。

● **能力目标:**

1. 通过学习能应用章节知识进行该类药物处方和医嘱审核,药物不良反应的诊断及处理,并对患者进行用药护理。

2. 能够对患者开展生殖健康宣教,正确引导患者认识生殖科学。

● **素质目标:**

1. 通过学习能够给予生殖系统疾病患者充分理解和人文关怀,消除患者心理压力,客观认识自己的病情,树立战胜疾病的信心。

2. 以人为本,尊重患者隐私,用爱心和责任心帮助患者建立科学的生活方式,守护生殖健康。

导入案例与思考

患者,女,16 岁,学生。14 岁初潮后月经一直不规律,本次月经持续 12 日不止。查体:面色苍白,阴道口可见红色血块。超声提示:子宫小于正常,内膜薄,双侧附件正常。血常规:Hb 86g/L,WBC 4.2×10^9/L,PLT 150×10^9/L。临床诊断:青春期功能性子宫出血。肌内注射苯甲酸雌二醇 3mg/d,分 2 次肌内注射,24 小时后出血基本停止。

请思考:

1. 雌激素治疗功能性子宫出血的机制是什么?

2. 可用于治疗功能性子宫出血的药物还有哪些? 为什么选择雌激素给予该患者治疗?

3. 雌激素还有哪些临床应用?

性激素(sex hormones)是性腺分泌的甾体类激素,包括雌激素、孕激素和雄激素三大类。临床应用的性激素类药物是人工合成品及其衍生物,除用于治疗某些疾病外,还可用做避孕药。

【性激素的分泌】

性激素的分泌受下丘脑 - 腺垂体的调节。下丘脑分泌促性腺激素释放激素(gonadotropin-releasing hormone,GnRH),促进腺垂体分泌促性腺激素:卵泡刺激素(follicle-stimulating hormone,FSH)和黄体生成素(luteinizing hormone,LH)。在女性体内,FSH 刺激卵巢中卵泡发育与成熟,使其分泌雌激素;LH 则促进卵巢中黄体生成,使其分泌孕激素。在男性体内,FSH 刺激睾丸中精子生成,LH 则促进睾丸间质细胞分泌雄激素。

【性激素的调节】

性激素对下丘脑及腺垂体的分泌具有正、负反馈调节作用(图 30-1)。正反馈:排卵前雌激素水平较高,可直接或间接通过下丘脑促进腺垂体分泌 LH,引发排卵;负反馈:月经周期的黄体期,雌、孕激素水平都较高,可使下丘脑 GnRH 的分泌减少,抑制排卵。以上性激素对下丘脑 - 腺垂体分泌的正、负反馈调节称为"长反馈";腺垂体的 FSH 和 LH 对下丘脑 GnRH 分泌的负反馈调节称为"短反馈"。常用的甾体激素避孕药就是根据负反馈机制而设计的。

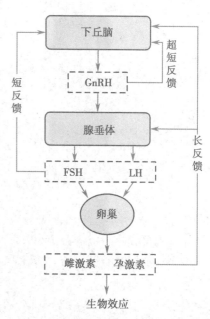

GnRH:促性腺激素释放激素;
FSH:卵泡刺激素;LH:黄体生成素。

图 30-1　**女性激素的调节**

【性激素的作用机制】

性激素通过与靶细胞核内的性激素受体特异结合,影响靶基因 mRNA 转录和蛋白质的合成,产生生物学效应。

第一节　雌激素类药及抗雌激素类药

一、雌激素类药

卵巢分泌的雌激素(estrogens)主要是雌二醇(estradiol),雌酮(estrone)和雌三醇(estriol)是其主要代谢产物,雌二醇生物活性最强。临床常用雌激素类药多是以雌二醇为母体合成的药物,主要包括炔雌醇(ethinylestradiol)、炔雌醚(quinestrol)及戊酸雌二醇(estradiol valerate)等。此外,还合成了一些结构简单、具有雌激素样作用的非甾体类药物,如己烯雌酚(diethylstilbestrol)等。

【体内过程】

天然雌激素如雌二醇口服后首过效应明显,生物利用度低,需注射给药。入血后主要与性激素结合球蛋白特异性结合,或与白蛋白非特异性结合。代谢产物大部分以葡萄糖醛酸或硫酸结合的形式经肾排出,少部分经胆汁排泄并形成肝肠循环。人工合成的炔雌醇和炔雌醚等口服吸收后贮存于脂肪组织缓慢释放,故口服疗效好,作用维持时间长。己烯雌酚口服后在肝内代谢较慢,能维持较长时间。酯类衍生物如苯甲酸雌二醇和戊酸雌二醇等肌内注射后吸收缓慢,作用时间长。

【生理与药理作用】

1. **促进性器官发育和维持第二性征** 对未成年女性,雌激素能促进子宫发育、刺激乳腺导管和腺泡生长发育等,形成并维持女性第二性征。对成年女性,除维持女性性征外,雌激素还能促进子宫肌层和内膜增殖变厚,与孕激素共同参与形成月经周期;可增强子宫平滑肌对缩宫素的敏感性;亦可使阴道上皮增生,使浅层细胞发生角化。

2. **对排卵的影响** 小剂量雌激素在孕激素配合下,刺激促性腺激素分泌,促进排卵;但大剂量雌激素可通过负反馈机制减少促性腺激素的分泌,从而抑制排卵。

3. **对乳腺的作用** 小剂量雌激素能促进乳腺导管及腺泡生长发育;大剂量时可抑制催乳素对乳腺的刺激作用,减少泌乳。

4. **对代谢的影响** ①雌激素能激活肾素 - 血管紧张素系统,使醛固酮分泌增加,有轻度水钠潴留作用。②雌激素能促进骨中钙、磷沉积,加速骨的生长,促进长骨骨骺的闭合,对青春期骨骼生长发育发挥作用,并能预防绝经期妇女骨质丢失。③大剂量雌激素能升高血清甘油三酯和高密度脂蛋白,降低血清胆固醇和低密度脂蛋白。

5. **其他** 雌激素可增加凝血因子Ⅱ、Ⅶ、Ⅸ和Ⅹ的活性,促进凝血过程。雌激素还有抗雄激素作用。

【临床应用】

1. **绝经综合征** 又称更年期综合征,指更年期妇女卵巢功能降低,雌激素分泌不足后,腺垂体促性腺激素分泌增多,导致内分泌平衡失调而引起的一系列症状,如面部潮红、出汗和情绪不安等。应用雌激素替代治疗,可抑制腺垂体促性腺激素的分泌,减轻更年期综合征症状。长期单用雌激素治疗绝经综合征,可使子宫内膜异常增生和子宫内膜癌危险性增加,所以有子宫者,联合应用雌孕激素,不增加子宫内膜癌发病风险。

2. **卵巢功能不全和闭经** 原发性或继发性卵巢功能低下患者以雌激素替代治疗,可促进外生殖器、子宫及第二性征的发育。将雌激素与孕激素合用,可产生人工月经。

3. **功能性子宫出血** 雌激素类药物可促进子宫内膜增生,修复出血创面而止血。也可以适当配伍孕激素,以调整月经周期。

4. **乳房胀痛和退乳** 部分妇女停止授乳后,乳汁继续分泌可导致乳房胀痛,大剂量雌激素能干扰催乳素对乳腺的刺激作用,使乳汁分泌减少而退乳消痛。

5. **骨质疏松** 对绝经后和老年性骨质疏松症,补充小剂量雌激素,可减少骨质流失,预防骨折。

6. **晚期乳腺癌** 能缓解绝经5年以上的晚期乳腺癌不宜手术患者的症状,缓解率达40%,但绝经期前乳腺癌患者禁用,因这时雌激素可促进肿瘤生长。

7. **前列腺癌** 大剂量雌激素可抑制腺垂体促性腺激素分泌,导致睾丸萎缩及雄激素生成减少,同时雌激素本身又有抗雄激素作用。

8. **痤疮** 青春期痤疮是雄激素分泌过多,刺激皮脂腺分泌,引起腺管堵塞及继发感染所致,雌激素能抑制雄激素分泌和拮抗雄激素作用。

9. **避孕** 雌激素与孕激素合用可避孕。

10. **其他** 对由于缺乏雌激素所引起的老年阴道炎及女阴干燥症,局部用药可奏效。小剂量长期应用可有效预防绝经期妇女冠心病和心肌梗死等心血管疾病的发生。

【不良反应与禁忌证】

1. **类早孕反应**　常见畏食、恶心及头晕等反应。从小剂量开始，逐渐增加剂量可减轻反应。

2. **子宫不规则出血**　长期大量应用可引起子宫内膜过度增生而引起出血，故子宫出血倾向者及子宫内膜炎患者慎用。

3. **水肿**　大剂量雌激素可引起水、钠潴留而导致水肿，因此，高血压患者慎用。

4. **黄疸**　本品在肝代谢，可能引起胆汁淤积性黄疸，故肝功能不良者慎用。

5. **子宫内膜癌**　绝经后雌激素替代疗法可明显增加子宫内膜癌的发病风险，若同时辅用孕激素可减少其危险性。

6. **肿瘤患者**（前列腺癌和绝经期后乳腺癌除外）禁用。

二、抗雌激素类药

本类药物根据作用机制的不同，主要包括雌激素受体拮抗药、选择性雌激素受体调节药和芳香化酶抑制药。

（一）雌激素受体拮抗药

氯 米 芬

氯米芬（clomiphene）与己烯雌酚的化学结构相似，为三苯乙烯衍生物。

【药理作用】

氯米芬能与雌二醇竞争下丘脑的雌激素受体，消除雌二醇的负反馈抑制，促使腺垂体分泌促性腺激素，促使卵泡发育、成熟分泌雌激素，诱发排卵。

本药尚可促进男性激素分泌，使血清睾酮浓度升高，精子数增多，活动力增强。

【临床应用】

1. **功能性不孕症**　治疗无排卵的女性不育症，适用于体内有一定雌激素水平者；治疗因精子过少的男性不育。

2. **功能性子宫出血**　用于无排卵型出血和多囊性卵巢综合征。

3. **其他**　长期用避孕药后发生的闭经，绝经后晚期乳腺癌和黄体功能不全等。

【不良反应与禁忌证】

较常见的不良反应有肿胀、胃痛、盆腔或下腹部痛；少数患者会出现视觉异常。

长期大剂量连续应用可引起卵巢肥大，故卵巢囊肿者禁用。

（二）选择性雌激素受体调节药

他 莫 昔 芬

他莫昔芬（tamoxifen）属选择性雌激素受体调节药（selective estrogen-receptor modulators，SERMs），SERMs 与雌激素的受体结合有组织特异性，对生殖系统表现为雌激素拮抗作用，而对骨骼系统及心血管系统则发挥拟雌激素样作用。他莫昔芬能特异性拮抗乳腺细胞上的雌激素受体，抑制依赖雌激素生长的肿瘤细胞。他莫昔芬主要用于乳腺癌。部分患者可出现潮热、恶心、呕吐等轻微不良反应，偶见月经不规则、阴道出血、皮炎等。

雷洛昔芬（raloxifene）也属 SERMs，对乳腺和子宫内膜上的雌激素受体没有作用，但能特异兴奋骨组织的雌激素受体而发挥作用，临床多用于骨质疏松症的治疗。

（三）芳香化酶抑制药

来 曲 唑

绝经后妇女雌激素主要是由肾上腺等部位产生的雄激素转化而来，芳香化酶是其限速酶。来曲唑（letrozole）可以抑制芳香化酶，减少体内雌激素的生成，主要用于妇女绝经后乳腺癌。不良反应有骨骼肌疼痛、恶心、头痛、关节痛、疲劳和面部潮红等。

第二节　孕激素类药

孕激素主要由卵巢黄体分泌,妊娠 3~4 个月后,黄体逐渐萎缩转由胎盘分泌,直至分娩。天然孕激素为黄体酮(progesterone,孕酮),临床应用的是人工合成品及其衍生物。按照化学结构,孕激素类药物可分为两类:①17α- 羟孕酮类:黄体酮衍生物,如甲羟孕酮(medroxyprogesterone,安宫黄体酮)、甲地孕酮(megestrol)和氯地孕酮(chlormadinone)等。②19- 去甲睾酮类:结构与睾酮相似,如炔诺酮(norethisterone)、炔诺孕酮(norgestrel)、双醋炔诺醇(ethynodiol diacetate)等,这类药除有孕激素作用外,都还具有轻微雄激素样作用。

【体内过程】

黄体酮口服后可以在胃肠道和肝脏内被迅速代谢,故口服无效,需注射给药。血浆蛋白结合率高,其代谢产物多与葡萄糖醛酸结合,从肾脏排泄。人工合成的孕激素类药如甲羟孕酮和甲地孕酮在肝内代谢较慢,可口服给药。甲羟孕酮和甲地孕酮的未结晶混悬液与己酸孕酮的油溶液可肌内注射发挥长效作用。

【生理与药理作用】

1. **对生殖系统的作用**　月经后期,孕激素在雌激素作用的基础上,使子宫内膜由增殖期转为分泌期,有利于受精卵着床和胚胎发育。在妊娠早中期,孕激素可降低子宫对缩宫素的敏感性,抑制子宫平滑肌的收缩,起保胎作用。大剂量孕激素可抑制腺垂体分泌 LH,抑制排卵。孕激素抑制子宫颈管腺体分泌黏液,减少精子进入子宫。

2. **促进乳腺发育**　孕激素与雌激素共同促进乳腺腺泡发育,为分娩后哺乳作准备。

3. **促进代谢**　竞争性对抗醛固酮,促进 Na^+ 和 Cl^- 的排出而产生利尿作用;促进蛋白质分解,增加尿素氮的排泄。

4. **轻度升高体温**　影响下丘脑体温调节中枢,使月经周期黄体相的基础体温轻度升高。

【临床应用】

1. **功能性子宫出血**　黄体功能不足可引起子宫内膜不规则的成熟与脱落,导致子宫发生持续性出血,应用孕激素类药可使子宫内膜协调一致地转为分泌期,在行经期有助于子宫内膜的全部脱落。

2. **痛经和子宫内膜异位症**　雌孕激素复合避孕药抑制排卵,减轻子宫痉挛性收缩,从而治疗痛经。大剂量长疗程孕激素可抑制腺垂体促性腺激素分泌,可使异位的子宫内膜萎缩退化,治疗子宫内膜异位症。

3. **先兆流产与习惯性流产**　可用于治疗黄体功能不足引起的先兆流产与习惯性流产,但对于习惯性流产疗效不确切。19- 去甲睾酮类激素具有雄激素样作用,可使女性胎儿男性化,故不宜使用。

4. **子宫内膜腺癌**　大剂量孕激素类药可使子宫内膜癌细胞分泌耗竭而致瘤体萎缩退化,可使部分患者病情缓解。

5. **前列腺肥大和前列腺癌**　孕激素负反馈抑制腺垂体促性腺激素释放,减少睾酮的分泌,促使前列腺细胞萎缩退化,产生治疗作用。

6. **避孕**　见本章第四节。

【不良反应】

常见不良反应为子宫出血、经量减少、甚至停经。偶见恶心、呕吐、头痛、乳房胀痛及腹痛。19- 去甲睾酮类激素大剂量时可致肝功能障碍,同时具有雄激素样作用,如性欲改变、多毛或脱发、痤疮,女性胎儿男性化。大剂量黄体酮可导致胎儿生殖器畸形。

第三节 雄激素类药和同化激素类药

一、雄激素类药

天然雄激素(androgens)主要是睾丸间质细胞分泌的睾酮(testosterone),肾上腺皮质、卵巢和胎盘等也能分泌少量的睾酮。临床多用人工合成的睾酮衍生物,例如甲睾酮(methyltestosterone,甲基睾酮)、丙酸睾酮(testosterone propionate)和苯乙酸睾酮(testosterone phenylacetate)等。

【体内过程】

睾酮口服后易被肝脏破坏,生物利用度低,故口服无效,一般用其油溶液作肌内注射或皮下植入给药。睾酮的酯类衍生物如丙酸睾酮和十一酸睾酮等吸收缓慢,作用时间长。睾酮血浆蛋白结合率高,其代谢产物与葡萄糖醛酸结合经肾排泄。甲睾酮不易被肝脏破坏,口服有效,也可舌下给药。

【生理与药理作用】

睾酮在甾体 5α- 还原酶作用下,转变成活性更强的双氢睾酮。

1. 对生殖系统的作用 睾酮可促进男性生殖器官发育成熟,形成并维持男性第二性征,促进精子的生成与成熟。较大剂量雄激素可负反馈抑制腺垂体分泌促性腺激素,对女性可减少卵巢分泌雌激素。此外雄激素尚有抗雌激素作用。

2. 同化作用 促进蛋白质合成(同化作用),减少蛋白质分解(异化作用),促进机体正氮平衡,使肌肉增长,体重增加,减少尿氮排泄,同时可引起水、钠、钙、磷潴留。

3. 促进骨髓造血 骨髓造血功能低下时,较大剂量的雄激素可促进肾脏分泌促红细胞生成素,也可直接刺激骨髓造血功能,使红细胞的生成增加。

4. 增强免疫功能 雄激素能促进免疫球蛋白合成,增强机体免疫功能,并且具有糖皮质激素样抗炎作用。

【临床应用】

1. 睾丸功能不全 对于无睾丸症(两侧睾丸先天或后天缺损)或类无睾症(睾丸功能不足)的患者,男子性功能低下的患者,可用雄激素作为替代疗法。

2. 功能性子宫出血 利用雄激素抗雌激素的作用,使子宫平滑肌及其血管收缩,内膜萎缩而止血,更年期患者尤为适用。对严重出血患者,应用三合激素(己烯雌酚、黄体酮和丙酸睾酮)注射,可达止血目的,但停药后易出现撤退性出血。

3. 晚期乳腺癌 雄激素能够缓解部分患者的病情。这可能主要与雄激素对抗雌激素的活性以及抑制腺垂体分泌促性腺激素有关,此外雄激素还可对抗催乳素对癌组织的刺激作用。其治疗效果与癌细胞中雌激素受体含量呈正相关。

4. 贫血 丙酸睾酮或甲睾酮可显著改善骨髓造血功能,故可用于再生障碍性贫血及其他贫血。

5. 其他 消耗性疾病、骨质疏松、肌肉萎缩、长期卧床、放射治疗等,雄激素可增加食欲,促进蛋白质合成而改善虚弱体质。

【不良反应】

1. 女性患者男性化 女性患者长期应用本类药物,可引起男性化体征,如痤疮、多毛、声音变粗、闭经等。男性患者可发生性欲亢进,也可出现女性化,这主要是由于雄激素在性腺外组织转化为雌激素所致。长期用药后的负反馈可致睾丸萎缩,精子生成受抑。

2. 肝损伤 17α 位由烷基取代的睾酮类药物干扰肝内毛细胆管的排泄功能,引起胆汁淤积性黄疸,应用时若发现黄疸或肝功能障碍时,则应停药。

【禁忌证】

孕妇及前列腺癌患者禁用。因雄激素类药有水钠潴留作用,故肝功能不良、肾炎、肾病综合征、心

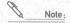

力衰竭及高血压患者慎用。

二、同化激素类药

雄激素虽有同化作用,但用于女性或非性腺功能不全的男性,常可出现明显雄激素样作用,故其使用受到限制。同化激素(anabolic hormone)则以同化作用为主,雄激素样作用较弱,如苯丙酸诺龙(nandrolone phenylpropionate)、司坦唑醇(stanozolol)。

本类药物可以促进蛋白质合成、抑制分解,使肌肉增长,体重增加。主要用于蛋白质吸收或合成不足以及蛋白质分解亢进或损失过多等情况,如营养不良、严重烧伤、手术后恢复期、老年性骨质疏松及慢性消耗性疾病等。

本类药物长期应用可引起水、钠潴留,女性患者男性化,偶见胆汁淤积性黄疸。肾炎、心力衰竭和肝功能不良患者应慎用,孕妇及前列腺癌患者禁用,本类药物属于体育竞赛的一类违禁药。

第四节 避 孕 药

生殖过程主要包括精子和卵子的形成、成熟、排卵、受精、着床和胚胎发育等多个环节,只要阻断其中任何一个环节,都可以达到避孕或终止妊娠的目的。避孕药(contraceptives)指阻碍受孕或终止妊娠的一类药物,现有的避孕药多为女用避孕药,男用避孕药较少。

一、甾体激素避孕药

本类避孕药是由雌激素和孕激素配伍或单独由孕激素组成的甾体激素类制剂,是目前常用的女用避孕药,具有应用广、安全性好、疗效高等优点。

【药理作用】

甾体激素避孕药主要通过两个方面发挥作用:一是通过对中枢的负反馈作用,干扰下丘脑-垂体-卵巢轴,从而抑制排卵;二是通过对生殖器官的直接作用,抗受精,抗着床。

1. **抑制排卵** 甾体激素避孕药中的雌、孕激素通过负反馈机制,抑制下丘脑释放 GnRH,从而抑制腺垂体分泌 FSH 和 LH,同时直接影响腺垂体对 GnRH 的反应,不出现排卵前 LH 峰,排卵受到抑制。

2. **抗受精** 孕激素使宫颈黏液量减少,黏稠度增加,拉丝度降低,不利于精子穿透,阻碍受精。单孕激素类制剂改变宫颈黏液作用可能成为其主要避孕机制。

3. **抗受精卵着床** ①孕激素可抑制子宫内膜的增殖,使之过早转入分泌期,子宫内膜逐渐退化萎缩,受精卵着床困难。②在雌、孕激素作用下,输卵管上皮纤毛功能、肌肉节段运动和输卵管液体分泌均受到影响,改变受精卵在输卵管内正常运动,干扰受精卵着床。

【分类与用法】

甾体激素避孕药根据药物作用时间分为短效、长效、速效和缓释类。按照给药途径可分为口服、注射、经皮肤、经阴道及经宫腔制剂(宫内节育系统),其成分见表30-1。

表 30-1 几种甾体激素避孕药的成分

制剂名称	孕激素	雌激素
短效口服避孕药		
复方炔诺酮片	炔诺酮 0.6mg	炔雌醇 35μg
复方甲地孕酮片	甲地孕酮 1mg	炔雌醇 35μg
复方炔诺孕酮片	炔诺孕酮 0.3mg	炔雌醇 30μg

Note:

续表

制剂名称	孕激素	雌激素
长效口服避孕药		
左炔诺孕酮炔雌醚片	左炔诺孕酮 6mg	炔雌醚 3mg
复方氯地孕酮片	氯地孕酮 12mg	炔雌醚 3mg
长效注射避孕药		
复方己酸羟孕酮注射液	己酸羟孕酮 250mg	戊酸雌二醇 5mg
甲羟孕酮注射液	甲羟孕酮 150mg	
探亲避孕药		
甲地孕酮片	甲地孕酮 2mg	
炔诺酮探亲片	炔诺酮 5mg	
皮下埋植剂		
左炔诺孕酮硅胶棒Ⅰ型	左炔诺孕酮 36mg/ 根	
左炔诺孕酮硅胶棒Ⅱ型	左炔诺孕酮 75mg/ 根	
阴道避孕环		
甲地孕酮硅胶环	甲地孕酮 200mg 或 250mg	
左炔诺孕酮阴道避孕环	左炔诺孕酮 6mg	

1. 口服制剂

（1）复方短效口服避孕药：如复方炔诺酮片、复方甲地孕酮片和复方炔诺孕酮片等，服药方法是：月经周期第 5 日开始，每晚 1 片，连服 22 日，不能间断。一般停药后 2~3 日就可能发生撤退性出血，形成人工月经周期。下次服药仍然从月经周期第 5 日开始。若停药 7 日后仍然没有月经来潮，则应立即开始服用下一周期的药物。一旦发生漏服时，应于 24 小时内补服 1 片。短效避孕药避孕效果良好，避孕成功率可高达 99.5%。

（2）复方长效口服避孕药：是以长效雌激素类药物炔雌醚与孕激素类药物如左炔诺孕酮或氯地孕酮配伍而成的复方片剂。服药方法是：月经周期第 5 日服第 1 片，最初两次间隔 20 日，以后每隔 1 个月服用 1 次，每次服用 1 片，避孕成功率可高达 98%。

（3）探亲口服避孕药：又称速效避孕药或紧急避孕药。是由大剂量孕激素组成，如炔诺酮、甲地孕酮等。服药方法：同居当晚服用，同居 14 日以内，每晚服 1 片，如超过 14 日，则接服复方短效口服避孕药，直至探亲期结束。一般不作为常规避孕药使用。

2. 长效注射避孕药

（1）单纯孕激素长效注射剂：将甲羟孕酮做成微晶水混悬液，首次于月经周期第 5 日注射，之后每 3 个月注射 1 次。将庚炔诺酮做成油注射液，首次于月经周期第 5 日注射，每 2 个月注射 1 次。避孕有效率高达 99.7%。

（2）复方长效注射剂：复方己酸羟孕酮注射液和复方甲地孕酮注射液首次于月经周期第 5 日和第 12 日各深部肌内注射 1 支，以后于每个月月经周期的第 10~12 日注射 1 支。

3. 缓释避孕药
将孕激素（甲羟孕酮、甲地孕酮、炔诺孕酮等）放在以聚二甲基硅氧烷橡胶为材料制成的阴道环和宫内避孕器内，分别置入阴道和宫腔内，使孕激素缓慢释放，从而达到长期避孕作用。

4. 多相片剂
为了使服用者的性激素水平近似正常的月经周期水平，并减少月经期间出血的发生率，已研制出炔诺酮双相片、三相片和炔诺酮三相片。

【不良反应】

1. 类早孕反应　多在用药初期可出现恶心、食欲减退、乳房胀痛等轻微的类早孕反应，为雌激素刺激所致。一般坚持用药 2~3 个月后该症状可减轻或消失。

2. 子宫不规则出血　常发生于用药后最初的几个周期,可加服炔雌醇。

3. 闭经或月经减少　绝大多数在停药后可自然恢复,如服药后连续两个月停经,则应停药。

4. 乳汁减少　少数哺乳期妇女用药后乳汁分泌减少。

5. 凝血功能亢进　部分患者用药后发生静脉血栓、肺栓塞或脑血栓。

6. 其他　可能引起轻度肝损伤,血压升高,痤疮、皮肤色素沉着等。

【禁忌证】

严重心血管疾病、血栓类疾病不宜应用,急慢性肝炎或肾炎、生殖器官癌、糖尿病、甲状腺功能亢进症和哺乳期不宜应用。

二、其他避孕药

(一) 抗早孕药

米 非 司 酮

米非司酮(mifepristone)是孕酮受体拮抗药。米非司酮在妊娠早期使用,可引起子宫蜕膜破坏,导致胚泡分离;增强子宫平滑肌的收缩作用;软化、扩张子宫颈,最终使分离的胚泡易于排出,具有明显的抗着床作用。米非司酮也能明显提高妊娠子宫对前列腺素的敏感性,故可将小剂量米非司酮序贯合并前列腺素类药物使用终止早期妊娠。主要不良反应是阴道出血等,但一般无须特殊处理。

知 识 拓 展

醋酸乌利司他

醋酸乌利司他(ulipristal acetate)为 19- 去甲孕酮衍生物,是选择性孕酮受体调节药,对孕酮受体有拮抗和部分激动作用。醋酸乌利司他通过下丘脑和腺垂体抑制 LH 释放以及卵巢内抑制 LH 诱导卵巢破裂而抑制或延迟排卵。用于 120 小时(5 日)内无保护性交或避孕失败的紧急避孕,安全性和耐受性良好。与最常用的紧急避孕药左炔诺孕酮相比,醋酸乌利司他具有预防更多意外妊娠的潜在益处,临床适用性更广。

(二) 男性避孕药

棉 酚

棉酚(gossypol)是从棉花的根、茎和种子中提取的一种酚类物质。棉酚可破坏睾丸细精管的生精上皮,抑制生精过程,使精子数量逐渐减少,直至无精子生成。不良反应有食欲减退、乏力、恶心、低血钾和性功能减退,少数患者有不可逆精子生成障碍,从而限制了棉酚作用为常规避孕药的使用。

环丙氯地孕酮

环丙氯地孕酮(cyproterone acetate)是一种强效孕激素,为抗雄激素药物,可竞争性对抗雄激素的作用。大剂量时可抑制促性腺激素的分泌,减少睾丸内雄激素结合蛋白的产生,抑制精子生成,干扰精子成熟。

孕激素 - 雄激素复合剂

较大剂量孕激素和雄激素可负反馈抑制腺垂体促性腺激素的分泌,抑制精子的发生。两者合用有协同作用,可减少各药剂量,从而减少不良反应。雄激素可补充体内睾酮的不足,用以维持正常性功能。

(三) 外用杀精剂

目前常用的外用避孕药多是一些具有较强杀精子作用的药物如壬苯醇醚(nonoxynol)、辛苯醇醚(octoxynol-9)等,可制成膜剂或栓剂等。将此类药物放入阴道后,药物可自行溶解并分散在子宫颈表

Note:

面和阴道壁,发挥杀精作用,还可形成黏液,阻碍精子运动,同时不杀伤阴道杆菌,不良反应少。

(李　莉)

思 考 题

1. 比较雌激素和孕激素生理与药理作用、临床应用和不良反应。
2. 请简述抗雌激素药的分类、药理作用及主要临床应用。
3. 请简述甾体激素避孕药的药理作用及主要不良反应。

NURSING

第三十一章

肾上腺皮质激素类药物

31章 数字内容

——— 学 习 目 标 ———

知识目标:

1. 掌握糖皮质激素的药理作用、临床应用、不良反应、应用注意事项及禁忌证。

2. 熟悉糖皮质激素的体内过程、用法及疗程;糖皮质激素的生理作用;促肾上腺皮质素的作用。

3. 了解糖皮质激素的抗炎机制;盐皮质激素及皮质激素抑制药。

能力目标:

通过学习能应用章节知识进行该类药物处方、医嘱审核,判断及防治肾上腺皮质激素类药物不良反应,对患者进行用药护理及用药咨询。

素质目标:

1. 通过学习进一步建立用药中的整体护理观念。

2. 坚持以患者为中心,根据病情变化合理调整给药方式、剂量、疗程等,并定期监测相关指标变化。

3. 培养认真负责、仔细严谨的工作态度,具备良好的职业道德和科学思维能力。

患者,女,45 岁。因全身水肿、少尿 1 周入院。尿量 0.6L/d,尿蛋白 7.9g/d,血浆白蛋白 23g/L,胆固醇 6.8mmol/L。临床诊断:肾病综合征。入院接受治疗,泼尼松每次 20mg 口服,一日 3 次。

　　请思考:

　　1. 糖皮质激素类药物治疗肾病综合征的作用机制是什么?

　　2. 糖皮质激素类药物的不良反应有哪些?

　　3. 护理该类患者时饮食上需给予哪些建议?

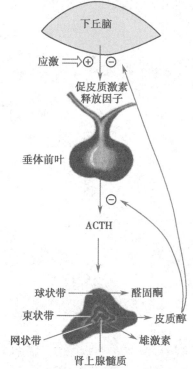

ACTH:促肾上腺皮质激素。"+"表示促进;"−"表示反馈抑制

图 31-1　肾上腺皮质激素分泌的调节

　　肾上腺皮质激素(adrenocortical hormone)是由肾上腺皮质分泌的所有激素的总称,属甾体类化合物。主要包括:①盐皮质激素,如醛固酮和去氧皮质酮等。②糖皮质激素,如可的松和氢化可的松等。③性激素类。此三类激素分别由肾上腺皮质球状带、束状带、网状带合成和分泌,其合成与分泌有昼夜节律性,凌晨 0 时血浆浓度最低(<5μg/100ml),而后逐渐升高,上午 8~10 时最高(>20μg/100ml),其原因是受促肾上腺皮质激素(adreno-corticotrophin hormone,ACTH)的调节,而 ACTH 的分泌受昼夜节律的影响(图 31-1)。

　　肾上腺皮质激素广泛参与调节体内重要物质代谢,调控多种器官的发育和功能,并参与机体的应激反应等,对维持机体的稳态极为重要。肾上腺皮质激素类药物指具有与肾上腺皮质激素相似或相同生物活性的药物。临床常用的主要是糖皮质激素类药物。

第一节　糖皮质激素类药

　　糖皮质激素(glucocorticoids,GCs)的作用广泛而复杂,且随剂量不同而变化。生理情况下分泌的糖皮质激素主要影响正常物质代谢过程;应激状态时,机体分泌大量的糖皮质激素,可达正常分泌量的 10 倍,通过允许作用等方式,使机体能适应内外环境变化所产生的强烈刺激;超生理剂量(药理剂量)时,糖皮质激素除影响物质代谢外,还有抗炎、免疫抑制和抗休克等广泛的药理活性。内源性的糖皮质激素主要是可的松(cortisone)和氢化可的松(hydrocortisone)。其结构特征属于甾体类化合物,为环戊烷多氢菲(甾核)的衍生物,通过对其甾核化学结构进行改造,人工合成了一系列糖皮质激素类衍生物,按其在体内作用持续时间长短可分为短效、中效和长效三类。分类及作用见表 31-1。

表 31-1　常用糖皮质激素类药物作用比较

药物	糖代谢/比值	水盐代谢/比值	抗炎作用/比值	等效剂量/mg	半衰期/min	作用持续时间/h
短效						
氢化可的松	1.0	1.0	1.0	20.00	90	8~12
可的松	0.8	0.8	0.8	25.00	30	8~12

Note:

续表

药物	糖代谢 / 比值	水盐代谢 / 比值	抗炎作用 / 比值	等效剂量 / mg	半衰期 / min	作用持续时间 / h
中效						
泼尼松	4.0	0.8	3.5	5.00	60	12~36
泼尼松龙	4.0	0.8	4.0	5.00	200	12~36
甲泼尼龙	5.0	0.5	5.0	4.00	180	12~36
曲安西龙	5.0	0	5.0	4.00	>200	12~36
长效						
地塞米松	20~30	0	30	0.75	100~300	36~54
倍他米松	20~30	0	25~35	0.60	100~300	36~54

注:表中水盐代谢、糖代谢、抗炎作用的比值均以氢化可的松为1计;等效剂量以氢化可的松为标准计。

【体内过程】

注射、口服均可吸收。口服可的松或氢化可的松吸收迅速而完全,1~2 小时后血药浓度达峰值(T_{max})。

氢化可的松入血后约 90% 以上与血浆蛋白结合,其中约 10% 与白蛋白结合,80% 与皮质激素运载蛋白(corticosteroid binding globulin,CBG)结合。具有活性的游离型约为 10%。CBG 在肝中合成,雌激素对其合成具促进作用。妊娠期雌激素水平增加,血中 CBG 浓度增高 2~3 倍。用雌激素治疗的患者血中 CBG 也同样增高。当 CBG 增高,游离型激素减少,反馈性地引起 ACTH 释放增加,可使游离型激素达到正常水平。肝、肾病时 CBG 减少,游离型激素增多。

糖皮质激素在肝脏中代谢,代谢产物由尿中排出。故肝、肾功能不全时,糖皮质激素类药物的 $t_{1/2}$ 可延长。可的松与泼尼松(prednisone)等在肝脏中转化为氢化可的松和泼尼松龙(prednisolone)方有活性,故严重肝功能不全患者宜用氢化可的松或泼尼松龙。

氢化可的松的 $t_{1/2}$ 为 80~144 分钟,一次给药作用可持续 8~12 小时。混悬液肌内注射后吸收慢,一次给药可维持 24 小时,关节腔内注射可维持 1 周。剂量大或肝、肾功能不全者 $t_{1/2}$ 延长;甲状腺功能亢进时,肝灭活皮质激素加速,$t_{1/2}$ 缩短。泼尼松龙因不易被灭活,$t_{1/2}$ 可达 200 分钟。

【药理作用与作用机制】

1. 对物质代谢的影响

(1) 糖代谢:糖皮质激素能增加肝、肌糖原含量,并升高血糖。其机制是:促进糖原异生;减慢葡萄糖氧化分解过程,增加血糖的来源;减少机体组织对葡萄糖的利用。

(2) 蛋白质代谢:糖皮质激素加速肝外组织,如胸腺、肌肉、骨等的蛋白质分解代谢,增加血清中氨基酸含量和尿中氮的排泄量,造成负氮平衡;大剂量糖皮质激素还可以抑制蛋白质合成。

(3) 脂肪代谢:大剂量长期使用可导致血浆胆固醇增高,激活四肢皮下脂酶,使皮下脂肪分解,并重新分布在面部、上胸部、颈背部、腹部和臀部,形成向心性肥胖,表现为"满月脸,水牛背",四肢消瘦的特殊体形。

(4) 核酸代谢:糖皮质激素对物质代谢的影响,主要是通过影响敏感组织中的核酸代谢来实现的。研究发现氢化可的松可诱导合成特殊的 mRNA,表达一种抑制细胞膜转运功能的蛋白质,从而抑制细胞对葡萄糖、氨基酸等能源物质的摄取,以致细胞合成代谢受到抑制。但糖皮质激素又能促进肝细胞中其他多种 RNA 及某些酶蛋白的合成,进而影响多种物质代谢。

(5) 水和电解质代谢:糖皮质激素也可作用于盐皮质激素受体,产生较弱的保钠排钾作用。在继发性醛固酮增多症时,能增加肾小球滤过率和拮抗抗利尿激素,产生利尿作用。长期用药将造成骨质脱钙,这可能与减少小肠对钙的吸收、抑制肾小管对钙的重吸收、促进尿钙排泄有关。

Note:

2. **允许作用**(permissive action) 糖皮质激素对有些组织细胞虽无直接活性,但可给其他激素发挥作用创造有利条件,称为允许作用。例如糖皮质激素可增强儿茶酚胺的血管收缩作用和胰高血糖素的升高血糖作用等。

3. **抗炎作用** 糖皮质激素具有强大的抗炎作用,可以抑制由物理性、化学性、免疫性、感染性及无菌性(如缺血性组织损伤)等多种因素引起的炎症反应。在急性炎症初期,通过增高血管紧张性、降低毛细血管的通透性、抑制白细胞浸润及吞噬反应、减少各种炎症因子的释放等,减轻炎症的充血、渗出、水肿反应,缓解红、肿、热、痛等症状。在炎症后期,通过抑制毛细血管和成纤维细胞的增生以及抑制胶原蛋白、糖胺聚糖的合成及肉芽组织增生,防止粘连及瘢痕形成,减轻后遗症。但炎症反应是机体的有效防御性机制,炎症后期的增生更是组织修复的重要过程,故应合理使用糖皮质激素类药物,否则会导致感染扩散、创面愈合延迟等不良后果。

糖皮质激素抗炎作用的主要机制为基因组效应和非基因组效应。

(1) 基因组效应:糖皮质激素通过扩散进入细胞内,与胞浆内的糖皮质激素受体(glucocorticoid receptor,GR)结合。GR 有 GRα 和 GRβ 两种亚型,GRα 活化后产生经典的激素效应,而 GRβ 不具备与激素结合的能力,作为 GRα 拮抗体起作用,当 GRβ 表达升高时可导致对激素不敏感。GRα 未活化时在胞浆内与热休克蛋白 90(heat shock protein 90,HSP_{90})等结合,以复合体形式存在。当该复合体与糖皮质激素结合后,其构型改变,GRα 与复合体分离,随之糖皮质激素 -GRα 复合体进入细胞核,在细胞核内与靶基因的启动子(promoter)序列的糖皮质激素反应元件(glucocorticoid response element,GRE)或负性糖皮质激素反应元件(negative glucocorticoid response element,nGRE)相结合,影响基因转录,改变介质相关蛋白的水平,进而对炎症细胞和分子产生影响而发挥抗炎作用。包括 3 种具体表现:①对炎症抑制蛋白及某些靶酶的影响:诱导炎症抑制蛋白脂皮素 -1(lipocortin 1)的生成,继之抑制磷脂酶 A_2,影响花生四烯酸代谢的连锁反应,减少炎症介质 PGE_2、PGI_2 和白三烯类(LTA_4,LTB_4,LTC_4 和 LTD_4)的生成;抑制诱导型一氧化氮(NO)合成酶和环氧化酶 -2(COX-2)等表达,从而阻断相关介质的产生。②对炎症细胞凋亡的影响:糖皮质激素诱导细胞凋亡,首先是由 GR 介导基因转录变化,最终激活含半胱氨酸的天冬氨酸蛋白水解酶(caspase)和特异性核酸内切酶而导致细胞凋亡;糖皮质激素诱导的细胞凋亡具有 GR 依赖性,可被 GR 拮抗剂阻断,目前认为诱导细胞凋亡是糖皮质激素抗炎作用的重要机制。③对细胞因子及黏附分子的影响:糖皮质激素不仅能抑制多种炎性细胞因子如 TNF-α,IL-1、IL-2、IL-6、IL-8 等的产生,并且可在转录水平上直接抑制黏附分子如 E- 选择素及细胞间黏附分子 -1(intercellular adhesion molecule-1,ICAM-1)的表达。此外,还影响细胞因子及黏附分子生物效应的发挥。

(2) 非基因效应:非基因效应主要特点为起效迅速,对转录和蛋白质合成抑制剂不敏感。例如血浆内肾上腺皮质激素与 ACTH 之间的负反馈机制对细胞的作用发生在数分钟内;又如糖皮质激素能够快速抑制由乙酰胆碱、毒蕈碱、尼古丁及高钾刺激所引起的细胞分泌儿茶酚胺,而且还可以抑制由以上四种激动剂所引起的细胞内 Ca^{2+} 的升高,以上的快速效应均提示是非基因效应的结果。非基因效应的可能机制与以下几方面有关:①作用于细胞膜类固醇受体,研究发现细胞除类固醇核受体外,细胞膜上还存在类固醇受体和相应的信号传导通路。目前这一受体已被克隆,主要结构已清楚。在糖皮质激素促神经元摄取谷氨酸的实验中,发现糖皮质激素的促进作用需要有 G 蛋白的参与,故认为 G 蛋白 - 蛋白激酶 C 系统是其信号通路。②非基因的生化效应,目前认为糖皮质激素对细胞能量代谢有直接的影响。如甲泼尼龙可以溶解于细胞膜,并影响其生化特性,对线粒体内膜的直接影响导致离子通透性增加,并继而导致氧化磷酸化偶联的解离等。③细胞质受体的受体外成分介导的信号通路,主要指 HSP_{90} 等受体外成分在与 GRα 分离后并未失去活性,而是进一步激活某些信号通路(如 Src)产生快速效应。

4. **免疫抑制与抗过敏作用** 糖皮质激素对免疫反应过程多个环节均有抑制作用。小剂量主要抑制细胞免疫,大剂量通过抑制浆细胞和抗体的生成而抑制体液免疫。可以缓解过敏性疾病的症状,

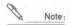
Note:

如水肿、皮疹、平滑肌痉挛等,并能抑制组织器官的移植排异反应和皮肤迟发性过敏反应。对于自身免疫性疾病也可以发挥一定的近期疗效。

(1) 免疫抑制作用:糖皮质激素通过干扰淋巴组织在抗原作用下的分裂和增殖,减少淋巴细胞数量;阻断致敏 T 淋巴细胞所诱发的单核细胞和巨噬细胞的募集等途径发挥免疫抑制作用。

(2) 抗过敏作用:在免疫过程中,由于抗原-抗体反应引起肥大细胞脱颗粒而释放组胺、5- 羟色胺、过敏性慢反应物质、缓激肽等,从而引起一系列过敏性反应症状。糖皮质激素被认为能减少上述过敏介质的产生,抑制因过敏介质所致的炎症反应,减轻过敏性症状。

糖皮质激素抑制免疫机制包括:①诱导淋巴组织中的淋巴细胞核 DNA 降解。②影响淋巴细胞的物质代谢:减少葡萄糖、氨基酸以及核苷的跨膜转运过程,抑制淋巴细胞中 DNA、RNA 和蛋白质的生物合成,减少淋巴细胞中 RNA 聚合酶的活力和 ATP 的生成量。③诱导淋巴细胞凋亡,体内、外实验均显示,糖皮质激素能使胸腺细胞发生不依赖于 T 细胞抗原识别受体(T Cell Receptor,TCR)的凋亡,受影响的主要是 CD4/CD8 双阳性的未成熟淋巴细胞,此外还能诱导 B 淋巴细胞凋亡。④抑制核转录因子 NF-κB 活性。NF-κB 是一种重要的转录调节因子,它在胞质内与 NF-κB 抑制蛋白 IκB 结合呈非活性状态,一旦被激活可导致多种炎性细胞因子的生成,包括 IL-8、TNF-α 等,与移植排斥反应、炎症反应等有关。糖皮质激素一方面通过其受体直接与 RelA(NF-κB 异源二聚体的 p65 亚基)相互作用,抑制 NF-κB 与 DNA 结合,阻断其调控作用;另一方面增加 NF-κB 抑制蛋白 IκBα 基因的转录,抑制 NF-κB 活性,从而发挥免疫抑制作用。

5. 抗休克作用　大剂量糖皮质激素具有抗休克作用,常用于感染中毒性休克的治疗。机制可能是:①扩张痉挛收缩的血管、兴奋心脏、加强心脏收缩力。②稳定溶酶体膜,减少心肌抑制因子(myocardial depressant factor,MDF)的释放。③抑制某些炎性因子的产生,减轻全身炎症反应及组织损伤,使微循环血流动力学恢复正常,改善休克状态。④提高机体对细菌内毒素的耐受力,但对外毒素无效。

6. 其他作用

(1) 退热作用:对严重的中毒性感染患者,如伤寒、脑膜炎、败血症和晚期癌症等引起的发热,使用糖皮质激素类药物常有迅速、良好的退热作用。机制可能与其抑制体温调节中枢对致热原的反应、稳定溶酶体膜、减少内源性致热原的释放有关。但是在未明确诊断发热病因前,不可滥用,以免掩盖症状延误诊断。

(2) 血液与造血系统:能刺激骨髓造血功能,使红细胞和血红蛋白含量增加,大剂量应用可增加血小板含量、提高纤维蛋白原浓度、缩短凝血酶原时间;刺激骨髓中的中性粒细胞释放入血,使血液中的中性粒细胞数量增多,但却降低其游走、吞噬、消化及糖酵解等功能,减弱对炎症区的细胞浸润与吞噬活动;使淋巴组织萎缩,导致血淋巴细胞、单核细胞和嗜酸性粒细胞计数明显减少。

(3) 骨骼:抑制成骨细胞的活力,减少骨胶原的合成,促进胶原和骨基质的分解,使骨盐不易沉积,导致骨质形成障碍,还可以通过促进钙由尿液排泄而使骨盐进一步减少。故长期大量应用本类药物可出现骨质疏松,特别是脊椎骨,发生腰背痛,甚至发生压缩性骨折、鱼骨样及楔形畸形。

(4) 中枢神经系统:可以提高中枢的兴奋性,大量长期应用或敏感者小剂量用药时可引起欣快、激动、失眠等,偶可诱发精神失常;能降低大脑的电兴奋阈,引起癫痫发作。大剂量应用对儿童可致惊厥。

(5) 消化系统:增加胃酸及胃蛋白酶的分泌,增强食欲,促进消化。此外,由于对蛋白代谢的影响,使胃黏液分泌减少,上皮细胞的更新率降低,胃黏膜自我保护及修复能力减弱。故长期超生理量使用时有诱发或加重溃疡的危险。

(6) 心血管系统:部分应用合成的糖皮质激素的患者中,可出现高血压。

【临床应用】

1. 替代疗法(replacement therapy)　糖皮质激素用于急、慢性肾上腺皮质功能不全者,腺垂体功能减退及肾上腺次全切除术后,作为补充治疗。

2. 严重感染或炎症

（1）严重急性感染：大剂量应用可迅速缓解症状，减轻炎症，减轻组织损害，保护重要器官，帮助患者度过危险期。原则上限于严重感染、病情危急、组织破坏严重且伴有中毒或休克症状严重的急性感染患者，如中毒性菌痢、中毒性肺炎、猩红热、败血症、暴发性流行性脑膜炎、粟粒性肺结核、结核性脑膜炎等，在应用足量有效的抗菌药物治疗前提下，可加用糖皮质激素做辅助治疗，一般宜足量短期（3~5 日）使用，达到目的后先撤糖皮质激素后停抗菌药。对病毒性感染一般不用糖皮质激素，但当某些严重病毒感染如严重急性呼吸综合征（severe acute respiratory syndrome，SARS）、病毒性肝炎、流行性乙型脑炎和腮腺炎等所致病变和症状已对机体构成严重威胁时，需用糖皮质激素迅速控制症状，防止或减轻并发症和后遗症。

（2）防止某些炎症的后遗症：发生在人体重要器官或关键部位的炎症，由于炎症损害或恢复时产生粘连和瘢痕，可能引起严重功能障碍，如风湿性心瓣膜炎、损伤性关节炎以及烧伤后瘢痕挛缩等，早期应用糖皮质激素类药可减少炎性渗出，减轻愈合过程中纤维组织过度增生及粘连，达到防止后遗症的效果。

（3）眼科应用：局部点眼或结膜下注射用药。应用于眼睑及结膜急性过敏反应、急性表层巩膜炎和巩膜炎、前葡萄膜炎、中间部葡萄膜炎、白内障摘除等内眼手术后、穿透性角膜移植、视神经炎和外伤性视神经病变等，取得良好效果。局部应用眼部抗炎症作用明显强于全身应用。

3. 过敏性疾病、自身免疫性疾病和器官移植排斥反应

（1）过敏性疾病：如血清病、花粉症、药物过敏、接触性皮炎、荨麻疹、血管神经性水肿、过敏性休克、支气管哮喘等，主要应用肾上腺素受体激动药和抗组胺药物治疗。对病情严重的病例或以上药物无效时，可应用糖皮质激素做辅助治疗。目的是抑制抗原 - 抗体反应所致的组织损害和炎症过程。吸入型糖皮质激素用于防治哮喘疗效好，全身不良反应少。

（2）自身免疫性疾病：如严重风湿热、风湿性心肌炎、风湿性及类风湿关节炎、全身性红斑狼疮、自身免疫性贫血和肾病综合征等应用糖皮质激素类药可缓解症状。对多发性皮肌炎本类药为首选药。一般采用综合疗法，不宜单用，以免引起不良反应。

（3）器官移植排斥反应：可抑制异体器官移植所致的免疫性排斥反应。一般术前 1~2 日开始用药，术后依据反应情况可调整药量。若与环孢素等免疫抑制剂合用，疗效更好，并可减少药量。

4. 休克

对感染中毒性休克，需在确定足量有效的抗菌药物治疗前提下使用，及早、短时间大剂量突击使用，一旦微循环改善、脱离休克状态，就可及时停用。糖皮质激素应在抗菌药物之后使用，在停用抗菌药物之前停用糖皮质激素。对过敏性休克为次选药，可与首选药肾上腺素合用。对低血容量性休克，补液、补电解质或输血后效果不佳者，可合用糖皮质激素类药。

5. 血液病

目前与抗肿瘤药物联合用药，治疗儿童急性淋巴细胞性白血病，但对急性非淋巴细胞性白血病的疗效较差。此外，还可用于再生障碍性贫血、粒细胞减少症、血小板减少症和过敏性紫癜等的治疗。停药后易复发。

6. 局部应用

多采用氢化可的松、泼尼松龙或氟轻松等软膏、霜剂或洗剂局部用药。对湿疹、肛门瘙痒、接触性皮炎、寻常型银屑病等都有疗效。当肌肉韧带或关节劳损时，可将醋酸氢化可的松或醋酸泼尼松龙混悬液加入 1% 普鲁卡因注射液，局部压痛点或关节腔内注射可消炎止痛。

【不良反应】

1. 长期大剂量应用引起的不良反应

（1）医源性肾上腺皮质功能亢进症：由长期过量使用糖皮质激素引起的脂质代谢和水盐代谢紊乱所致，又称类肾上腺皮质功能亢进综合征。表现为"满月脸""水牛背"、皮肤变薄、多毛、水肿、高血压、低血钾、糖尿病等，停药后症状可自行消失。必要时采用抗高血压药、抗糖尿病药治疗，高蛋白饮食并限制盐、糖摄入，补充钙、氯化钾等措施。

（2）消化系统并发症：糖皮质激素刺激胃酸、胃蛋白酶的分泌并抑制胃黏液分泌，降低胃肠黏膜的抵

抗力,可诱发或加剧胃、十二指肠溃疡,甚至造成消化道出血或穿孔。少数患者可诱发胰腺炎或脂肪肝。

(3) 诱发或加重感染:糖皮质激素抑制免疫系统,降低机体抵抗力,且无抗病原体作用,故久用可诱发感染或使体内潜在病灶扩散,特别是在某些抵抗力已经降低的患者中,比如白血病、再生障碍性贫血、肾病综合征等。

(4) 白内障和青光眼:全身或眼睛局部给药均可诱发白内障。糖皮质激素也可使眼压升高,诱发或加重青光眼。在长期使用糖皮质激素类药物期间,要定期检查眼压、眼底、视野等。

(5) 心血管系统并发症:由于长期应用会导致钠、水潴留和血脂升高,故可引起高血压和动脉粥样硬化。

(6) 骨质疏松、骨坏死、伤口愈合延迟、生长发育迟缓:与激素对蛋白质代谢的影响、对骨骼的影响、对炎症增生期的抑制及增加钙、磷排泄有关。骨质疏松多见于儿童、绝经期妇女和老人,严重者可发生自发性骨折。长期用糖皮质激素可引起股骨头坏死,可能与脂肪栓塞、骨盐丢失、股骨头血管内凝血等多种因素相互影响有关。还可影响儿童生长发育。

(7) 对妊娠的影响:糖皮质激素可通过胎盘,使用药理剂量的糖皮质激素可增加胎盘功能不全、新生儿体重减少或死胎的发生率。妊娠期间曾接受一定剂量的糖皮质激素者,应注意观察婴儿是否有肾上腺皮质功能减退的表现。孕妇应用,偶引起胎儿畸形。

(8) 糖尿病:约半数长期应用患者出现糖耐量受损或糖尿病(类固醇性糖尿病)。此类糖尿病对降血糖药敏感性较差,故应用时应在控制原发病基础上,尽可能减少激素的用量,最好停药。如不能停药者,需加服口服降糖药或注射胰岛素。

(9) 其他:可诱发精神异常或癫痫发作。有癫痫或精神病史者禁用或慎用。

2. 停药反应

(1) 医源性肾上腺皮质功能不全:连续长期给药的患者,如果减量过快或突然停药,特别是当遇到感染、创伤、手术等严重应激情况时,可引起肾上腺皮质功能不全或危象,表现为恶心、呕吐、乏力、低血压和休克等,需及时抢救。这是由于长期大剂量使用糖皮质激素,反馈性抑制垂体 - 肾上腺皮质轴致肾上腺皮质萎缩所致。

防治方法:停药需经缓慢减量过程,不可骤然停药,停用激素后连续应用 ACTH 7 日左右;在停药 1 年内如遇应激情况(如感染或手术等),应及时给予足量的糖皮质激素。

肾上腺皮质功能的恢复时间与给药剂量、用药时间长短和个体差异等有关。停用激素后,垂体分泌 ACTH 的功能一般需经 3~5 个月才恢复;肾上腺皮质对 ACTH 起反应功能的恢复需 6~9 个月,甚至 1~2 年才能恢复。

(2) 反跳现象:久用糖皮质激素突然停药或减量过快会使原有症状复发或恶化,即为反跳现象。发生原因可能是患者对激素产生了依赖性或病情尚未完全控制,治疗需重新加大剂量给药,待症状缓解后再缓慢减量、停药。

3. 糖皮质激素抵抗　糖皮质激素抵抗指大剂量糖皮质激素治疗对患者疗效很差或无效。其发生机制复杂,与激素作用的多个环节的异常有关。对糖皮质激素抵抗的患者盲目加大剂量和延长疗程不但无效,而且会引起严重的后果。目前临床上还没有可以解决糖皮质激素抵抗的有效措施。

【禁忌证】

心脏病如急性心力衰竭等、严重的精神病(过去或现在)和癫痫、活动性消化性溃疡病、新近胃肠吻合术、骨折、骨质疏松、创伤修复期、青光眼、角膜溃疡、肾上腺皮质功能亢进症、严重高血压、糖尿病、孕妇、抗菌药物不能控制的感染如水痘、麻疹、全身性真菌感染等禁用。对于病情危急的适应证,虽有禁忌证存在,仍需使用,待危急情况过去后,尽早停药或减量。小儿及老人应慎用。

【药物相互作用】

苯巴比妥、苯妥英钠和利福平等肝药酶诱导剂与糖皮质激素合用时加快其分解,需增加后者的用量;与强心苷、排钾利尿药合用时注意补钾;与非甾体抗炎药合用会增加消化性溃疡的发生率;与口服抗凝药、降血糖药合用时会减弱抗凝或降糖作用。

【用法与疗程】

1. 大剂量冲击疗法　此法用于急性、重度、危及生命的疾病的抢救,常用氢化可的松静脉给药,首剂 200~300mg,一日量可超过 1g,以后逐渐减量,疗程不超过 3~5 日。大剂量应用时宜合用氢氧化铝凝胶等以防止急性消化道出血。

2. 一般剂量长期疗法　多用于结缔组织病和肾病综合征等。常用泼尼松口服,开始 10~30mg/d,一日 3 次,获得临床疗效后逐渐减量,每 3~5 日减量 1 次,每次按 20% 左右递减,直到最小有效维持量。

依据糖皮质激素分泌的昼夜节律性规律给药,可以减小对肾上腺皮质功能的影响。目前维持量用法有两种:①每日清晨一次给药法:即每日清晨 7~8 时一次给药,用短效可的松、氢化可的松等。②隔日清晨给药法:即隔日一次,早晨 7~8 时给药,此法应用中效的泼尼松、泼尼松龙,而不用长效的激素,以免引起对下丘脑 - 垂体 - 肾上腺轴的抑制。

在长时间使用激素治疗过程中,其停药指征:①维持量已减至正常生理需要量,经观察病情已稳定不再活动者。②因治疗效果差,不宜再用激素,需改药者。③因严重副作用或并发症,难以继续用药者。

3. 小剂量替代疗法　适用于治疗急、慢性肾上腺皮质功能不全症(包括肾上腺危象、艾迪生病)、腺垂体功能减退及肾上腺次全切除术后。一般维持量,可的松每日 12.5~25mg,或氢化可的松每日 10~20mg。

知 识 拓 展

糖皮质激素应用的时辰药理学

时辰药理学是依据生物学上的时间特性,研究药物作用的时间规律,具体包括药物效应动力学、药物代谢动力学等由于时间不同而发生的变化,据此来选择合适的用药时机,以达到使用最小剂量,实现最佳的疗效和较轻的不良反应的目的。肾上腺皮质激素分泌呈昼夜节律性变化,分泌的峰值在晨 8:00—10:00,2~3 小时后就迅速下降约 1/2,然后逐渐减少,直至午夜的分泌量最少。长期使用糖皮质激素药物治疗的过程中,将一日的剂量于晨 7:00—8:00 时给药或隔日晨 7:00~8:00 时一次给药,可减轻对下丘脑 - 垂体 - 肾上腺皮质轴的反馈抑制,防止肾上腺皮质功能下降,也有助于停药后垂体分泌 ACTH 功能的恢复。

第二节　盐皮质激素类药

盐皮质激素(mineralocorticoid)主要包括醛固酮(aldosterone)和去氧皮质酮(desoxycorticosterone)两种,维持机体正常的水、电解质代谢。醛固酮主要作用于肾远曲小管,促进 Na^+、Cl^- 的重吸收和 K^+、H^+ 的排出,尿氨的排出也随 H^+ 的排出增多而增加。此外,对唾液腺、汗腺、肌肉和胃肠道黏膜细胞也同样有保 Na^+、排 K^+ 的作用。去氧皮质酮保钠作用只有醛固酮的 1%~3%。临床常与氢化可的松等合用作为替代疗法,治疗慢性肾上腺皮质功能减退症,以纠正患者失钠、失水和钾潴留等,恢复水和电解质的平衡。替代治疗同时,需补充食盐 6~10g/d。

第三节　促肾上腺皮质激素及皮质激素抑制药

一、促肾上腺皮质激素

促肾上腺皮质激素(adrenocorticotropin,ACTH)由腺垂体嗜碱性粒细胞合成分泌,受下丘脑促皮

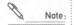

质素释放激素(corticotropin releasing hormone,CRH)的调节,对维持机体肾上腺正常形态和功能具有重要作用。生理情况下,下丘脑、垂体和肾上腺三者处于动态平衡,ACTH 缺乏会引起肾上腺皮质萎缩、分泌功能减退。人工合成的 ACTH 免疫原性明显降低,故过敏反应显著减少。

ACTH 只能注射应用。$t_{1/2}$ 约为 10 分钟。一般在给药后 2 小时肾上腺皮质才开始反应。临床上可用于诊断脑腺垂体 - 肾上腺皮质功能状态及长期使用糖皮质激素停药前后的皮质功能水平,以防止因停药而发生皮质功能不全。

二、皮质激素抑制药

皮质激素抑制药可代替外科的肾上腺皮质切除术,临床常用的有米托坦和美替拉酮等。

米 托 坦

米托坦(mitotane)又称双氯苯二氯乙烷。它能相对选择性地作用于肾上腺皮质细胞,损伤肾上腺皮质的正常细胞或瘤细胞,尤其是选择性地作用于肾上腺皮质束状带及网状带细胞,使其萎缩、坏死。用药后血、尿中氢化可的松及其代谢物迅速减少。但不影响球状带,故醛固酮分泌不受影响。

口服可以吸收,分布于全身,但脂肪是其主要贮藏组织,其水溶性代谢产物约占给药量的 25%,由尿中排出。停药后 6~9 周,在血浆中仍能测到微量的米托坦。口服量的 60% 以原形药由粪便排出。主要用于无法切除的皮质癌、切除复发癌以及皮质癌术后辅助治疗。可有消化道不适、中枢抑制及运动失调等不良反应,减小剂量这些症状可以消失。过量可引起肾上腺皮质功能不全。不宜与螺内酯合用。

美 替 拉 酮

美替拉酮(metyrapone)又称甲吡酮,能抑制 11β- 羟化反应,干扰 11- 去氧皮质酮转化为皮质酮,抑制 11- 去氧氢化可的松转化为氢化可的松,而降低其的血浆水平;又能反馈性地促进 ACTH 分泌,导致 11- 去氧皮质酮和 11- 去氧氢化可的松代偿性增加,故尿中 17- 羟类固醇排泄也相应增加。临床用于治疗肾上腺皮质肿瘤和产生 ACTH 的肿瘤所引起的氢化可的松过多症和皮质癌。还可用于垂体释放 ACTH 功能试验。不良反应较少,可有眩晕、消化道反应等。

氨 鲁 米 特

氨鲁米特(aminoglutethimide)又称氨基苯哌啶酮,能抑制胆固醇转变成 20α- 羟胆固醇,阻断类胆固醇生物合成的第一个反应,从而抑制氢化可的松和醛固酮的合成。能有效减少肾上腺肿瘤和 ACTH 过度分泌时氢化可的松的增多,也能与美替拉酮合用,治疗由垂体所致 ACTH 过度分泌诱发的库欣综合征。为了防止肾上腺功能不足,可给予生理剂量的氢化可的松。

（马月宏）

思 考 题

1. 请简述糖皮质激素的药理作用、主要临床应用。
2. 请简述糖皮质激素在治疗感染性疾病时应注意的问题。
3. 请简述糖皮质激素的给药方法,某些慢性病采用隔日疗法的原因。
4. 请简述如何防治糖皮质激素的停药反应。

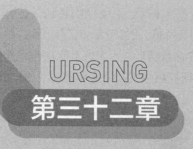

NURSING

第三十二章

甲状腺激素及抗甲状腺药

32章 数字内容

学习目标

知识目标：

1. 掌握硫脲类药物的药理作用、临床应用及主要不良反应。

2. 熟悉碘及碘化物、放射性碘、β受体拮抗药的抗甲状腺作用及临床应用。

3. 了解甲状腺激素的合成、贮存、分泌、调节及甲状腺激素的药理作用和临床应用。

能力目标：

通过学习能应用章节知识进行甲状腺激素及抗甲状腺药的处方、医嘱审核，硫脲类药物不良反应的认定，甲亢及甲低患者用药护理及用药咨询。

素质目标：

1. 通过学习甲状腺激素的合成、贮存、分泌和调节，掌握抗甲状腺药的作用靶点，学会从病因病机及症状入手，分析如何用药。

2. 通过本章学习，坚持以患者为中心，具有对交感神经系统亢进的甲亢患者充分理解关心的人文精神，并能进行相应心理护理。

患者,女,28 岁。近半年出现怕热多汗、焦躁易怒、食欲亢进、体重下降,自觉易疲乏、心悸气短,双手抖动。查体:体温 36.7℃,心率 110 次 /min,血压 138/86mmHg;左侧眼球突出,双侧甲状腺Ⅱ度肿大,双手震颤。甲状腺功能检查游离 T_3 6.96pg/ml(升高),游离 T_4 6.85ng/dl(升高),TSH 0.49mIU/L(正常);甲状腺彩超显示甲状腺弥漫性肿大。腹部彩超未见异常。临床诊断:甲状腺功能亢进。医生建议先口服硫脲嘧啶及复方碘溶液两种抗甲状腺药物,并拟在半个月后进行手术治疗。

请思考:

1. 什么是甲状腺功能亢进? 甲状腺激素药理作用有哪些?

2. 抗甲状腺药物都有哪些? 请简述各类药物的作用机制及临床应用。

3. 甲亢手术治疗前需要用什么药物? 为什么?

甲状腺激素(thyroid hormone,TH)是维持机体正常代谢、促进生长发育所必需的激素包括三碘甲状腺原氨酸(3,5,3'-triiodothyronine,T_3)和四碘甲状腺原氨酸(3,5,3'5'-tetraiodothyronine,T_4)即甲状腺素(thyroxine)。

第一节　甲状腺激素

【甲状腺激素的合成、贮存、分泌与调节】

1. 合成过程

(1) 碘的摄取:甲状腺腺泡细胞膜上的碘泵主动将血液中的碘摄入腺泡细胞内。正常情况下甲状腺中碘化物的浓度约为血浆浓度的 25 倍,甲亢时可达到血浆浓度的 250 倍。

(2) 碘的活化和酪氨酸碘化:摄入的碘先在腺泡上皮细胞顶端微绒毛处被过氧化物酶氧化成活化状态的碘(I^0 或 I^+),后者再与甲状腺球蛋白(thyroglobulin,TG)分子中的酪氨酸残基结合,生成一碘酪氨酸(monoiodotyrosine,MIT)和二碘酪氨酸(diiodotyrosine,DIT)。

(3) 偶联:在过氧化物酶作用下,一分子 MIT 和一分子 DIT 偶联形成 T_3,二分子 DIT 偶联形成 T_4,T_3 的生物活性比 T_4 强 5 倍左右。

2. 贮存与释放
合成的 T_4 和 T_3 贮存在腺泡腔内胶质中,需要时在蛋白水解酶作用下与 TG 分离释放到血液中,其中 T_4 约占分泌总量的 90% 以上。T_3 大部分是由外周血中的 T_4 于肝肾等组织中在 5'脱碘酶作用下脱碘形成。因此,T_3 的水平不仅与甲状腺功能有关,还与外周组织 5'脱碘酶活性相关。甲状腺功能亢进时,甲状腺中 T_4 合成及外周组织中 T_4 转换成 T_3 均增加,因此,甲亢时 T_3 增加更为显著,有时只有 T_3 升高而 T_4 正常。

3. 调节
下丘脑分泌的促甲状腺激素释放激素(thyrotropin releasing hormone,TRH)可促进腺垂体分泌促甲状腺激素(thyroid stimulating hormone,TSH),TSH 可促进甲状腺组织细胞增生及甲状腺激素的合成、释放。血中游离甲状腺激素过高时,又可对下丘脑及腺垂体产生负反馈调节作用(图32-1)。

【体内过程】

T_4 口服后 50%~75% 被吸收,吸收率受肠内容物影响,T_3 口服后有 90%~95% 被吸收。严重黏液性水肿患者口服吸收不良,故须肠外给药。两者与血浆蛋白结合率可达 99% 以上,T_3 的蛋白亲和力低于 T_4,其游离量可为 T_4 的 10 倍。T_4 的 $t_{1/2}$ 为 5 日,用药后 24 小时内无明显作用,最大作用在用药后 7~10 日;T_3 的 $t_{1/2}$ 为 2 日,用药后 6 小时内起效,24 小时左右作用达高峰。两者每日只需用药一次。主要在肝、肾线粒体内脱碘,并与葡萄糖醛酸或硫酸结合而经肾排泄。TH 可通过胎盘和进入乳汁,妊娠和哺乳期应慎用。

【作用机制】

TH 的作用主要由核内甲状腺激素受体(thyroid hormone receptor, TR)所介导。在细胞核内,TR 有 α 和 β 两种亚型,形成同源二聚体或异源二聚体,在无激素的情况下,该二聚体与 DNA 分子局部的甲状腺激素反应元件(thyroid-responsive element, TRE)呈结合状态。当游离的 T_3、T_4 进入细胞核与 TR 结合后,启动靶基因的转录,加速功能性蛋白质的生成,并产生一系列生物效应。T_3 与 TR 的亲和力约为 T_4 的 10 倍,85%~90% 的 TR 与 T_3 结合,故 TR 又称为 T_3 受体。饥饿、营养不良、肥胖和糖尿病时 TR 数目减少(图 32-2)。此外,TH 还有"非基因作用",通过核糖体、线粒体和细胞膜上的受体介导,影响转录后的过程、能量代谢以及膜的转运功能。

【生理及药理作用】

1. 维持生长发育　能够促进蛋白质合成,维持骨骼及中枢神经系统的生长发育。在脑发育期甲状腺功能不足,可使胚胎神经元轴突和树突形成障碍,神经髓鞘形成延缓,骨骺不能形成,致生长发育迟缓,形成呆小病(cretinism,克汀病),主要表现为身材矮小、智力低下。TH 还可加速胎儿肺发育,新生儿呼吸窘迫综合征与 T_3、T_4 不足有关。成人甲状腺功能低下时因 TH 分泌过少,蛋白质合成障碍,组织间黏蛋白沉积,水分子滞留于皮下,引起黏液性水肿(myxedema),甚至浆膜腔积液,包括心包积液、胸腔积液以及关节

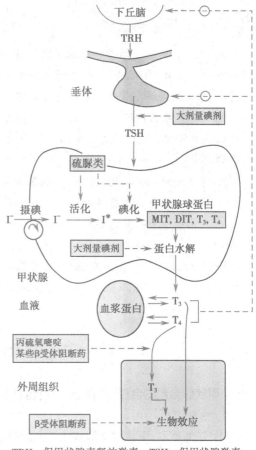

TRH:促甲状腺素释放激素;TSH:促甲状腺激素;I*:活性碘;MIT:单碘酪氨酸;DIT:二碘酪氨酸;T_3:三碘甲状腺原氨酸;T_4:甲状腺素。

图 32-1　**甲状腺激素的合成、分泌、调节及抗甲状腺药作用环节示意图**

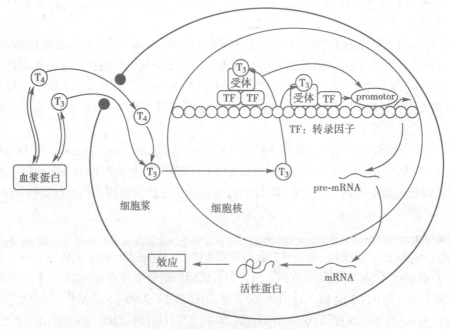

mRNA:信使核糖核酸;pre-mRNA:前信使核糖核酸;promotor:启动子;T_3:三碘甲状腺原氨酸;T_4:甲状腺素。

图 32-2　**甲状腺激素作用机制**

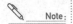
Note:

腔积液,并会发生记忆力减退,反应迟钝。

2. 促进代谢和产热　促进物质氧化,增加氧耗,提高基础代谢率,使产热增多,因此甲亢时有怕热、多汗、消瘦等症状。甲状腺功能不全时,基础代谢率降低,产热减少,患者常表现为怕冷、皮肤干燥等。

3. 增强交感-肾上腺系统的反应性　甲状腺功能亢进时交感-肾上腺系统活性增强,患者对儿茶酚胺类反应性增高,出现神经过敏、易激动、烦躁、震颤、心率加快、心肌收缩力加强、心排出量增加及血压升高等现象。

【临床应用】

1. 呆小病　其功能减退始于胎儿或新生儿,应及早诊治,否则会出现智力低下。从小剂量开始,逐渐增加,至症状明显好转时即以此量维持,并随时调整剂量。

2. 黏液性水肿　给予甲状腺素片口服治疗,应从小量开始,逐渐增至足量。老年、循环系统严重疾病及垂体功能减退者则须谨慎用药,以防过量诱发或加重心脏病;垂体功能低下的患者宜先用皮质激素再给予甲状腺激素,以防发生急性肾上腺皮质功能不全;黏液性水肿昏迷者必须立即静脉注射大量 T_3,同时给予足量氢化可的松,待患者苏醒后改为口服。如无静脉注射制剂时可将 T_3 片剂研细加水搅匀后鼻饲给予。

3. 单纯性甲状腺肿　大多由于缺碘所致,以补碘为主。临床上无明显病因者可给予适量 TH 作为补充治疗,并可抑制 TSH 过多分泌,缓解甲状腺组织代偿性增生肥大。TH 治疗能使轻度弥漫性甲状腺肿大完全恢复正常,尤其适用于年轻的中轻度弥漫性甲状腺肿患者。

4. T_3 抑制试验　主要用于单纯性甲状腺肿与甲亢的鉴别诊断。患者口服 T_3 20μg,一日3次,连续6日,服药前后分别测摄碘率进行对比,单纯性甲状腺肿患者,其摄碘抑制率应超过服药前的50%,甲亢患者的抑制率低于50%。

5. 其他　①甲亢患者服用抗甲状腺药治疗过程中,加服 T_4 有利于减轻突眼、甲状腺肿大,并可防止发生甲状腺功能减退。因 T_4 很少通过胎盘,不能防止抗甲状腺药剂量过大对胎儿甲状腺功能的影响,故甲亢孕妇服用抗甲状腺药时一般不加服 T_4。②甲状腺癌术后应用 T_4,可抑制残余的甲状腺组织,减少复发,用量较大。③T_4 还用于内分泌性突眼的治疗。

【不良反应】

用量适当时无不良反应。过量时可出现心悸、震颤、多汗、体重减轻、失眠等不良反应,重者可腹泻、呕吐、发热、脉搏快而不规则等。对合并心脏病或老年患者可诱发心绞痛、心肌梗死,一旦出现应立即停药,可用 β 受体拮抗药对抗。长期服用 T_4 能引起骨质疏松。可能降低癫痫发作阈,偶尔诱发癫痫发作。冠心病、糖尿病、快速型心律失常患者禁用。

左甲状腺素

左甲状腺素(levothyroxine or L-thyroxine,L-T_4)为人工合成的 TH,即 3,5,3′,5′-四碘甲腺原氨酸,为临床最常用的 TH 替代治疗药物。硫糖铝、考来烯胺、氢氧化铝和硫酸亚铁可阻碍 L-T_4 的吸收,卡马西平和利福平增加 L-T_4 的清除,合用时应适当调整剂量。

促甲状腺激素

促甲状腺激素(thyroid stimulating hormone,TSH)能促使甲状腺合成并分泌 TH,但如甲状腺已被破坏,则不能产生此作用。临床用于:①TSH 试验:用于区别原发性或继发性甲状腺功能减退症。②因 TSH 能刺激 TH 的合成与释放、增加甲状腺组织对碘的吸收,因此甲状腺癌切除术后,治疗应用 TSH(肌内注射 10μg/d,共7日),可以使甲状腺及转移病灶的 ^{131}I 吸收增加,疗效增强。少数患者可产生过敏反应,冠心病患者禁用。

第二节　抗甲状腺药

目前甲状腺功能亢进症(甲亢)可采用手术治疗,亦可采用抗甲状腺药物治疗。常用药物有硫脲类、碘及碘化物、放射性碘及 β 受体拮抗药等四类。

一、硫脲类

硫脲类(thioureas)是最常用的抗甲状腺药,又分为硫氧嘧啶类(thiouracils)和咪唑类(imidazoles)二类。前者包括甲硫氧嘧啶(methylthiouracil,MTU)和丙硫氧嘧啶(propylthiouracil,PTU),后者包括甲巯咪唑(methimazole,MMI)和卡比马唑(carbimazole,CMZ)。

【体内过程】

硫氧嘧啶类药物口服吸收迅速,达峰时间为 2 小时。生物利用度约为 80%,血浆蛋白结合率约为 75%。在体内分布较广,易进入乳汁和通过胎盘,但在甲状腺浓集较多。主要在肝脏代谢,部分与葡萄糖醛酸结合后排出,$t_{1/2}$ 为 2 小时。甲巯咪唑的血浆 $t_{1/2}$ 约为 4.7 小时,但在甲状腺组织中药物浓度可维持 16~24 小时。卡比马唑为甲巯咪唑的衍化物,在体内转化成甲巯咪唑而发挥作用。

【药理作用与作用机制】

1. **抑制甲状腺激素的合成**　硫脲类通过间接作用抑制甲状腺过氧化物酶来抑制酪氨酸的碘化及偶联过程,从而抑制 TH 的生物合成。该类药物不影响碘的摄取,对已合成的 TH 无效,须待已合成的 TH 被消耗后才能生效,用药后症状改善常须 2~3 周,基础代谢率恢复正常需 1~2 个月。

2. **抑制 T_4 的脱碘**　丙硫氧嘧啶不但抑制 TH 的合成,还能抑制外周组织的 T_4 转化为 T_3,迅速控制血清中生物活性较强的 T_3 水平,因此在重症甲亢、甲状腺危象时该药为首选。

3. **减弱 β 受体介导的糖代谢**　硫氧嘧啶可以使心肌和骨骼肌 β 受体数目减少,腺苷酸环化酶活性降低,故可减弱由 β 受体介导的糖代谢活动。

4. **免疫抑制作用**　硫脲类药物能轻度抑制免疫球蛋白的生成,降低血液循环中甲状腺刺激性免疫球蛋白(thyroid stimulating immunoglobulin,TSI)的水平。此作用对甲亢患者有一定的对因治疗效果。

【临床应用】

1. **甲亢的内科治疗**　主要适用于轻症、不宜手术或 ^{131}I 治疗者,如青少年、儿童、年老体弱者、术后复发者或兼有心、肝、肾、出血性疾病的患者。一般起始治疗首选 MMI,但妊娠早期、甲状腺危象及对 MMI 反应差者除外。经 1~3 个月后症状明显减轻,当基础代谢率接近正常时,药量即可递减至维持量,疗程 1~2 年。内科治疗可使 40%~70% 患者获得痊愈。

2. **甲亢手术治疗的术前准备**　为减少甲状腺次全切除手术患者在麻醉和手术后的合并症,防止术后发生甲状腺危象,在手术前应先服用硫脲类药物,使甲状腺功能恢复或接近正常。用硫脲类后因降低 TH 水平而使 TSH 分泌增多,导致腺体增生、充血,须在手术前两周左右加服大剂量碘剂,使腺体缩小变韧,以利手术进行及减少出血。

3. **甲状腺危象的治疗**　甲亢患者因精神刺激、手术、外伤、感染等诱因,使 TH 突然大量释放入血,可出现高热、虚脱、肺水肿、心力衰竭、电解质紊乱等一系列危重表现,称之为甲状腺危象。其治疗除消除诱因、对症治疗外,应给予大剂量碘剂,并同时应用大剂量硫脲类(常选用 PTU)以阻断 TH 的合成。

【不良反应与注意事项】

1. **过敏反应**　最常见,多为瘙痒、药疹等,少数伴有发热,应密切观察。

2. **胃肠道反应**　有畏食、呕吐、腹泻、腹痛等。

3. **粒细胞缺乏症**　为严重不良反应,发生率 0.3%~0.6%。一般发生在治疗后的 2~3 个月内,故应定期检查血象,若用药后出现咽痛或发热,应立即停药进行相应检查。特别要注意与甲亢本身所引起的白细胞总数偏低相区别。

4. **肝脏毒性**　转氨酶超过正常上限 3 倍(PTU)或 5 倍(MMI)者,考虑停药进行专科治疗。

5. **甲状腺肿及甲状腺功能减退**　长期应用后,可使血清 TH 水平显著下降,反馈性增加 TSH 分

Note:

泌而引起腺体代偿性增生,腺体增大、充血,严重者可产生压迫症状。还可诱导甲状腺功能减退,及时发现并停药常可恢复。

妊娠期慎用或不用,尤其 MMI 在妊娠早期致畸性高于 PTU;亦能进入乳汁,哺乳期妇女应避免哺乳,如需使用,可首选 MMI,因 PTU 的肝脏毒性更强;结节性甲状腺肿合并甲亢及甲状腺癌者禁用。

【药物相互作用】

磺胺类、对氨基水杨酸、对氨基苯甲酸、巴比妥类、保泰松、酚妥拉明、磺酰脲类、锂盐、维生素 B_{12} 等都能不同程度抑制甲状腺功能,如与硫脲类同用,可能增强抗甲状腺效应,应予注意。另一方面,碘剂可明显延缓硫脲类起效时间,一般不同时用。

知 识 拓 展

抗甲状腺药物治疗的停药、长程治疗和停药后监测新进展

1. **停药**　抗甲状腺药物治疗的常规疗程为 12~18 个月,且 TSH 和促甲状腺激素受体抗体(TRAb)均正常即可考虑停药。

2. **长疗程治疗**　部分患者可考虑长疗程治疗:①甲亢足疗程治疗后复发,仍有意愿进行药物治疗者,可继续治疗 12~18 个月。②TRAb 持续升高者,特别是低剂量 MMI 即可控制病情的年轻患者,可继续采用低剂量治疗 12~18 个月。

3. **停药后监测**　停药后 6 个月内每 1~3 个月复查,包括血清 TSH、T_3、T_4,6 个月后延长监测间隔时间,且至少每年监测一次甲状腺功能。

二、碘及碘化物

碘(iodine)及碘化物(iodide),有碘化钾、碘化钠和复方碘溶液(Lugol's solution)等,其中后者常用,以碘化物形式从胃肠道吸收,以无机碘离子形式存在于血中,除被甲状腺摄取外也可见于唾液、胆汁、汗液、泪液及乳汁中。

【药理作用与作用机制】

1. **小剂量碘为合成 TH 的原料**　缺碘使 TH 合成不足,进而导致甲状腺增生。因此,小剂量碘用于防治单纯性甲状腺肿,在食盐中加入适量碘化钾或碘化钠可有效防止该病发生。

2. **大剂量碘有抗甲状腺作用**　大剂量碘对甲亢患者和正常人都能产生抗甲状腺作用,主要因为大剂量碘可抑制 TH 的释放,这与其抑制谷胱甘肽还原酶的活性有关,因 TG 水解时需要足够的还原形谷胱甘肽使 TG 中的二硫键还原;大剂量碘也可抑制甲状腺过氧化物酶,进而抑制酪氨酸碘化和 T_3、T_4 合成,且作用迅速。一般用药 1~2 日起效,10~15 日达最大效应。此时若继续用药,反使碘的摄取受抑制、胞内碘离子浓度下降,因此失去抑制激素合成的效应,甲亢的症状又可复发。这是碘化物不能单独用于甲亢内科治疗的原因。

3. **大剂量碘抑制 TSH 所致腺体增生作用**　此作用可使增生的腺体缩小变硬,血管减少。

【临床应用】

1. **小剂量碘防治单纯性甲状腺肿**　缺碘地区应食用加碘盐给予预防。预防剂量应视缺碘情况决定,一般每日用 $100\mu g$ 即可。早期患者用碘化钾(10mg/d)或复方碘溶液(0.1~0.5ml/d)疗效好,晚期病例疗效差。如腺体太大或已有压迫症状者应考虑手术治疗。

2. **大剂量碘的应用只限于以下情况**　①甲状腺功能亢进的手术前准备,一般在术前 2 周给予复方碘溶液以使甲状腺组织缩小变韧,以利于手术进行及减少出血。②甲状腺危象的治疗,可将碘化物加到 10% 葡萄糖溶液中静脉滴注,也可服用复方碘溶液,并在 2 周内逐渐停服,需同时配合服用硫脲类药物。

Note:

【不良反应】

1. **过敏反应**　于用药后立即或几小时后发生,主要表现为血管神经性水肿、上呼吸道水肿及严重喉头水肿。一旦发生立即停药,一般停药可消退。也可通过加服食盐及增加饮水量促进碘排泄。必要时采取抗过敏措施。碘过敏者禁用。

2. **慢性碘中毒**　表现为咽喉及口腔烧灼感、唾液分泌增多、眼刺激症状等。

3. **诱发甲状腺功能紊乱**　长期服用碘化物可诱发甲亢。碘还可进入乳汁并通过胎盘引起婴儿和新生儿甲状腺肿,故孕妇及哺乳期妇女应慎用。

三、放射性碘

临床应用的放射性碘(radioiodine)是 ^{131}I,其 $t_{1/2}$ 为 8 日,用药后一个月其放射性可消除 90%,56 日消除可达 99%。^{131}I 可被甲状腺摄取,并可产生 β 射线和 γ 射线。β 射线占 99%,其射程仅 0.5~2mm,辐射作用只限于甲状腺内。因增生组织对射线较敏感,故 β 射线主要破坏甲状腺实质,而很少波及周围组织,起到类似手术切除部分甲状腺的作用。γ 射线占 1%,在体外可测得,用于测定甲状腺摄碘功能。甲亢时,摄碘率增高,摄碘高峰前移。反之,摄碘率低,高峰延迟在 24 小时以后。

^{131}I 治疗仅适用于不宜手术或手术后复发及硫脲类无效或过敏者。^{131}I 的剂量通常根据最高摄碘率、有效半衰期和甲状腺重量三个参数来计算。一般用药后一个月见效,3~4 个月后甲状腺功能恢复正常。但个体对射线作用的敏感性有差异,故剂量不易准确掌握,需密切观察有无不良反应,一旦发生甲状腺功能低下可补充甲状腺激素对抗。儿童多种组织处于生长发育期,对辐射效应更敏感;卵巢对放射性碘有浓集能力,加之 ^{131}I 可导致异常染色体的出现,可能对遗传产生不良影响。因此,《中国药典》规定:20 岁以下患者、妊娠或哺乳期妇女及肾功不佳者慎用。

四、β 受体拮抗药

无内源性拟交感活性的 β 受体拮抗药可有效对抗由甲亢所致的心率加快、心收缩力增强等交感神经活动增强的症状,且作用迅速,属对症治疗药物;也是甲亢手术术前准备及甲状腺危象时有价值的辅助治疗药。常用药如普萘洛尔(propranolol)、阿替洛尔(atenolol)。β 受体拮抗药治疗甲亢的作用机制与以下因素有关:①拮抗心肌 $β_1$ 受体而降低心率。②拮抗中枢 β 受体而减轻焦虑。③抑制外周 T_4 脱碘转变为 T_3 等。

本类药物适用于:①不宜手术、不宜应用抗甲状腺药及 ^{131}I 治疗的甲亢患者,尤其是有症状的老年患者,以及静息心率超过 90 次/min 或者伴心血管疾病的甲状腺患者。②应用大剂量 β 受体拮抗药可做甲状腺术前准备,不会导致腺体增大变脆。③静脉注射可帮助甲状腺危象患者度过危险期。

(陈　立)

思 考 题

1. 硫脲类治疗甲亢的作用机制是什么? 用药早期为什么会出现甲状腺肿大?

2. 甲亢危象时主要选择哪些药物治疗? 为什么? 硫脲类作为其辅助治疗时应选哪种药? 为什么?

Note:

NURSING

第三十三章

胰岛素及其他降血糖药

33章 数字内容

学 习 目 标

知识目标:

1. 掌握胰岛素的体内过程、临床应用及不良反应;双胍类降血糖作用、临床应用及不良反应;磺酰脲类的降血糖作用、作用机制、临床应用、不良反应。

2. 熟悉胰岛素的作用机制、药理作用;胰岛素增敏剂、α葡糖苷酶抑制药与餐时血糖调节剂的作用特点及临床应用。

3. 了解其他新型降血糖药物的作用特点。

能力目标:

通过学习能应用章节知识进行糖尿病患者的胰岛素或口服降血糖药的处方、医嘱审核,明确低血糖反应的监测及抢救措施,展开糖尿病患者用药护理及咨询。

素质目标:

1. 通过学习能基于糖尿病的类型和发病机制,掌握糖尿病治疗的用药原则,建立整体护理观念。

2. 在糖尿病治疗的过程中,坚持以患者为中心,做好监督患者用药情况,提升患者血糖浓度控制效果。

患者,女,67 岁。10 年前无明显诱因出现烦渴、多饮,伴尿量增多,主食由每日 300g 增至每日 500g,门诊查空腹血糖及糖化血红蛋白升高,诊断为 2 型糖尿病,一直口服降糖药物二甲双胍治疗。近一个月来出现双下肢麻木,时有针刺样疼痛,伴下肢水肿。查体:双下肢凹陷性水肿,感觉减退,膝腱反射消失。实验室检查:空腹血糖 13mmol/L,尿蛋白(+)。临床诊断:2 型糖尿病,周围神经病变,糖尿病肾病。医生决定进一步进行糖化血红蛋白、胰岛素、C 肽释放试验、肾功能及眼科检查,根据检查结果将口服降糖药调整为胰岛素,同时处理肾脏、神经系统的并发症。

请思考:

1. 口服降糖药物都有哪些? 作用机制有何不同?

2. 医生为何换用胰岛素治疗? 口服降糖药物和胰岛素在临床应用上有何区别?

随着生活方式的改变和老龄化进程的加速,我国糖尿病的患病率正在呈快速上升趋势,成为继心脑血管疾病、肿瘤之后的另一个严重危害人们健康的重要慢性非传染性疾病。糖尿病(diabetes mellitus)是一组以血浆葡萄糖(简称血糖)水平升高为特征的代谢性疾病群。引起血糖升高的病理生理机制除了胰岛素分泌缺陷和胰岛素作用缺陷之外,还包括胰高血糖素升高、尿葡萄糖回吸收增加等。血糖明显升高时可出现多尿、多饮、体重减轻,有时尚可伴多食等。糖尿病可危及生命的急性并发症为酮症酸中毒及非酮症性高渗性昏迷。糖尿病患者长期血糖升高可致器官组织损害,引起脏器功能障碍以致功能衰竭。在这些慢性并发症中,视网膜病变可导致视力丧失;肾病变可导致肾衰竭;周围神经病变可导致下肢溃疡、坏疽、截肢和关节病变的危险;自主神经病变可引起胃肠道、泌尿生殖系统及心血管系统等症状与性功能障碍;周围血管及心脑血管合并症明显增加,并常合并有高血压、脂代谢异常。如不进行积极防治,糖尿病患者的生活质量将降低,寿命缩短,病死率增高。

按照世界卫生组织(WHO)及国际糖尿病联盟(IDF)专家组的建议,糖尿病可分为 1 型(胰岛素依赖型糖尿病,IDDM)、2 型(非胰岛素依赖型糖尿病,NIDDM)、其他特殊类型及妊娠糖尿病四种,其中 2 型糖尿病是糖尿病人群的主体,占糖尿病患者的 90% 左右。糖尿病是一种渐进性的疾病,其治疗核心是控制血糖,同时防治并发症,最终改善患者生活质量、降低病死率。糖尿病的综合防治主要包括五个方面,即糖尿病教育、医学营养治疗、运动治疗、血糖监测和药物治疗。胰岛素(insulin)及口服降血糖药(oral hypoglycemic drugs)是临床治疗糖尿病的主要药物。

第一节　胰　岛　素

胰岛素(insulin)是由胰岛 β 细胞分泌的一种分子量为 56kD 的酸性蛋白质,由含 21 个氨基酸残基的 A 链和含 30 个氨基酸残基的 B 链通过二硫键共价相联。经胰岛素基因的转录、翻译,生成前胰岛素原,进入内质网切掉信号肽生成胰岛素原,转运到高尔基复合体进一步水解为 C 肽和胰岛素。胰岛素以结晶形式存在于 β 细胞内,正常成人胰腺约含有 8mg 胰岛素。药用胰岛素根据来源和化学结构的不同可分为由猪或牛胰腺提取的动物胰岛素、人胰岛素和胰岛素类似物 3 类。根据作用特点的差异又可分为超短效胰岛素类似物、短效胰岛素、中效胰岛素、长效胰岛素和长效胰岛素类似物(表 33-1)。

【体内过程】

胰岛素口服无效,需注射给药,皮下注射吸收快。普通胰岛素注射后,从六聚体分解为双体,再分解为单体,逐渐被吸收。胰岛素主要经肝、肾灭活,经谷胱甘肽转氨酶还原二硫键,再由蛋白水解酶水解成短肽或氨基酸,也可被肾胰岛素酶直接水解,10% 以原形自尿液排出。$t_{1/2}$ 为 9~10 分钟,作用可维持数小时。严重肝、肾功能不良者影响其灭活。

表 33-1 胰岛素制剂分类及其特点

	制剂	给药途径	起效时间/h	高峰/h	持续时间/h	给药时间、次数
短效	普通胰岛素	皮下注射/静脉注射	0.3~0.7	2~4	5~8	餐前 0.5h,3~4 次/d,急症
	超短效胰岛素类似物	皮下注射	0.15~0.5	0.5~1	4~5	餐时立即注射,3~4 次/d,急症、胰岛素泵中使用
中效	低精蛋白锌胰岛素混悬液	皮下注射	1~2	6~12	18~24	早餐或晚餐前半小时,1~2 次/d
长效	精蛋白锌胰岛素	皮下注射	4~6	14~20	24~36	早/晚餐前 0.5~1h,1 次/d
	长效胰岛素类似物	皮下注射	2~3	3~14	24	睡前定时,1 次/d

超短效胰岛素类似物不同于普通胰岛素,注射后更快地从六聚体解离为单体,有利于快速吸收入血,迅速发挥降糖作用,在模拟餐时胰岛素分泌模式上取得了进展。为延长胰岛素的作用时间,可制成中效及长效制剂。由于胰岛素含酸性氨基酸较多,加入碱性蛋白质(如精蛋白)和锌,可使其等电点接近体液 pH,降低其溶解度,提高稳定性。该类制剂经皮下注射后,在注射部位发生沉淀,再缓慢释放、吸收,作用维持时间延长。所有中、长效制剂均为混悬剂,不可静脉注射,皮下注射后药物吸收不稳定而且会出现血药浓度峰值,很难提供相对平稳、接近生理的基础胰岛素水平。长效胰岛素类似物则无明显的血药峰值出现,每日注射一次药效能够维持 24 小时,可以很好地模拟正常基础胰岛素的分泌。

知 识 拓 展

胰岛素分泌

胰岛素分泌可分为基础胰岛素分泌和进餐后的胰岛素分泌。胰岛素基础分泌主要维持空腹血糖正常。正常人静脉持续稳定滴入葡萄糖后,血浆胰岛素浓度的变化为双相变化。在葡萄糖滴入体内的 2~5 分钟达到第一个高峰,随即快速下降。糖刺激 10~20 分钟后出现第二个高峰,并可以维持很长一段时间。前者升高被称为胰岛素分泌第一时相,后者被称为胰岛素分泌第二时相。

2 型糖尿病或者胰岛素分泌缺陷表现为以下两个方面:①第一时相反应减弱或消失,造成餐后血糖峰值更高。②第二时相分泌延迟,不足以将血糖降至正常。对于 2 型糖尿病而言,第二时相分泌延迟还是餐前低血糖发生的原因。

【作用机制】

胰岛素与胰岛素受体结合而发挥作用。胰岛素受体是由两个 135kD 的 α 亚单位和两个 90kD 的 β 亚单位组成的大分子蛋白复合物(图 33-1)。α 亚单位位于胞膜外,含胰岛素结合部位;β 亚单位为跨膜蛋白,具有酪氨酸蛋白激酶(tyrosine protein kinase,TPK)活性,可以催化至少 4 种底物磷酸化。这些底物称为胰岛素受体底物(insulin receptor substrates,IRS)。当胰岛素与其受体 α 亚单位结合后,激活了 β 亚单位的 TPK 活性,引起受体 β 亚单位自身及胞内 IRS 的酪氨酸残基磷酸化,如 Try-IRS-1 变为磷酸化的 Try-IRS-1(P-Try-IRS-1)而启动了磷酸化级联反应(phosphorylation cascade),进而产生降血糖等生物效应(图 33-1)。

胰岛素与其受体的亲和力受某些激素类药物影响,如氢化可的松等可降低其亲和力,生长激素则能轻度增加其亲和力。另外,当血中胰岛素水平升高时,如肥胖和胰岛素瘤等,可发生胰岛素受体下调现象,这可能是限制靶细胞对过量胰岛素起反应的内在机制。

Note:

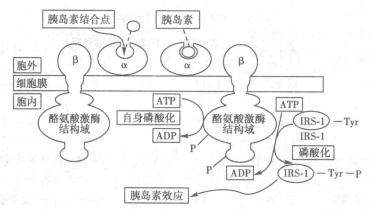

ATP: adenosine triphosphate（三磷酸腺苷）； ADP: adenosine diphosphate（二磷酸腺苷）；
IRS-1: insulin receptor substrate（胰岛素受体底物-1）； Tyr: tyrosinase（酪氨酸）；
IRS-1-Tyr-P：胰岛素受体底物-1酪氨酸残基磷酸化。

图 33-1　胰岛素受体结构及信号转导示意图

【药理作用】

胰岛素主要促进肝脏、脂肪、肌肉等组织糖和脂肪的摄取、贮存和利用。

1. 糖代谢　使血糖的利用增加而来源减少,降低血糖。可促进细胞膜对葡萄糖的转运,增加外周组织对糖的摄取;诱导葡萄糖激酶、丙酮酸脱氢酶等,加速葡萄糖的酵解和氧化;促进糖原的合成和贮存,同时又抑制糖原分解和糖异生。

2. 脂肪代谢　促进脂肪合成并抑制其分解,从而减少游离脂肪酸和酮体生成。抑制脂肪酶,使脂肪分解减慢,促进脂肪酸进入细胞,增加脂合成酶活性,促进脂肪合成及贮存。

3. 蛋白质代谢　可加速氨基酸的转运,促进蛋白质的合成,同时又抑制蛋白质的分解。

4. 钾离子转运　可激活细胞膜钠钾 ATP 酶,促进 K^+ 内流,增加细胞内 K^+ 浓度。

【临床应用】

1. 糖尿病　对胰岛素缺乏的各型糖尿病均有效。主要用于以下情况:①1 型糖尿病。②新诊断的 2 型糖尿病患者,伴明显高血糖症状或难以与 1 型糖尿病区分时,开始即用胰岛素治疗。③经饮食、运动和口服降血糖药治疗未获良好控制的 2 型糖尿病。④发生各种急性或严重并发症的糖尿病,如酮症酸中毒、高渗性高血糖昏迷和乳酸性酸中毒。⑤合并重症感染、消耗性疾病、高热、妊娠、创伤及手术的各型糖尿病。

根据糖尿病患者的病情选择胰岛素剂型:①急需用胰岛素者如糖尿病酮症酸中毒、糖尿病昏迷、糖尿病伴严重感染或大手术前后等需用普通胰岛素或超短效胰岛素类似物,特点是皮下注射起效迅速,维持时间短,普通胰岛素也可静脉注射。②幼年糖尿病患者可先选用短效胰岛素,剂量确定后可改用中效胰岛素。③稳定型糖尿病患者可先选用短效胰岛素,剂量确定后可改用中效或长效胰岛素,亦可直接选用中效或长效胰岛素。④长效胰岛素类似物可作为基础胰岛素使用。

2. 细胞内缺钾　临床上将葡萄糖（glucose）、胰岛素（insulin）、氯化钾（KCl）联合组成极化液（GIK）,可促进钾内流,纠正细胞内缺钾,提供能量,防治心肌梗死时的心律失常。

【不良反应】

1. 低血糖　低血糖是最常见的不良反应,多为胰岛素用量过大或未按时进食或运动量过大所致。当血糖降至一定程度时,患者可出现饥饿感、出汗、心跳加快、焦虑、震颤等症状,严重者可出现低血糖休克,如不及时抢救可引起死亡。为了预防低血糖的严重后果,应教会患者熟知其前兆或轻微症状,随身携带糖类食品,以便随时补充。发生低血糖后,一般轻者可口服糖水,重者应立即静脉注射 50% 葡萄糖注射液 20~40ml 进行救治。需特别注意,有些老年患者发生低血糖时往往缺乏典型症状,迅速表现为昏迷,称为"无警觉性低血糖昏迷"。必须在糖尿病患者中鉴别低血糖昏迷、酮症酸中毒

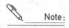

性昏迷及非酮症性糖尿病昏迷。长效胰岛素类似物低血糖(特别是夜间低血糖)的发生率明显低于传统的中、长效胰岛素。

2. **过敏反应**　胰岛素制剂有抗原性,它可刺激机体产生 IgE 等相应抗体而引发过敏反应,其中使用牛胰岛素制剂最常见,其次为猪胰岛素制剂。过敏反应一般轻微而短暂,如荨麻疹、血管神经性水肿,偶见过敏性休克。可换用高纯度胰岛素或人胰岛素,必要时用 H_1 受体拮抗药和糖皮质激素治疗。

3. **胰岛素抵抗**　如糖尿病患者应用超过常用量的胰岛素(通常为每日用量超过 200U)后才能产生正常的降糖作用,说明发生胰岛素抵抗。胰岛素抵抗可分为急性型和慢性型,急性型可由创伤、感染、手术、情绪激动等引起,可能与血中具有抗胰岛素作用的物质如肾上腺皮质激素增多、大量酮体生成等有关。处理方法是清除诱因,并加大胰岛素用量,调整酸碱、电解质平衡,常可取得良好疗效。慢性胰岛素抵抗可能与体内产生抗胰岛素抗体、靶细胞膜上胰岛素受体数量减少或受体后异常有关。处理方法是换用高纯度胰岛素或人胰岛素,并适当调整剂量。尽量避免间断使用胰岛素。

4. **脂肪萎缩**　胰岛素注射部位皮下脂肪萎缩,改用高纯度胰岛素可减少该反应。

5. **反应性高血糖**　当胰岛素用量略超需要而发生轻度低血糖时,可不出现明显症状,却能引起调节机制的代偿反应使生长激素、肾上腺素、胰高血糖素和糖皮质激素分泌增加而引起高血糖,甚至出现糖尿甚至酮尿,容易误认为胰岛素用量不足而得不到正确处理,在护理上应引起重视,应准确掌握胰岛素用量。

【药物相互作用】

噻嗪类、呋塞米等可抑制内源性胰岛素分泌;糖皮质激素、口服避孕药、甲状腺激素、肾上腺素、苯妥英钠等均可降低胰岛素的作用;同化激素、单胺氧化酶抑制剂等可增强胰岛素的降血糖作用;磺胺类、抗凝血药、水杨酸盐等可与胰岛素竞争血浆蛋白结合位点,而增强胰岛素的作用;β 受体拮抗药能阻断低血糖时的代偿性升血糖反应,且可掩盖心率加快等早期低血糖症状,应避免合用。

第二节　口服降血糖药

胰岛素需注射给药,长期应用非常不便。人工合成的口服降血糖药口服有效,使用方便,成为治疗 2 型糖尿病的主要药物。常用的口服降糖药包括磺酰脲类、双胍类、胰岛素增敏药、α- 葡糖苷酶抑制药和餐时血糖调节剂等。

一、磺酰脲类

磺酰脲类(sulfonylurea)的共同结构是苯磺酰脲,只是两端侧链结构不同,可分为三代。第一代磺酰脲类包括:甲苯磺丁脲(tolbutamide, D860)、氯磺丙脲(chlorpropamide);第一代药物多在 R_2 侧链有变化,若在苯环 R_1 侧链接一有芳香环的碳酰胺基,即成为第二代药物,降血糖作用大大地增加数十倍至上百倍。第二代磺酰脲类包括:格列本脲(glibenclamide)、格列吡嗪(glipizide)、格列波脲(glibornuride)、格列喹酮(gliquidone)等。若以双环氮杂环取代 R_2 侧链则成为第三代药物,不仅有降血糖作用,还具有抑制血小板聚集和甘油三酯合成等作用,如格列美脲(glimepiride)、格列齐特(gliclazide)。

【体内过程】

本类药物口服后吸收较好,除氯磺丙脲外大多数药物吸收较快,经 2-6 小时血药浓度达峰值。吸收后与血浆蛋白结合率较高,格列美脲血浆蛋白结合率可达 99.5%。多数药物经肝代谢成无活性代谢产物,经肾排出。氯磺丙脲大部分以原形经肾排出,易在体内蓄积而致低血糖,因此老年人及肾功能不良者慎用。本类药物除氯磺丙脲 $t_{1/2}$ 较长外,多数消除较快。

【药理作用与作用机制】

1. **降血糖作用**　对正常人及胰岛功能尚存的糖尿病患者均有降血糖作用,但对严重糖尿病患者或完全切除胰腺的糖尿病患者则无效。

本类药物作用机制主要是促进胰岛素释放:当磺酰脲类药物与胰岛 β 细胞膜的磺酰脲受体结合后,可阻滞与之相偶联的 ATP 敏感钾通道而阻止钾外流,使细胞膜去极化,开放电压依赖性的钙通道,胞内钙浓度增加,触发胞吐作用及胰岛素的释放。用药后可见血中胰岛素增多,反复用药可见 β 细胞增生。

另外,长期应用本类药物治疗的糖尿病患者,当血中胰岛素已恢复至给药前水平时,其降血糖作用仍存在,这可能与增强胰岛素作用或抑制胰高血糖素分泌有关。

2. 抗利尿作用　格列本脲、氯磺丙脲通过促进抗利尿激素分泌并增强其作用,而发挥抗利尿作用,可用于尿崩症。

3. 影响凝血功能　第三代磺酰脲类有抑制血小板黏附、刺激纤溶酶原合成和恢复纤溶酶活性的作用,还能降低微血管对血管活性胺类的敏感性。这可能对预防或减轻糖尿病患者微血管并发症有一定作用。

【临床应用】

1. 糖尿病　用于胰岛功能尚未完全丧失且经饮食控制无效的糖尿病患者。近期疗效可达70%~80%,对每日需用胰岛素 40U 以上的病例多无效。与双胍类药物合用有协同作用,对产生胰岛素抵抗的患者加用本类药物可刺激内源性胰岛素分泌,增强胰岛素的作用。应注意,起初治疗有效的病例,经 6~12 个月后有 10%~15% 患者突然丧失疗效,原因未明。对继发性失效者可加用双胍类或 α 葡糖苷酶抑制剂等作联合治疗,大多数患者最终需用胰岛素治疗。

2. 尿崩症　氯磺丙脲有效,用量 0.1~0.3g/d,可明显减少尿量。

【不良反应】

1. 胃肠道反应　较常见,恶心、呕吐、胃痛、畏食和腹泻,多与剂量有关,减少剂量或继续服药可消失。偶见肝损伤和胆汁淤积性黄疸,应注意肝功能变化。

2. 持续性低血糖　较严重,常因药物过量所致,老年患者和肝肾功能不良者更易发生。由于低血糖往往持续较久,须反复注射葡萄糖解救。新型磺酰脲类降糖药较少引起低血糖。

3. 其他　少数患者可出现皮疹或红斑等过敏反应,嗜睡、眩晕、共济失调等中枢神经系统反应,以及白细胞和血小板减少、溶血性贫血等血液系统反应。

【药物相互作用】

磺酰脲类药物蛋白结合率高,可与保泰松、双香豆素、吲哚美辛、青霉素、水杨酸钠等发生竞争,使游离药物浓度升高而诱发低血糖反应;此外,噻嗪类、糖皮质激素、口服避孕药均可降低其降血糖作用;肝药酶诱导剂和抑制剂也可影响本类药物的作用;其他从肾小管分泌排泄的有机酸类可与氯磺丙脲竞争而增强其降血糖作用。乙醇抑制糖异生和肝葡萄糖输出,故患者饮酒会导致低血糖。

二、双胍类

双胍类(biguanide)化学结构由一双胍核加侧链所构成。临床常用药物为二甲双胍(metformin)。

【体内过程】

二甲双胍口服易吸收,不与血浆蛋白结合,几乎全部以原形经肾排出,$t_{1/2}$ 2~3 小时,肾功能损害者及老年人慎用。

【药理作用与作用机制】

双胍类能明显降低糖尿病患者血糖水平,但对正常人血糖无影响。其作用机制主要是由于促进组织对葡萄糖的摄取,减少葡萄糖经肠道吸收,增加肌肉组织中糖的无氧酵解,减少肝脏葡萄糖的输出,抑制胰高血糖素的释放等。此外,双胍类还能降低高血脂患者的低密度脂蛋白、极低密度脂蛋白、甘油三酯和胆固醇,可能延缓糖尿病患者血管并发症的发生。

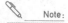
Note:

【临床应用】

本类药主要用于轻、中度 2 型糖尿病患者,尤其是有胰岛素抵抗的肥胖患者。也可与胰岛素和 / 或磺酰脲类药物合用于中、重度患者,以增强疗效,减少胰岛素用量。我国及许多国家和国际学术组织的糖尿病指南中均推荐二甲双胍作为 2 型糖尿病患者控制高血糖的一线用药和联合用药中的基础用药。

【不良反应】

1. **消化道不良反应**　为药物主要副作用,常见恶心、呕吐、腹泻,口中有金属味等,采取进餐时服药、从小剂量开始、逐渐增加剂量等措施,可减少消化道不良反应。

2. **巨幼红细胞性贫血**　抑制维生素 B_{12} 经肠道吸收而产生。

3. **乳酸性酸中毒**　为最严重的副作用,但罕见,须注意严格按照推荐剂量用药。

4. **低血糖**　单独用药极少引起低血糖,但与胰岛素或促胰岛素促泌剂联合使用时可增加低血糖发生的危险。

三、胰岛素增敏剂

改善患者的胰岛素抵抗状态对糖尿病治疗具有重要意义。胰岛素抵抗有获得性及遗传性两种,1 型糖尿病患者仅有获得性胰岛素抵抗,在控制血糖后胰岛素抵抗可消失;2 型患者的胰岛素抵抗是遗传性的,需给予胰岛素增敏剂(insulin sensitizer)进行治疗。

噻唑烷二酮类化合物(thiazolidinediones,TZDs)为一类具有 2,4- 二酮噻唑烷结构的化合物,包括吡格列酮(pioglitazone)、罗格列酮(rosiglitazone)、曲格列酮(troglitazone)、环格列酮(ciglitazone)、恩格列酮(englitazone)等,能显著改善胰岛素抵抗及相关代谢紊乱,对 2 型糖尿病及其心血管并发症均有明显疗效。

【药理作用与作用机制】

1. **改善胰岛素抵抗、降低高血糖**　TZDs 治疗 2 型糖尿病,可降低骨骼肌、脂肪组织和肝脏的胰岛素抵抗。与磺酰脲类或二甲双胍联合治疗疗效更为明显。在口服常规降糖药失效而改用胰岛素仍控制欠佳的患者中,加用 TZDs 可明显减少每日所需的胰岛素用量,使血糖和糖化血红蛋白稳定地维持于理想水平。

2. **改善脂肪代谢紊乱**　TZDs 能降低 2 型糖尿病患者低密度脂蛋白、极低密度脂蛋白和甘油三酯水平,增加总胆固醇和高密度脂蛋白的水平。

3. **2 型糖尿病血管并发症的防治作用**　可抑制血小板聚集、炎症反应和内皮细胞的增生,抗动脉粥样硬化。还可延缓蛋白尿的发生,使肾小球的病理改变明显减轻。

4. **改善胰岛 β 细胞功能**　TZDs 可增加胰腺胰岛的面积、密度和胰岛中胰岛素含量而对胰岛素的分泌无影响,通过减少细胞死亡来阻止胰岛 β 细胞的衰退。

本类药物主要通过竞争性激活过氧化物酶增殖活化受体 γ(peroxisome proliferator activated receptor-gamma,PPARγ)调节胰岛素反应性基因的转录,改善胰岛素抵抗并降低血糖。

【临床应用】

本类药主要用于治疗胰岛素抵抗和 2 型糖尿病,治疗时不引起体重的增加及低血糖。

【不良反应】

该类药物低血糖发生率低,单独使用时不导致低血糖,但与胰岛素或促胰岛素分泌剂联合使用时可增加低血糖发生的风险。副作用主要有嗜睡、水肿、体重增加、肌肉和骨骼痛、头痛、消化道症状等。近年来发现该类药物有一些严重的不良反应,导致了一些品种的退市和限制使用。其中曲格列酮由于特异性肝毒性已不在临床上使用,而罗格列酮由于潜在的心血管不良反应使其使用在我国为限制性使用,临床应用时应权衡利弊再决定是否选用。

四、延缓糖吸收的药物

(一) α 葡糖苷酶抑制剂

阿 卡 波 糖

阿卡波糖(acarbose)是 α 葡糖苷酶抑制剂(α-glucosidase inhibitor)的代表药物,其降血糖的机制主要是通过抑制小肠中各种 α 葡糖苷酶,阻止 1,4- 糖苷键水解,使淀粉和蔗糖等分解为葡萄糖的速度减慢,吸收延缓,而使餐后血糖降低。也有报道认为可降低空腹血糖及糖化血红蛋白。主要用于轻、中度 2 型糖尿病患者,尤其适用于老年患者。对应用磺酰脲类药物或胰岛素疗效不佳者,加用本类药物可明显降低餐后血糖,使血糖波动减小,减少磺酰脲类药物或胰岛素用量。

主要不良反应为胃肠道反应,表现有腹胀、嗳气、肛门排气增多,甚有腹泻或便秘,多不影响治疗,胃肠道溃疡患者慎用,逐渐加量可减少不良反应。阿卡波糖单用不引起低血糖,但可增强胰岛素或其他口服降血糖药的作用而导致低血糖,此时食用糖块等蔗糖或淀粉类食物因吸收缓慢而难以迅速奏效,需补充葡萄糖或蜂蜜解救。

(二) 餐时血糖调节剂

瑞 格 列 奈

瑞格列奈(repaglinide)是苯甲酸类衍生物,为一种促胰岛素分泌剂,作为"第一个餐时血糖调节剂",它的最大优点是可以模仿胰岛素的生理性分泌。它通过刺激胰岛分泌胰岛素而发挥作用。其作用机制是与胰岛 β 细胞膜外依赖 ATP 的钾离子通道上的 36kDa 蛋白特异性结合,使钾通道关闭,胰岛 β 细胞去极化,钙通道开放,钙离子内流,促进胰岛素分泌。作用特点为"快开速闭",作用快于磺酰脲类,故餐后降血糖作用较快。由于第一时相胰岛素分泌能力的损害是引起 2 型糖尿病的重要因素,故瑞格列奈类药物降低餐后血糖高峰效果较好,与双胍类合用可以发挥协同效应。

在口服瑞格列奈 30 分钟内即出现促胰岛素分泌反应,故瑞格列奈应在主餐用餐前即刻服用。用于饮食控制及运动锻炼不能有效控制高血糖的 2 型糖尿病患者。其安全性良好,极少发生餐后低血糖,并能预防糖尿病的心血管并发症等。常见的不良反应有胃肠道反应,如腹痛、腹泻、恶心、呕吐、便秘和体重增加。偶见低血糖、皮肤过敏反应,对视力和肝功能的影响均少见。同类药物还有那格列奈(nateglinide)。

第三节　其他新型降血糖药

随着对糖尿病及其治疗的深入研究,人们不断发现糖尿病治疗药物作用新靶标,最近某些作用于新靶标的降血糖药(即新型降血糖药)已经上市,为糖尿病患者的治疗提供了更新的用药选择。

一、胰高血糖素样肽 -1 受体激动剂和二肽基肽酶 -4 抑制剂

胰高血糖素样肽 -1(glucagons like peptide 1,GLP-1)是由人胰高血糖素原基因编码,此基因在胰岛 α 细胞的主要表达产物是胰高血糖素,而在肠黏膜 L 细胞的表达产物为 GLP-1。GLP-1 的主要生理作用:以葡萄糖依赖的方式作用于胰岛 β 细胞,促进胰岛素基因的转录,使胰岛素的合成和分泌增加;刺激 β 细胞的增殖和分化,抑制凋亡,增加胰岛 β 细胞数量;强烈抑制胰岛 α 细胞的胰高血糖素分泌;促进生长抑素分泌,而生长抑素又作为旁分泌激素参与抑制胰高血糖素的分泌;抑制食欲与摄食;延缓胃内容物排空等。故可用于治疗成人 2 型糖尿病,并可降低体重。然而,GLP-1 在体内可迅速被二肽基肽酶 -4(dipeptidyl peptidase Ⅳ,DPP-Ⅳ)降解而失去生物活性,$t_{1/2}$ 不到 2 分钟,这大大地限制了其临床应用。因此,最近上市的长效 GLP-1 受体激动剂依克那肽及口服 DPP-Ⅳ抑制剂西他列汀,为 2 型糖尿病的治疗提供了更新的用药选择。

（一）GLP-1 受体激动剂

依 克 那 肽

依克那肽（exenatide）是一种人工合成的肽类物质，含有 39 个氨基酸。它通过长效激动 GLP-1 受体，以依赖于血糖增高的方式发挥其作用，$t_{1/2}$ 约 10 小时。目前 GLP-1 激动剂多采用注射给药，可以单独使用或与其他降糖药联合使用，采用二甲双胍、磺酰脲类制剂或两种药物联合治疗失效后加用 GLP-1 受体激动剂有效。临床研究证实，该药能治疗 2 型糖尿病且不易引起低血糖和体重增加风险。每日给药两次（通常在早餐和晚餐之前）。该药最常见的副作用是胃肠反应如恶心、呕吐、腹泻等，一般为轻到中度，通常随继续用药而减轻，长期安全性有待进一步观察。其禁忌证包括严重的胃肠道疾病和明显的肾功能不全。

（二）二肽基肽酶 -4 抑制剂

西 他 列 汀

西他列汀（sitagliptin）口服给药能显著抑制 DPP-Ⅳ 活性，减少 GLP-1 的降解，从而发挥降血糖效应，用于治疗 2 型糖尿病。本品耐受性良好，发生低血糖的危险低于格列吡嗪并且使体重减轻。但是，因 DPP-Ⅳ 是一种多效酶，其抑制剂还可能延长生长素释放激素，神经肽 Y 和 P 物质，化学激活素等激素的作用，可能产生神经源性炎症、血压升高、促发免疫反应等不良反应。

二、胰淀粉样多肽类似物

胰淀粉样多肽

胰淀粉样多肽（amylin）是一种由 37 个氨基酸残基构成的多肽激素，在餐后由胰腺 β 细胞分泌，具有减慢葡萄糖的吸收，抑制胰高血糖素的分泌，减少肝糖生成和释放等作用。然而天然胰淀粉样多肽具有不稳定、易水解、黏度大、易凝聚等缺点，不适合用于治疗。

普 兰 林 肽

普兰林肽（pramlintide）是胰淀粉样多肽的一种合成类似物，与内源性胰淀粉样多肽有着相同的生物学功能，也是至今为止继胰岛素之后第二个获准用于治疗 1 型糖尿病的药物。普兰林肽与胰淀粉样多肽的氨基酸序列差异表现在前者第 25、28 和 29 位上由脯氨酸所替代，较好地克服了天然胰淀粉样多肽不稳定、易水解、黏度大、易凝聚的缺陷。研究证实，普兰林肽具有降低糖尿病患者体内血糖波动频率和波动幅度，改善总体血糖控制的作用。常与胰岛素合用，用于 1 型和 2 型糖尿病的治疗，增强胰岛素的作用，但不能替代胰岛素。单独使用本品不易引起低血糖反应，但与胰岛素合用可增加胰岛素引起低血糖的风险。其他不良反应有关节痛、咳嗽、头晕、疲劳、头痛及咽炎等。

三、钠 - 葡萄糖协同转运蛋白 2 抑制剂

随着人们对 2 型糖尿病治疗的不断探索，发现肾脏近曲小管的钠 - 葡萄糖协同转运蛋白 2（sodium-dependent glucose transporters 2，SGLT2）负责从尿液中重吸收葡萄糖，对葡萄糖的重吸收具有重要作用，目前在我国被批准临床使用的 SGLT2 抑制剂有达格列净（dapagliflozin）、恩格列净（empagliflozin）和卡格列净（canagliflozin）。SGLT2 抑制剂通过抑制肾脏肾小管中葡萄糖的重吸收而促进尿葡萄糖排泄，从而达到降低血液循环中葡萄糖水平的作用。SGLT2 抑制剂降低血糖及糖化血红蛋白水平、减轻体重、降低血压，降低心血管疾病风险并具有肾脏保护作用，尚可以保护胰岛 β 细胞功能。SGLT2 抑制剂降糖疗效与二甲双胍相当。SGLT2 抑制剂单独使用时不易发生低血糖，联合胰岛素或磺脲类药物时，可增加低血糖发生风险。SGLT2 抑制剂的常见不良反应为生殖尿路感染，罕见的不良反应为酮症酸中毒（主要发生在 1 型糖尿病患者）。SGLT2 抑制剂在中度肾功能不全的患者可以减量使用。在重度肾功能不全患者中因降糖效果显著下降不建议使用。

知识拓展

口服胰岛素制剂

胰岛素属于蛋白质多肽类药物，会被胃酸分解而失效，故目前临床应用的为注射制剂。目前可通过减少胃肠道对胰岛素的破坏和增强药物渗透吸收两方面提高口服胰岛素的生物利用度，如添加蛋白酶抑制剂（抑肽酶）、改善胰岛素剂型等方法，有些口服胰岛素制剂已进入临床试验阶段。但是这些改良方法也会相应带来一些不良反应，如口服胰岛素制剂中酶抑制剂用量一般较大，可导致胰腺肥大，影响人体对膳食蛋白的消化与代谢；而加入吸收促进剂，可使病原体如细菌、病毒等也更易进入全身循环，增加对机体的危害，故临床应用还未得到真正意义上的实现。

（陈　立）

思 考 题

1. 胰岛素主要的生理、药理作用及临床应用有哪些？
2. 请简述各类口服降血糖药主要药物的药理作用和临床应用。

URSING

抗菌药概论

34章 数字内容

学习目标

知识目标:

1. 掌握常用术语、抗菌药作用机制及抗菌药合理应用原则。

2. 熟悉机体、抗菌药和细菌三者之间的辩证关系。

3. 了解细菌耐药性的分类和产生机制。

能力目标:

通过学习能为患者和家属正确解释抗菌药的相关术语、作用机制,并可以指导他们合理使用抗菌药。

素质目标:

1. 通过学习建立合理使用抗菌药观念,遵循合理应用原则。

2. 坚持以患者为中心,给予患者精心护理和人文关爱,通过正确的护理行为实现抗菌药的合理应用。

3. 灵活运用抗菌药的理论知识,及时向医生反馈患者的用药效果和反应,特别要注意观察易出现不良反应的特殊人群。

患者,男,88 岁。以"咳嗽、咳痰 2 日,发热伴胸痛半日"入院。听诊肺部有湿啰音,血常规检查显示白细胞数量增加,X 线提示肺部有炎性浸润性病变。临床诊断:肺部感染。药物治疗:暂给予生理盐水 250ml+ 头孢西丁 1g/ 次,每 8~12 小时 1 次,静脉滴注。行痰培养和药敏试验。痰培养结果:流感嗜血杆菌感染。药敏试验结果:氧氟沙星耐药,头孢呋辛中度敏感,头孢克洛、头孢西丁、头孢噻肟敏感。

请思考:

1. 头孢西丁说明书用法用量是:成人常用量 1~2g/ 次,每 6~8 小时 1 次。案例中该药的用药间隔是"每 8~12 小时 1 次",与说明书不同,为什么?

2. 案例中的哪些地方体现了抗菌药的合理应用原则?

3. 案例中的痰培养和药敏试验有何意义?

化学治疗(chemotherapy,化疗)指针对所有病原体(包括微生物、寄生虫及肿瘤细胞)所致疾病的药物治疗。用于化学治疗的药物统称为化学治疗药,简称化疗药,包括抗病原微生物药(antimicrobial drug)、抗寄生虫药(antiparasitic drug)及抗恶性肿瘤药(antineoplastic drug)。抗病原微生物药指用于治疗病原微生物所致感染性疾病的药物。主要包括抗菌药(antibacterial drug)、抗真菌药(antifungal drug)和抗病毒药(antiviral drug)。抗菌药在化疗药中占有重要地位,临床上用于治疗细菌感染性疾病。

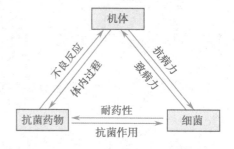

图 34-1　**机体 - 抗菌药物 - 细菌之间的关系**

应用各类抗菌药治疗细菌所致疾病的过程中,应注意机体、细菌和药物三者之间在防治疾病中的相互关系(图 34-1)。

理想的抗菌药应具备以下特点:对细菌有高度选择性;对人体无毒或毒性很低;细菌不易对其产生耐药性;最好为强效、速效和长效的药物,使用方便;价格低廉。

第一节　常 用 术 语

1. **抗菌药**(antibacterial drug)　指对细菌具有抑制或杀灭作用的药物,包括抗生素和人工合成抗菌药。

2. **抗生素**(antibiotic)　是由各种微生物(包括细菌、真菌、放线菌属等)产生的具有抑制或杀灭其他微生物的一类物质。抗生素分为天然抗生素和人工半合成抗生素,前者由微生物产生,后者是对天然抗生素进行结构改造获得的半合成产品。

3. **抗菌谱**(antibacterial spectrum)　指抗菌药抑制或杀灭病原体的范围,包括广谱和窄谱两种。广谱抗菌药指对多种病原微生物有效的抗菌药,如第三、四代氟喹诺酮类药物。窄谱抗菌药指仅对一种细菌或局限于某属细菌有抗菌作用的药物,如异烟肼仅对结核分枝杆菌有作用,而对其他细菌无效。抗菌谱是临床选用抗菌药的基础。

4. **抗菌活性**(antimicrobial activity)　指抗菌药抑制或杀灭病原微生物的能力。可通过体内、体外抗菌试验对其进行测定。体外抗菌活性常用最低抑菌浓度(minimum inhibitory concentration,MIC)和最低杀菌浓度(minimum bactericidal concentration,MBC)表示。最低抑菌浓度指在体外培养细菌 18~24 小时后,能抑制培养基内病原体生长的最低药物浓度。最低杀菌浓度指能够杀灭培养基内细菌或使细菌数减少 99.9% 的最低药物浓度。MIC 或 MBC 对临床选药、用药具有指导作用。抗菌药

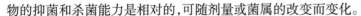

物的抑菌和杀菌能力是相对的,可随剂量或菌属的改变而变化。

5. 抑菌药(bacteriostatic drugs) 指仅具有抑制细菌生长繁殖而无杀灭细菌作用的抗菌药,如四环素类、磺胺类、红霉素等。

6. 杀菌药(bactericidal drugs) 指具有杀灭细菌作用的抗菌药,如青霉素类、头孢菌素类、氨基糖苷类等。

7. 化疗指数(chemotherapeutic index,CI) 即化疗药的治疗指数,常以化疗药的动物半数致死量(LD_{50})与治疗感染动物的半数有效量(ED_{50})之比来表示:LD_{50}/ED_{50}。CI 是评价化疗药安全性、有效性和临床价值的重要指标。通常 CI 越高,该药物的毒性越小,临床应用价值越高。但 CI 高的药物也并非绝对安全,如青霉素的化疗指数很高,对机体几乎无毒性,但可能引发过敏性休克甚至死亡。

8. 抗生素后效应(post antibiotic effect,PAE) 细菌与抗生素短暂接触,抗生素浓度下降,低于 MIC 或消失后,细菌生长仍受到持续抑制的效应。氨基糖苷类和氟喹诺酮类抗生素都具有 PAE。

9. 首次接触效应(first expose effect) 抗菌药物在初次接触细菌时有强大的抗菌效应,再度接触时不再出现该强大效应,或连续与细菌接触后抗菌效应不再明显增强,需要间隔相当时间(数小时)以后,才会再起作用。氨基糖苷类抗生素具有明显的首次接触效应。

第二节 抗菌药的主要作用机制

抗菌药的作用机制主要是通过特异性干扰细菌的生化代谢过程,影响其结构与功能,使其失去正常生长繁殖能力,从而达到抑制或杀灭细菌的作用。细菌结构与抗菌药作用机制如图 34-2 所示。

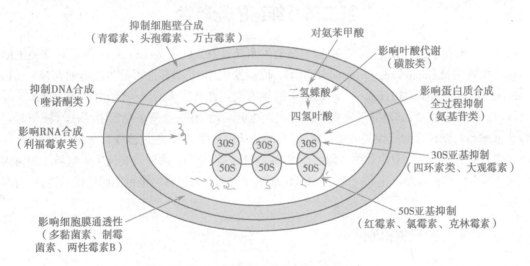

图 34-2 **抗菌药物的作用机制示意图**

一、抑制细菌细胞壁的合成

细菌细胞壁厚而坚韧,可抵抗菌体内强大的渗透压,维持细菌的正常形态和功能,使其能适应多样的环境变化并能与机体相互作用。细胞壁的主要成分是肽聚糖(又称黏肽),它构成巨大网状分子包围着整个细菌。青霉素类、头孢菌素类、磷霉素、环丝氨酸、万古霉素、杆菌肽等通过抑制细菌细胞壁的合成,导致细胞壁缺损,丧失屏障作用,胞外水分进入胞内,菌体肿胀、变形、破裂,细菌死亡。因此抑制细菌细胞壁合成的药物均为杀菌药。真核生物细胞无细胞壁,抑制细胞壁合成的抗菌药对真核生物几乎没有毒性。

Note:

二、改变细胞膜的通透性

细胞膜是由类脂质和蛋白质分子构成的半透膜,具有物质交换及渗透屏障等功能。通过改变细胞膜的通透性发挥抗菌作用的药物有多黏菌素 E、两性霉素 B 和制霉菌素等。

三、抑制细菌蛋白质合成

核糖体是蛋白质的合成场所。人类的 80S 核糖体复合物可解离为 60S 和 40S 两个亚基;细菌的 70S 核糖体复合物可解离为 50S 和 30S 两个亚基。抗菌药的临床常用剂量能选择性影响细菌蛋白质合成,而不影响人体细胞蛋白质合成。

抑制蛋白质合成的药物分别作用于细菌蛋白质合成的不同阶段:①起始阶段:氨基糖苷类抗生素阻止 30S 亚基与 50S 亚基合成始动复合物。②肽链延伸阶段:四环素类抗生素能与核糖体 30S 亚基结合,阻止氨酰 tRNA 在 30S 亚基 A 位的结合,阻碍肽链的形成,从而抑制蛋白质合成;氯霉素、克林霉素、大环内酯类则作用于细菌核糖体 50S 亚基。③终止阶段:氨基糖苷类抗生素阻止终止因子与 A 位结合,使合成的肽链不能从核糖体释放出来,核糖体循环受阻,因而具有杀菌作用。

四、影响核酸和叶酸代谢

喹诺酮类抗菌药可抑制细菌的 DNA 回旋酶,抑制敏感细菌的 DNA 复制产生杀菌作用。利福平特异性地抑制细菌 DNA 依赖的 RNA 聚合酶,阻碍 mRNA 的合成而杀灭细菌。有些细菌只能以对氨基苯甲酸(PABA)为原料自身合成叶酸供菌体使用。磺胺类与 PABA 结构相似,可与之竞争二氢蝶酸合酶,影响菌体内的叶酸代谢,导致细菌不能进行生长繁殖。

第三节 细菌的耐药性

细菌产生对抗菌药不敏感的现象,称为细菌的耐药性(bacterial resistance)。细菌对多种抗菌药耐药称为多重耐药(multi-drug resistance,MDR)。根据发生原因,耐药性可分为固有耐药性(intrinsic resistance)和获得性耐药性(acquired resistance)。固有耐药性又称天然耐药性,由细菌染色体基因决定,代代相传,不会改变,如链球菌对氨基糖苷类抗生素天然耐药;肠道革兰氏阴性(G⁻)杆菌对青霉素 G 天然耐药。获得性耐药性多由质粒介导,当细菌接触抗菌药后,通过改变自身的代谢途径,避免被药物抑制或杀灭。如金黄色葡萄球菌因产生 β- 内酰胺酶而对 β- 内酰胺类抗生素耐药。细菌的获得性耐药性可因不再接触抗生素而消失,也可由质粒将耐药基因转移给染色体而代代相传,成为固有耐药性。

一、耐药性的产生机制

(一)产生灭活酶

细菌产生灭活抗菌药的酶,使抗菌药在作用于细菌之前即被酶破坏而失去抗菌活性,是耐药性产生的最重要机制之一。灭活酶可由质粒和染色体基因表达。主要的灭活酶:①β- 内酰胺酶:由对 β- 内酰胺类抗生素耐药的金黄色葡萄球菌产生。②氨基糖苷类抗生素钝化酶:主要有乙酰化酶、腺苷化酶和磷酸化酶,可改变此类抗生素结构。③其他酶类:氯霉素乙酰转移酶灭活氯霉素,酯酶灭活大环内酯类抗生素,核苷转移酶灭活林可霉素。

(二)抗菌药作用靶位改变

细菌改变细胞内膜与抗生素结合部位的靶蛋白结构,或细菌产生一种新的、原来没有的靶蛋白,使抗生素不能与之结合,出现耐药。此外,细菌还可增加靶蛋白数量,即使药物存在仍有足够量的靶蛋白可以维持细菌的正常功能和形态,对抗菌药产生耐药。如肠球菌对 β- 内酰胺类的耐药性就是既

产生 β- 内酰胺酶又增加青霉素结合蛋白的量,同时又降低该蛋白与抗生素的亲和力,形成多重耐药机制。

(三)改变细菌外膜通透性

细菌可通过改变通道蛋白的性质和数量来降低细菌膜的通透性而产生获得性耐药。正常情况下,细菌外膜的特异性跨膜通道由通道蛋白 OmpF 和 OmpC 组成,允许药物分子进入菌体。当细菌多次接触抗生素后,菌株突变引起通道蛋白丢失,导致进入菌体的药量减少,便会出现耐药。

(四)影响主动流出系统

大肠埃希菌、金黄色葡萄球菌、铜绿假单胞菌、空肠弯曲杆菌等均有主动流出系统(active efflux system),能够将进入的药物主动泵出菌体,经此外排系统引起耐药的抗菌药有四环素、氟喹诺酮类、大环内酯类、氯霉素和 β- 内酰胺类等。

(五)增加代谢拮抗物

金黄色葡萄球菌与磺胺类药物接触后,通过基因突变导致菌体合成过量的 PABA,在与磺胺药竞争二氢蝶酸合酶时占优势,从而对磺胺类药物产生耐药性。

二、避免细菌耐药性的措施

细菌对任何抗菌药都可能产生耐药,其耐药可迅速出现,也可经长期或反复用药后出现。为了减少和避免耐药性的产生,应严格控制抗菌药的使用。可用一种抗菌药控制的感染绝不使用多种抗菌药;窄谱抗菌药可控制的感染不用广谱抗菌药;严格掌握抗菌药预防应用、局部使用的适应证,避免滥用;给予足够剂量和疗程的抗菌药物,必要时联合用药,以尽快控制感染;防止耐药菌院内交叉感染;加强对抗菌药的管理,任何人购买抗菌药必须凭医生处方,不得在药店随意购买。

第四节　抗菌药的合理应用原则

随着抗菌药的广泛使用,不合理应用的现象越来越多,从而导致如毒性反应、过敏反应、二重感染、细菌耐药性等问题的出现。为了最大限度地发挥抗菌药的防治作用、降低不良反应、减少细菌耐药性的产生,医务工作者必须按用药原则合理应用抗菌药。

一、根据细菌学诊断合理选药

有针对性地选用抗菌药是合理用药的首要原则,正确的细菌学诊断是选用药物的基础。细菌性感染是应用抗菌药的指征,应尽早查明感染的病原,根据病原种类及细菌药物敏感试验结果选用抗菌药。由真菌、支原体、衣原体及部分原虫等病原微生物所致的感染亦有指征应用抗菌药。缺乏上述病原微生物感染的证据,或病毒性感染者,均无指征应用抗菌药。

二、根据抗菌药的药效学、药动学与感染部位合理用药

抗菌药在体内要发挥抑菌或杀菌作用,必须在靶组织、靶器官内达到有效浓度,并维持一定时间。一般情况下,有效血药浓度应大于 MIC 或 MBC,并小于最小中毒量(MTD)。应根据药物的药效学、药动学资料,结合患者的病情、感染部位、全身情况等,制定恰当的给药方案。

三、抗菌药的联合应用

抗菌药物联合应用的目的是发挥药物的协同抗菌作用,以增强疗效,延迟或减少耐药菌出现;对混合感染或不能作细菌学诊断的患者,联合用药可以扩大抗菌范围;联合用药还可减低每个药的用药剂量,减少不良反应,以保证用药安全和有效。

Note:

（一）联合用药指征

1. 病因未明而又危及生命的严重感染 如对病因尚不清楚的脓毒血症，首先联合应用抗葡萄球菌药物和抗 G^- 菌的药物控制重症感染。一旦有了细菌培养的药敏结果，根据结果调整抗菌药物。

2. 混合感染 如腹腔脓肿常涉及需氧菌和厌氧菌混合感染，可采用氨基糖苷类或第三代头孢菌素等抗 G^- 菌抗生素和甲硝唑等抗厌氧菌药物联合进行治疗。

3. 延缓耐药性的产生 如抗结核治疗通常采用二联、三联用药，以防止耐药菌出现。

4. 降低毒副作用 联合用药可以减少单个药物的剂量，降低与药物剂量相关的毒性反应。如氟胞嘧啶和两性霉素 B 联合治疗 HIV 阳性者的隐球菌性脑膜炎，可减少两性霉素 B 的用量，从而降低其对肾脏的毒性作用。

5. 产生协同作用 青霉素 G 联合链霉素治疗溶血性链球菌、草绿色链球菌或肠球菌等引起的心内膜炎就是利用了药物的协同作用，最终提高疗效。

（二）联合用药可能的效果

一般按作用性质将抗菌药分为四类：Ⅰ类为繁殖期杀菌药，如 β- 内酰胺类抗生素；Ⅱ类为静止期杀菌药，如氨基糖苷类、喹诺酮类、多黏菌素类，它们对繁殖期和静止期细菌都有杀灭作用；Ⅲ类为快速抑菌药，如大环内酯类、四环素类；Ⅳ类为慢速抑菌药，如磺胺类。体外实验或动物实验结果发现：Ⅰ、Ⅱ类药联合应用可获得协同作用，如青霉素类破坏细菌细胞壁的完整性，有利于氨基糖苷类进入细菌内发挥作用；Ⅱ、Ⅲ类药联合应用可产生相加或协同作用，因为它们可作用不同靶点干扰细菌的蛋白质合成；Ⅲ、Ⅳ类药联合应用可获得相加作用；Ⅰ、Ⅲ类药联合应用则会出现拮抗作用，由于Ⅲ类抗菌药迅速抑制细菌蛋白质合成，阻止细菌生长繁殖，而使细菌处于静止状态，致使作用繁殖期的Ⅰ类抗菌药干扰细胞壁合成的作用不能充分发挥，从而降低Ⅰ类药物的杀菌效果，如青霉素与四环素类、大环内酯类联用；Ⅰ、Ⅳ类抗菌药联合通常是出现无关或相加作用，Ⅳ类药对Ⅰ类药不会产生重要影响，通常产生相加作用，如青霉素与磺胺嘧啶合用治疗流行性脑膜炎可提高疗效。

四、防止抗菌药的不合理应用

①新生儿因肝内药酶系统发育不全，氯霉素易导致"灰婴综合征"，故禁用。②妊娠期、哺乳期妇女在选用抗菌药时，要考虑药物对胎儿或婴儿的影响。③老年人肝、肾等器官功能减退，会引起药物蓄积、毒性增加，故用药剂量及时间间隔均应根据个体情况进行调整。④对于原因未明的发热患者，除非伴有感染，否则一般不用抗菌药治疗。⑤注意抗菌药联合应用的配伍禁忌。

知 识 拓 展

抗菌药作用的新靶点 - 核糖开关

核糖开关（riboswitch）作为一种 RNA 元件，与参与体内代谢的小分子化合物如核酸、氨基酸、金属离子、糖类衍生物以及辅酶结合，通过构象改变对 mRNA 转录、翻译、剪切过程进行调控，从而调节相应基因的表达。核糖开关可作为抗菌药研究新靶点的原因如下：①目前发现的核糖开关主要存在于原核生物体内，而未在哺乳动物细胞内发现，所以针对核糖开关的抗菌药对人体安全、副作用较小。②核糖开关调控的基因通常是编码细菌生存或致病必需的基因，以其为靶点的抗生素应具有强力的杀菌作用。③核糖开关的结构已研究得较为清楚，研究者可以根据药物研发的需要对核糖开关进行改造。

（张 玲）

思　考　题

1. 抗菌药发挥抗菌作用的机制有哪些？这些机制对抗菌药联合应用的效果有何影响？
2. 为保证抗菌药的合理应用，应如何进行护理或指导患者使用抗菌药？

Note：

NURSING

第三十五章

β-内酰胺类抗生素

35章 数字内容

学 习 目 标

知识目标：

1. 掌握 β-内酰胺类抗生素的抗菌作用机制；青霉素 G 的抗菌作用、临床应用和不良反应；半合成青霉素的分类及特点；各代头孢菌素的主要代表药、抗菌作用与临床应用。

2. 熟悉细菌对 β-内酰胺类抗生素产生耐药性的机制；青霉素 G 的体内过程，半合成青霉素的代表药和临床应用。

3. 了解其他 β-内酰胺类和 β-内酰胺酶抑制剂的特点；β-内酰胺类抗生素的复方制剂。

能力目标：

通过学习能对 β-内酰胺类抗生素的处方和医嘱进行审核，具备识别和避免不良反应发生的能力，对出现的过敏反应能采取正确的解救措施。

素质目标：

1. 通过学习能具备 β-内酰胺类抗生素所需的理论知识和护理常识，提高监护意识。

2. 在给患者使用 β-内酰胺类抗生素前应将注意事项和不良反应告知患者及家属，有针对性地实施健康教育。

3. 建立合理使用 β-内酰胺类抗生素的理念，严格执行查对制度。

患者,女,21 岁。因"发热、咽痛 2 日,吞咽时疼痛加重 1 日"到社区门诊就医。临床诊断:扁桃体炎。医生治疗方案:青霉素 G 治疗。患者皮试结果为(-),遂肌内注射青霉素 G 160 万 U。用药后 17 分钟,患者出现胸闷、气急、冷汗、口唇发绀、脉搏细速,血压低,怀疑过敏性休克。立即注射肾上腺素和地塞米松。经过一系列及时抢救,患者转危为安。

请思考:

1. 青霉素 G 的抗菌作用机制、抗菌谱、临床应用及不良反应有哪些?

2. 试述防治青霉素 G 过敏性休克发生的护理措施。

第一节　抗菌作用机制和耐药机制

β-内酰胺类抗生素(β-lactam antibiotics)指化学结构中含有 β-内酰胺环的一大类抗生素,包括青霉素类、头孢菌素类、其他 β-内酰胺类和 β-内酰胺酶抑制剂。这类抗生素具有抗菌活性强、毒性低、疗效高、适应证广、品种多、使用广泛等优点。

一、抗菌作用机制

β-内酰胺类抗生素的抗菌机制主要是抑制细菌细胞壁合成的第三阶段,即肽聚糖链在转肽酶的作用下组装成具有肽聚糖层阶段。位于菌体内的青霉素结合蛋白(penicillin binding proteins,PBPs)是细菌细胞壁合成、维持细菌形态与生长繁殖的重要蛋白。β-内酰胺类抗生素与 PBPs 结合,抑制转肽酶的活性,阻碍了肽聚糖链的交叉联结过程,造成细菌细胞壁缺损,失去渗透屏障作用,致使菌体膨胀、变形、破裂。β-内酰胺类抗生素还能活化细菌的自溶系统,导致细菌死亡。

革兰氏阳性(G⁺)菌细胞壁肽聚糖含量为 50%~80%,G⁻ 菌细胞壁肽聚糖含量仅占 1%~10%,故不同细菌对 β-内酰胺类抗生素的敏感性各异。真核生物细胞没有细胞壁,所以此类抗生素对人和动物的毒性很小。繁殖期细菌细胞壁合成活跃,对 β-内酰胺类抗生素较敏感,而静止期细菌的细胞壁合成已完成,对此类抗生素不敏感。

二、耐药机制

细菌对 β-内酰胺类抗生素耐药的机制:

1. **产生水解酶**　β-内酰胺酶(β-lactamase)是耐 β-内酰胺类抗生素细菌产生的一类能使药物结构中的 β-内酰胺环水解裂开,失去抗菌活性而出现耐药的酶。

2. **与药物结合**　β-内酰胺酶可与某些耐酶 β-内酰胺类抗生素迅速结合,使药物停留在细胞膜外间隙中,不能到达作用靶位-PBPs 发挥抗菌作用。此非水解机制的耐药性又称为"陷阱机制"或"牵制机制"(trapping mechanism)。

3. **改变 PBPs**　PBPs 可发生结构改变或合成量增加或产生新的 PBPs,使之与 β-内酰胺类抗生素的结合减少,细菌产生耐药性。如耐甲氧西林金黄色葡萄球菌(MRSA)具有多重耐药性就与产生新的 PBP₂ₐ、使 PBPs 合成增加、与药物亲和力下降有关。

4. **改变细菌外膜通透性**　在与抗生素接触后,原本对 β-内酰胺类抗生素敏感的 G⁻ 菌发生突变,菌株的跨膜通道蛋白表达减少或消失,细菌外膜通透性下降,药物无法进入菌体,细菌耐药。

5. **增强药物外排**　细菌的细胞膜上存在主动外排系统,可主动外排药物,从而形成低水平的非特异性、多重性耐药。

6. **缺乏自溶酶**　当 β-内酰胺类抗生素的杀菌作用下降或仅有抑菌作用时,原因之一是细菌缺

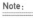

少了自溶酶(autolysins)。

第二节 青霉素类抗生素

青霉素类(penicillins)分为天然青霉素类和半合成青霉素类。药物的基本结构均含有母核6-氨基青霉烷酸(6-APA)及侧链(CO-R)(图35-1)。母核由噻唑环(A)与β-内酰胺环(B)骈合而成,为抗菌活性重要部分。β-内酰胺环被破坏,药物的抗菌活性即消失。侧链连上不同基团,即形成了各种半合成青霉素。

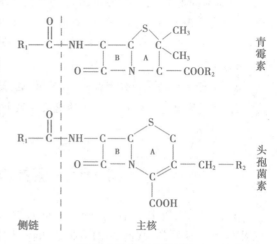

图 35-1 青霉素类抗生素的基本化学结构图

一、天然青霉素类

青霉素G

【来源与性质】

青霉素G(penicillin G)是第一个用于临床的抗生素,其侧链为苄基,是青霉菌培养液中提取的5种青霉素之一,因化学性质相对较稳定、抗菌作用强、产量高、毒性低、价格低廉等,目前仍是治疗敏感菌所致各种感染的首选药。

青霉素G为有机酸,临床常用其钠盐或钾盐,其干燥粉末在室温中保存数年仍有抗菌活性;但其水溶液极不稳定,易被酸、碱、醇、氧化剂、金属离子等分解破坏,且不耐热,在室温中放置24小时大部分降解失效,还可生成具有抗原性的降解产物,故应在临用前配制。

【体内过程】

青霉素G口服易被胃酸及消化酶破坏,吸收量少且不规则,故不宜口服。通常作肌内注射,吸收迅速且完全。注射后T_{max}为0.5~1小时,有效血药浓度可维持4~6小时。肝、胆、肾、肠道、精液、胎盘、关节液及淋巴液中分布较多,房水和脑脊液中含量较低,但炎症时药物较易进入,可达有效浓度。该药几乎全部以原形迅速经尿排泄,$t_{1/2}$为0.5~1.0小时,少尿患者可延长至10小时。

【抗菌作用】

青霉素G的抗菌作用强,在细菌繁殖期低浓度抑菌,较高浓度杀菌。其抗菌谱为:①大多数G^+球菌,如溶血性链球菌、肺炎球菌、草绿色链球菌和表皮葡萄球菌等。②G^+杆菌,如白喉棒状杆菌、炭疽杆菌、产气荚膜梭菌、破伤风梭菌等。③G^-球菌,如脑膜炎奈瑟菌、敏感淋病奈瑟菌等。④少数G^-杆菌,如流感杆菌、百日咳鲍特菌等。⑤螺旋体、放线菌,如梅毒螺旋体、牛放线菌等。对大多数G^-杆菌作用较弱,对肠球菌不敏感,对真菌、原虫、立克次氏体、病毒等无作用。

【临床应用】

本药肌内注射或静脉滴注为治疗敏感的G^+球菌和杆菌、G^-球菌及螺旋体所致感染的首选药。如溶血性链球菌引起的咽炎、扁桃体炎、猩红热、蜂窝织炎、丹毒、心内膜炎等;肺炎球菌引起的大叶性肺炎、脓胸、支气管肺炎等;敏感的金黄色葡萄球菌引起的疖、痈、败血症等;脑膜炎奈瑟菌引起的流行性脑脊髓膜炎;也可用于放线杆病、钩端螺旋体病、梅毒、回归热的治疗。在治疗白喉、破伤风和气性坏疽所致的败血症时,因青霉素G对细菌产生的外毒素无效,故必须加用抗毒素血清。

【不良反应】

1. 变态反应 为青霉素类最常见的不良反应,在各种药物中居首位,发生率为3%~10%。常见药疹、荨麻疹、药物热、支气管哮喘、脉管炎、血清病样反应等,多不严重,停药后可消失。最严重的是过敏性休克,发生率为0.4/万~1.5/万,病死率约为0.1/万。过敏性休克的临床表现主要为喉头水肿、支气管痉挛性哮喘、血压下降、循环衰竭、惊厥、昏迷等,抢救不及时可迅速死亡。一般认为过敏反应的发生是青霉素溶液中的降解产物青霉噻唑蛋白、青霉烯酸或 6-APA 高分子聚合物所致。防治过敏反应的措施有：①仔细询问患者及家属过敏史，对青霉素过敏者禁用。②避免滥用和局部用药。③避免在饥饿时注射青霉素。④不在没有急救药物（如肾上腺素）和抢救设备的条件下使用。⑤初次使用、用药间隔 3 日以上或换批号者必须进行皮肤过敏试验，反应阳性者禁用。⑥注射液需临用现配。⑦患者每次用药后至少需观察 30 分钟。⑧一旦发生过敏性休克，除一般急救措施外，应立即皮下或肌内注射肾上腺素 0.5~1.0mg，严重者应稀释后缓慢静脉注射，必要时加入糖皮质激素和抗组胺药。

2. 赫氏反应（Herxheimer reaction） 应用青霉素 G 治疗梅毒、钩端螺旋体病、鼠咬热或炭疽等病时，表现为全身不适、寒战、发热、咽痛、肌痛、心跳加快等症状，称赫氏反应。此反应可能是大量病原体被杀死后释放的物质所引起，一般于开始治疗后 6~8 小时发生，于 12~24 小时消失。

3. 其他不良反应 肌内注射青霉素 G 钾可产生局部疼痛、红肿或硬结。剂量过大或静脉给药过快时可对大脑皮质产生直接刺激作用。如误注入神经可发生周围神经炎，鞘内注射可引起脑膜炎或神经刺激症状。

【药物相互作用】

1. 与氨基糖苷类抗生素等碱性药物联合应用时应避免混合于同一输液瓶中静脉给药，防止相互作用导致药效降低。

2. 丙磺舒、阿司匹林、吲哚美辛、保泰松等可竞争性抑制青霉素从肾小管分泌，使之血药浓度增高，可增强药效，延长作用时间。

3. 与激素类避孕药合用，因可减少避孕药的肝肠循环，促进排泄，降低避孕效果。

4. 不能与重金属（尤其是铜、锌、汞）配伍，以免影响其活性。

5. 不可与林可霉素、四环素、万古霉素、红霉素、两性霉素 B、去甲肾上腺素、间羟胺、苯妥英钠、异丙嗪、维生素 B 族、维生素 C 等混合，否则易引起溶液浑浊。

6. 氨基酸营养液可增强青霉素 G 的抗原性，属配伍禁忌。

二、半合成青霉素类

由于青霉素 G 存在抗菌谱窄、不耐胃酸、易被青霉素酶破坏等缺点，人们便以青霉素母核 6-APA 为原料，在 R 位上连接不同侧链，分别得到具有耐酸、耐酶、广谱、抗 G⁻ 杆菌等特点的半合成青霉素。

(一) 耐酸青霉素类

青霉素 V（penicillin V）为广泛使用的口服青霉素类药物，最大的特点是耐酸，口服 T_{max} 45 分钟左右，血浆蛋白结合率为 80%，$t_{1/2}$ 为 1~2 小时。本品主要用于敏感菌轻度感染、恢复期的巩固治疗和防止感染复发的预防用药。

可口服的还有：非奈西林（phenethicillin）、海巴青霉素 V（hydrabamine penicillin V）、丙匹西林（propicillin）等。

(二) 耐酶青霉素类

本类药物改变了青霉素化学结构的侧链，通过其空间位置障碍作用保护了 β-内酰胺环，使药物不易被酶水解。抗菌谱同青霉素 G，但抗菌活性不及后者。甲氧西林（methicillin）是第一个耐酶青霉素，对大多数 β-内酰胺酶具有高度亲和力，因不耐酸，只能肌内或静脉注射给药。临床主要用于耐药菌株感染的治疗。

既能注射又可口服的有：苯唑西林（oxacillin）、萘夫西林（nafcillin）、氯唑西林（cloxacillin）、双氯西林（dicloxacillin）与氟氯西林（flucloxacillin）等。它们共同的特点是耐酶、耐酸，主要用于耐青霉素 G 的金黄色葡萄球菌的感染，其中以双氯西林和氟氯西林作用较强。不良反应较少，与青霉素 G 有交叉过敏反应。

(三) 广谱青霉素类

此类药物的共同特点是耐酸、可口服，对 G⁺ 菌和 G⁻ 菌都有杀菌作用，疗效与青霉素 G 相当，但因不耐酶而对耐药金黄色葡萄球菌无效。

氨苄西林(ampicillin)是青霉素苄基上的氢被氨基取代后的半合成青霉素,耐酸、可口服,但吸收不完全,严重感染仍需注射给药。正常人空腹口服 T_{max} 为 2 小时,肌内注射 T_{max} 为 0.5~1 小时。该药在体内分布广,尤以肝、肾浓度最高,胆汁中的浓度为平均血药浓度的 9 倍;主要以原形从肾脏排出;$t_{1/2}$ 为 1~1.5 小时。该药对 G⁻ 杆菌有较强的抗菌作用,如伤寒沙门氏菌、副伤寒沙门氏菌、百日咳鲍特菌、大肠埃希氏菌等,对铜绿假单胞菌无效,对球菌、G⁺ 杆菌、螺旋体的抗菌作用不及青霉素 G,但对粪链球菌作用优于青霉素 G。临床用于治疗敏感菌引起的伤寒、副伤寒、呼吸道感染、胃肠道感染、尿道感染等。本药可引起胃肠道反应、二重感染等,与青霉素 G 有交叉过敏反应。

阿莫西林(amoxicillin)为对位羟基氨苄西林,口服后迅速吸收且完全,T_{max} 为 2 小时,血中浓度约为口服等量氨苄西林的 2.5 倍,$t_{1/2}$ 为 1~1.3 小时。抗菌谱及抗菌活性与氨苄西林相似,但对肺炎球菌、肠球菌、沙门氏菌属、幽门螺杆菌的杀菌作用较氨苄西林强,主要用于敏感菌所致的呼吸道、尿道、胆道感染及伤寒治疗,亦可用于慢性活动性胃炎和消化性溃疡的治疗。不良反应有恶心、呕吐、腹泻等消化道反应和皮疹等。对青霉素 G 过敏者禁用。

供口服和注射的还有:海他西林(hetacillin)、美坦西林(metampicillin)。供口服的还有:酞氨西林(talampicillin)、匹氨西林(pivampicillin)和巴氨西林(bacampicillin)等。

(四)抗铜绿假单胞菌广谱青霉素类

此类药物均为广谱抗生素,特别是对铜绿假单胞菌有强大作用。

替卡西林(ticarcillin)口服不吸收,肌内注射 T_{max} 为 0.5~1 小时,胆汁中浓度高,$t_{1/2}$ 约为 1.3 小时。抗菌谱与氨苄西林相似,对铜绿假单胞菌有特效,且不受病灶脓液的影响。对耐氨苄西林的大肠埃希氏菌仍有效,可用于治疗铜绿假单胞菌、大肠埃希氏菌、变形杆菌引起的尿道感染。所用剂量低,毒性发生率降低,已取代羧苄西林用于铜绿假单胞菌所致的各种感染。

哌拉西林(piperacillin)常采用肌内注射和静脉给药,血浆蛋白结合率 17%~22%,脑中药物浓度较高,$t_{1/2}$ 约为 1.0 小时。该药抗菌谱广,对包括铜绿假单胞菌在内的大多数 G⁻ 菌、G⁺ 菌和厌氧菌均有抗菌作用;不耐酶,对产青霉素酶的金黄色葡萄球菌无效。主要用于治疗铜绿假单胞菌、大肠埃希氏菌、变形杆菌、流感杆菌、伤寒沙门氏菌等所致的呼吸道、尿道及胆道感染、败血症等。不良反应有皮疹、皮肤瘙痒和以腹泻为主的胃肠道反应等。

本类药物供注射用的还有:羧苄西林(carbenicillin)、磺苄西林(sulbenicillin)、呋苄西林(furbenicillin)、阿洛西林(azlocillin)、美洛西林(mezlocillin)、阿帕西林(apalcillin)等。供口服用的有:卡茚西林(carindacillin)和卡非西林(carfecillin)。

(五)抗 G⁻ 杆菌青霉素类

本类药物供注射用的有美西林(mecillinam)和替莫西林(temocillin),可口服的有匹美西林(pivmecillinam)。它们对 G⁻ 杆菌作用强,但对铜绿假单胞菌无效,对 G⁺ 菌作用弱。抗菌作用靶位是 PBP_2,被药物结合后细菌变为圆形,代谢受抑制,但细菌并不死亡。因此,本类药为抑菌药,若与作用于其他 PBPs 的抗菌药合用可提高疗效。不良反应主要为胃肠道反应和一般过敏反应。

第三节 头孢菌素类抗生素

头孢菌素类(cephalosporins)是以头孢菌素母核 7-氨基头孢烷酸(7-ACA)连接不同侧链制成的一系列半合成抗生素,活性基团也是 β-内酰胺环,具有抗菌谱广、杀菌力强、过敏反应少及对 β-内酰胺酶较稳定等优点。根据头孢菌素研制时间的先后、抗菌谱、抗菌强度、对酶的稳定性及对肾脏毒性的不同,可分为五代。

第一代头孢菌素:供注射用的有头孢噻吩(cefalothin)、头孢唑林(cefazolin)、头孢乙氰(cefacetrile)、头孢匹林(cefapirin)、头孢硫脒(cefathiamidine)等。供口服用的有头孢氨苄(cefalexin)、头孢羟氨苄

Note:

(cefadroxil)等。供口服和注射用的有头孢拉定(cefradine)。

第二代头孢菌素：供注射用的有头孢呋辛(cefuroxime)、头孢孟多(cefamandole)、头孢替安(cefotiam)、头孢尼西(cefonicid)等。供口服用的有头孢呋辛酯(cefuroxime axetil)、头孢克洛(cefaclor)等。

第三代头孢菌素：供注射用的有头孢噻肟(cefotaxime)、头孢唑肟(ceftizoxime)、头孢曲松(ceftriaxone)、头孢地嗪(cefodizime)、头孢他啶(ceftazidime)、头孢哌酮(cefoperazone)、头孢匹胺(cefpiramide)、头孢甲肟(cefmenoxime)、头孢磺啶(cefsulodin)等。供口服用的有头孢克肟(cefixime)、头孢特仑酯(ceferam pivoxil)、头孢他美酯(cefetamet pivoxil)、头孢布烯(ceftibuten)、头孢地尼(cefdinir)、头孢泊肟酯(cefpodoxime pivoxetil)、头孢托仑匹酯(cefditoren pivoxil)等。

第四代头孢菌素：供注射用的有头孢匹罗(cefpirome)、头孢吡肟(cefepime)、头孢利定(cefolidine)等。

第五代头孢菌素：供注射用的有头孢洛林酯(ceftaroline fosamil)、头孢吡普(ceftobiprole)等。

【体内过程】

凡能口服的头孢菌素类药物均耐酸，胃肠吸收好，其他则需注射给药。药物易透过胎盘，在滑囊液、心包积液中也均可达到较高浓度。第三代头孢菌素多能分布至前列腺、眼房水和胆汁中，并可透过血脑屏障，在脑脊液中达到有效浓度。头孢菌素类一般经肾脏排泄，尿中浓度较高，能影响青霉素排泄的药物也能影响头孢菌素类的排泄。头孢哌酮、头孢曲松则主要经胆汁排泄。多数头孢菌素的$t_{1/2}$较短(0.5~2小时)，有的可达3小时，头孢曲松的$t_{1/2}$可达8小时。

【抗菌作用与临床应用】

头孢菌素类为杀菌药，抗菌机制与青霉素类相同。细菌对头孢菌素可产生耐药性，并与青霉素类之间有部分交叉耐药。

第一代头孢菌素对G^+菌抗菌作用强于第二、三代，但对G^-菌的作用较弱；可被G^-菌产生的β-内酰胺酶破坏。主要用于治疗敏感菌所致呼吸道、尿道、皮肤及软组织感染。

第二代头孢菌素对G^+菌作用稍逊于第一代，对G^-菌有明显作用，对厌氧菌有一定作用，但对铜绿假单胞菌无效；对多种β-内酰胺酶较稳定。头孢呋辛能透过血脑屏障。可用于敏感菌所致肺炎、胆道感染、菌血症、尿道和其他组织器官感染等。

第三代头孢菌素对G^+菌的作用不及第一、二代，对G^-菌包括肠杆菌属、铜绿假单胞菌及厌氧菌等均有较强的作用。对β-内酰胺酶有较高的稳定性。可用于危及生命的败血症、脑膜炎、肺炎、骨髓炎及尿道严重感染的治疗，能有效控制严重的铜绿假单胞菌感染。

第四代头孢菌素对G^+菌、G^-菌均有高效的抗菌作用，对β-内酰胺酶高度稳定，主要用于耐第三代头孢菌素细菌引起的感染。

第五代头孢菌素对G^+菌的作用强于前四代，尤其对MRSA、耐万古霉素金葡菌、耐甲氧西林表皮葡萄球菌、耐青霉素肺炎链球菌有效，对一些厌氧菌也有很好的抗菌作用，对G^-菌的作用与第四代头孢菌素相似；对大部分β-内酰胺酶高度稳定。其作用靶点为PBP_{2a}，主要用于复杂性皮肤与软组织感染以及G^-菌引起的糖尿病足感染、社区获得性肺炎和医院获得性肺炎等。

【不良反应】

头孢菌素类毒性较低，不良反应较少，常见的是过敏反应，多为皮疹、荨麻疹等，过敏性休克罕见，但与青霉素类有交叉现象，青霉素过敏者有5%~10%对头孢菌素类发生过敏。口服给药可发生胃肠道反应，静脉给药可发生静脉炎。第一代头孢菌素部分品种大剂量使用时可损害近曲小管细胞而出现肾毒性；第二代头孢菌素较之减轻；第三代头孢菌素对肾脏基本无毒；第四代、第五代头孢菌素几乎无肾毒性。第三、四代头孢菌素偶见二重感染。

【药物相互作用】

第一、二代头孢菌素类与氨基糖苷类抗生素或强效利尿药合用，可能增加肾毒性。有甲硫三嗪、甲硫四唑等侧链的头孢菌素如头孢孟多、头孢哌酮、拉氧头孢等可抑制乙醛脱氢酶，服药期间饮酒可出现"双硫仑"样反应，故应在使用此类药物期间或停药3日内忌酒。

知 识 拓 展

β- 内酰胺类抗生素的非抗菌活性

研究发现,β- 内酰胺类抗生素具有除抗菌作用以外的多种作用,如神经保护、免疫调节、缓解毒品或酒精的依赖等。有文献报道,头孢曲松对大脑局灶性缺血或全脑缺血造成的神经元损伤具有保护作用;能间接调控 T 细胞增殖及促炎因子 INF-r 和 IL-17 的分泌,缓解多发性硬化症小鼠的疾病进程,减轻相应症状;可明显缓解可卡因、苯丙胺、甲基苯丙胺、氯硝西泮等引起的躯体依赖性及戒断诱导的复发。

目前关于 β- 内酰胺类抗生素的非抗菌作用研究仅限于头孢曲松,同类的其他抗生素是否具有类似活性,有待进一步探讨。

第四节 其他 β- 内酰胺类抗生素

碳青霉烯类、头霉素类、氧头孢烯类、单环 β- 内酰胺类均属其他 β- 内酰胺类抗生素。

一、碳青霉烯类

碳青霉烯类(carbapenems)抗生素具有抗菌谱广、抗菌活性强、对 β- 内酰胺酶高度稳定的特点。第一个碳青霉烯类抗生素硫霉素(thienamycin),毒性低,但稳定性极差,临床不适用。对其进行化学结构改造后得到优点突出、临床可用的亚胺培南(imipenem)。亚胺培南不耐酸,不能口服,易被脱氢肽酶水解灭活,临床常用其复方制剂(表 35-1),供静脉注射。该药对 PBPs 亲和力强,临床主要用于 G+ 需氧菌、G- 需氧菌和厌氧菌所致的各种严重感染,如尿道、皮肤软组织、呼吸道、腹腔和妇科的感染以及败血症、骨髓炎等。常见不良反应为恶心、呕吐、腹泻、药疹、静脉炎和一过性肝脏氨基转氨酶升高;剂量较大时可出现惊厥、意识障碍以及肾损害等。

表 35-1 β- 内酰胺类抗生素的复方制剂

抗菌药	辅助药	给药途径
氨苄西林	舒巴坦	i.m,i.v
阿莫西林	克拉维酸	p.o
哌拉西林	他唑巴坦	i.v
替卡西林	克拉维酸	i.m,i.v
头孢哌酮	舒巴坦	i.m,i.v
头孢噻肟	舒巴坦	i.m,i.v
亚胺培南	西司他丁	i.m,i.v
帕尼培南	倍他米隆	i.m,i.v
氨苄西林	氯唑西林	p.o
阿莫西林	双氯西林	p.o
阿莫西林	氟氯西林	p.o,i.m,i.v

美罗培南(meropenem)的抗菌谱比亚胺培南更广,抗菌活性亦高于后者,对肾脱氢肽酶稳定,因其不诱发癫痫,可用于脑膜炎及中枢神经系统感染。帕尼培南(panipenem)与一种氨基酸衍生物倍他米隆(betamipron)组成复方制剂供临床使用(表 35-1)。同类药还有厄他培南(etapenem)、法罗培南(faropenem)、多利培南(doripenem)等。

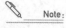

二、头霉素类

头霉素类(cephamycins)的化学结构与头孢菌素相似,主要是在 7-ACA 的 C_7 上增加了一个甲氧基,使其对 β- 内酰胺酶的稳定性较头孢菌素强。常用药头孢西丁(cefoxitin),在组织中分布广泛,脑脊液中含量高,以原形自肾排泄,$t_{1/2}$ 约为 0.7 小时。其抗菌谱和抗菌活性与第二代头孢菌素相同,抗厌氧菌作用强于第三代头孢菌素;因对 β- 内酰胺酶高度稳定,故对耐青霉素的金黄色葡萄球菌以及耐头孢菌素的细菌有较强活性。对需氧菌和厌氧菌引起的盆腔、腹腔及妇科混合感染等有治疗作用。不良反应有皮疹、静脉炎、蛋白尿、嗜酸性粒细胞增多等。本类药物还有头孢美唑(cefmetazole)、头孢替坦(cefotetan)、头孢拉宗(cefbuperazone)、头孢米诺(cefminox)等。

三、氧头孢烯类

氧头孢烯类(oxacephems)抗生素的化学结构主要是 7-ACA 上的 S 被 O 取代。代表药拉氧头孢(latamoxef),需注射给药,可透过血脑屏障,脑脊液、痰液中浓度高。$t_{1/2}$ 为 2.3~2.8 小时。本品具有抗菌谱广和抗菌作用强的特点,对多数 β- 内酰胺酶稳定,主要用于尿道、呼吸道、妇科、胆道感染及脑膜炎、败血症等。不良反应以皮疹多见,偶见凝血酶原减少或血小板功能障碍所致出血。本类药物还有氟氧头孢(flomoxef)。

四、单环 β- 内酰胺类

单环 β- 内酰胺类(monobactams)抗生素的代表药氨曲南(aztreonam),在肾、肺、胆囊、骨骼肌、脑脊液、皮肤等组织中浓度较高。$t_{1/2}$ 为 1.7 小时。其对 G^- 菌有强大的抗菌作用,对 G^+ 菌、厌氧菌作用弱,并具耐酶、低毒等特点,与青霉素、头孢菌素无交叉过敏性,可作为氨基糖苷类、第三代头孢菌素的替代药。临床用于大肠埃希氏菌、沙门氏菌属、克雷伯菌和铜绿假单胞菌等所致的下呼吸道、尿道、软组织感染、脑膜炎及败血症的治疗。不良反应主要为皮疹、血清转氨酶升高、胃肠道不适、注射部位疼痛及静脉炎等。同类药物还有卡芦莫南(carumonam)。

第五节　β- 内酰胺酶抑制药及其复方制剂

一、β- 内酰胺酶抑制药

常用的 β- 内酰胺酶抑制药(β-lactamase inhibitors)有三种,克拉维酸、舒巴坦和他唑巴坦。其共同特点是:①本身没有或只有较弱的抗菌活性,但可作为自杀性底物与 β- 内酰胺酶呈不可逆结合,抑制 β- 内酰胺酶对 β- 内酰胺类抗生素结构的破坏作用,从而保护后者活性,增强药效。②β- 内酰胺酶抑制药对不产酶的细菌无增强效果。

克拉维酸(clavulanic acid)口服吸收好,不能透过血脑屏障,T_{max} 为 1 小时;也可注射给药,$t_{1/2}$ 为 0.8~1.4 小时。该药抗菌谱广、活性低、毒性低、抑酶谱较广,抑酶作用较强,对质粒介导的 β- 内酰胺酶抑制作用优于舒巴坦,对染色体介导的 β- 内酰胺酶抑制作用不及他唑巴坦。

舒巴坦(sulbactam)主要以原形从尿中排出,$t_{1/2}$ 为 1 小时,化学稳定性优于克拉维酸。对金黄色葡萄球菌与 G^+ 杆菌产生的 β- 内酰胺酶有很强的抑制作用,抗菌作用略强于克拉维酸。他唑巴坦(tazobactam)的抑酶作用强于克拉维酸和舒巴坦。

二、复方制剂

β- 内酰胺类抗生素可单独用于敏感菌所引起的感染,但为了加强其疗效、减少耐药性和不良反应的发生,临床普遍应用 β- 内酰胺类抗生素的复方制剂(表 35-1)。

Note:

知 识 拓 展

阿 维 巴 坦

　　阿维巴坦(avibactam)作为一种新的广谱 β-内酰胺酶抑制剂,其 7 位的羧基碳原子与 β-内酰胺酶活性位点丝氨酸共价结合,形成氨基甲酸酯键,可广泛抑制 Ambler A、C 类和某些 D 类的 β-内酰胺酶。结合后的复合物 $t_{1/2}$ 为 7 日,远较他唑巴坦(5 小时)长。联合用药发现,头孢他啶和阿维巴坦合用对铜绿假单胞菌有效,头孢洛林与阿维巴坦合用可形成包含 MRSA 在内的较广的抗菌谱。

(张　玲)

思 考 题

　　1. 试从青霉素 G 的体内过程、抗菌机制和抗菌作用等方面分析其与其他药物联合使用时需要注意的问题。

　　2. 试从给药途径、药动学特点、抗菌谱和肾毒性等方面分析比较第一至五代头孢菌素各自的特点。

大环内酯类、林可霉素类、糖肽类、噁唑烷酮类抗生素

36章 数字内容

学 习 目 标

● **知识目标：**

1. 掌握大环内酯类抗生素的抗菌作用、临床应用和不良反应。

2. 熟悉万古霉素、克林霉素的抗菌作用、临床应用和不良反应。

3. 了解万利奈唑胺的抗菌作用、临床应用和不良反应。

● **能力目标：**

通过学习能应用章节知识进行该类药物处方、医嘱审核，患者用药护理及用药咨询。

● **素质目标：**

1. 通过学习能建立用药中的整体护理观念。

2. 坚持以患者为中心，具有关心和理解感染患者的人文精神，并能进行心理护理。

导入案例与思考

患者,女,20岁。10日前受凉后流涕、鼻塞、干咳、低热、体温38℃,服用布洛芬后体温恢复正常,滴用麻黄碱滴鼻液2日后鼻塞缓解,干咳持续并日渐加重。查体:咽部充血,双侧扁桃体无明显肿大,右肺呼吸音减低,左肺呼吸音清晰,未闻及干湿啰音。胸片:右肺纹理增粗,右下肺斑片状融合性阴影。肺部CT:右肺炎症。血清学检查:肺炎支原体IgM抗体阳性,IgG抗体阳性,双份血清抗体滴度升高4倍。临床诊断:肺炎支原体肺炎。药物治疗:饭前1小时或饭后2小时口服阿奇霉素,每日一次,3日为一疗程,若病情未控制,一个疗程后停药4日可酌情再进行第2个疗程。

请思考:

1. 阿奇霉素的抗菌作用和临床应用有哪些?

2. 肺炎支原体肺炎适宜用哪几类抗菌药治疗?

3. 用药期间,患者应注意阿奇霉素的哪些不良反应?

第一节 大环内酯类抗生素

大环内酯类(macrolides)是一类具有14~16元大内酯环的抗生素。

按化学结构将其分为:

1. 14元大环内酯类 红霉素、克拉霉素、罗红霉素等。

2. 15元大环内酯类 阿奇霉素等。

3. 16元大环内酯类 麦迪霉素、乙酰螺旋霉素、罗他霉素等。

按发展进程将其分为三代:

1. 第一代 红霉素、乙酰螺旋霉素、麦迪霉素等性质不稳定,不耐酸,抗菌谱窄,耐药率较高。

2. 第二代 克拉霉素、阿奇霉素、罗红霉素等对酸的稳定性、抗菌活性均增强,但耐药率无明显改变。

3. 第三代 泰利霉素、喹红霉素等具有第二代的优点,且不易产生耐药。

一、基本共性

【体内过程】

红霉素口服吸收少,不耐酸,易被胃酸破坏,故常制成肠溶剂、酯化物。食物会减少红霉素的吸收,宜餐前1小时或餐后2小时服用。其他大环内酯类口服吸收好,不易受食物影响。大环内酯类分布广泛,易进入各种体液、组织、细胞内,在扁桃体、肺组织、痰液、胸腹腔积液、前列腺中均可达有效抗菌浓度,是为数不多的、能扩散到前列腺的药物之一。但不易透过血脑屏障。大多数药物在肝脏代谢后随胆汁排泄。阿奇霉素主要以原形经胆汁排泄,肝肠循环率高,半衰期长。克拉霉素主要由肝代谢,经肾排泄。

【作用机制】

大环内酯类抗生素能结合到病原微生物核糖体50S亚基的靶位上,抑制蛋白质合成中的转肽和移位过程,导致病原微生物蛋白质合成障碍。大环内酯类在G^+菌体内的蓄积量约为G^-菌的上百倍,故对G^+菌的抗菌作用强于G^-菌。

【耐药机制】

1. 摄入减少 细菌可改变胞膜成分,导致进入菌体内的大环内酯类减少而呈现耐药,如G^-菌可增强其脂多糖外膜的屏障作用,使药物难以进入菌体内。表皮葡萄球菌产生一种膜蛋白,阻碍药物进入其体内而呈现耐药。

2. 外排增多　某些细菌可通过基因编码产生外排泵,把药物泵出膜外而呈现耐药。

3. 产生灭活酶　细菌可产生磷酸化酶、甲基化酶、乙酰转移酶、酯酶、葡萄糖酶、核苷转移酶等,使药物磷酸化、甲基化或乙酰化等而失去抗菌活性。

4. 靶位的结构改变　细菌的某些基因可编码产生甲基化酶,使核糖体 50S 亚基的靶位甲基化,药物与靶位的结合能力下降而失去抗菌活性。

大环内酯类药物之间可出现交叉耐药性。大环内酯类、林可霉素类、链阳霉素 B 具有共同的核糖体结合位点,对其中一类抗生素耐药的细菌,同时对上述药物呈现多药耐药。

【抗菌作用】

大环内酯类属快速抑菌药,高浓度时对高度敏感菌也可产生杀菌作用。对军团菌、支原体、衣原体、大多数 G⁺ 菌和部分 G⁻ 菌有较强的抗菌活性。与第一代相比,第二、三代大环内酯类抗菌范围扩大,对 G⁻ 的抗菌活性增强。

【临床应用】

1. 军团菌感染　军团菌肺炎等军团菌病首选大环内酯类、氟喹诺酮类。

2. 支原体感染　支原体引起的呼吸道、泌尿生殖道、皮肤软组织等感染首选大环内酯类、四环素类。

3. 衣原体感染　对衣原体引起的泌尿生殖道、呼吸道、眼部感染等首选阿奇霉素、四环素类。

4. 替代青霉素 G　治疗青霉素过敏者出现的敏感菌感染。

5. 其他　可作为百日咳、空肠弯曲菌肠炎的首选药。克拉霉素是治疗幽门螺杆菌感染的首选药物之一。

【不良反应】

1. 局部刺激性　口服可引起恶心、呕吐、腹痛、腹泻等胃肠道反应。肌内注射可引起局部疼痛及坏死,故不宜采用。静脉注射可引起血栓性静脉炎。

2. 肝毒性　本类药物都具有肝毒性,红霉素酯化物较易发生,主要表现为胆汁淤积、肝功能异常,一般停药后可恢复。

3. 过敏反应　表现为药疹、药物热、瘙痒等。

4. 心脏毒性　主要表现为 Q-T 间期延长和尖端扭转型室性心动过速、昏迷、猝死,以红霉素诱发为多。

5. 其他　偶尔导致一过性耳鸣、听力减退、血细胞减少。

【药物相互作用】

1. 该类药物应避免与可致 Q-T 间期延长的药物如 H₁ 受体拮抗药,Ⅰa 类、Ⅲ类抗心律失常药合用,以免引发严重心律失常。

2. 该类药物可抑制灭活地高辛的迟缓真杆菌(*Eubacterium lentum*)等肠道菌群,减少地高辛肠内代谢,使地高辛血药浓度升高。

3. 14 元大环内酯类红霉素、罗红霉素等和 16 元大环内酯类乙酰螺旋霉素等均在肝脏代谢,可抑制肝细胞色素 P₄₅₀ 单加氧酶系的活性,若与茶碱类、口服抗凝药、麦角胺、环孢素、卡马西平、三唑仑、甲泼尼龙等药物合用,可抑制后者的代谢,使其血药浓度升高,引发严重的不良反应。

二、常用的大环内酯类抗生素

红　霉　素

红霉素(erythromycin)是从红链菌(serythreus)的培养液中提取的 14 元大环内酯类抗生素。红霉素的抗菌谱与青霉素 G 相似,对大多数 G⁺ 菌的抗菌作用强,但抗菌活性不及青霉素 G。对脑膜炎奈瑟菌等部分 G⁻ 球菌敏感。对军团菌、支原体、衣原体有抑制作用,对肠道的 G⁻ 杆菌不敏感。可替代青霉素 G,治疗青霉素过敏者出现的敏感菌感染,如扁桃体炎、急性咽炎、鼻窦炎等。也可治疗军团菌

Note:

病、支原体感染、沙眼衣原体感染。本类药物中,红霉素酯化物肝毒性发生率高,肝功能减退者慎用。对 CYP_{450} 的活性有明显的抑制作用。

阿 奇 霉 素

阿奇霉素(azithromycin)为唯一一个用于临床的第二代、15 元大环内酯类抗生素,口服吸收快,血浆蛋白结合率低,广泛分布于肺、扁桃体、中性粒细胞等组织细胞内,对胞内菌和胞外菌均能发挥良好的抗菌作用。阿奇霉素不在肝脏代谢,大部分以原形经胆汁排泄,小部分经肾排泄,轻、中度肝功能不良者对阿奇霉素的代谢无明显影响。对 CYP_{450} 的活性无影响,对其他经 CYP_{450} 代谢的药物影响小。其 $t_{1/2}$ 长达 35~48 小时,组织浓度为血浓度的 10~100 倍,尤其是巨噬细胞,加上其 PAE 长的特点,连续用药 3~5 日抑菌作用可持续 1 周左右,所以临床上常采用服 3 日停 4 日或服 5 日停 3 日的给药方法,避免连续用药使药物蓄积引发不良反应。

阿奇霉素抗菌谱比第一代广,抗菌活性优于第一代,不良反应发生率较低。同类药物中,阿奇霉素对肺炎支原体的作用最强。

克 拉 霉 素

克拉霉素(clarithromycin)是第二代、14 元大环内酯类抗生素,以甲基取代红霉素内酯环的 6 位羟基。口服吸收快而完全,不受食物的影响,但有首过效应,生物利用度为 55%,广泛分布各组织。克拉霉素主要在肝脏代谢,代谢产物14-羟克拉霉素也有抗菌活性,经肾排泄,肝、肾功能不良者应注意。

对葡萄球菌、肺炎球菌、链球菌、流感杆菌、衣原体、支原体和厌氧菌的作用强于红霉素。对红霉素耐药的细菌也有效。克拉霉素对幽门螺杆菌作用强,治疗幽门螺杆菌感染引起的消化性溃疡。不良反应发生率低,轻中度的胃肠道反应常见。

酮基大环内酯类

酮基大环内酯类(ketolides)是第三代大环内酯类抗生素,是将第 3 个碳原子(C_3)上的糖替换为羰基,代表药有泰利霉素(telithromycin)、喹红霉素(cethromycin)。其主要特点是:①耐酸。②抗菌活性强,对第一、二代大环内酯类敏感或耐药的病原体均有抗菌作用。③不易产生耐药性,与第一、二代大环内酯类之间也无交叉耐药性。

第二节　林可霉素类抗生素

林可霉素和克林霉素属于林可酰胺类抗生素。林可霉素(lincomycin)是链丝菌产生的抗生素。克林霉素(clindamycin)是林可霉素分子中第 7 位的羟基以氯离子取代的半合成衍生物。两者抗菌谱、抗菌机制相同。克林霉素抗菌活性较强,毒性较低,已替代林可霉素。

【体内过程】

1. **吸收**　克林霉素口服吸收快而完全,生物利用度为 87%,不受食物的影响,$t_{1/2}$ 为 2~2.5 小时。林可霉素口服吸收差,生物利用度为 20%~35%,易受食物影响,口服后 2~4 小时达血药峰浓度,$t_{1/2}$ 为 4~4.5 小时。

2. **分布**　广泛分布于各组织,在骨、关节、骨髓中的药物浓度均很高,能透过胎盘屏障,不能透过正常的血脑屏障,炎症时在脑组织中可达有效治疗浓度。

3. **代谢和排泄**　主要在肝脏代谢,大部分代谢物经胆汁排入小肠,约 10% 以原形经肾排泄,难以达到有效治疗浓度。

【作用机制】

林可霉素类的作用机制与大环内酯类相似,与细菌核糖体的 50S 亚基结合,抑制细菌蛋白质合成而呈现抗菌作用。林可霉素类难与 G^- 杆菌的核糖体结合,故对 G^- 杆菌几乎无作用。

【抗菌作用】

林可霉素类的抗菌谱较大环内酯类窄,对 G^+ 菌、各类厌氧菌抗菌作用强。对 G^- 杆菌不敏感。

Note:

【临床应用】

1. **厌氧菌感染**　治疗厌氧菌引起的各种感染,以及厌氧菌与需氧菌引起的混合感染,如脓毒症、皮肤软组织、口腔、呼吸道、腹腔、盆腔、泌尿生殖道感染。

2. **G⁺菌感染**　治疗 G⁺ 菌引起的感染,尤其是金黄色葡萄球菌引起的化脓性骨髓炎、关节炎,克林霉素常作为首选药物之一。

知 识 拓 展

艰难梭菌感染的治疗策略

艰难梭菌(*Clostridium difficile*,艰难梭状芽孢杆菌,难辨梭状芽孢杆菌)为 G⁺ 菌,寄生在自然环境和人体肠道内,长期应用抗菌药导致肠道菌群失调可引起艰难梭菌感染(*Clostridium difficile infection*,CDI)。

治疗 CDI 首要目的是控制感染,解决腹泻,预防复发。推荐方案:

1. **抗生素**　诊断阳性且 8 周内无病史的初始 CDI 患者,推荐口服万古霉素、甲硝唑或非达霉素。但抗生素无法杀灭芽孢,复发率高。

2. **粪便微生物群移植**(fecal microbiota transplantation,FMT,粪菌移植)　是将健康人的粪便处理后把提取的功能菌群移植到抗生素治疗失败的 CDI 患者肠道里,重建肠道微生态系统。

【不良反应】

1. **胃肠道反应**　口服给药发生率高于注射给药,表现有恶心、呕吐、胃部不适和腹泻等。长期用药可引发假膜性肠炎,发生率为 0.01%~10%,与肠道菌群失调后艰难梭菌感染有关,严重者可致死。用药期间,要注意排便的次数。

2. **过敏反应**　皮疹、瘙痒、药物热、偶尔导致过敏性休克。

3. **神经肌肉阻滞作用**　抑制神经肌肉接头传递,导致骨骼肌松弛,严重者可引起呼吸肌麻痹、呼吸停止。

4. **其他**　偶尔导致一过性粒细胞减少、血小板减少、肝损害、血栓性静脉炎等。

【药物相互作用】

1. 抑制肠蠕动的药物可加重林可霉素类引发的假膜性肠炎。

2. 林可霉素类与环孢素合用可降低后者的生物利用度。

3. 与吸入麻醉药、琥珀胆碱等骨骼肌松弛药合用,可增强并延长神经肌肉阻滞作用,不宜合用。

第三节　糖肽类抗生素

糖肽类抗生素有万古霉素(vancomycin)、去甲万古霉素(norvancomycin)和替考拉宁(teicoplannin)。万古霉素过去很少使用,现因能杀灭耐甲氧西林的金黄色葡萄球菌(MRSA)和耐甲氧西林的表皮葡萄球菌(MRSE)而广泛使用。去甲万古霉素较万古霉素少一个甲基,其脂溶性比万古霉素高几十倍。

【体内过程】

糖肽类抗生素口服不吸收。万古霉素肌内注射可引起局部剧烈疼痛及组织坏死,若需发挥全身作用只能稀释后静脉滴注,在体内几乎不代谢,绝大部分以原形经肾排泄。替考拉宁肌内注射生物利用度高达 94%,广泛分布于各组织、体液,能透过胎盘屏障,但不易渗入房水,也不易透过正常的血脑屏障,脑膜有炎症时,脑脊液中的药物浓度可达有效水平。主要由肾排泄,肾功能不全者 $t_{1/2}$ 明显延长。

Note:

【作用机制】

糖肽类抗生素能阻止敏感菌肽聚糖的交叉联结,抑制细胞壁合成,造成细胞壁缺损而呈现杀菌作用,尤其是对于正在分裂增殖的细菌可呈现快速杀菌作用。

【抗菌作用】

糖肽类抗生素主要是对 G$^+$ 菌,尤其是对 MRSA、MRSE、链球菌、肺炎球菌、肠球菌等 G$^+$ 球菌,以及艰难梭菌、破伤风梭菌、炭疽杆菌、白喉杆菌等 G$^+$ 杆菌有强大的抗菌作用。对脑膜炎奈瑟菌等 G$^-$ 球菌敏感。糖肽类抗生素极性大,不能穿过 G$^-$ 杆菌的外膜,所以对 G$^-$ 杆菌无效。

去甲万古霉素对 MRSA 和 MRSE 的作用较万古霉素强。替考拉宁对 G$^+$ 菌的抗菌活性较万古霉素强 2~4 倍,对 β- 内酰胺类、大环内酯类、四环素类耐药的一些 G$^+$ 菌,仍对替考拉宁敏感,但部分表皮葡萄球菌和溶血葡萄球菌对其耐药。

【临床应用】

1. 静脉滴注仅用于治疗严重 G$^+$ 菌感染,特别是对其他药物疗效较差或耐药的 MRSA、MRSE 和肠球菌引起的感染。

2. 口服给药治疗假膜性肠炎等肠道感染。

【不良反应】

万古霉素和去甲万古霉素毒性大。主要不良反应:

1. **耳毒性**　最严重的毒性反应是听力损害,大剂量、长疗程、肾功能不良者及老年人更易发生,应避免同服有耳毒性的药物如氨基糖苷类等。

2. **肾毒性**　主要损伤肾小管,应避免同时应用肾毒性的药物如氨基糖苷类等。

3. **过敏反应**　偶见皮疹,过敏性休克。

4. **红人综合征**　快速静脉滴注万古霉素可引起面颈部、上身皮肤极度潮红、红斑、荨麻疹、瘙痒、"红颈""红人"症状及低血压等,称为"红人综合征"。

5. **其他**　口服可引起恶心、呕吐、金属异味感、眩晕,静脉滴注偶发血栓性静脉炎。

替考拉宁不良反应少,最常见的是肌内注射部位轻微疼痛,暂时性肝功能异常,偶见恶心、呕吐、眩晕、粒细胞减少等。

目前临床发现对万古霉素耐药的菌株有两类:耐万古霉素的肠球菌(vancomycin-resistant *Enterococcus*,VRE)和耐万古霉素的金黄色葡萄球菌(vancomycin-resistant *Staphylococcus aureus*,VRSA)。环肽类抗生素链阳霉素(streptogramins)的衍生物奎奴普丁(quinupristin)和达福普丁(dalfopristin)对 VER 和 VRSA 有效。

【药物相互作用】

1. 万古霉素与氨基糖苷类抗生素合用,可加重肾毒性、耳毒性。

2. 万古霉素与二甲双胍合用,因竞争从肾小管分泌排泄,而升高后者的血药浓度。

3. 万古霉素与吸入麻醉药、骨骼肌松弛药合用,可增强神经肌肉的阻滞作用。

4. 万古霉素与华法林合用,可增加出血倾向。

第四节　噁唑烷酮类抗生素

噁唑烷酮类抗生素是一类新型全合成抗菌药,为细菌蛋白质合成抑制药,该类药物在化学结构上均有噁唑烷二酮母核,具有全新的抗菌机制。对 G$^+$ 球菌,特别是多重耐药的 G$^+$ 球菌具有较强的抗菌活性,与其他药物无交叉耐药现象。本类药物有利奈唑胺(linezolid)、泰地唑胺(tedizolid)。泰地唑胺主要用于治疗对甲氧西林敏感或耐药的金黄色葡萄球菌(MRSA)、链球菌、肠球菌等 G$^+$ 球菌引起的急性细菌性皮肤和皮肤结构感染(ABSSSI)。

利奈唑胺

【作用机制】

利奈唑胺与细菌核糖体 50S 亚基结合,不影响肽基转移酶的活性,只作用于翻译系统的起始阶段,抑制 mRNA 与核糖体连接,阻止 70S 起始复合物的形成,从而抑制细菌蛋白质的合成。与其他抑制细菌蛋白质合成的大环内酯类、林可霉素类等抗生素机制不同,所以利奈唑胺不会与它们产生交叉耐药性,也不易诱导细菌耐药性的产生。

【抗菌作用】

1. 利奈唑胺对 G⁺ 球菌,包括对甲氧西林敏感或耐药的金黄色葡萄球菌(MRSA)、肺炎球菌、多重耐药的肺炎球菌(multi-drug resistant *Streptococcus pneumonia*,MDR-SP)、链球菌、对万古霉素敏感的肠球菌和耐万古霉素的肠球菌(VRE)等均有强大的抗菌作用。

2. 对结核分枝杆菌,包括耐多药的结核分枝杆菌和广泛耐药的结核分枝杆菌作用强。

【临床应用】

1. 治疗耐万古霉素肠球菌(VRE)感染。

2. 治疗对甲氧西林敏感或耐药的金黄色葡萄球菌(MRSA)、肺炎球菌等引起的疑似或确诊院内获得性肺炎。

3. 治疗由肺炎球菌引起的社区获得性肺炎。

4. 治疗金黄色葡萄球菌和链球菌引起的非复杂性、复杂性皮肤或皮肤软组织感染。

5. 治疗耐多药结核病(multidrug resistant tuberculosis,MDR-TB)和广泛耐药结核病(extensive drug resistant tuberculosis,XDR-TB)。

【不良反应】

1. **一般反应**　头痛、腹泻、恶心和呕吐。

2. **神经损伤**　主要有视神经病变,表现为视物模糊、色觉异常、视野缺损等。外周神经病变,表现为四肢疼痛、麻木、蚁走、虫爬、触电样等感觉异常。

3. **乳酸酸中毒**　乳酸酸中毒无特异性症状,可出现恶心、呕吐、嗜睡、头晕、心动过速等症状。

4. **抑制骨髓造血功能**　引起血细胞减少等。此不良反应与神经损伤和乳酸中毒的发生机制可能与抑制人线粒体核糖体 70S 有关。

5. **5-羟色胺综合征**　利奈唑胺具有较弱的单胺氧化酶抑制作用,单用或过量使用一般不引起 5-羟色胺综合征,但与 5-羟色胺再摄取抑制药如抗抑郁药氟西汀、帕罗西汀等合用,可引起包括精神状态改变、自主神经功能亢进、神经肌肉异常的临床三联征。患者不一定同时出现三联征,但可出现精神状态、行为、运动系统功能的改变和功能紊乱,如焦虑、幻觉、定向障碍、肌震颤、肌强直、恶心、呕吐、腹痛、腹泻、出汗等症状。

(温　俊)

思考题

1. 请简述大环内酯类抗生素的共同特点。

2. 请简述克林霉素的抗菌特点及临床应用。

3. 请简述万古霉素的抗菌作用特点、临床应用及不良反应。

Note：

URSING

第三十七章

氨基糖苷类抗生素及多黏菌素

37章 数字内容

---- 学 习 目 标 ----

知识目标:

1. 掌握氨基糖苷类抗生素的体内过程、抗菌机制、抗菌作用、临床应用及不良反应。

2. 熟悉细菌对氨基糖苷类抗生素的耐药的机制。

3. 了解多黏菌素类抗生素的主要代表药、抗菌作用和临床应用。

能力目标:

通过学习能应用本章节知识合理使用氨基糖苷类和多黏菌素类抗生素,为患者和家属提供正确的用药指导。

素质目标:

1. 通过学习能根据患者的病情合理使用氨基糖苷类抗生素。

2. 对氨基糖苷类抗生素的不良反应具有防范意识。

3. 主动观察使用多黏菌素类抗生素患者的用药效果和反应,通过正确的护理行为促进药物的合理应用。

导入案例与思考

　　患者,男,3 岁,体重 22kg。因急性腹泻到社区门诊就医,诊断为肠杆菌胃肠炎,后遵医嘱口服庆大霉素颗粒 100mg/ 次,3 次 /d。用药 5 日后患儿腹泻治愈,但出现对声音反应迟钝现象。家长带其到医院做听性脑干反应,检查结果显示左耳:85dB,右耳:95dB(正常听力阈值小于 25dB)。

　　请思考:

　　1. 庆大霉素是否可用于急性腹泻的治疗? 为什么?

　　2. 庆大霉素的抗菌机制是什么? 不良反应有哪些?

　　3. 案例中患儿听力下降与庆大霉素的服用有否直接因果关系?

第一节　氨基糖苷类抗生素

　　氨基糖苷类(aminoglycosides)抗生素是由氨基糖分子与氨基环醇以苷键连接而成的一类碱性抗生素。分为天然和半合成品两大类:天然来源的由链霉菌和小单胞菌产生,如链霉素、庆大霉素、卡那霉素、妥布霉素等;半合成品包括奈替米星、依替米星、异帕米星、阿米卡星、地贝卡星等。

一、氨基糖苷类抗生素的共性

　　共同优点是对各种需氧 G⁻ 杆菌有强大的抗菌活性,具有较强的抗生素后效应;共同缺点是对厌氧菌无抗菌活性,口服很难吸收,对肾功能和第Ⅷ对脑神经有较明显的损伤作用。本类药物为有机碱,制剂为硫酸盐,除链霉素水溶液性质不稳定外,其他药物水溶液性质均稳定。

　　【体内过程】

　　本类药物的水溶性高,有相似的药动学特征。①吸收:口服很难吸收,可作为肠道感染用药;肌内注射吸收迅速且完全,T_{max} 为 0.5~2 小时。除链霉素外,其他氨基糖苷类抗生素的血浆蛋白结合率均低于 10%。为避免血药浓度过高而导致不良反应,通常不主张静脉注射给药。②分布:药物穿透力很弱,主要分布于细胞外液,在肾皮质和内耳内、外淋巴液有高浓度聚积,且在内耳外淋巴中浓度下降很慢;可透过胎盘屏障并聚积在胎儿血浆和羊水;不易透过血脑屏障,但在脑膜发炎时可少量透过血脑屏障进入脑脊液。③代谢与排泄:此类药物在体内不被代谢,主要以原形经肾小球滤过,尿液中药物浓度高,有利于尿道感染的治疗。$t_{1/2}$ 为 2~3 小时,肾功能不良时 $t_{1/2}$ 明显延长。

　　【抗菌机制】

　　氨基糖苷类抗生素主要是通过干扰蛋白质的起始、延长和终止而抑制细菌蛋白质合成,还能破坏细菌细胞膜的完整性。对蛋白质合成的影响包括:①抑制细菌体内核糖体 70S 始动复合物形成。②药物选择性与细菌体内核糖体 30S 亚基上的靶位蛋白 P₁₀ 结合,使 A 位歪曲,造成 mRNA 上的遗传密码错译,导致异常或无功能蛋白质合成。③阻碍肽链释放因子进入 A 位,使合成好的肽链不能释放,并抑制 70S 核糖体的解离,使菌体内核糖体循环利用受阻。另外,氨基糖苷类还通过吸附作用与菌体细胞膜结合,使通透性增加,胞质内大量重要物质外漏。

　　【抗菌作用】

　　氨基糖苷类药物对各种需氧 G⁻ 杆菌如大肠埃希氏菌、铜绿假单胞菌、克雷伯菌属、肠杆菌属、变形杆菌属、志贺氏菌属和枸橼酸杆菌属具有强大抗菌活性;对沙雷氏菌属、沙门氏菌属、产碱杆菌属、不动杆菌属和嗜血杆菌属也有一定抗菌作用;对淋病奈瑟菌、脑膜炎奈瑟菌等 G⁻ 球菌作用较差;对多数 G⁺ 菌作用差,但庆大霉素、阿米卡星等对产酶和不产酶的金黄色葡萄球菌敏感;对肠球菌和厌氧菌不敏感;链霉素、卡那霉素还对结核分枝杆菌有效。氨基糖苷类抗生素属快速静止期杀菌药。

　　杀菌特点是:①杀菌速率和杀菌持续时间与浓度呈正相关。②仅对需氧菌有效,且抗菌活性显著强于其他类药物,对厌氧菌无效。③PAE长,且持续时间与浓度呈正相关。④具有首次接触效应,即细菌首次接触氨基糖苷类时,能被迅速杀死,未被杀死的细菌再次或多次接触同种抗生素后对药物不再敏感。⑤在碱性环境中抗菌活性增强。

【耐药机制】

1. 病原体产生修饰氨基糖苷类的钝化酶　病原体产生乙酰化酶、腺苷化酶和磷酸化酶,可分别将乙酰基、腺苷、磷酸连接到氨基糖苷类抗生素的氨基或羟基上,使药物不能与核糖体结合而失去抗菌活性。此为产生耐药的主要机制。

2. 菌体内药量减少　外膜膜孔蛋白结构的改变和主动流出系统均可降低菌体内氨基糖苷类的含量,药效降低,表现为耐药。

3. 靶位的修饰　细菌核糖体30S亚基靶蛋白上 S_{12} 蛋白质中一个氨基酸被替代,致使对链霉素的亲和力降低而耐药。

【临床应用】

氨基糖苷类主要用于敏感需氧 G^- 杆菌所致的全身感染。如脑膜炎、呼吸道、泌尿道、皮肤软组织、胃肠道、烧伤、创伤及骨关节感染等;对于败血症、肺炎、脑膜炎等严重感染,需联合应用其他抗 G^- 杆菌的抗菌药,如广谱半合成青霉素、第三代头孢菌素及氟喹诺酮类等。口服给药可以治疗消化道感染、肠道术前准备、肝性昏迷;制成外用软膏或眼膏或冲洗液治疗局部感染。此外,链霉素、卡那霉素可作为结核病治疗药(见第四十一章)。

【不良反应与注意事项】

氨基糖苷类抗生素的主要不良反应是耳毒性和肾毒性,尤其在儿童和老人中更易引起。其毒性的产生与用药剂量和疗程有关,也随药物不同而异,甚至在停药后也可出现不可逆的毒性反应。

1. 耳毒性　包括前庭神经和耳蜗听神经损伤。前庭神经功能损伤表现为头晕、视力减退、眼球震颤、眩晕、恶心、呕吐和共济失调,其发生率依次为新霉素 > 卡那霉素 > 链霉素 > 西索米星 > 阿米卡星 ≥ 庆大霉素 ≥ 妥布霉素 > 奈替米星 > 依替米星。耳蜗听神经功能损伤表现为耳鸣、听力减退和永久性耳聋,其发生率依次为新霉素 > 卡那霉素 > 阿米卡星 > 西索米星 > 庆大霉素 > 妥布霉素 > 奈替米星 > 链霉素 > 依替米星。氨基糖苷类的耳毒性直接与其在内耳淋巴液中较高药物浓度有关,可损害内耳柯蒂器内、外毛细胞能量的产生及利用,引起细胞膜上钠钾ATP酶功能障碍,造成毛细胞损伤。早期变化可逆,但超越一定程度时即成不可逆的损伤。为防止和减少耳毒性的发生,用药期间应经常询问患者是否有眩晕、耳鸣等先兆症状。有些患者自觉症状不明显,应定期频繁做听力仪器检查。氨基糖苷类可透过胎盘屏障损害胎儿耳蜗功能,故孕妇应尽量不用。应避免氨基糖苷类抗生素与其他有耳毒性的药物合用,如万古霉素、强效利尿药、镇吐药、甘露醇等。有镇静作用的药物可抑制患者的反应,合用时要慎重。

2. 肾毒性　氨基糖苷类是诱发药源性肾衰竭的最常见因素。此类药物虽经肾小球滤过,但对肾组织有极高亲和力,大量积聚在肾皮质,轻则引起肾小管肿胀,重则产生急性坏死。通常表现为蛋白尿、管型尿、血尿等,严重时可导致无尿、氮质血症和肾衰竭。氨基糖苷类的肾毒性发生率依次为新霉素 > 卡那霉素 > 庆大霉素 > 妥布霉素 > 阿米卡星 > 奈替米星 > 链霉素 > 依替米星。为防止和减少肾毒性的发生,临床用药时应定期进行肾功能检查,如出现管型尿、蛋白尿、血液尿素氮和肌酐升高,尿量每8小时少于240ml等现象应立即停药。肾功能减退可使氨基糖苷类排泄减慢,血浆浓度升高,从而进一步加重肾损伤、耳毒性,故肾功能减退患者慎用或调整给药方案。氨基糖苷类排泄速率可随年龄的增长而逐渐减慢,年轻患者的 $t_{1/2}$ 为2~3小时,年龄超过40岁的患者有的可延长至9小时,故应根据患者具体情况调整用药剂量。避免合用有肾毒性的药物,如强效利尿药、顺铂、第一代头孢菌素类、万古霉素等药物。

3. 神经肌肉麻痹　此不良反应与给药剂量和给药途径有关,最常见于大剂量腹膜内或胸膜内给药或静脉滴注速度过快,也偶见于肌内注射后。可引起心肌抑制,血压下降,肢体瘫痪和呼吸衰竭。

可能是由于药物与突触前膜钙结合部位结合,抑制神经末梢 ACh 释放,造成神经肌肉接头处传递阻断而出现上述症状。氨基糖苷类抗生素引起神经肌肉麻痹的严重程度顺序依次为:新霉素 > 链霉素 > 卡那霉素 > 奈替米星 > 阿米卡星 > 庆大霉素 > 妥布霉素 > 依替米星。抢救时应立即静脉注射新斯的明和钙剂。临床用药时避免合用肌肉松弛药、全麻药等。血钙过低、重症肌无力患者禁用或慎用该类药。

4. 过敏反应　氨基糖苷类可引起皮疹、发热、血管神经性水肿、口周发麻等过敏反应。接触性皮炎是局部应用新霉素最常见的反应。

链霉素为粉针剂,需临用前现配,水溶液不可久置。

二、常用氨基糖苷类抗生素

链 霉 素

链霉素(streptomycin)是从链霉菌培养液中分离获得并用于临床的第一个氨基糖苷类抗生素,临床常用其硫酸盐。链霉素口服吸收极少,肌内注射吸收快,T_{max} 为 30~45 分钟,血浆蛋白结合率为 35%,$t_{1/2}$ 为 5~6 小时。主要分布于细胞外液,可渗入胸腔、腹腔、结核性脓腔和干酪化脓腔,并达有效浓度,90% 可经肾小球滤过而排出体外。链霉素主要作为结核病联合化疗的药物;与四环素联合用药成为目前治疗鼠疫和兔热病的首选药;与青霉素合用可治疗溶血性链球菌、草绿色链球菌或肠球菌等引起的心内膜炎。

链霉素易引起机体发生过敏反应,以皮疹、发热、血管神经性水肿较为多见,也可引发过敏性休克,通常于注射后 10 分钟内出现,虽然发生率较青霉素低,但死亡率较青霉素高。用药前先了解患者对氨基糖苷类抗生素有无过敏史,有过敏史者禁用。因易致敏,尽量避免局部用药。如果出现过敏性休克,除遵循青霉素过敏性休克处理原则外,还应注射葡萄糖酸钙。耳毒性常见,且前庭反应较耳蜗反应出现早,发生率亦高;其次为神经肌肉麻痹;肾毒性少见。

庆 大 霉 素

庆大霉素(gentamicin)是目前临床最为常用的氨基糖苷类抗生素。水溶液稳定,口服吸收极少,肌内注射吸收迅速而完全,T_{max} 为 1 小时,$t_{1/2}$ 为 4 小时,肾功能不全时可明显延长。在肾皮质中积聚的药物浓度是血浆浓度的数倍,停药 20 日后仍能在尿中检测到本品。庆大霉素是治疗各种需氧 G⁻ 杆菌感染(包括铜绿假单胞菌)的主要抗菌药,尤其对沙雷氏菌属作用更强,为氨基糖苷类药物中的首选。可与青霉素或其他抗生素合用,协同治疗严重的肺炎球菌、铜绿假单胞菌、肠球菌、葡萄球菌或草绿色链球菌感染;亦可用于术前预防和术后感染;还可局部用于皮肤、黏膜表面感染和眼、耳、鼻部感染。不良反应主要有耳毒性、肾毒性和神经肌肉阻滞,偶可发生过敏反应。

卡 那 霉 素

卡那霉素(kanamycin)是从链霉菌培养液中分离获得,口服吸收极差,肌内注射易吸收,T_{max} 为 1 小时,在胸腔液和腹腔液中分布浓度较高,主要经肾排泄,$t_{1/2}$ 为 2~3 小时。对多数常见 G⁻ 菌和结核分枝杆菌有效,但因不良反应较大,疗效不突出,现已被同类其他药物取代。目前主要用于治疗耐药金黄色葡萄球菌及敏感 G⁻ 杆菌感染;与其他抗结核药合用,治疗对第一线药物产生耐药性的结核病;口服用于肝性昏迷或腹部手术前准备。

阿 米 卡 星

阿米卡星(amikacin)是卡那霉素的半合成衍生物。肌内注射后吸收迅速,静脉滴注的 T_{max} 为 15~30 分钟。其血浆蛋白结合率低于 3.5%,主要分布于细胞外液,不易透过血脑屏障,主要以原形经尿排出,$t_{1/2}$ 为 2.2 小时,肾功能减退时可延长至 56~150 小时。阿米卡星抗菌谱较广,对 G⁻ 杆菌和金黄色葡萄球菌均有较强的抗菌活性,但作用较庆大霉素弱。其突出优点是对肠道 G⁻ 杆菌和铜绿假单胞菌产生的多种氨基糖苷类灭活酶稳定,故能有效控制一些氨基糖苷类耐药菌所引发的感染,常作为首选药。

妥布霉素

妥布霉素(tobramycin)从链霉菌培养液中分离获得,口服吸收很少,肌内注射吸收迅速,T_{max}为0.5~1小时。可渗入胸腔、腹腔、滑膜腔并达有效治疗浓度,也能通过胎盘屏障进入胎儿循环。主要以原形由肾脏排出,$t_{1/2}$为1.6小时。可在肾脏中大量积聚,在肾皮质中$t_{1/2}$达74小时。对肺炎杆菌、肠杆菌属、变形杆菌属的抑菌或杀菌作用分别较庆大霉素强4倍和2倍;对铜绿假单胞菌的作用是庆大霉素的2~5倍,且对耐庆大霉素菌株仍有效,通常与能抗铜绿假单胞菌的青霉素类或头孢菌素类药物合用。对其他G^-杆菌的抗菌活性不如庆大霉素。在G^+菌中仅对葡萄球菌有效。不良反应较庆大霉素轻。

奈替米星

奈替米星(netilmicin)药动学特性类似阿米卡星。其抗菌谱广,因其能对抗多种灭活酶,故对耐其他氨基糖苷类药物的G^-杆菌及耐青霉素类的金黄色葡萄球菌感染依然有效。主要用于治疗各种敏感菌引起的尿道、肠道、呼吸道及创口等部位的严重感染;与β-内酰胺类联合用于粒细胞减少伴发热患者和病因未明发热患者的治疗。

依替米星

依替米星(etimicin)为一种新的半合成水溶性氨基糖苷类抗生素。本品特点为抗菌谱广、抗菌活性强,毒性低。对大部分G^+及G^-菌有良好的抗菌作用,对部分耐庆大霉素、小诺米星和头孢唑林的金葡菌、大肠埃希氏菌和肺炎克雷伯菌有效;对产青霉素酶的部分葡萄球菌和部分低水平MRSA亦有一定抗菌活性。

知 识 拓 展

普拉佐米星

普拉佐米星(plazomicin)是一种以西索米星为原料,经化学合成而得的新型氨基糖苷类药物。与同类其他药物一样,普拉佐米星口服吸收不良,必须胃肠外给药,主要通过肾脏排泄。其抗菌机制是通过与细菌核糖体30S亚基结合来抑制细菌蛋白质的合成。该药属广谱抗生素,体外研究显示:其对产β-内酰胺酶肠杆菌、碳青霉烯耐药肠杆菌和携带氨基糖苷类修饰酶基因的病原体均有抗菌活性;与阿米卡星相比,对多重耐药铜绿假单胞菌具有相似活性;能有效对抗MRSA。常见的不良反应有头痛、头晕、嗜睡、视力模糊、消化不良、心搏骤停、贫血和腹泻等,耳毒性很低,最严重的不良反应是肾毒性。

第二节　多 黏 菌 素

多黏菌素类(polymyxins)是从多黏杆菌培养液中分离获得的一组多肽类抗生素,含有多黏菌素A、B、C、D、E、M几种成分,临床常用的有多黏菌素B(polymyxin B)、多黏菌素E(polymyxin E,colistin)和多黏菌素M(polymyxin M),多为硫酸盐制剂。

【体内过程】

本类药口服不易吸收,但盐酸多黏菌素M吸收好。肌内注射T_{max}为2小时。药物的穿透力差,在脑脊液、胸腔、腹腔、关节腔和感染灶内浓度低,影响疗效。体内代谢较慢,主要经肾脏排泄,尿排泄率可达60%,给药后12小时内仅有0.1%经尿排出,之后排出量才逐渐增加,故连续给药会导致药物在体内蓄积。一般情况下$t_{1/2}$约为6小时,儿童体内的$t_{1/2}$为1.6~2.7小时,肾功能不全者消除减慢,$t_{1/2}$可达2~3日。

【作用机制】

多黏菌素类具有表面活性,其亲水基团与G^-杆菌细胞外膜磷脂上的亲水性阴离子磷酸根形成复

Note:

合物,而亲脂链插入膜内脂肪链之间,解聚细胞膜结构,致使细菌细胞膜通透性增加,细胞内重要物质外漏,导致细菌死亡。同时,此类药物进入细菌体内也影响核质和核糖体的功能。与两性霉素 B、四环素类药合用可增强其抗菌作用。

【抗菌作用】

多黏菌素类系窄谱慢效杀菌药,对繁殖期和静止期细菌均有杀灭作用。多黏菌素 B 的抗菌活性稍高于多黏菌素 E。此类窄谱抗生素只对某些 G⁻ 杆菌具有强大抗菌活性,如大肠埃希氏菌、肠杆菌属、克雷伯菌属及铜绿假单胞菌呈高度敏感,志贺氏菌属、沙门氏菌属、真杆菌属、流感杆菌、百日咳鲍特菌及除脆弱拟杆菌外的其他拟杆菌也较敏感。与利福平、磺胺类和 TMP 合用具有协同抗菌作用。一般不易耐药,一旦出现则有交叉耐药。

【临床应用】

本类药主要用于治疗铜绿假单胞菌引起的败血症、尿道和烧伤创面感染,还可用于大肠埃希氏菌、肺炎杆菌等 G⁻ 杆菌引起的全身感染,如脑膜炎、败血症。与利福平、磺胺类和甲氧苄胺嘧啶等合用,可以提高对多重耐药 G⁻ 杆菌所致医院内感染的疗效。与新霉素、杆菌肽等同时口服,抑制肠道菌群,用于肠道术前准备。局部用于铜绿假单胞菌等引起的皮肤、创面、五官、呼吸道、泌尿道和鞘内 G⁻ 杆菌感染。

【不良反应】

本类药在常用量下即可出现明显不良反应,总发生率可高达 25%。多黏菌素 B 较多黏菌素 E 更多见。

1. **肾毒性**　常见且突出,多发生于用药后 4 日。主要损伤肾小管上皮细胞,表现为蛋白尿、血尿、管型尿、氮质血症,严重时出现急性肾小管坏死、肾损伤。及时停药后部分可恢复,部分可持续 1~2 周。血液透析可以清除部分药物。

2. **神经毒性**　轻者表现为头晕、面部麻木和周围神经炎,重者出现意识混乱、昏迷、共济失调、可逆性神经肌肉麻痹等,停药后可消失。严重程度与剂量有关,多出现于手术后、合用麻醉药、镇静药或神经肌肉阻滞药,以及患有低血钙、缺氧、肾病者。新斯的明抢救无效,只能人工呼吸,静脉注射钙剂可能有效。

3. **过敏反应**　包括瘙痒、皮疹、药物热等,吸入给药可引起哮喘。

4. **其他**　肌内注射可致局部疼痛,静脉给药可引起静脉炎。偶可诱发粒细胞减少和肝毒性。

(张　玲)

思 考 题

1. 氨基糖苷类抗生素的抗菌作用、作用机制、临床应用及不良反应有哪些?

2. 多黏菌素类抗生素的抗菌作用、临床应用和不良反应有哪些?

Note:

四环素类及氯霉素类

38章 数字内容

———— 学 习 目 标 ————

知识目标:

1. 掌握四环素类抗生素的抗菌作用、临床应用及主要不良反应。

2. 熟悉氯霉素类抗生素的抗菌特点、临床应用及主要不良反应。

3. 了解四环素类及氯霉素类的体内过程及药物相互作用。

能力目标:

通过学习能应用章节知识指导患者合理使用四环素类及氯霉素类抗生素进行抗感染治疗。

素质目标:

1. 通过学习建立对四环素类及氯霉素类抗生素不良反应的防范意识。

2. 护理工作者在用药过程中要注意对患者进行用药指导和用药教育,主动观察患者在治疗过程中的反应,及时发现并防治不良反应,减少或减轻药源性疾病的发生。

患者，女，31 岁。因发热、畏寒 1 周，有间断性咳嗽、气喘到社区医院就诊。查体：体温 39.5℃，腹股沟处可见溃疡性焦痂，可触及腹股沟淋巴结肿大，双肺呼吸音粗，可闻及少量湿啰音。自述约 10 日前曾外出露营，有灌木丛活动史。根据患者的病史、临床症状及体征初步诊断为恙虫病，采用多西环素治疗后康复出院。

　　请思考：

　　1. 多西环素属于哪种类型的抗菌药物？

　　2. 多西环素的临床应用有哪些？

　　3. 多西环素的主要抗菌机制是什么？

　　四环素类和氯霉素类为广谱抗生素，对多种革兰氏阳性和阴性细菌有抑菌作用，对立克次氏体、支原体、衣原体、螺旋体也有较强的抑制作用。四环素类对某些原虫也有效。

第一节　四环素类抗生素

　　四环素类（tetracyclines）抗生素为一类具有共轭双键四元稠合环结构的抗生素，有天然四环素类和半合成四环素两大类。天然四环素类包括四环素（tetracycline）、金霉素（chlortetracycline）、土霉素（tetramycin）等，半合成四环素类包括多西环素（doxycycline）、米诺环素（minocycline）、美他环素（metacycline）等。因天然四环素类抗菌活性有限且耐药菌株日益增多，现已少用。目前，临床常用的是半合成四环素类，如多西环素。

一、四环素类抗生素的共性

【体内过程】

　　1. **吸收**　口服主要在胃与小肠上段吸收。天然四环素类和半合成四环素类吸收程度差异较大。天然四环素吸收不完全，与含金属离子（Ca^{2+}、Mg^{2+}、Al^{3+}、Fe^{2+}、Fe^{3+} 等）的药物、食物（如牛奶）等同服，可因金属离子的螯合而妨碍其吸收；碱性药物、H_2 受体拮抗药及抗酸药可影响其吸收，酸性药物（如维生素 C）促进其吸收。半合成四环素类如多西环素与米诺环素吸收最好，不受食物的影响，吸收率高达 95%~100%。

　　2. **分布**　四环素类药物血浆蛋白结合率差异较大（40%~80%），广泛分布于大多数组织及体液，能透过胎盘屏障和血脑屏障，在羊水中的浓度可达到母体血液浓度的 20%，在乳汁中的浓度也较高；并可蓄积在肝、脾、骨髓、牙齿和骨骼等钙化组织中。

　　3. **代谢与排泄**　四环素类抗生素主要经肝代谢、肾排泄，四环素、土霉素和金霉素半衰期 6~8 小时，多西环素和米诺环素半衰期为 16~18 小时。

【抗菌机制】

　　四环素类属于速效抑菌剂，其抑菌机制为抑制细菌蛋白质合成。能与细菌核糖体 30S 亚单位特异性结合，阻止 70S 始动复合物的形成，并阻止氨酰 tRNA 与核糖体复合物上的受点（A 位）的连接，从而抑制肽链的延伸和细菌蛋白质的合成。其次，还可改变细菌细胞膜的通透性，使胞内的核苷酸和其他重要物质外漏而抑制 DNA 的复制。

【药理作用】

　　四环素类为广谱抗生素，其抗菌谱包括常见的需氧及厌氧的革兰氏阳性和阴性细菌，对特殊病原体如立克次氏体、支原体、衣原体、螺旋体也有较强的抑制作用，对某些原虫也有抑制作用，如阿米巴原虫。四环素类为快速抑菌剂，常规浓度时有抑菌作用，高浓度时对某些细菌也可呈现杀菌作用。抗

Note：

菌活性的强弱顺序为：米诺环素最强，多西环素和美他环素次之，四环素及土霉素较差。

四环素类抗生素对革兰氏阳性菌的抑制作用强于革兰氏阴性菌。在革兰氏阳性菌中，葡萄球菌敏感性最高，其次为化脓性链球菌与肺炎球菌，李斯特菌属、放线菌属、诺卡菌属等也均敏感，但肠球菌属不敏感。在革兰氏阴性菌中，四环素类对大肠埃希氏菌、弯曲杆菌属、布鲁菌属、大多数弧菌属和某些嗜血杆菌属具有良好抗菌活性，对淋病奈瑟菌和脑膜炎奈瑟菌有一定抗菌活性，对沙门氏菌属和志贺氏菌属的活性有限，但对变形杆菌和铜绿假单胞菌无作用。四环素类对 70% 以上的厌氧菌如脆弱杆菌等有抗菌活性，以半合成四环素类抗生素较好。

【耐药机制】

细菌的耐药机制主要有 3 种：①降低四环素在细菌内的蓄积（减少四环素类的内流或获得了能量依赖性外排途径）。②由质粒或转座子编码的核糖体保护因子，可阻碍四环素类抗生素与核糖体的结合。③细菌产生灭活酶。天然四环素间存在交叉耐药性，但天然品和半合成品之间呈不完全交叉耐药性。

【临床应用】

四环素类是立克次氏体、衣原体、支原体、布鲁氏菌和霍乱弧菌感染的首选用药，是一些螺旋体感染的选择用药，亦可作为各种细菌感染的次选药物。本类药物属于酸、碱两性物质，在酸性溶液中较稳定，在碱性溶液中易被破坏，故临床一般使用其盐酸盐。在选用四环素类抗生素进行治疗时常选用多西环素作为治疗药物。

1. 立克次氏体感染　首选用于治疗由立克次氏体感染引起的丛林斑疹伤寒、鼠型斑疹伤寒、立克次氏体痘、洛矶山斑疹热和恙虫病等；对柯克斯立克次氏体引起的非典型肺炎也有较好的疗效。

2. 衣原体感染　四环素类抗生素对肺炎衣原体引起的肺炎，鹦鹉热衣原体引起的鹦鹉热，沙眼衣原体引起的非淋菌性尿道炎、子宫颈炎、性病淋巴肉芽肿、沙眼等，无论口服或局部应用疗效均非常突出。

3. 支原体感染　对肺炎支原体引起的非典型肺炎和溶脲脲原体引起的非特异性尿道炎具有良好的疗效，可使非典型肺炎临床表现（如发热、咳嗽、疲乏及肺部啰音等）的持续时间缩短。

4. 螺旋体感染　四环素类是治疗博氏疏螺旋体引起的慢性游走性红斑和回归热螺旋体引起的回归热最有效的药物。

5. 细菌性感染　四环素类为治疗肉芽肿鞘杆菌引起的腹股沟肉芽肿、霍乱弧菌引起的霍乱和布鲁菌引起的布鲁菌病的首选药物。也可次选用于治疗革兰氏阴性球菌和杆菌感染、革兰氏阳性杆菌感染、雅司螺旋体引起的雅司病、梅毒螺旋体引起的梅毒和钩端螺旋体引起的脑膜炎，以及衣氏放线菌引起的颈面部和腹腔等感染。

【不良反应与注意事项】

1. 胃肠道反应　四环素类抗生素口服可刺激胃肠黏膜，出现恶心、呕吐、腹胀、腹泻等症状，其中以土霉素多见。剂量越大症状越严重，甚至可引起消化道溃疡。减少用量或饭后服用，均可缓解此症状，但不可与乳制品和抗酸药同服。

2. 二重感染　正常人的口腔、肠道等处有多种微生物寄生，菌群间相互制约而维持一种相对平衡的共生状态。由于四环素类在肠道吸收不完全，肠道内药物浓度高。长期使用广谱抗生素后，敏感菌株的生长受到抑制，不敏感菌株趁机大量繁殖，从而引起新的感染，此称为二重感染或菌群交替症。四环素类引起的二重感染常见有 2 类：①真菌病：以白念珠菌多见，表现为鹅口疮，一旦发现应立即停药，采用抗真菌药物治疗；②抗生素相关性结肠炎：多为艰难梭菌所致，表现为剧烈腹泻、发热、腹腔积液、休克等症状，一旦出现应立即停药，宜选用万古霉素或甲硝唑治疗。多西环素二重感染较少见。

3. 光敏反应　接受四环素类治疗的个别患者受到阳光和紫外线照射时易出现。这主要是由于四环素类在皮肤聚积而导致紫外线吸收，激活药物发出低频率能量而损伤皮肤组织，导致红斑。多西环素较四环素和米诺环素多见。

4. **影响骨、牙的生长** 主要影响胎儿和婴幼儿,四环素类能与新形成的牙、骨中的钙相结合,致牙釉质发育不全,棕色色素永久性沉着,以及抑制骨骼生长及引起骨骼畸形。故孕妇、哺乳期妇女及8岁以下儿童禁用。

5. **肝毒性** 大剂量口服或肠外给药日剂量达到2g或以上时,可因药物沉积于肝细胞线粒体,干扰脂蛋白的合成和甘油三酯的输出,造成急性肝细胞脂肪变性、坏死,孕妇对四环素引起的严重肝损伤比较敏感。

6. **肾毒性** 可加重肾损害,原有肾功能不良者禁用。使用过期的四环素类可导致肾小管酸中毒和其他的肾损害,并引起血尿素氮增加。除多西环素外,其他四环素类可在肾功能不全者体内蓄积达中毒水平。

7. **过敏反应** 可引起药物热、药疹、荨麻疹、湿疹样红斑和全身性剥脱性皮炎等,严重者可出现血管神经性水肿。

8. **其他** 可出现头痛、蓝视为特征的颅内压升高,有时会出现视野缺损。也可发生头昏、恶心、呕吐等前庭反应,这与四环素类聚积在内耳淋巴液有关。易导致静脉炎,应稀释后静脉滴注。

【药物相互作用】

四环素类能与二价、三价阳离子形成难溶性络合物,减少其吸收;与 H_2 受体拮抗药合用,使四环素类吸收减少;与强效利尿药合用,引起高氮质血症;与抗酸药合用,使四环素的血药浓度下降。因此在使用四环素类药物过程中要对患者进行用药教育,加强用药监护。

二、常用四环素类药物特点及应用

目前临床常用的四环素类主要包括四环素、多西环素和米诺环素,它们的化学结构、抗菌谱及临床应用基本相似,主要差别在于药动学特性。

四 环 素

四环素(tetracycline)口服吸收不完全,2~4 小时达血药峰浓度,$t_{1/2}$ 为 6~8 小时。血浆蛋白结合率较低,可渗入胸腔和腹腔,易在骨骼和牙齿沉积,也可进入乳汁及胎儿循环。能在肝内积聚,其胆汁浓度为血药浓度的 10~20 倍,且能形成肝肠循环。一次口服超过 0.5g 时,只增加其在粪便中的排出量,并不提高其血药浓度;口服量的 55% 以原形从尿中排泄。

四环素为广谱快速抑菌剂,但由于细菌对四环素耐药性明显增多,故其临床应用受到限制。目前主要用于治疗立克次氏体病、衣原体病、支原体病及螺旋体病,但不良反应多且重,现已少用。肝、肾功能损害、孕妇、哺乳期妇女、8 岁以下儿童禁用。

多 西 环 素

多西环素脂溶性高,口服后吸收完全而迅速,吸收率可达 90%~95%,2 小时达血药峰浓度。可形成肝肠循环,$t_{1/2}$ 长达 14~22 小时。与血浆蛋白结合率高,能迅速分布到全身并易进入细胞内。90% 由粪便排泄,主要为无活性的结合物或络合物,故对肠道菌群影响极小。

多西环素抗菌谱和临床应用与四环素相似,但具有速效、强效和长效的特点,抗菌活性比四环素强 2~10 倍,对耐四环素的金黄色葡萄球菌仍有效。现已取代天然四环素类作为各种适应证的首选药或次选药。常见的不良反应有胃肠道反应、口腔炎、肛门炎和光敏反应,其他不良反应较四环素少见。

米 诺 环 素

米诺环素口服吸收迅速而完全,吸收率几乎达 100%,2~3 小时达血药峰浓度。$t_{1/2}$ 为 14~18 小时。组织穿透性比多西环素好,在肺、扁桃体、前列腺等均能达有效治疗浓度,亦能进入乳汁、羊水和中枢神经系统并达到较高浓度,这可能是其引起前庭耳毒性的原因。主要经肝代谢,尿和粪排出原形药物很少。

米诺环素抗菌活性比四环素强 2~4 倍,对耐四环素菌株也有良好抗菌作用。对肺炎支原体、沙眼衣原体和立克次氏体等有较好的抑制作用,因此主要用于沙眼衣原体所致的性病、淋病、诺卡菌病、痤

Note:

疮和酒渣鼻等。不良反应多见，易引起前庭反应和光敏反应，一般不作为首选药。

四环素类药物的非抗菌作用研究与应用

近年来研究发现，四环素类能有效改善各项牙周指数，提高牙周炎治疗的成功率，机制涉及其抗菌机制和非抗菌机制。四环素类药物可黏附于牙根表面，不易被龈沟液冲离牙周袋，可长期保持其抗菌活性和对宿主的调节作用。有研究显示，米诺环素对牙周主要致病菌的抑菌效果较好，其抗菌谱较其他药物更理想，可作为牙周炎急性发作时的首选药物。

第二节　氯霉素类抗生素

氯　霉　素

氯霉素（chloramphenicol）是由委内瑞拉链丝菌产生的抗生素，包括左旋体和右旋体。其右旋体无抗菌活性但有毒性，现在临床上使用的是人工合成的具有生物活性的左旋体，其在弱酸性和中性溶液中较稳定，遇碱易分解失效。

【体内过程】

1. **吸收**　氯霉素口服后吸收迅速而完全，2~3小时血药浓度可达峰值。静脉制剂琥珀酸盐氯霉素被血浆非特异性酯酶水解成有活性的药物。口服制剂棕榈氯霉素（无味氯霉素）为氯霉素的前体药物，在十二指肠水解成氯霉素才能被吸收，峰浓度出现较晚也较低。

2. **分布**　氯霉素的血浆蛋白结合率为50%~60%。在组织和体液中分布广泛，易透过血脑屏障并在脑脊液中很快达到治疗浓度，脑脊液中药物浓度是血药浓度的45%~99%；在新生儿和婴儿体内浓度更高，能透过胎盘屏障进入胎儿体内；可分泌到乳汁；结膜下注射可进入眼房水。

3. **代谢与排泄**　90%的药物在肝脏被代谢为无活性的葡萄糖醛酸结合物，再由肾小球滤过和分泌排出；约10%原形药经肾小球滤过由尿液排泄，故可在尿中达有效治疗浓度。氯霉素的$t_{1/2}$为1.5~4小时，出生2周内的新生儿$t_{1/2}$为24小时，肝功能低下患者$t_{1/2}$可延长至3~12小时。新生儿服药时，可因葡萄糖醛酸转移酶活性减低，导致药物在体内的消除过程明显减慢，故应避免使用氯霉素，必须应用时，应该减少药量并监测血药浓度。

【抗菌机制】

氯霉素主要通过抑制细菌蛋白质合成发挥抗菌作用。氯霉素能与细菌70S核糖体的50S亚基可逆性结合，抑制蛋白质合成过程中的肽酰基转移酶（转肽酶）作用，从而抑制肽链的延伸。由于哺乳动物线粒体的70S核糖体与细菌70S核糖体相似，故高剂量的氯霉素也能抑制哺乳动物线粒体的蛋白质合成，尤其骨髓造血功能抑制更为显著。

【药理作用】

氯霉素为广谱抗菌药，对革兰氏阳性、阴性菌均有抑制作用，且对后者的作用较强。在低浓度时即对流感杆菌、脑膜炎奈瑟菌和淋病奈瑟菌具有强大杀菌作用。对大多数肠杆菌科细菌和肺炎球菌、链球菌、白喉杆菌等有效，对炭疽杆菌等革兰氏阳性菌也较为敏感。对包括脆弱杆菌、产气荚膜杆菌、梭形杆菌、破伤风梭菌等厌氧菌也有相当的抗菌活性。对氯霉素敏感的病原体还包括如立克次氏体、衣原体、支原体、螺旋体等。针对病原体不同，氯霉素有时是杀菌剂，但更多情况下为抑菌剂。

【耐药性】

细菌对氯霉素的耐药性主要是通过R因子编码的氯霉素乙酰转移酶获得，此酶使氯霉素转化为无抗菌活性的乙酰基代谢产物。另一种耐药机制则与微生物对药物的通透性降低有关。

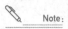
Note：

【临床应用】

因氯霉素能引起再生障碍性贫血等严重不良反应,其故临床应用受到很大限制。但由于其具有组织穿透力强等特性,目前仍可用于治疗某些严重感染。

1. **细菌性脑膜炎和脑脓肿** 氯霉素可在脑脊液中达到较高浓度,对致脑膜炎常见细菌,如脑膜炎奈瑟菌、流感杆菌、肺炎球菌具有杀菌作用,对不宜或无法使用青霉素类或第三代头孢菌素类患者,可使用本类药物进行治疗。

2. **伤寒** 氯霉素曾是治疗伤寒的首选药物,目前用于治疗的首选药是第三代头孢菌素类和氟喹诺酮类人工合成抗菌药,但治疗复发病例时可选用氯霉素。

3. **厌氧菌感染** 氯霉素对脆弱类杆菌等厌氧菌十分有效,故可用于治疗腹腔脓肿、肠穿孔后腹膜炎及盆腔炎等膈肌以下厌氧菌感染。但某些厌氧菌可产生灭活氯霉素的酶,导致治疗失败。目前临床有多种作用相当而毒性较低的药物代替氯霉素,故已很少使用。

4. **细菌性眼部感染** 氯霉素易透过血眼屏障,无论全身或局部用药均能在角膜、虹膜、巩膜、结膜、房水及视神经等部位达到有效治疗浓度,是治疗敏感菌引起的眼内、外感染、沙眼及结膜炎的有效药物。

5. **其他** 氯霉素可用于洛矶山斑疹热和 Q 热等立克次氏体感染,亦可用于回归热、鼠疫、布鲁菌病、鹦鹉热及气性坏疽等的治疗。

【不良反应与注意事项】

1. **抑制骨髓造血功能** 为氯霉素最严重的不良反应:①可逆性骨髓抑制:表现为贫血、白细胞减少或血小板减少等,大剂量、长疗程时可发生,与剂量和疗程呈正相关。及时停药,停药 2~3 周后可逐渐恢复。②再生障碍性贫血:一般是不可逆性的,发生率不到三万分之一,一旦发生死亡率可达 50%,且与剂量和疗程无关。发生机制可能与患者骨髓造血细胞存在某种遗传性代谢缺陷有关。

2. **灰婴综合征** 因新生儿和早产儿肝脏功能发育不全,缺乏足够的葡萄糖醛酸转移酶,肾排泄功能也不全,导致其对氯霉素的清除能力较低。大剂量使用后可出现腹胀、呕吐、呼吸抑制、循环衰竭和全身灰色、发绀等毒性症状,故称"灰婴综合征",多发生于用药后第 2~9 日,且症状出现后的 2 日内死亡率高达 40%。因此早产儿、新生儿禁用氯霉素。

3. **其他** 葡萄糖 6- 磷酸脱氢酶缺乏的患者则容易诱发溶血性贫血。可引起球后视神经炎、视神经萎缩及失明。还可引起幻觉、狂躁、抑郁等精神症状。少数人可发生皮疹、药物热等过敏反应。长期口服可使维生素 K 合成受阻和二重感染。

【药物相互作用】

1. 氯霉素是肝药酶抑制剂,可以抑制苯妥英钠、华法林、双香豆素、甲磺丁脲和氯磺丙脲等的代谢,使血药浓度升高,半衰期延长。

2. 苯妥英钠、利福平、苯巴比妥等可促进氯霉素的代谢,使其血药浓度降低,半衰期缩短。

3. 氯霉素与青霉素合用治疗细菌性脑膜炎时,应先用青霉素,后用氯霉素,若两者同时给药,氯霉素可干扰青霉素的杀菌作用。

4. 氯霉素不宜与林可霉素、红霉素等药物合用,因可相互竞争与细菌核糖体 50S 亚基结合而产生拮抗作用。

（邱红梅）

思 考 题

1. 四环素类抗生素的主要临床应用及不良反应有哪些?

2. 氯霉素的主要不良反应有哪些?

人工合成抗菌药

39章 数字内容

学 习 目 标

- 知识目标:
  1. 掌握氟喹诺酮类药物的药理作用、作用机制、临床应用、主要不良反应与注意事项。
  2. 熟悉磺胺类药物和甲氧苄啶的药理作用与机制、联合用药的目的与意义、主要不良反应与注意事项。
  3. 了解其他合成抗菌药的作用和特点。

- 能力目标:
  通过学习能应用章节知识,对于不同情况的患者选择适合的药物,并进行规范合理的用药护理。

- 素质目标:
  1. 通过学习进一步建立用药中的整体护理理念。
  2. 会妥善处理抗菌药物导致的不良反应。
  3. 运用所学知识能进行具体用药案例的分析,并进行恰当处理。

导入案例与思考

患者,女,50 岁。因尿频、尿急,排尿时尿道有灼烧痛 2 日,来院就诊。经血常规、尿常规检查后,临床诊断:尿路感染。用药方案:左氧氟沙星片,0.2g×9 片,用法:0.2g/ 次,3 次 /d,口服。

请思考:

1. 左氧氟沙星治疗尿路感染的作用机制是什么?

2. 左氧氟沙星的主要不良反应有哪些?

3. 如何进行用药护理?

人工合成抗菌药主要包括喹诺酮类、磺胺类和其他类等。喹诺酮类是目前临床应用广泛的一类抗菌药物,抗菌谱广,对 G⁻ 菌抗菌作用强于 G⁺ 菌。磺胺类药物是最早应用于临床的人工合成的抗菌药,对 G⁺ 和 G⁻ 菌均有抗菌活性,属广谱抑菌药,因其不良反应较多使临床应用受限,但其对某些感染如流行性脑脊髓膜炎等的疗效显著,另外其与增效剂甲氧苄啶(TMP)合用可使其抗菌作用增强,治疗范围扩大,因此磺胺类药仍是重要的治疗感染药物。

第一节　喹诺酮类抗菌药

一、概述

喹诺酮类(quinolones)药物是一类具有 4- 喹诺酮母核的人工合成抗菌药。自 1962 年合成首个喹诺酮类药物萘啶酸以来,此类药物的发展非常迅速,至今已有许多新品种应用于临床。按照药物的化学结构、抗菌作用和体内过程等特点,此类药物可分为四代(表 39-1)。

表 39-1　喹诺酮类药物的分类和特点

分类	代表药物	特点
第一代	萘啶酸	抗菌谱窄,仅对部分大肠埃希氏菌等革兰氏阴性杆菌有效,口服吸收差,且毒副作用较大,目前已淘汰
第二代	吡哌酸	对大多数革兰氏阴性杆菌包括铜绿假单胞菌有效,对革兰氏阳性菌也有效。口服易吸收,不良反应较萘啶酸少。血药浓度低,尿液中药物浓度高,只用于敏感菌所致的尿道与肠道感染。现已少用
第三代	诺氟沙星、环丙沙星、氧氟沙星、左氧氟沙星等	此类药物因在其 C_6 位引入了氟原子后,增加了药物与 DNA 回旋酶的亲和力,提高了抗菌活性,故又称氟喹诺酮类。进一步在不同位置引入不同基团,增强了杀灭作用,提高对细菌的穿透力、生物利用度和延长半衰期等
第四代	莫西沙星、吉米沙星、加替沙星、加雷沙星等	20 世纪 90 年代以来新上市的氟喹诺酮类药物定为第四代产品,与其他氟喹诺酮类药物相比,抗菌谱扩大为抗革兰氏阳性及阴性菌、衣原体、支原体,抗菌活性也大大地提高,同时药代动力学及安全性也有了很大的改善

第一代萘啶酸现已不用,第二代吡哌酸只用于敏感菌所致的尿道与肠道感染,现较少使用。本节重点介绍临床广泛使用的第三、四代喹诺酮类药物。

【体内过程】

氟喹诺酮类药物口服吸收良好,大部分利用度接近或大于 90%。食物可延迟血药浓度达峰时间,富含 Fe^{2+}、Ca^{2+}、Mg^{2+} 的食物可降低药物的生物利用度。多数药物血浆蛋白结合率小于 40%(但莫西沙星和加雷沙星分别高达 54% 和 80%)。药物在组织和体液中分布广泛。肺、肾、前列腺、尿液、胆汁、粪便、巨噬细胞和中性粒细胞中的药物浓度均高于血药浓度;但脑脊液、骨组织和前列腺液中的药物浓度低于血药浓度。多数药物主要通过肝、肾两种途径消除。培氟沙星主要经肝脏代谢、胆汁排泄。氧氟沙星、左氧氟沙星、洛美沙星和加替沙星,约 80% 以上以原形经肾排出。

【作用机制】

1. DNA 回旋酶　喹诺酮类通过抑制革兰氏阴性菌 DNA 回旋酶,阻碍 DNA 复制导致细菌死亡(图 39-1)。

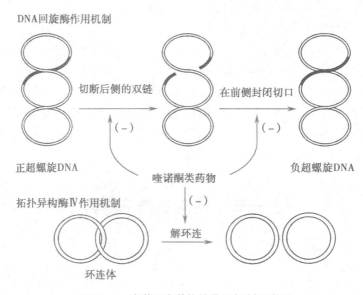

图 39-1　喹诺酮类药物的作用机制示意图

2. **拓扑异构酶Ⅳ**　喹诺酮类通过抑制革兰氏阳性菌拓扑异构酶Ⅳ的活性,而干扰细菌 DNA 的合成,从而产生抗菌作用(图 39-1)。

3. **其他**　喹诺酮类的抗菌作用还存在其他机制,如诱导菌体 DNA 修复,从而造成 DNA 错误复制,导致细菌死亡;高浓度喹诺酮类还可抑制细菌 RNA 及蛋白质合成。此外,抗菌后效应也被认为是喹诺酮类的抗菌作用机制之一。

【药理作用】

氟喹诺酮类药物属于广谱杀菌药,对大多数革兰氏阳性菌和阴性菌具有良好的抗菌活性,包括铜绿假单胞菌、伤寒沙门氏菌及金黄色葡萄球菌。20 世纪 90 年代后期研制的氟喹诺酮类如莫西沙星、加替沙星等,除了保留对革兰氏阴性菌的良好抗菌活性外,进一步增强了对革兰氏阳性菌、结核分枝杆菌、军团菌、支原体及衣原体的杀灭作用;尤其是提高了对厌氧菌如脆弱类杆菌、梭杆菌属、消化链球菌属和厌氧芽孢梭菌属等的抗菌活性。对于铜绿假单胞菌,环丙沙星的杀灭作用仍属最强。

【耐药性】

喹诺酮类药物耐药机制:①DNA 回旋酶的变异,细菌可因 *gyrA* 基因突变导致 A 亚基与药物的亲和力下降。②拓扑异构酶Ⅳ的变异。③*NorA* 基因高表达,使受其介导的药物主动外排系统作用增强,菌体内喹诺酮类药物浓度降低,形成耐药菌。④细菌膜通透性下降,致使药物进入菌体内减少。

【临床应用】

1. **泌尿生殖系统感染**　本类药物可用于肠杆菌科细菌和铜绿假单胞菌等所致的尿路感染、细菌性前列腺炎、非淋菌性尿道炎以及宫颈炎。诺氟沙星仅用于单纯性下尿路感染或肠道感染。环丙沙星是铜绿假单胞菌性尿道炎的首选药。目前国内尿路感染的主要病原体大肠埃希氏菌中,耐药菌株已达半数以上,应尽量参考药敏试验结果选用。本类药物已不再推荐用于淋病奈瑟菌感染的治疗。

2. **呼吸系统感染**　常用于革兰氏阴性菌感染所致的下呼吸道感染。可替代大环内酯类用于支原体肺炎、衣原体肺炎、嗜肺军团菌引起的军团菌病。万古霉素与左氧氟沙星、莫西沙星或加替沙星合用，首选用于治疗对青霉素高度耐药的肺炎链球菌感染。

3. **肠道感染与伤寒**　首选用于治疗志贺氏菌引起的急、慢性菌痢和中毒性菌痢，以及鼠伤寒沙门氏菌、猪霍乱沙门氏菌、肠炎沙门氏菌引起的胃肠炎（食物中毒）。对沙门氏菌引起的伤寒或副伤寒，现已代替氯霉素作为治疗的首选药。本类药也可用于旅行性腹泻。

4. **骨、关节及软组织感染**　由于药物在骨组织中浓度高，因此是急慢性骨髓炎、化脓性关节炎的首选治疗药物。

5. **其他**　包括革兰氏阴性杆菌感染所致的菌血症以及革兰氏阴性菌引起的皮肤和软组织感染。氟喹诺酮类对脑膜炎奈瑟菌具有强大的杀菌作用，且在鼻咽分泌物中浓度高，因此可用于流行性脑脊髓膜炎鼻咽部带菌者的根除治疗。此外，还可用于沙眼衣原体、支原体等所致的胞内感染。部分品种可与其他药物联合应用，作为治疗耐药结核分枝杆菌和其他分枝杆菌感染的二线用药。对其他抗菌药物无效的儿童重症感染可选用氟喹诺酮类；囊性纤维化患儿感染铜绿假单胞菌时应选用环丙沙星。

【不良反应】

1. **胃肠道反应**　可见恶心、呕吐、胃部不适、食欲减退等症状，一般不严重。

2. **中枢反应**　轻者表现为头痛、失眠、眩晕等，严重者可致精神症状等。由于本类药物可抑制 γ-氨基丁酸（GABA）的作用，因此可诱发癫痫，有癫痫史者慎用。尤其是在使用茶碱类药物时，因能抑制茶碱的代谢致血药浓度升高，中枢神经系统的毒性增强。而与非甾体抗炎药物同时使用时，对 GABA 受体的拮抗作用增强 100~3 000 倍，更易导致中枢的毒性发生。

3. **过敏及光敏反应**　主要表现为皮疹、皮肤瘙痒、血管神经性水肿；也可见哮喘、呼吸困难、过敏性休克等严重过敏反应。如发生过敏症状，应及时停药采取抗过敏治疗。光敏反应呈剂量依赖性，表现为光照部位皮肤出现瘙痒性红斑，严重者出现皮肤糜烂、脱落，停药后可恢复。司帕沙星、氟罗沙星、洛美沙星最为多见。

4. **软骨损害**　本类药物可影响软骨发育，用药后可出现关节痛和关节水肿。孕妇和骨骼系统尚未发育完全的 18 岁以下人群慎用。

5. **其他**：可见跟腱炎、肝毒性、心脏毒性等，停药后可恢复。

【禁忌证及注意事项】

1. 不宜常规用于儿童、孕妇、哺乳期妇女，不宜用于有精神病或癫痫病史者，禁用于喹诺酮类过敏者。

2. 避免与抗酸药、含金属离子的药物同服。必须合用时，应间隔 2~4 小时服用。

3. 与茶碱类和非甾体抗炎药同用时，可能加重喹诺酮类的中枢神经系统毒性，应慎用或避免合用。

4. 用药期间应避免日照。

【药物相互作用】

1. 抗酸药（氢氧化铝、三硅酸镁等）等碱性药物、抗胆碱药（阿托品、溴丙胺太林）、H_2 受体拮抗剂（西咪替丁、雷尼替丁等）可降低胃液酸度或络合喹诺酮类，减少喹诺酮类药物的吸收。

2. 喹诺酮类可抑制茶碱类、咖啡因和口服抗凝血药物在肝内代谢，使其血浓度升高，导致中毒。

3. 与非甾体抗炎药（如布洛芬、芬布芬、舒林酸等）合用，易诱发惊厥、癫痫等。

4. 氯霉素、利福平及伊曲康唑等可拮抗诺氟沙星、环丙沙星、氧氟沙星的抗菌作用。

二、常用氟喹诺酮类抗菌药

诺 氟 沙 星

诺氟沙星（norfloxacin）是第一个用于临床的氟喹诺酮类药物，其口服生物利用度较低（35%~45%），$t_{1/2}$ 为 3.5~5 小时，主要以原形经肾排泄。其抗菌谱广，抗菌作用强。临床主要用于敏感菌所致肠道、

Note：

尿路感染和淋病,也可外用治疗皮肤和眼部的感染。

环 丙 沙 星

环丙沙星(ciprofloxacin)为目前氟喹诺酮类中体外抗菌作用最强者,其口服生物利用度约为70%。环丙沙星的组织穿透力强,分布广泛,必要时可静脉滴注提高血药浓度。$t_{1/2}$ 为 3~5 小时,口服与静脉滴注时原形药物经尿排出量分别为 29%~44% 与 45%~60%。适用于敏感菌引起的呼吸道、泌尿生殖道、胃肠道、骨关节及皮肤软组织等感染。静脉滴注时,局部有血管刺激反应,可诱发跟腱炎和跟腱撕裂,故运动员和老年人慎用。

氧 氟 沙 星

氧氟沙星(ofloxacin)口服吸收快而完全,生物利用度高达 95%,$t_{1/2}$ 为 5~7 小时。药物体内分布广,尤以痰中浓度较高。70%~90% 以原形经肾排泄,48 小时尿中药物浓度仍可达到对敏感菌的杀菌水平,胆汁中药物浓度约为血药浓度的 7 倍。其抗菌谱广,对革兰氏阳性菌,包括耐甲氧西林金黄色葡萄球菌(MRSA)、革兰氏阴性菌均有较强作用;对肺炎支原体、奈瑟菌、厌氧菌及结核分枝杆菌也有一定活性。临床主要用于泌尿道、肠道、呼吸道感染、耳鼻咽喉感染、皮肤软组织感染、妇科感染、前列腺炎和伤寒等。亦可与其他抗结核药联合用于多重耐药结核分枝杆菌感染的治疗。偶见轻度中枢神经系统毒性反应和转氨酶升高,静脉滴注部位有血管刺激反应,可诱发跟腱炎和跟腱撕裂,肾功能减退及老年患者应减量。

左氧氟沙星

左氧氟沙星(levofloxacin)为氧氟沙星的左旋光学异构体,口服生物利用度接近 100%,$t_{1/2}$ 为 5~7 小时,85% 的药物以原形由尿液排出。其抗菌活性比氧氟沙星强 2 倍,除对临床常见的 G^+、G^- 致病菌具有较强的抗菌活性外,对厌氧菌、衣原体、支原体、肺炎军团菌及结核分枝杆菌亦有较强的杀灭作用。对 MRSA、表皮葡萄球菌、肺炎链球菌、化脓性链球菌、溶血性链球菌、肠球菌属、大肠埃希氏菌、克雷伯菌属、沙雷氏菌、变形杆菌、铜绿假单胞菌、流感杆菌及淋病奈瑟菌等具有很强的抗菌活性。对铜绿假单胞菌的抗菌活性低于环丙沙星。临床用于敏感菌所致的呼吸道、泌尿道、消化道、外科及妇科感染等。不良反应发生率为第三代喹诺酮类药物中最低,主要不良反应为胃肠道反应。

洛 美 沙 星

洛美沙星(lomefloxacin)口服吸收好,生物利用度接近 98%,血药浓度高而持久,$t_{1/2}$ 约 7 小时,体内分布广,但几乎不进入脑脊液。70% 以原形药经肾排泄。抗菌谱广,抗菌活性与氧氟沙星几乎相同;对多数厌氧菌的抗菌活性低于氧氟沙星。除尿路感染可每日 1 次给药外,治疗全身性感染仍应每日 2 次用药。可引起光敏反应,故用药期间应避免日光照射。

氟 罗 沙 星

氟罗沙星(fleroxacin)口服吸收完全,生物利用度可达 100%;$t_{1/2}$ 为 10 小时以上,每日给药一次即有显著临床疗效;有广谱、高效和长效的特点。50%~70% 的药物以原形经肾排泄,少量药物在肝脏代谢,肝、肾功能减退或老年患者应减量。体外抗菌活性与诺氟沙星、环丙沙星和氧氟沙星相近或略逊,但体内抗菌活性远远强于后三者。临床主要用于治疗敏感菌所致的呼吸系统、泌尿生殖系统、妇科及外科的感染性疾病。与布洛芬等合用可能诱发痉挛、惊厥和癫痫等,并应注意光敏反应。

司 帕 沙 星

司帕沙星(sparfloxacin)口服吸收良好,肝肠循环明显。50% 的药物随粪便排泄,25% 在肝脏代谢失活,$t_{1/2}$ 超过 16 小时。对革兰氏阳性菌、厌氧菌、结核分枝杆菌、衣原体和支原体的抗菌活性显著强于环丙沙星,并优于氧氟沙星;对军团菌和革兰氏阴性菌的抗菌活性与氧氟沙星相同。临床用于敏感细菌所致的呼吸系统、泌尿生殖系统、皮肤软组织感染及骨髓炎、关节炎等。易产生光敏反应、心脏毒性和中枢神经毒性,需慎用。

莫 西 沙 星

莫西沙星(moxifloxacin)属第四代喹诺酮类,口服生物利用度约 90%,$t_{1/2}$ 为 12~15 小时,粪便和尿

Note:

液中原形药物的排泄量分别为 25% 和 19%。对大多数革兰氏阳性菌和阴性菌、厌氧菌、结核分枝杆菌、衣原体和支原体具有较强的抗菌活性。临床用于敏感细菌所致的急、慢性支气管炎和上呼吸道感染、泌尿生殖系统感染和皮肤软组织感染等。其不良反应发生率相对较低,常见一过性轻度呕吐和腹泻。但严重者可致过敏性休克、横纹肌溶解、Q-T 间期延长和尖端扭转型室性心律失常等。喹诺酮类诱发的心脏疾病在莫西沙星中最为显著,临床需慎用。

加替沙星

加替沙星(gatifloxacin)是一种含甲氧基的第四代喹诺酮类合成抗菌药物,生物利用度为 90%~96%,79%~88% 以原形经肾脏排泄。该药抗菌谱广,尤其是增强了对革兰氏阳性菌和厌氧菌的抗菌活性。不良反应发生率低,几乎没有光敏反应,但用药期间也应避免过度日光或人工紫外线照射。因其可致血糖紊乱(高血糖或低血糖,严重者引起高血糖昏迷、低血糖昏迷等)和心脏毒性,已退出美国市场。几乎所有喹诺酮类药物都会影响血糖,以加替沙星为最严重。因此禁用于糖尿病患者。

知 识 拓 展

氟喹诺酮类药物的"新"严重不良反应

2021 年 3 月 23 日,国家药品监督管理局发布修订全身用氟喹诺酮类药品(口服制剂和注射制剂)说明书的公告,在不良反应及注意事项中增加了主动脉瘤和主动脉夹层的严重不良反应。流行病学研究报告,使用氟喹诺酮类药物后两个月内主动脉瘤和主动脉夹层的发生率增加,尤其是老年患者。风险增加的原因尚未确定。对于已知患有主动脉瘤或主动脉瘤高风险的患者,仅在没有其他抗菌药物可选择的情况下,使用氟喹诺酮。

第二节 磺胺类抗菌药

一、概述

磺胺类药物(sulfonamides)属广谱抑菌药,对革兰氏阳性菌和革兰氏阴性菌均具有抗菌作用。近年,由于抗生素的快速发展,目前细菌对该类药物的耐药现象普遍存在,临床应用明显受限。磺胺类药物与磺胺增效剂甲氧苄啶合用,使疗效明显增强,抗菌范围增大。同时由于对某些感染性疾病(如流脑、鼠疫)疗效良好,使用方便、性质稳定、价格低廉等优点,故仍有一定临床地位。

磺胺类药物基本化学结构为对氨基苯磺酰胺,简称磺胺。根据药物被肠道吸收的程度和临床应用,通常将磺胺类药物分为三大类(表 39-2)。其中长效类磺胺药因血浓度低,抗菌作用弱,易出现过敏反应,已极少应用。

表 39-2 磺胺类药物的分类

分类	代表药	$t_{1/2}$
用于全身感染的磺胺类药物		
短效	磺胺异噁唑	<10h
中效	磺胺嘧啶、磺胺甲噁唑	10~24h
长效	磺胺间甲氧嘧啶、磺胺对甲氧嘧啶、磺胺多辛	>24h
用于肠道感染的磺胺类药物	柳氮磺吡啶	
外用的磺胺类药物	磺胺米隆、磺胺嘧啶银、磺胺醋酰钠	

【体内过程】

用于全身性感染的磺胺药,口服吸收迅速而完全,2~3小时血药浓度达到峰值,分布于全身组织和体液中,易通过胎盘进入胎儿体内。不同药物的血浆蛋白结合率不同,蛋白结合率低的易透过血脑屏障,脑脊液中浓度高,首选用于治疗流行性脑脊髓膜炎,如磺胺嘧啶。蛋白结合率高的药物不易透过血脑屏障,也不易被肾小球滤过,排泄较慢,血中有效浓度维持时间较长,如长效磺胺类。

磺胺类药物在肝脏代谢,主要方式是游离氨基乙酰化,小部分与葡萄糖醛酸结合。乙酰化后失去抗菌作用,而且溶解度降低,易析出结晶,损伤肾脏。原形药和代谢产物经肾小球滤过排出,脂溶性较高者易被肾小管重吸收,故排出较慢。

【作用机制】

对磺胺类药物敏感的细菌,在生长繁殖过程中不能利用周围环境中的叶酸,必须以蝶啶、对氨基苯甲酸(PABA)为原料,在二氢蝶酸合酶的作用下生成二氢蝶酸,后者与谷氨酸生成二氢叶酸。在二氢叶酸还原酶催化下,二氢叶酸被还原为四氢叶酸。四氢叶酸活化后,可作为一碳基团载体的辅酶参与嘧啶核苷酸和嘌呤的合成(图39-2)。磺胺类药物的基本结构与对氨基苯甲酸(PABA)相似,能与PABA竞争二氢蝶酸合酶,妨碍二氢叶酸的合成,最终使核酸合成受到阻碍,从而抑制细菌生长繁殖。人和哺乳动物能直接利用外源性叶酸,故不受影响。脓液中含有大量PABA,能减弱磺胺药的抗菌作用,应洗创后再用药。局部麻醉药普鲁卡因在体内水解生成PABA,也可降低磺胺类的疗效。对氨基苯甲酸与二氢蝶酸合酶的亲和力比磺胺类强数千倍以上。

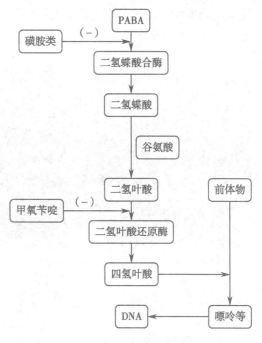

图39-2　磺胺类药物的作用机制示意图

【药理作用】

本类药对大多数革兰氏阳性菌和阴性菌有良好的抗菌活性,其中最敏感的是A群链球菌、肺炎链球菌、脑膜炎奈瑟菌、淋病奈瑟菌、鼠疫杆菌和诺卡菌属;其次是大肠埃希氏菌、志贺氏菌、布鲁菌属、变形杆菌属和沙门氏菌;对沙眼衣原体、疟原虫、放线菌、卡氏肺孢子虫和弓形虫滋养体也有抑制作用。但是,对支原体、立克次氏体和螺旋体无效,甚至可促进立克次氏体生长。磺胺米隆和磺胺嘧啶银尚对铜绿假单胞菌有效。

【耐药性】

对磺胺类药物敏感的细菌,无论在体内或体外,经过反复接触后,均可产生耐药性。产生原因可能是某些耐药细菌通过改变代谢途径而直接利用环境中的叶酸;或外膜对磺胺类药物的渗透性降低,如耐药铜绿假单胞菌。各类磺胺类药物之间具有交叉耐药性。

【临床应用】

磺胺类药物能治疗各种细菌感染,主要适应证为流行性脑脊髓膜炎、敏感菌所致的尿路感染、呼吸道感染等。与TMP合用尚可治疗伤寒、布氏杆菌感染和疟疾等。口服不易吸收的磺胺类药物在肠内保持较高浓度,可用于肠道感染或作肠道手术前消毒药。外用药物可用于眼科及大面积烧伤患者。

【不良反应】

1. **过敏反应**　药物热和皮疹多见。偶见多形性红斑、剥脱性皮炎,严重者可死亡。本类药之间有交叉变态反应,有过敏史者禁用。用药期间若发现过敏反应必须立即停药,并给予抗过敏治疗。

2. 泌尿系统损害 磺胺类药物及其乙酰化代谢物在酸性尿液中溶解度低,易在肾小管中析出结晶,损伤肾脏,出现尿痛、血尿等症状。故服药期间应充分饮水,使每日尿量不少于 1 500ml,并同服等量碳酸氢钠以碱化尿液增加其溶解度。服药超过一周者,应定期检查尿液。肾功能不全时禁用磺胺类药物。

3. 血液系统反应 可有粒细胞减少、血小板减少,罕见再生障碍性贫血,但可致死。缺乏葡萄糖 -6- 磷酸脱氢酶的患者应用磺胺类药物后可致溶血性贫血,新生儿和小儿较成人多见。需了解患者是否有葡萄糖 -6- 磷酸脱氢酶遗传缺陷,防止诱发溶血性贫血。用药期间需定期检查血常规。

4. 消化系统反应 口服后可能出现恶心、呕吐、食欲减退等症状,一般轻微,餐后服或同服碳酸氢钠可减轻反应。也可发生黄疸、肝功能减退,严重者可发生急性重型肝炎,肝功能受损者应避免使用。

5. 神经系统反应 如周围神经炎,失眠和头痛,眩晕、乏力,一般较轻微,不必停药,但驾驶员、高空作业者应慎用。

6. 其他 磺胺类药物可与游离胆红素竞争血浆蛋白结合位点,使游离胆红素浓度增高,引起胆红素脑病,故孕妇、新生儿和 2 岁以下的婴幼儿禁用。

【药物相互作用】

1. 与碱性药合用时可增加磺胺类药物在碱性尿中的溶解度,可防止形成结晶,损伤肾脏。

2. 不能与对氨基苯甲酸合用,对氨基苯甲酸可代替磺胺类药物被细菌摄取,两者相互拮抗。

3. 与磺酰脲类降血糖药、香豆素类抗凝血药或抗肿瘤药氨甲蝶呤合用时,磺胺类药物可竞争上述药物与血浆蛋白的结合,使其游离血药浓度升高,严重者可出现低血糖、出血倾向或氨甲蝶呤中毒。

二、常用磺胺类抗菌药

(一)用于全身感染的药物

磺 胺 嘧 啶

磺胺嘧啶(sulfadiazine,SD)属中效磺胺类,$t_{1/2}$ 为 10~13 小时。口服易吸收,其血浆蛋白结合率为 45%,是本类药物中最低者。故更易透过血脑屏障,在脑脊液中的药物浓度最高可达血药浓度的 80%,国内首选用于治疗普通型流行性脑脊髓膜炎,以及诺卡菌属引起的肺部感染、脑膜炎、脑脓肿。与乙胺嘧啶联合用药治疗弓形虫病。还可用于敏感菌引起的泌尿道及上呼吸道感染。使用时应多饮水,必要时同服碳酸氢钠碱化尿液,减少肾损害。与甲氧苄啶合用产生协同抗菌作用。

磺 胺 甲 噁 唑

磺胺甲噁唑(sulfamethoxazole,SMZ)属中效磺胺类,$t_{1/2}$ 为 10~12 小时。血浆蛋白结合率在 65%以上,其在脑脊液的浓度低于磺胺嘧啶,但仍可用于流行性脑脊髓膜炎的预防。尿中浓度与磺胺嘧啶相似,故也适用于敏感菌诱发的尿路感染。主要与甲氧苄啶合用,产生协同抗菌作用,扩大临床适应证范围。

(二)用于肠道感染的药物

柳 氮 磺 吡 啶

柳氮磺吡啶(sulfasalazine,SASP)口服吸收很少,大部分药物集中在小肠远端和结肠。药物本身无抗菌活性,但在肠道碱性条件下和局部微生物作用下,可分解成磺胺吡啶和 5- 氨基水杨酸盐。磺胺吡啶有微弱的抗菌作用,5- 氨基水杨酸具有抗炎和抑制免疫作用。SASP 口服或灌肠可用于治疗急性或慢性溃疡性结肠炎、节段性回肠炎,且可防止复发;口服可用于治疗类风湿关节炎,栓剂用于溃疡性直肠炎。由于药物可少量吸收,长期服药产生较多的不良反应,如恶心、呕吐、皮疹、药物热、白细胞减少等,对男性患者可影响精子活力而致不育症。

Note:

（三）外用磺胺类药物

磺 胺 米 隆

磺胺米隆（sulfamylon，SML）抗菌谱广，对铜绿假单胞菌、金黄色葡萄球菌、破伤风梭菌有效，抗菌活性不受脓液和坏死组织中 PABA 的影响。药物迅速渗入创面和焦痂，适用于烧伤或大面积创伤后的创面感染，并能提高植皮的成功率。但用药局部有疼痛及烧灼感，大面积使用其盐酸盐可能导致酸中毒，故应选用其醋酸盐。

磺 胺 嘧 啶 银

磺胺嘧啶银（sulfadiazine silver，SD-Ag）具有磺胺嘧啶的抗菌作用和银盐的收敛作用。对铜绿假单胞菌具有强大的抗菌活性，强于磺胺米隆。其抗菌谱广，对多数革兰氏阳性菌和革兰氏阴性菌均有良好的抗菌活性，特别是该药的抗菌作用不受脓液中 PABA 的影响。临床用于预防和治疗Ⅱ度和Ⅲ度烧伤、烫伤创面的感染，并可促进创面干燥、结痂及愈合。

磺 胺 醋 酰 钠

磺胺醋酰钠（sulfacetamide，SA-Na）溶液呈中性，几乎无刺激性，且穿透力强，故适用于眼科的感染性疾病，如沙眼、角膜炎和结膜炎。

知 识 拓 展

磺胺类药物金属配合物

随着对磺胺类药物抗菌性能研究的不断深入，发现其不仅是抗菌药物，而且也可用作抗癌、抗青光眼、抗惊厥和降血糖。众多研究成果表明，一些磺胺类药物形成配合物后，具有优于单纯配体的抗菌活性，且 SD-Na、SD-Ag、SD-Zn、磺胺醋酰钠等已用于临床，初步测试具有一定的抗癌活性。因此，对其侧链结构的修饰或 / 和与金属盐制备成金属配合物，成为寻找优良抗菌、抗癌等药物的研究重心之一。

第三节　其他合成抗菌药

一、甲氧苄啶及复方制剂

甲 氧 苄 啶

甲氧苄啶（trimethoprim，TMP）又名甲氧苄氨嘧啶或称为磺胺增效剂。

【体内过程】

本品口服吸收迅速而完全，$t_{1/2}$ 约为 10 小时。分布于全身组织，约 40% 与血浆蛋白结合，脑脊液中药物浓度较高，炎症时接近血药浓度。大部分以原形经肾排出。

【药理作用与作用机制】

本药的抗菌谱和磺胺甲噁唑（SMZ）基本相似，但抗菌作用比 SMZ 强，对多种革兰氏阳性菌和阴性菌有效。其抗菌作用机制是抑制二氢叶酸还原酶，阻碍四氢叶酸的合成。单用易产生耐药性，与磺胺类药物合用，可使细菌的叶酸代谢受到双重阻断，因而抗菌作用可增强数倍至数十倍，甚至出现杀菌作用。

【临床应用】

本品常与 SMZ 或 SD 合用，如复方磺胺甲噁唑，用于治疗呼吸道感染、尿路感染、肠道感染、伤寒和其他沙门氏菌感染以及流脑的预防用药。

【不良反应】

不良反应有恶心、呕吐、皮疹等,停药后可消失。可能引起畸胎,孕妇禁用。与哺乳动物二氢叶酸还原酶相比,TMP 与细菌二氢叶酸还原酶的亲和力比哺乳动物二氢叶酸还原酶高 5 万 ~10 万倍,故对人体毒性小。但是,对某些敏感的患者可引起叶酸缺乏症,导致巨幼红细胞性贫血、白细胞减少及血小板减少等,用药期间应定期检查血象。上述反应一般较轻,停药后可恢复。TMP 单独用药易引起细菌耐药。

复方磺胺甲噁唑

复方磺胺甲噁唑(compound sulfamethoxazole,SMZco)为 SMZ 和 TMP 按 5∶1 比例制的复方制剂,两者的药代动力学参数相近。磺胺类药物能与对氨基苯甲酸竞争二氢蝶酸合成酶,为二氢蝶酸合酶的竞争性抑制剂;TMP 可防止二氢叶酸还原为四氢叶酸。两者合用对细菌的四氢叶酸合成具有双重阻断作用,抗菌作用是两药单独等量应用时的数倍至数十倍,甚至呈现杀菌作用。同时,两药合用后抗菌谱变广,并减少细菌耐药的产生。临床主要用于敏感菌所致尿路感染、呼吸道感染、小儿急性中耳炎、伤寒和其他沙门氏菌感染、肠道感染等。SMZco 的药物相互作用及不良反应与磺胺类药物及TMP 相似。

二、硝基咪唑类药物

甲　硝　唑

甲硝唑(metronidazole)属硝基咪唑类药物,其分子中的硝基在细胞内无氧环境中被还原成氨基,从而抑制病原体的 DNA 合成,发挥抗厌氧菌作用,对脆弱类杆菌尤为敏感。还具有抗破伤风梭菌、抗滴虫和抗阿米巴原虫的作用。但是,甲硝唑对需氧菌或兼性需氧菌无效。

口服吸收良好,体内分布广泛,可进入感染病灶和脑脊液。临床主要用于治疗厌氧菌引起的口腔、腹腔、女性生殖器、下呼吸道、骨和关节等部位的感染。对幽门螺杆菌感染的消化性溃疡以及对四环素耐药的艰难梭菌所致的假膜性肠炎有特殊疗效。亦是治疗阿米巴病、滴虫病和破伤风的首选药物。用药期间和停药 1 周内,禁用含乙醇饮料,并减少钠盐摄入量。不良反应一般较轻微,包括胃肠道反应、过敏反应、外周神经炎等。

替　硝　唑

替硝唑(tinidazole)与甲硝唑抗菌谱、抗菌机制相似。但其穿透力较甲硝唑强,抗原虫和厌氧菌作用是甲硝唑的 8 倍和 2 倍。替硝唑脂溶性高,口服吸收完全,分布广泛,还可透过血脑屏障,脑脊液浓度可为血药浓度的 80% 以上,主要经肾排泄。临床应用与甲硝唑相似,不良反应更低。

三、硝基呋喃类药物

本类药物抗菌谱广,对革兰氏阳性菌和阴性菌均有杀菌作用,但对铜绿假单胞菌作用较差,细菌易产生耐药性。与其他抗菌药物无交叉耐药性,但本类药物毒性较大,血中浓度低,不适于全身性感染。常用药物有呋喃妥因和呋喃唑酮。

呋　喃　妥　因

呋喃妥因(furantoin)又名呋喃坦啶。口服后吸收迅速,$t_{1/2}$ 约为 20 分钟。血药浓度很低,而尿中浓度很高,特别在酸性尿中抗菌活性增强,适用于尿路感染。主要不良反应有恶心、呕吐、皮疹、药物热等;剂量过大或肾功能减退时可引起周围神经炎;长期服药者可发生间质性肺炎和肺纤维化;先天性葡萄糖 -6- 磷酸脱氢酶缺乏者用药可发生溶血性贫血。

呋　喃　唑　酮

呋喃唑酮(furazolidone)口服后很少吸收,在肠道内浓度高。本品仅用于难以根除的幽门螺杆菌感染。不良反应与呋喃妥因相似,但较轻。

(马松涛)

思 考 题

1. 请简述氟喹诺酮类药物的抗菌作用机制及其共性。
2. 请简述磺胺类抗菌药对泌尿系统损害的原因、临床表现和预防措施。
3. 请简述磺胺类抗菌药的分类及其应用。

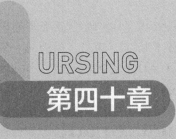

第四十章

抗真菌药和抗病毒药

40章 数字内容

学习目标

- **知识目标:**

1. 掌握抗真菌药两性霉素B、唑类、特比萘芬的抗真菌作用、临床应用和不良反应;抗艾滋病毒药、抗肝炎病毒药的作用特点。

2. 熟悉其他抗真菌药物的作用特点。

3. 了解抗病毒药的概况。

- **能力目标:**

通过学习能应用章节知识进行该类药物处方、医嘱审核,药物中毒的诊断及抢救措施,患者用药护理及用药咨询。

- **素质目标:**

1. 通过学习进一步建立两性霉素B、氟康唑、氟胞嘧啶,特比萘芬用药中的整体护理观念。

2. 坚持以患者为中心,结合抗真菌药物相互作用及患者临床症状充分理解关心患者,并能进行相应心理护理。

3. 建立防止抗真菌药和抗病毒药物滥用的理念,培养药物合理应用思维和能力。

导入案例与思考

患者,女,39 岁。由于出现发热、乏力、肌肉痛、关节痛、咽痛、腹泻、全身不适等症状,经抗菌药物治疗,上述症状无改善,到医院检查。一般检查:精神萎靡,表情呆板。体温 38.6℃,心率 90 次/min。体格检查:皮肤表面有紫红色丘疹,腋下和腹股沟区皮肤破溃。颈部、腋下、枕部以及腹股沟淋巴结肿大,淋巴结不融合,质硬,无压痛。实验室检查:抗 HIV 抗体阳性,T 淋巴细胞总数小于 350 个 /mm³,CD4/CD8 小于 1,WBC 2.5×10^9/L,RBC 3.0×10^{12}/L,Hb 7.0g/dl,β 微球蛋白水平增高,淋巴结组织活检发现淋巴结萎缩变小,淋巴细胞几乎完全消失,肺组织、足背皮肤组织病理回报为卡波西(kaposi)肉瘤改变。临床诊断:获得性免疫缺陷综合征及并发症。药物治疗方案:根据检查结果决定给予齐多夫定治疗,同时处理细菌感染导致的合并症。

请思考:

1. 抗 HIV 药物都有哪些?

2. 齐多夫定作用机制是什么?

第一节 抗真菌药

真菌感染分为浅部真菌感染和深部真菌感染两类。浅部真菌感染由各种癣菌引起,主要侵犯毛发、指(趾)甲、皮肤、口腔等,发病率高。深部真菌感染由白念珠菌和新型隐球菌引起,主要侵犯内脏器官和深部组织,发病率低,但病死率高。

抗真菌药物具有抑制或杀灭真菌生长繁殖的作用。根据其化学结构不同分为抗生素类抗真菌药物、唑类抗真菌药物、嘧啶类抗真菌药物和丙烯类抗真菌药物四类。

一、抗生素类抗真菌药

两性霉素 B

两性霉素 B(amphotericin B)为多烯类治疗严重深部真菌感染的首选药。

【体内过程】

本品口服生物利用度仅为 5%,肌内注射难吸收,故宜静脉给药。体内分布广,血浆蛋白结合率为 90%~95%,不易进入脑脊液、玻璃体液和羊水中。肝脏代谢,肾脏排泄,其中 95% 以代谢产物、5% 以原形排出体外,在停药数周后仍可在尿中检出。$t_{1/2}$ 为 24 小时。

【作用机制】

两性霉素 B 可选择性与真菌细胞膜中的麦角固醇结合,细胞内小分子物质如核苷酸、氨基酸和电解质等外漏,导致真菌死亡。

【药理作用】

本品对所有的真菌均有抗菌活性,尤其对新隐球菌、白念珠菌、芽生菌、荚膜组织胞浆菌、孢子丝菌有较强的抑制作用。

【临床应用】

本品用于治疗毛霉病、孢子丝菌病、曲菌病及隐球菌、北美芽生菌、播散性念珠菌、球孢子菌、组织胞浆菌引起的真菌感染性疾病。外用治疗灼烧后皮肤的真菌感染、呼吸道念珠菌或隐球菌感染以及真菌性角膜溃疡。

【不良反应】

1. 变态反应 静脉滴注过程中或静脉滴注后可发生寒战、高热、头痛、恶心、呕吐等,甚至可出现血压下降、眩晕等症。

2. 肾毒性　可引起血尿素氮、肌酐升高,出现血尿、蛋白尿、管型尿,严重者出现肾小管性酸中毒。

3. 其他　低钾血症、巨幼红细胞性贫血、血小板减少等症。静脉滴注过快可引起心室颤动或心搏骤停。注射部位可发生血栓性静脉炎。

【药物相互作用】

氨基糖苷类、抗肿瘤药物、卷曲霉素、万古霉素等可增强本药的肾毒性。与肾上腺皮质激素类、强心苷类合用易引起低血钾。

灰 黄 霉 素

灰黄霉素(griseofulvin)属非多烯类抗生素。

【体内过程】

本品口服吸收差,高脂饮食可增加其吸收。体内分布广泛,其中皮肤、毛发、指(趾)甲、脂肪组织及肝脏组织中含量较高。经肝脏代谢,肾脏排泄,代谢物以去甲基化代谢产物为主,$t_{1/2}$ 为 24 小时。由于不易透过皮肤角质层,所以外用无效。

【作用机制】

灰黄霉素吸收后能渗入并沉积在皮肤、毛发、指(趾)甲的角蛋白前体中,干扰真菌有丝分裂,抑制真菌 DNA 合成。

【药理作用】

本品抑制各种皮肤癣菌如表皮癣菌属、小芽孢菌属和毛菌属等。对生长旺盛的真菌有杀灭作用,对静止状态的真菌有抑菌作用。对细菌和深部真菌无效。

【临床应用】

本品用于各种癣菌所致的感染,如头癣、体癣、股癣、足癣和甲癣。其中对头癣疗效较好,对甲癣疗效较差。由于对静止期的真菌仅有抑制作用,彻底根除真菌有赖于角质的新生和受感染的角质层的脱落,所以治疗常需数周至数月。

【不良反应】

不良反应常见恶心、呕吐、腹痛、腹泻及食欲减退等。可出现皮疹、红斑、血管神经性水肿、持续性荨麻疹等过敏反应。部分患者可见白细胞减少、粒细胞减少,头痛、嗜睡、抑郁、失眠、精神错乱等症。

【药物相互作用】

巴比妥类药物可减少灰黄霉素的胃肠吸收。灰黄霉素可诱导肝药酶,加速香豆素类抗凝药和雌激素类避孕药的代谢消除。灰黄霉素与乙醇同用可出现心动过速、出汗、皮肤潮红等症。

二、唑类抗真菌药

氟 康 唑

氟康唑(fluconazle)为三唑类广谱抗真菌药。

【体内过程】

本品口服吸收良好,生物利用度 95%,血浆蛋白结合率 11%,体内分布广泛,可进入各种组织细胞及体液及血脑屏障。炎症发生时脑脊液中药物浓度可达血药浓度的 50%~60%。主要以原形经肾脏排泄,肾功能不良可延长药物排泄。$t_{1/2}$ 为 35 小时。

【作用机制】

氟康唑能抑制真菌细胞色素 P_{450} 介导的 14α- 甾醇去甲基化酶,抑制麦角甾醇的生物合成真菌细胞膜麦角甾醇合成酶,使麦角甾醇合成受阻,从而破坏真菌细胞壁的完整性,抑制真菌生长。

【药理作用】

本品对白念珠菌、大小孢子菌、新型隐球菌、表皮癣菌及荚膜组织胞浆菌等有强大的抗菌活性。

【临床应用】

本品用于阴道念珠菌病,鹅口疮,萎缩性口腔念珠菌病,真菌性脑膜炎、肺部真菌感染、腹部真菌感染、尿路感染及皮肤癣菌,此外还可治疗灰指甲。

【不良反应】

常见胃肠道反应表现为恶心、腹痛、腹泻、胀气等。偶见皮疹、剥脱性皮炎、过敏性休克。可引发一过性转氨酶升高,严重者见肝脏损伤。对咪唑类药物有过敏史者禁用。

伏 立 康 唑

伏立康唑(voriconazole)为三唑类广谱抗真菌药。

【体内过程】

本品口服吸收迅速而完全,给药后 1~2 小时达血药峰浓度。血浆蛋白结合率为 58%,生物利用度约为 96%。伏立康唑在组织中广泛分布,可透过血脑屏障进入脑脊液中。主要通过肝脏代谢,仅有少于 2% 的药物以原形经肾排出。

【药理作用与作用机制】

伏立康唑与氟康唑相似,抑制真菌麦角甾醇的生物合成。对念珠菌属包括耐氟康唑的克柔念珠菌,平滑念珠菌和白念珠菌耐药株均具有抗菌作用。

【临床应用】

本品用于氟康唑耐药的念珠菌引起的严重感染,足放线菌属、曲霉菌属和镰刀菌属引起的严重感染。对免疫缺陷患者的真菌感染治疗效果尤为突出。

【不良反应】

1. **视觉障碍** 较为常见,表现为视觉改变、视觉增强、视力模糊、色觉改变和畏光等,可能与高剂量有关。

2. **皮肤反应** 常见皮疹、光敏反应,严重者可出现中毒性表皮溶解坏死和多形性红斑。

3. **其他** 可见肝毒性、肾毒性、心律失常,偶见肾上腺皮质功能不全、尿崩症、甲状腺功能亢进、甲状腺功能降低等症。

克 霉 唑

克霉唑(clotrimazole)为咪唑广谱抗真菌药,对白念珠菌敏感。口腔给药在唾液中药物浓度可抑制大部分白念珠菌的生长,作用持续 3 小时,外用吸收少,血药浓度低。克霉唑能与氟康唑相似,抑制真菌细胞膜上麦角固醇的生物合成,使真菌细胞膜合成缺损,真菌内物质外漏导致真菌死亡。对浅表真菌及某些深部真菌均有抗菌作用。

临床主要供外用,治疗皮肤霉菌病、阴道霉菌病。外用浓度为 1%~3% 的栓剂治疗念珠菌性外阴阴道炎。片剂含服治疗口咽部念珠菌病,能预防免疫缺陷者口咽部念珠菌病。口服常见的不良反应有胃肠道反应、肝功异常及白细胞减少等,现已少用。外用无严重不良反应,偶见局部炎症。

咪 康 唑

咪康唑(miconazole)为咪唑类广谱抗真菌药。口服生物利用度低,静脉注射给药不良反应较多,皮肤和黏膜不易吸收。咪康唑与氟康唑相似,抑制真菌细胞膜上麦角固醇的生物合成,使真菌细胞膜合成缺损,真菌内物质外漏导致真菌死亡。抑制新型隐球菌,念珠菌和孢子菌生长繁殖。对皮炎芽生菌和组织胞浆菌高度敏感,对曲霉菌作用较差。对金葡菌、链球菌及炭疽芽孢杆菌等也有抗菌作用。临床用于治疗新型隐球菌,念珠菌和孢子菌所致的真菌感染。由于全身给药不良反应较多,现常采用外用制剂治疗皮肤、指甲及阴道等部位的真菌感染。

口服给药胃肠道反应较常见恶心、呕吐、腹泻和食欲下降等。部分患者可出现皮疹、皮肤瘙痒、畏寒、发热等过敏反应。静脉给药可引发血栓性静脉炎,静脉滴注过快导致心律失常。

三、嘧啶类抗真菌药

氟 胞 嘧 啶

氟胞嘧啶(flucytosine)为人工合成的广谱抗真菌药。

Note:

【体内过程】

本品口服吸收完全。2~4 小时内血药浓度达峰值,血浆蛋白结合率为 2%~4%。体内分布广泛,可进入关节腔、体液和脑脊液中,脑脊液中药物浓度是血药浓度的 5 倍。主要以原形经肾排出体外,$t_{1/2}$ 为 2.5~6 小时。

【作用机制】

氟胞嘧啶利用胞嘧啶透性酶进入真菌细胞内,脱去氨基形成 5- 氟尿嘧啶,与尿苷 -5-磷酸焦磷酸化酶作用转变为 5- 氟尿嘧啶脱氧核苷,阻断尿嘧啶脱氧核苷转变为胸腺嘧啶核苷,影响真菌核酸合成。

【药理作用】

本品低浓度时抑菌,高浓度时杀菌,对隐球菌属、念珠菌属有较高的抗真菌活性,对芽生菌属、分枝芽孢菌属、着色真菌属、曲菌属也有抗菌活性。

【临床应用】

本品用于白念珠菌及新生隐球菌导致的深部真菌感染。单用易产生耐药效果差,与两性霉素 B 合用可增加疗效。

【不良反应】

本品胃肠道症状较常见。部分患者有肝损害症状,轻者表现肝转氨酶升高,重者甚至出现肝大和肝坏死。

四、丙烯类抗真菌药

特 比 萘 芬

特比萘芬(terbinafine)为丙烯胺类药物。口服可用于治疗深部真菌感染,外用治疗浅部真菌感染。

【体内过程】

本品口服吸收快而完全,血浆蛋白结合率为 99%,血药浓度达峰时间为 2 小时。外用聚集于亲脂性的角质层,也能经皮脂腺排泄,在毛囊和富含皮脂的部位浓度较高。主要经肝脏代谢,肾脏排泄,$t_{1/2}$ 为 17 小时。

【作用机制】

特比萘芬能特异地干扰真菌固醇生物合成的早期步骤,抑制真菌细胞膜上的角鲨烯环氧化酶,角鲨烯在细胞内的积聚,导致真菌麦角固醇缺乏,致使真菌细胞死亡。

【药理作用】

本品对皮肤、毛发和指(趾)甲的致病性真菌,如毛癣菌、小孢子菌、絮状表皮癣菌以及念珠菌属和糠秕癣菌属的酵母菌均有抗菌活性。

【临床应用】

本品用于治疗白色假丝酵母引起的皮肤酵母菌感染。也可用于皮真菌引起的皮肤、指甲、毛发真菌感染。

【不良反应】

本品常见胃肠道反应,表现胀满感,食欲降低,消化不良,恶心,轻微腹痛,腹泻等。部分患者可有皮疹、荨麻疹等过敏反应。

第二节　抗 病 毒 药

病毒是细胞内寄生的依赖宿主细胞代谢系统进行生殖复制的微生物。包括 DNA 和 RNA 病毒。病毒吸附并穿入宿主细胞壁,在宿主细胞内进行脱壳,并利用宿主细胞内的代谢系统进行复制,按照病毒基因组提供的遗传信息进行核酸和蛋白质的生物合成,然后重新装配成熟从细胞中释放。

抗病毒药通过抑制 DNA 及 RNA 病毒的复制而发挥抗病毒作用。目前临床上常用的抗病毒药主要包括影响病毒复制过程中的逆转录酶、影响病毒装配成熟过程中的蛋白酶、防止病毒核酸复制、抑制病毒核酸脱壳、抑制病毒蛋白质多肽链合成等过程的药物。

一、抗人类免疫缺陷病毒药

(一) 核苷类人类免疫缺陷病毒(HIV)逆转录酶抑制药

齐 多 夫 定

齐多夫定(zidovudine)为脱氧胸苷衍生物,是第一个上市的抗 HIV 药。

【体内过程】

本品口服吸收迅速,生物利用度为 52%~75%,可分布至多数组织和体液中,脑脊液可达血清药物浓度的 60%~65%。主要在肝脏与葡萄糖醛酸结合后经肾脏排泄,$t_{1/2}$ 为 1 小时。

【药理作用与作用机制】

齐多夫定进入细胞后在酶的作用下转化为活性代谢物齐多夫定 5'- 三磷酸酯,后者通过竞争性利用天然底物脱氧胸苷 5'- 三磷酸酯,嵌入病毒 DNA,抑制 HIV 逆转录酶,使病毒 DNA 合成终止。

【临床应用】

本品用于无症状 HIV 感染或与其他药物合用治疗进展期 HIV 感染者,也可用于 AIDS 相关综合征的治疗。

【不良反应】

常见不良反应有恶心、呕吐、腹泻、头痛、头晕、乏力等,可发生贫血、白细胞减少、血小板减少、皮疹、流感样综合征、关节痛、咽喉痛、肌无力等。

拉 米 夫 定

拉米夫定(lamivudine)为胞嘧啶衍生物,体内外均有显著抗 HIV-1 活性。

【体内过程】

本品口服吸收好,不受食物影响,生物利用度为 80%,经肾脏排泄,$t_{1/2}$ 为 2.5 小时。其活性三磷酸代谢物在 HIV-1 感染的细胞内 $t_{1/2}$ 可长达 11~16 小时,在乙型肝炎病毒(HBV)感染的细胞内 $t_{1/2}$ 可达 17~19 小时。

【药理作用与作用机制】

拉米夫定可在 HIV、HBV 感染细胞和正常细胞内代谢生成拉米夫定三磷酸盐,进而掺入到病毒 DNA 链中,阻断病毒 DNA 的合成。对哺乳动物 DNA 聚合酶 α 和 β 的抑制作用微弱,不干扰正常细胞脱氧核苷的代谢,对哺乳动物细胞 DNA 合成无影响。阻断 HIV、HBV 病毒复制。

【临床应用】

本品由于对乙型肝炎病毒有较强的抑制作用,长期应用可显著改善肝脏炎症性坏死并减轻肝脏纤维化的进展,因此可用于 HBV 感染的慢性乙型肝炎及肝移植前后的治疗。是乙型肝炎、人类免疫缺陷综合征(AIDS)治疗的一线药物。

【不良反应】

特异质患者应用可引起严重过敏反应,表现为皮肤瘙痒,荨麻疹,喉部有阻塞感,咽食及呼吸不畅,舌体麻木、活动不灵,言语含混,不及时抢救可危及生命,部分可出现频繁的关节和消化道自发性出血,停药两周后可恢复正常。少数可见脂肪异常分布、脂肪代谢紊乱。

去 羟 肌 苷

去羟肌苷(didanosine)为脱氧腺苷衍生物,是人工合成的核苷类药物。

【体内过程】

本品口服生物利用度为 30%~40%,食物可影响药物的吸收。可透过血脑屏障,脑脊液浓度为血

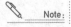

清药物浓度的 20%。主要经肾脏排泄,$t_{1/2}$ 为 0.6~1.5 小时,细胞内 $t_{1/2}$ 可长达 12~24 小时。

【药理作用与作用机制】

去羟肌苷被激酶磷酸化后可形成活性代谢物 5'- 三磷酸双脱氧腺苷,后者可抑制 HIV 逆转录酶,与自然底物竞争三磷酸脱氧腺苷,掺入至病毒 DNA,终止 DNA 链的延长。抑制 HIV 病毒复制终止病毒 DNA 掺入宿主细胞。

【临床应用】

本品用于对齐多夫定不能耐受或已耐药者的 HIV 感染者。常作为反转录病毒疗法药物之一,用于治疗 I 型 HIV 感染。

【不良反应】

1. **胰腺炎** 较常见,主要表现为上腹部剧痛,伴有发热、恶心、呕吐,血清和尿淀粉酶升高。

2. **代谢性酸中毒** 单独使用核苷类药物或者联合用药,会产生乳酸性酸中毒和脂肪变性重度肝大,甚至会引起死亡。

3. **视神经炎** 可发生视网膜改变和视神经炎。

4. **其他** 可有脱发、过敏反应、无力、疼痛、寒战和发热等全身性反应。部分患者有关节痛和肌肉病变改变。

司 他 夫 定

司他夫定(stavudine)为人工合成的脱氧胸苷衍生物。口服生物利用度为 80%,不受食物影响。脑脊液浓度约为血清药物浓度的 55%。主要经肾脏消除,$t_{1/2}$ 为 1.2 小时。对 HIV-1 和 HIV-2 的复制有抑制作用。

主要用于 HIV 感染,也可用于不能耐受齐多夫定或对齐多夫定治疗效果差的患者。主要不良反应为外周神经炎,发生率与剂量相关。每日剂量 2.0mg/kg,发生率约 31%。部分患者可出现头痛、寒战、发热、腹泻、皮疹等症。

扎 西 他 滨

扎西他滨(zalcitabine)为脱氧胞苷衍生物。口服生物利用度大于 80%,食物与抗酸药可降低扎西他滨的吸收。可透过血脑屏障,脑脊液浓度约为血清药物浓度的 20%,经肾脏排泄,$t_{1/2}$ 为 2 小时左右,肾功能不全者半衰期延长。扎西他滨能抑制 HIV 复制,阻止病毒 DNA 合成。常与齐多夫定和蛋白酶抑制剂联用治疗 AIDS 及 AIDS 相关综合征。常见不良反应有恶心、呕吐、腹部不适、外周神经炎、胰腺炎、口腔溃疡、头痛、皮疹等。

(二)非核苷类 HIV 逆转录酶抑制药

奈 韦 拉 平

奈韦拉平(nevirapine)为非核苷类逆转录酶抑制剂。

【体内过程】

本品口服生物利用度约为 90%,主要经肝脏代谢,肾脏排泄,$t_{1/2}$ 为 4 小时。

【药理作用与作用机制】

奈韦拉平与 HIV-1 的逆转录酶直接破坏此酶的催化端,阻断 HIV 病毒 DNA 依赖的 DNA 聚合酶活性,抑制病毒的复制。奈韦拉平不与三磷酸核苷产生竞争底物,对 HIV-2 逆转录酶及真核细胞 DNA 聚合酶无抑制作用。

【临床应用】

本品常与其他逆转录病毒药物合用治疗 HIV-1 感染。还可预防分娩过程中 HIV-1 的母婴传播。

【不良反应】

皮疹和肝功能异常较常见,部分患者有恶心、疲劳、发热、头痛、嗜睡、呕吐、腹泻、腹痛和肌痛等症状。

地 拉 韦 啶

地拉韦啶(delavidine)为非核苷类逆转录酶抑制药。能阻止病毒复制过程中 RNA 向 DNA 的逆转录过程,抑制 HIV-1 病毒复制。临床常与其他逆转录酶抑制剂联用治疗 HIV 感染的患者。常见不良反应头痛、疲乏等,可引起脂肪重新分布、斑丘疹、瘙痒、多形性红斑等症状。与安泼那韦合用可降低血药浓度。与沙奎那韦合用可使沙奎那韦血药浓度升高,肝毒性增强。

恩 曲 他 滨

恩曲他滨(emtrcitabine)为非核苷逆转录酶抑制药。口服不受食物影响。恩曲他滨通过改变底物三磷酸脱氧胞苷的活性抑制逆转录酶活性,抑制 HIV-1 病毒 DNA 合成,干扰复制。临床常与其他反转录病毒药物联合应用治疗 HIV-1 的感染。主要不良反应有头痛、眩晕、失眠、多梦、神经衰弱。部分患者可有感觉异常、外周神经病变等周围神经炎表现。恩曲他滨可诱发乙肝病毒活动,忌用于乙肝患者。

(三) HIV 整合酶抑制剂

拉 替 拉 韦

拉替拉韦(raltegravir)为整合酶抑制剂。口服给药后迅速吸收,空腹状态下 T_{max} 约 3 小时。83% 的拉替拉韦与血浆蛋白结合。主要为葡萄糖醛酸复合物形式排出体外。拉替拉韦可抑制 HIV 整合酶的催化活性,防止感染早期 HIV 基因组共价插入整合到宿主细胞基因组上。整合失败的 HIV 基因组无法生成新的感染性病毒颗粒,预防病毒感染传播。拉替拉韦对包括 DNA 聚合酶 α、β 和 γ 在内的人体磷酸转移酶无明显抑制作用。

与其他逆转录病毒药物抑制药联合使用,用于治疗人类免疫缺陷病毒 Ⅰ 型(HIV-1)感染。一般不良反应常见头晕、腹泻、恶心、疲乏、抑郁、肾结石,罕见淋巴结疼痛、嗜中性粒细胞减少、贫血、淋巴结病等症。

(四) HIV 融合抑制剂

艾 博 韦 泰

艾博韦泰(albuvirtide)是一种 HIV 融合抑制剂。体内分布广泛不能透过血脑屏障和血睾屏障,与血浆蛋白结合很强,作用时间持续长。艾博韦泰是一种合成肽,能与 HIV GP41 包膜蛋白结合,阻断 HIV 表面膜蛋白与 CD4 细胞间的通道,防止病毒融合进入细胞。临床常与其他抗 HIV 药物合用治疗 AIDS。常见不良反应有恶心、腹泻、皮疹和甘油三酯升高等。

(五) HIV 蛋白酶抑制剂

茚 地 那 韦

茚地那韦(indinavir)为 HIV 蛋白酶竞争性抑制剂。

【体内过程】

本品口服后吸收迅速,生物利用度为 65%。在体内分布广泛,可透过血脑屏障也可进入乳汁。主要经肝代谢,85% 由粪便中排出,15% 由尿液中排出,$t_{1/2}$ 为 1.8 小时。

【药理作用与作用机制】

竞争蛋白酶活性部位,阻碍病毒前体多蛋白的裂解过程,由此产生的不成熟病毒颗粒不具有感染性,无法建立新一轮感染。对其他真核生物蛋白酶如人肾素,组织蛋白酶 D,弹性蛋白酶和 Xa 因子无明显抑制作用。能抑制 HIV-1 和 HIV-2 蛋白酶,对 HIV-1 的选择性是 HIV-2 的 10 倍。

【临床应用】

本品常与核苷类逆转录酶抑制剂联用治疗 HIV-1 感染的晚期或进展性免疫缺陷患者。

【不良反应】

常见不良反应有疲乏、头痛、眩晕、恶心、呕吐、腹痛、腹泻、味觉异常,少见血尿、结晶尿、肌痛、高胆红素血症、溶血性贫血等。

利 托 那 韦

利托那韦(ritonavir)为 HIV-1 和 HIV-2 天冬氨酸蛋白酶抑制剂,口服有效。可阻断天冬氨酸蛋白

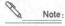
Note:

酶,使 HIV 颗粒保持在未成熟的状态,减慢 HIV 在细胞中的蔓延而延缓疾病的发展。单独使用或与逆转录病毒核苷类药物合用治疗晚期或非进行性的 HIV 感染患者。

常见的不良反应有恶心、呕吐、腹泻、腹痛、畏食、味觉异常、感觉异常。部分患者有头痛、血管扩张表现。轻、中度肝病患者慎用。

二、抗疱疹病毒药

阿 昔 洛 韦

阿昔洛韦(acyclovir)为人工合成的嘌呤类抗病毒药。

【体内过程】

阿昔洛韦口服生物利用度较低,静脉滴注后血药浓度可显著增高。血浆蛋白结合率低,易透过生物膜。脑脊液和眼球房水中浓度可达血浆药物浓度的 1/3~1/2。经肝脏代谢,肾脏排出,$t_{1/2}$ 约 2.5 小时。

【药理作用与作用机制】

阿昔洛韦进入病毒感染的细胞后,在病毒腺苷酸激酶的催化下,转化为三磷酸无环鸟苷,抑制病毒 DNA 聚合酶,阻滞病毒 DNA 合成。对单纯疱疹病毒(HSV)Ⅰ型及Ⅱ型作用最强,对带状疱疹病毒作用较差。对 EB 病毒有抑制作用,高浓度时可抑制巨细胞病毒。

【临床应用】

本品用于单纯疱疹病毒所致感染。阿昔洛韦治疗 HSV 脑炎的首选药物,其降低死亡率优于阿糖腺苷。

【不良反应】

常见不良反应为胃肠功能紊乱、头痛、斑疹等。脑病发生率约 1%,高剂量静脉注射可引发神经系统功能障碍。阿昔洛韦易在肾小管结晶,导致急性肾小管坏死。偶见关节疼痛、恶心、眩晕、痤疮及肝功能损害等。

伐 昔 洛 韦

伐昔洛韦(valacyclovir)为阿昔洛韦二异戊酰胺酯。

【体内过程】

口服生物利用度为阿昔洛韦的 3~5 倍。体内分布广泛,其中胃、小肠、肾、肝、淋巴结和皮肤组织中浓度最高,脑组织中的浓度最低。伐昔洛韦在体内全部转化为阿昔洛韦,代谢物主要从尿中排除,血药浓度是口服阿昔洛韦的 5 倍。

【药理作用与作用机制】

伐昔洛韦为阿昔洛韦的前体药,在体内被磷酸化与脱氧核苷竞争病毒胸腺嘧啶激酶,与脱氧鸟嘌呤三磷酸酯竞争病毒 DNA 聚合酶,抑制了病毒 DNA 合成。抑制水痘、带状疱疹病毒(VZV)及Ⅰ型、Ⅱ型单纯疱疹病毒 DNA 复制。

【临床应用】

本品用于治疗水痘、带状疱疹病毒及Ⅰ型、Ⅱ型单纯疱疹病毒感染,包括初发和复发的生殖器疱疹病毒感染。

【不良反应】

一般不良反应有头晕、头痛、关节痛、恶心、呕吐、腹泻、白细胞下降、蛋白尿及尿素氮轻度升高、皮肤瘙痒等,长期给药可见痤疮、失眠、月经紊乱。

更 昔 洛 韦

更昔洛韦(ganciclovir)对 HSV 和 VZV 抑制作用与阿昔洛韦相似。静脉给药吸收良好,主要经肾脏排泄,其中 95% 以上经肾小球滤过排出。$t_{1/2}$ 为 3~10 小时。更昔洛韦能竞争性抑制脱氧鸟苷的三价磷酸盐与 DNA 聚合酶结合,阻断丙氧鸟苷的三价硝酸盐与病毒 DNA 的结合,导致 DNA 复制终止。用于预防及治疗免疫功能缺陷患者的巨细胞病毒感染,如艾滋病患者、化疗的肿瘤患者、器官移植。

常见白细胞及血小板减少。少见贫血、发热、皮疹、肝功能异常、水肿、心律失常。巨细胞病毒感染视网膜炎的艾滋病患者可出现视网膜脱离。

膦甲酸钠

膦甲酸钠(foscarnet sodium)为焦磷酸衍生物。口服吸收差,须静脉给药。主要浓集于骨组织中,脑脊液内药物浓度约为血药浓度的 43%。主要经肾脏排泄,通过肾小球滤过和肾小管分泌,80%~87% 自尿排出,$t_{1/2}$ 为 3.3~6.8 小时。膦甲酸钠非竞争性阻断病毒 DNA 聚合酶的磷酸盐结合部位,防止焦磷酸盐从三膦酸去氧核苷中分离,延长病毒 DNA 链复制时间。膦甲酸钠可抑制所有疱疹病毒的复制,包括单纯疱疹(HSV-1 和 HSV-2 型)、带状疱疹、EB 病毒、人疱疹病毒和巨细胞病毒。也可非竞争性抑制 HIV 的逆转录酶和乙型肝炎病毒 DNA 聚合酶。主要用于 AIDS 继发巨细胞病毒性视网膜炎的治疗。也用于对阿昔洛韦耐药的免疫缺陷者单纯疱疹病毒感染或带状疱疹病毒感染。

常见贫血、粒细胞减少、血小板减少等不良反应,也可引起急性肾小管坏死、肾源性尿崩症、结晶尿等。部分患者可见头痛、震颤、幻觉、抽搐、恶心、呕吐、食欲减退、腹痛、发热、肝功能异常及静脉炎等。

三、抗流感病毒药

金刚烷胺

金刚烷胺(amantadine)能特异性抑制 A 型流感病毒,大剂量可抑制 B 型流感病毒、风疹病毒和其他流感病毒。

【体内过程】

本品胃肠道吸收迅速完全,口服 2~4 小时血药浓度达峰值。可通过胎盘及血脑屏障。主要以原形经肾脏排泄。在酸化尿液排泄率迅速增加。

【药理作用与作用机制】

本品能阻止甲型流感病毒脱颗粒及穿入宿主细胞,对已经穿入细胞内的病毒能阻止病毒初期复制。

【临床应用】

本品用于预防或治疗甲型流感病毒所引起的呼吸道感染。与灭活的甲型流感病毒疫苗合用时可促使机体产生预防性抗体。

【不良反应】

本品常见视网膜网状青斑,发生率约 90%。部分患者可见排尿困难,以老年人多见。长期用药可见足部或下肢肿胀、呼吸短促、体重迅速增加等症。

利巴韦林

利巴韦林(ribavirin)为人工合成的鸟苷类抗病毒药。

【体内过程】

本品口服吸收迅速。经磷酸化生成活性代谢产物利巴韦林单磷酸发挥作用。主要经肾脏排泄,少量随粪便排出体外,$t_{1/2}$ 约 24 小时。

【药理作用与作用机制】

利巴韦林的体内代谢物可竞争性抑制鸟嘌呤核苷和黄嘌呤核苷,发挥抗病毒作用。对呼吸道合胞病毒(RSV)具有选择性抑制作用。

【临床应用】

本品用于呼吸道合胞病毒性肺炎、甲型或乙型流感和副流感病毒感染、流行性出血热、单纯疱疹、麻疹、腮腺炎、水痘、带状疱疹等。

【不良反应】

常见不良反应有溶血、贫血、乏力、白细胞减少等,多为可逆性,停药后可消失。口服利巴韦林后可引起血胆红素增高,大剂量可致血红蛋白下降。偶见疲倦、头痛、失眠等,大剂量应用可出现皮疹、腹泻甚至胃肠道出血。

奥 司 他 韦

奥司他韦(oseltamivir)为神经氨酸酶特异性抑制剂。口服吸收迅速,不受食物影响。体内分布广泛,在肺、支气管、鼻黏膜、中耳和气管中均有分布。主要经肝脏和肠壁酯酶代谢转化为活性代谢产物奥司他韦羧酸盐,经肾脏排出。奥司他韦的活性代谢产物奥司他韦羧酸盐,能够抑制甲型和乙型流感病毒,阻断新形成的病毒颗粒从被感染细胞中释放,抑制成熟的流感病毒脱离宿主细胞,减少甲型或乙型流感病毒的播散。

临床用于治疗甲型或乙型流感病毒引起的流行性感冒。主要不良反应为消化道的不适,恶心、呕吐、腹泻、腹痛等,其次是呼吸系统的不良反应,包括支气管炎、咳嗽等,此外还有中枢神经系统的不良反应,如眩晕、头痛、失眠、疲劳等。

扎 那 米 韦

扎那米韦(zanamivir)为神经氨酸酶抑制剂。吸入给药,经肾排出,可透过胎盘屏障。肾脏功能影响药物的半衰期,$t_{1/2}$ 为 2.5~18.5 小时。扎那米韦主要通过抑制流感病毒的神经氨酸酶,改变流感病毒在感染细胞内的聚集和释放。临床用于治疗由 A 型和 B 型流感病毒引起的流感。不良反应发生率低,可见头痛、腹泻、恶心、呕吐、眩晕等。

四、抗肝炎病毒药

干 扰 素

干扰素(interferon)是一种由单核细胞和淋巴细胞产生的细胞因子。根据干扰素蛋白质的氨基酸结构、抗原性和细胞来源,可将其分为:IFN-α、IFN-β、IFN-γ。在同种细胞具有广谱的抗病毒作用。

【药理作用与作用机制】

干扰素具有广谱抗病毒活性,主要通过作用细胞表面受体使细胞产生抗病毒蛋白,抑制病毒的复制。此外,干扰素还具有影响细胞生长、分化、调节免疫功能等多种生物活性。

【临床应用】

干扰素抑制几乎所有病毒引起的感染,如水痘、肝炎、狂犬病等。此外,干扰素对乳腺癌、骨髓癌、淋巴癌等癌症和某些白血病也有一定疗效。

【不良反应】

本品多在注射后 2~4 小时出现感冒样综合征,表现为发热、寒战、乏力、肝区痛、背痛和消化系统症状。部分患者可出现骨髓抑制、白细胞及血小板减少等症状,尚有失眠、焦虑、甲状腺炎、血小板减少性紫癜、溶血性贫血等症,停药可减轻。

阿德福韦酯

阿德福韦酯(adefovir)为单磷酸腺苷类似物。

【体内过程】

本品口服易吸收,进入体内迅速转化为阿德福韦,生物利用度约为 59%。在体内分布广泛,其中肾脏、肝脏和肠道等组织药物浓度较高。主要经肾小球滤过和肾小管分泌排泄,$t_{1/2}$ 为 7~9 小时。

【药理作用与作用机制】

阿德福韦经细胞激酶磷酸化为阿德福韦二磷酸盐,抑制 HBV DNA 聚合酶,掺入病毒 DNA 引起 DNA 链延长终止。还可诱导内源性 α 干扰素产生,增加自然杀伤细胞(NK)的活力,刺激机体的免疫反应。

【临床应用】

本品用于 HBV 复制处于活动期的成人慢性乙型肝炎,也可用于经拉米夫定治疗无效者,包括接受肝移植患者、代偿或失代偿期肝病患者或同时感染人免疫缺陷病毒的慢性乙肝患者。

【不良反应】

常见不良反应有头痛、发热、恶心、呕吐、腹痛、腹泻等症,也可出现瘙痒、皮疹、咳嗽、咽炎等过敏反应。突然停药可致肝炎加重。

知 识 拓 展

索 非 布 韦

索非布韦(sofosbuvir)是一种丙型肝炎病毒(HCV)核苷酸类似物 NS5B 聚合酶抑制剂,2013年 12 月 FDA 批准上市。索非布韦在体内被代谢成尿苷三磷酸类似物,抑制丙型肝炎病毒 RNA 依赖的 RNA 聚合酶,终止 RNA 复制。

临床作为联合抗病毒治疗方案中的组合成分,联用利巴韦林或利巴韦林 + 聚乙二醇干扰素治疗慢性丙型肝炎。索非布韦可有效治疗基因 1、2、3 或 4 型丙肝患者包括等待肝移植的肝癌患者以及 HCV/HIV-1 合并感染患者。索非布韦联合利巴韦林最常见不良反应为头痛、疲乏、恶心、失眠和贫血。

雷 迪 帕 韦

雷迪帕韦(ledipasvir)是丙型肝炎病毒蛋白 NS5a 的抑制剂,抑制病毒磷酸蛋白 NS5A 的复制、装配和分泌,临床适用于治疗慢性丙型肝炎。对未经药物治疗的丙肝患者或者经其他药物治疗无效者都有效。

2014 年 10 月 FDA 批准雷迪帕韦索非布韦(ledipasvir/sofosbuvir)复方制剂上市。雷迪帕韦抑制病毒磷酸蛋白 NS5A 的复制、装配和分泌。

(王宏婷)

思 考 题

1. 请简述核苷反转录酶抑制药的作用机制及临床应用。
2. 请简述抗真菌药分类及代表药的临床应用。

NURSING

第四十一章

抗结核药与抗麻风病药

41章 数字内容

学习目标

知识目标：

1. 掌握一线抗结核药异烟肼、利福平、乙胺丁醇、链霉素、吡嗪酰胺的抗菌作用、作用机制、临床应用及不良反应。

2. 熟悉二线抗结核药对氨基水杨酸钠、卷曲霉素、乙硫异烟胺的特点及抗结核药的应用原则。

3. 了解抗麻风病药氨苯砜、氯法齐明的作用特点及临床应用。

能力目标：

通过学习能应用章节知识进行该类药物处方、医嘱审核，患者用药护理及用药咨询。

素质目标：

1. 通过学习进一步建立异烟肼用药期间中的整体护理观念。

2. 坚持以患者为中心，疏导患者用药焦虑，进行相应心理护理。

3. 建立防止抗结核药滥用的理念，培养患者药物合理应用思维和能力。

　　患者,男,20 岁。高热、咳嗽 21 日,以发热待收入院。查体:体温 39.6℃,双下肺呼吸音粗、未闻及干湿音,心律齐、无杂音,腹平软、无压痛,肝脾肋下未及,双下肢无水肿。实验室检查:支原体、衣原体、军团菌、结核分枝杆菌等抗体均阴性,艾滋病、流感、巨细胞、麻疹等病毒抗体均阴性。类风湿因子(RF)、抗核抗体谱(ANAs)、抗中性粒细胞胞浆抗体(ANCA)等均阴性。纯蛋白衍生物(PPD)试验阴性。胸部 CT 显示两肺弥漫性磨玻璃影,同时行高分辨率 CT(HRCT)显示两肺均匀分布大小一致的粟粒结节影。临床诊断:急性粟粒性肺结核(AMPT)。药物治疗方案:异烟肼、利福平、乙胺丁醇、吡嗪酰胺四联抗结核治疗 2 周,患者体温降至正常。

　　请思考:

　　1. 异烟肼、利福平、乙胺丁醇、吡嗪酰胺的作用机制是什么?

　　2. 抗结核药物联合用药的目的?

第一节　抗 结 核 药

　　结核病是结核分枝杆菌感染引起的慢性传染病,可累及人体全身各个器官,以肺脏最为多见。抗结核的化学治疗药物能够抑制结核分枝杆菌生长,控制疾病的发展,临床上用于抗结核的药物种类很多,目前通常把疗效高,不良反应少,患者较易接受的药物称为一线抗结核药,包括异烟肼、利福平、乙胺丁醇、链霉素、吡嗪酰胺。而把毒性大、疗效差,对一线抗结核药产生耐药性或与其他抗结核药配伍使用的药称为二线抗结核药,包括对氨基水杨酸、氨硫脲、卡那霉素、乙硫异烟胺、卷曲霉素等。

一、一线抗结核药

异　烟　肼

　　异烟肼(isoniazid)是异烟酸的酰肼。其杀菌力强、不良反应少、可口服、价格低廉,是临床上常用的抗结核药物。

【体内过程】

　　口服或注射吸收快而完全,1~2 小时血药浓度达峰值,广泛分布于全身体液和组织,包括脑脊液和胸腔积液中。药物穿透力强,可渗入关节腔,胸、腹腔积液以及纤维化或干酪化的结核病灶,也易透入细胞内作用于已被吞噬的结核分枝杆菌。异烟肼主要由肝脏中乙酰化酶代谢为乙酰异烟肼和异烟酸,代谢产物与原形药均从肾排出。由于乙酰化酶的表现型与人种有明显关系,异烟肼的代谢分为快、慢两种代谢型。快代谢型者尿中乙酰化异烟肼较多,慢代谢型者尿中的游离异烟肼较多。白种人快代谢型占 20%~30%,慢代谢型占 50%~60%;黄种人中快代谢型约占 49.3%,慢代谢型约占 25.6%。

【作用机制】

　　异烟肼能抑制结核分枝杆菌细胞壁分枝菌酸(霉菌酸)的合成,以及抑制结核分枝杆菌脱氧核糖核酸的合成,使细菌丧失耐酸性、疏水性和增殖力,引起结核分枝杆菌代谢紊乱,最终导致结核分枝杆菌死亡。

【药理作用】

　　异烟肼对结核分枝杆菌有高度选择性,抗菌作用强,具有低浓度抑菌,高浓度杀菌作用。异烟肼对细胞内外的结核分枝杆菌具有同等的杀灭作用,对静止期的结核分枝杆菌,提高药物浓度或延长接触时间也可有杀菌作用。异烟肼单用易产生耐药性,联合用药可延缓耐药性产生,与其他抗结核药无交叉耐药性。

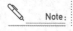

【临床应用】

异烟肼为治疗结核病的首选药物,适用于各种类型的结核病,如肺、淋巴、骨、肾、肠结核等以及结核性脑膜炎、胸膜炎、腹膜炎等的治疗。为了预防和延缓耐药性的产生,除预防和轻症外,临床常需将异烟肼与其他一线抗结核药联合应用。静脉滴注大剂量异烟肼可治疗急性粟粒性肺结核。

【不良反应】

1. **胃肠道反应** 治疗量的异烟肼不良反应少,毒性小,可有轻度胃肠道反应,如食欲缺乏、恶心、呕吐、腹痛及便秘等。

2. **周围神经炎** 较大剂量常见周围神经炎,初期表现四肢末梢感觉异常,多为两侧对称性改变,进而出现指趾末端麻木针刺感、烧灼感、手脚疼痛、四肢无力和关节软弱。补充维生素 B_6 可防治周围神经炎的发生。

3. **神经毒性** 表现头痛、失眠、疲倦、记忆力减退、精神兴奋、易怒、欣快感、反射亢进、幻觉、抽搐、排尿困难、昏迷等。慢乙酰化者较易发生。

4. **肝毒性** 大剂量异烟肼可造成肝损害,引起转氨酶升高,严重者可造成黄疸。快乙酰化及嗜酒者较易发生。用药期间应定期检查肝功能。

5. **过敏反应** 皮疹及瘙痒症状常发生于用药后的 3~7 周。服药期间如进食红葡萄酒、奶酪、海鱼等富含酪胺类食物可发生头痛、恶心、皮肤潮红、心动过速、瘙痒、喉头水肿等类似组胺中毒的过敏反应症状。慢乙酰化者较易发生。

6. **血液系统症状** 患者表现贫血、白细胞减少、嗜酸细胞增多。慢乙酰化者较易发生。

7. **其他** 偶见内分泌失调、男子女性化乳房、泌乳、月经失调、阳痿、库欣综合征、视物模糊、视力减退等。饮酒和与利福平合用可增加肝毒性。有癫痫、嗜酒、精神病史者慎用。

【药物相互作用】

异烟肼为肝药酶抑制剂,可减慢香豆素类抗凝血药、苯妥英钠、茶碱、卡马西平、丙戊酸钠等代谢;利福平和乙醇可增强异烟肼的肝脏毒性;含铝的抗酸药可干扰异烟肼的吸收。

利 福 平

利福平(rifampicin)是利福霉素的人工半合成品,为橘红色结晶粉末。

【体内过程】

本品口服吸收完全,用药后 1~2 小时血药浓度达峰值。体内分布广泛易渗入机体组织、体液、脑脊液中。有效浓度可维持 6 小时。利福平主要经肝乙酰化代谢,代谢物也具有抗菌活性,最后经水解而失活。大部分经胆汁排泄,约 1/3 药物由尿排泄,尿中药物浓度可达治疗水平。$t_{1/2}$ 为 1.5~5 小时,反复用药可增强药物代谢,$t_{1/2}$ 可缩短为 2 小时。服药后尿、唾液、汗液等排泄物均可显橘红色。

【作用机制】

利福平抗菌谱广,能特异性与细菌 DNA 依赖的 RNA 聚合酶结合,阻碍细菌的 mRNA 的合成。

【药理作用】

本品对结核分枝杆菌和麻风杆菌均有明显的杀菌作用。此外,对多种 G^+ 和 G^- 也有一定的抗菌作用,对某些病毒和衣原体也有抑制作用。利福平抗菌强度与浓度有关,低浓度抑菌、高浓度杀菌。利福平单独使用易产生耐药性,这与细菌的 RNA 聚合酶基因突变有关。

【临床应用】

利福平与异烟肼合用治疗结核初发患者,与乙胺丁醇及吡嗪酰胺合用对复发患者有效。此外,可用于麻风病,耐红霉素的军团菌肺炎,耐酶青霉素或万古霉素的表皮链球菌、金黄色葡萄球菌引起的骨髓炎,心内膜炎以及脑膜炎奈瑟菌或肺炎嗜血杆菌引起的感染性疾病。局部用药可治疗沙眼、敏感菌引起的急性结膜炎和病毒性角膜炎。

【不良反应】

1. **胃肠道反应** 常见恶心、呕吐、腹痛、腹泻。

2. 肝脏毒性 长期大量应用利福平可出现转移酶升高、肝大、肝功能减退等症状,严重时伴黄疸可导致死亡。用药期间禁止饮酒,定期检查肝功能。

3. 流感综合征 大剂量间隔使用可引起发热、寒战、头痛、肌肉酸痛等类似感冒的症状。发生频率与剂量大小、间隔时间有明显关系。

4. 其他 偶见过敏反应如皮疹、药物热。偶见神经系统反应如头痛、嗜睡、肢体麻木、视力模糊等。此外,尚有白细胞减少、血小板减少、嗜酸细胞增多等症。

【药物相互作用】

对氨基水杨酸可延缓利福平吸收,故两者合用应间隔 8~12 小时。利福平是肝药酶诱导剂,可缩短避孕药、降糖药、抗凝血药、糖皮质激素类、地高辛、奎尼丁、普萘洛尔等药物的半衰期。

乙 胺 丁 醇

乙胺丁醇(ethambutol)是人工半合成的乙二胺的衍生物品。

【体内过程】

口服吸收快,用药后 2~4 小时血药浓度达峰,血浆蛋白结合率约 40%。体内分布广泛易渗入机体组织、体液,脑脊液中浓度低。乙胺丁醇大部分以原形经肾脏排泄,少部分在肝脏内转化为醛及二羧酸衍生物由尿中排出。

【药理作用与作用机制】

乙胺丁醇与二价金属阳离子 Mg^{2+} 络合,阻止菌体内亚精胺与 Mg^{2+} 结合,干扰细菌 RNA 的合成,抑制结核分枝杆菌的生长。乙胺丁醇对繁殖期结核分枝杆菌有较强的抑制作用,对其他细菌无效。

【临床应用】

乙胺丁醇单独使用易产生耐药性而降低疗效。与异烟肼和利福平合用可治疗结核病初期患者,与利福平和卷曲霉素合用治疗复发患者。乙胺丁醇特别适用于经链霉素和异烟肼治疗无效的患者。

【不良反应】

1. 胃肠道反应 较常见,表现恶心、呕吐、腹泻等。

2. 视神经炎 连续大剂量使用可产生球后视神经炎,表现为视敏度降低、辨色力受损、视力减退、视野缩小、出现暗点等,停药后可缓慢恢复。用药期间定期检查视力。

3. 周围神经炎 少数患者有触觉减弱、四肢麻木感、针刺感、烧灼痛等症状。轻者停药数日症状可消失,重者需要用 B 族维生素进行治疗。

4. 其他 可见发热、皮疹等过敏反应,严重时出现剥脱性皮炎、过敏性休克。偶见肝功能损害、下肢麻木、关节炎、粒细胞减少、高尿酸血症等。肾功能不良者减量慎用。

【药物相互作用】

乙胺丁醇与乙硫异烟胺合用可增加不良反应。与神经毒性药合用,易致视神经炎或周围神经炎。氢氧化铝能减少乙胺丁醇吸收。

链 霉 素

链霉素(streptomycin)是第一个有效的抗结核药物,疗效不及异烟肼和利福平。因其不易渗入细胞纤维化及干酪样病灶,所以穿透力较弱疗效较差。链霉素口服难吸收,肌内注射吸收快,有效地抑制细菌生长的浓度可以维持 12 小时。主要经肾脏排泄,90% 可经肾小球滤过而排出体外。$t_{1/2}$ 为 5~6 小时。易渗入胸腔、腹腔、结核性脓腔和干酪化脓腔,也可通过胎盘进入胎儿的羊水中。

链霉素与结核分枝杆菌核糖核酸蛋白质结合,干扰结核分枝杆菌蛋白质合成,抑制结核分枝杆菌生长。链霉素不能通过血脑屏障,故治疗结核性脑膜炎疗效最差。链霉素单独使用疗效较差,易产生耐药性,常与其他抗结核药物合用治疗结核病。不良反应见氨基糖苷类药物。

吡 嗪 酰 胺

吡嗪酰胺(pyrazinamide)又称异烟酰胺,是结构类似烟酰胺的抗结核药物。口服易吸收,体内分

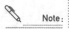

布广泛,细胞内和脑脊液中浓度较高。吡嗪酰胺主要经肝脏水解为吡嗪酸,吡嗪酸羟化成为 5- 羟吡嗪酸,经肾脏排出体外。少部分原形药通过肾小球滤过由尿排出,$t_{1/2}$ 为 6 小时。吡嗪酰胺在酸性环境中抗菌活性较强,可进入细胞杀灭结核分枝杆菌。

临床用于治疗各型肺结核和其他结核病。单独使用易产生耐药性,与异烟肼和利福平合用具有协同作用。常见不良反应有食欲缺乏、恶心、呕吐。长期大剂量应用可见中毒性肝炎。部分患者可表现关节酸痛、肿胀、强直活动受限的痛风症状。偶见发热、皮疹、光敏反应等过敏反应。与异烟肼和利福平合用有协同作用。肝功能不良者及 3 岁以下小儿禁用。

二、二线抗结核药

对氨基水杨酸钠

对氨基水杨酸钠(sodium para-aminosalicylate)为二线抗结核药物。

【体内过程】

口服易吸收,可分布于全身组织和体液(脑脊液除外)。主要在肝脏中代谢,约有 50% 药物在肝内转化成乙酰化物。经肾脏排泄,80% 代谢物及原形药物由尿排出,$t_{1/2}$ 为 0.5~1.5 小时。

【作用机制与药理作用】

对氨基水杨酸钠能竞争抑制二氢蝶酸合酶,阻止二氢叶酸的合成,使细菌蛋白质合成受阻,抑制结核分枝杆菌的繁殖,仅对细胞外的结核分枝杆菌有抑菌作用。用于结核病的二线治疗药物,常与一线抗结核药合用治疗结核分枝杆菌感染的结核病。

【临床应用】

对氨基水杨酸钠很少单独应用,抗菌谱窄,疗效较一线抗结核药差。常配合异烟肼、链霉素等应用,以增强疗效并避免细菌产生耐药性。也可用于甲状腺功能亢进症,对于甲亢合并结核患者较适用。

【不良反应】

常见不良反应有恶心、呕吐、腹泻、腹痛,严重可导致胃溃疡发生。部分患者可见皮疹、剥脱性皮炎、关节酸痛、哮喘、过敏性肺炎等,严重者可出现高热、剥脱性皮炎。

卷 曲 霉 素

卷曲霉素(capreomycin)为多肽类抗结核抗生素。胃肠道不易吸收,须注射用药。体内分布广泛,在尿中浓度较高,可透过胎盘,不能进入脑脊液。主要经肾小球滤过以原形排出,少量可经胆汁排出。肾功能损害患者血清中可有卷曲霉素积蓄半衰期延长,$t_{1/2}$ 为 3~6 小时。卷曲霉素通过影响结核分枝杆菌核糖体蛋白 L12 和 L10 之间的相互作用,进而影响细菌蛋白质的合成,抑制结核分枝杆菌生长,作用较卡那霉素强。单用卷曲霉素易产生耐药性,与异烟肼、对氨水杨酸钠及乙胺丁醇等合用疗效较好。

临床适用于结核分枝杆菌所致的肺结核病,以及经一线抗结核药治疗失败者,或由于毒性作用或细菌耐药性产生不耐受的患者。常见不良反应为耳毒性、肾毒性,此外,可见呼吸困难、嗜睡、极度软弱无力、心律失常、精神改变、肌痛或肌痉挛等神经肌肉阻滞症状。

三、其他抗结核药

利 福 定

利福定(rifandin)为人工合成利福霉素衍生物。口服吸收良好,2~4 小时血药浓度达峰。体内分布广,以肝脏和胆汁中为最高,其余依次为肾、肺、心、脾,在脑组织中含量甚微。抗菌谱与利福平相似,对结核分枝杆菌、麻风杆菌有良好的抗菌活性,其抗菌作用是利福平 3 倍。对金黄色葡萄球菌有良好作用,对部分大肠埃希氏菌、沙眼衣原体也有一定抗菌活性。

临床主要用于肺结核和其他结核病、麻风病、化脓性皮肤病、结膜炎、沙眼等。利福定对胃肠道有轻微刺激作用,有恶心、呕吐、腹泻等症。偶见白细胞增加,以及 AST、ALT 升高。可引起男性乳房女性化。

利 福 喷 丁

利福喷丁(rifapentine)为人工合成利福霉素衍生物。口服易吸收,体内分布广泛,肺、肝、肾脏中分布较多,骨组织和脑组织中也有相当浓度。主要在肠道代谢,以原形及代谢物形式自粪便排出,$t_{1/2}$ 为 18 小时。抗菌谱与利福平相同,对结核分枝杆菌、麻风杆菌、金黄色葡萄球菌、病毒、衣原体均有抑制作用。利福喷丁抗结核分枝杆菌的作用是利福平的 2~10 倍。

主要用于肺结核及其他结核病、麻风病、化脓性皮肤病、结膜炎、沙眼等治疗。不良反应为头昏、失眠、皮疹及胃肠道反应。尚有白细胞或血小板减少、转氨酶升高、肝功能异常等症,一旦发现应及时停药。

四、结核病的治疗原则

结核病的治疗应遵循以下三个原则:

1. 早期治疗 未接受过抗结核治疗的患者,在确诊后应立即进行治疗。因结核病早期,病变部位的肺泡壁充血,血液供应良好,有利于药物渗透进入病灶。同时,早期病变部位的结核分枝杆菌处于生长繁殖的旺盛期,易受到各种抗结核药物的攻击,故早期治疗能最大限度地发挥药物的作用。

2. 联合用药 两种及两种以上的抗结核药物同时应用,可增加抗菌作用,延缓或减少结核分枝杆菌耐药性的产生。由于抗结核药物的作用机制不同,如链霉素、卡那霉素、卷曲霉素抑制结核菌的蛋白质合成,利福平、利福定作用于菌体细胞核,阻碍 DNA 的合成;异烟肼和环丝胺酸抑制细胞壁的合成;对氨基水杨酸钠干扰结核分枝杆菌的代谢。因此,作用于不同部位药物联用,可增强抑制和消灭结核分枝杆菌疗效,减少用量,减轻毒性反应和耐药性发生。

3. 适宜剂量、规律治疗 采用适宜剂量以达到既能发挥有效抗菌作用,又不发生或少发生副作用的效果。剂量过小,影响疗效又易导致耐药的产生;剂量过大易发生毒副作用。目前主张将异烟肼、利福平、吡嗪酰胺、乙胺丁醇等药物每日量一次顿服方式给予,提高疗效,减少副作用,用药方便,有利于患者坚持规律服药。

第二节　抗麻风病药

麻风病是由麻风分枝杆菌引起的慢性传染性疾病,其病变主要损害皮肤、黏膜和周围神经。麻风病大多数是结核型麻风病,若能早期治疗,病情消退快,可完全恢复健康;少数患者属瘤型麻风病,对药物反应较差,难治愈。抗麻风病的主要药物有氨苯砜、利福平、氯法齐明、沙利度胺等。

氨 苯 砜

氨苯砜(dapsone)为目前治疗麻风病的首选药物。

【体内过程】

口服吸收缓慢但很完全,4~8 小时血药浓度达高峰。体内分布广泛,存在于全身组织和体液中,其中肝脏和肾脏浓度较高,其次为皮肤和肌肉。氨苯砜主要由肝脏代谢,代谢产物乙酰化物经胆汁排泄,也可经尿排出,$t_{1/2}$ 为 10~50 小时。

【作用机制与药理作用】

氨苯砜的抗菌机制不明,由于其可被 PABA 拮抗,因此有人认为其抗菌机制可能与磺胺相同。抗菌谱与磺胺类药物相似,对麻风杆菌繁殖有强大的抑菌作用。

【临床应用】

本品主要用于治疗各型麻风。氨苯砜单用易产生耐药性,与利福平联合使用可延缓耐药性的产生。

Note:

【不良反应】

本品常见恶心、呕吐、头痛、头晕、心动过速等。可见白细胞减少、粒细胞缺乏、贫血等。葡萄糖 -6- 磷酸脱氢酶缺乏者,可致高铁血红蛋白血症,严重者致溶血性贫血。偶引起"麻风样反应",常于用药后 1~4 周发生,表现为发热、剥脱性皮炎、肝坏死并发黄疸、淋巴结肿大、贫血等症。剂量过大可出现中毒性精神病、周围神经炎等。

氯 法 齐 明

氯法齐明(clofazimine)为一种吩嗪染料。麻风患者口服个体差异较大,主要沉积于脂肪组织和网状内皮细胞内,也可被巨噬细胞摄取。分布在肠系膜淋巴结、肾上腺、皮下脂肪、肝、胆、脾、小肠、肌肉、骨和皮肤中。大部分经胆汁排泄,随粪便排出,少数经尿排出,也可由痰、皮脂、汗液、乳汁排泄。

氯法齐明能与麻风杆菌的 DNA 结合,抑制菌体蛋白合成。临床用于麻风病的治疗,在控制红斑结节性麻风反应时,氯法齐明兼具抗炎作用。较常见的不良反应有胃肠道反应,皮肤色素减退,皮肤干、粗或鳞屑、视力减退、肝炎或黄疸等。

(王宏婷)

思 考 题

1. 请简述抗结核药物的应用原则。
2. 请简述异烟肼的作用机制及抗菌特点。

Note:

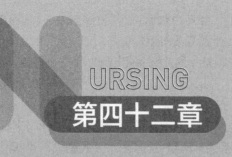

抗寄生虫药

42章 数字内容

患者,女,57 岁。因周期性寒战、高热、大汗就诊。有国外旅居史,7 日前刚从非洲回国,在非洲期间曾被蚊虫叮咬。血涂片检查显示疟原虫阳性。临床诊断:恶性疟疾。

请思考:

1. 建议选择使用哪种药物治疗?

2. 这些药物的主要的不良反应有哪些?

第一节　抗　疟　药

疟疾是由雌性按蚊传播进入人体的疟原虫所引起的传染性疾病,临床表现以间歇性寒战、高热、出汗、脾大和贫血等为主要特征。疟原虫主要有间日疟原虫、恶性疟原虫、三日疟原虫和卵形疟原虫,分别引起间日疟、恶性疟、三日疟和卵形疟。在我国主要是间日疟和恶性疟,其他两种少见。恶性疟病情较严重,甚至危及生命。此外,疟原虫还包括诺氏疟原虫(见知识拓展)。抗疟药是用来预防或治疗疟疾的药物。不同生长阶段的疟原虫对抗疟药的敏感性不同,因此,了解疟原虫的生活史以及各种抗疟药的作用环节,对控制症状、预防传播具有重要意义。

一、疟原虫的生活史及疟疾的发病机制

疟原虫的生活史可分为人体内的无性生殖阶段和雌性按蚊体内的有性生殖阶段(图 42-1)。

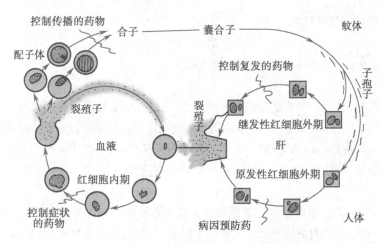

图 42-1　疟原虫生活史和各类抗疟药的作用部位

(一)人体内的无性生殖阶段

1. 红细胞外期　受疟原虫感染的雌性按蚊叮咬人时,子孢子可随唾液进入人体,随血液侵入肝细胞发育、繁殖,形成大量裂殖体。此期为无症状的潜伏期,通常约持续 1 周。间日疟原虫和卵形疟原虫的子孢子在遗传学上有两种业型,即速发型子孢子和迟发型子孢子。两种类型的子孢了进入肝实质细胞后,速发型子孢子在较短时期内完成裂殖体增殖,而迟发型子孢子(也称休眠子)则需经过一段时间的休眠期后才被激活,完成红细胞外期裂殖体增殖。因此,迟发型子孢子是疟疾复发的根源。恶性疟和三日疟不存在迟发型子孢子,不引起复发。作用于此期的药物有乙胺嘧啶、伯氨喹等,可作为病因性预防及根治药物。

2. 红细胞内期　红细胞外期形成的裂殖体破坏肝细胞,释放大量裂殖子进入血液,侵入红细胞,

先发育成滋养体,再形成裂殖体,破坏红细胞,释放大量裂殖子及其代谢产物,同时,红细胞破坏产生大量变性蛋白,可刺激机体引起寒战、高热、大汗及贫血、脾大等症状,即疟疾发作。从红细胞所释放的裂殖子可再侵入其他红细胞,如此反复循环,导致疟疾反复发作。作用于此期的药物有氯喹、奎宁、青蒿素等,可控制症状和预防性抑制症状发作。

（二）雌性按蚊体内的有性生殖阶段

红细胞内疟原虫不断裂体增殖,经数个周期后,部分裂殖子发育成雌、雄配子体。按蚊在吸食患者血液时,雌、雄配子体随血液进入蚊体,两者结合成合子,进一步发育成子孢子,移行至唾液腺,在叮咬人时,将子孢子输入人体,成为疟疾流行传播的根源。伯氨喹能杀灭配子体,乙胺嘧啶能抑制配子体在蚊体内发育,均有控制疟疾传播的作用。

二、抗疟药的分类

（一）主要用于控制症状的抗疟药

代表药为氯喹、奎宁、甲氟喹、青蒿素等,均能杀灭红细胞内期裂殖体,发挥控制和预防症状发作的作用。

（二）主要用于控制复发和传播的抗疟药

代表药为伯氨喹,能杀灭肝脏中休眠子,控制疟疾的复发,并能杀灭各种疟原虫的配子体,控制疟疾传播。

（三）主要用于病因性预防的抗疟药

代表药为乙胺嘧啶,能杀灭红细胞外期的子孢子,发挥病因性预防作用。

三、常用抗疟药

（一）主要用于控制症状的抗疟药

氯　喹

氯喹（chloroquine）是人工合成的 4- 氨基喹啉衍生物。

【体内过程】

口服吸收快而完全,1~2 小时血药浓度达峰值,广泛分布于全身组织,在肝、脾、肾、肺组织中的浓度可达血浆浓度的 200~700 倍,红细胞内的浓度为血浆浓度的 10~20 倍,而被疟原虫入侵的红细胞内的药物浓度又比正常红细胞内浓度高出 25 倍。药物在肝脏代谢,主要代谢产物去乙基氯喹仍有抗疟作用。代谢产物及部分原形药从尿中排出,酸化尿液可加速其排泄。$t_{1/2}$ 为 2.5~10 日。

【作用机制】

氯喹的抗疟机制:①疟原虫生长发育所需的氨基酸主要来自宿主红细胞的血红蛋白。氯喹为弱碱性药物,可升高疟原虫体内细胞液的 pH,影响蛋白酶的活性,从而降低疟原虫分解和利用血红蛋白的能力,阻断疟原虫生存必需氨基酸的供应。②疟原虫在消化血红蛋白时可释放出对疟原虫细胞膜具有膜溶解作用的有毒物质血红素（高铁原卟啉Ⅸ）,血红素在血红素聚合酶催化下可转变为无害的疟色素。氯喹能抑制该酶活性,导致血红素堆积,使疟原虫细胞膜溶解破裂而死亡。③氯喹与疟原虫核蛋白有较强结合力,可插入 DNA 双螺旋结构中,形成 DNA- 氯喹复合物,干扰 DNA 复制和 RNA 转录,抑制疟原虫的分裂繁殖。

【药理作用和临床应用】

1. **抗疟作用**　对各种疟原虫的红细胞内期裂殖体均有较强的杀灭作用,是控制疟疾症状的首选药物。其特点是起效快、疗效好、作用持久,通常用药后 24~48 小时内临床症状消退,48~72 小时血中疟原虫消失。也用于预防性抑制疟疾症状发作,在进入疫区前 1 周和离开疫区后 4 周期间,每周服药一次即可。但对子孢子、休眠子和配子体无效,不能用于病因预防及控制远期复发和传播。

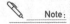

Note:

2. 抗肠道外阿米巴病作用 能杀灭阿米巴滋养体,可用于治疗阿米巴肝脓肿,见本章第二节。

3. 免疫抑制作用 大剂量氯喹能抑制免疫反应,可用于类风湿关节炎、系统性红斑狼疮等免疫功能紊乱性疾病的治疗。

【不良反应】

氯喹用于治疗疟疾时,不良反应较少,偶有恶心、呕吐、头痛、头晕、耳鸣、烦躁、皮肤瘙痒、荨麻疹等,停药后可自行消失。长期大剂量应用可见角膜浸润,也可致视网膜病变,可引起视力障碍,应定期进行眼科检查。有耳毒性及致畸作用,孕妇禁用。肝肾功能不全、心脏病、精神病患者慎用。

【药物相互作用】

本药与保泰松合用,易引起过敏性皮炎;与氯丙嗪合用,易加重肝脏损害;与肝素或青霉胺合用,可增加出血机会;与洋地黄类药物合用可引起心脏传导阻滞。氯喹可抑制肝药酶 CYP2D6 的活性,导致经 CYP2D6 代谢的药物代谢减慢。

奎 宁

奎宁(quinine)是从金鸡纳树皮中提取的一种生物碱,是最早应用的抗疟药。

【体内过程】

口服吸收迅速完全,1~3 小时血药浓度达峰值,血浆蛋白结合率约 70%,广泛分布于全身组织,以肝脏浓度最高,肺、肾、脾次之,脑脊液中含量较低,红细胞内浓度较高。80% 的药物在肝中被氧化分解而失效,代谢物和少量原形药经肾排出,24 小时内几乎全部排出,连续给药无蓄积性。$t_{1/2}$ 为 8.5 小时。

【药理作用】

奎宁抗疟机制与氯喹相似。对各种疟原虫的红细胞内期裂殖体均有杀灭作用,能有效控制临床症状,但疗效不及氯喹且毒性较大。对间日疟原虫和三日疟原虫的配子体有效,对红细胞外期疟原虫及恶性疟的配子体无效。

【临床应用】

奎宁主要用于耐氯喹或对其他药物产生耐药的恶性疟的治疗。对脑型或其他重型疟疾,可用二盐酸奎宁稀释后缓慢静脉滴注,有利于危重患者的抢救,病情好转后可改为口服给药。

【不良反应】

1. 金鸡纳反应 表现为恶心、呕吐、头痛、耳鸣、重听、视力减退等,多因用药过量所致,一般停药后可恢复。个别高敏感性患者,应用很小剂量即可产生上述反应。严重者可出现视神经损害,引起复视或弱视。

2. 过敏反应 可引起皮疹、哮喘、血管神经性水肿等过敏反应。个别特异质患者和少数恶性疟患者,特别是葡萄糖 -6- 磷酸脱氢酶(G-6-PD)缺乏者,即使应用小剂量奎宁也能引起严重的急性溶血(黑尿热),表现为寒战、高热、黑尿(血红蛋白尿)、极度贫血和急性肾损伤等,甚至死亡。

3. 心血管反应 用药过量或静脉注射过快可引起心脏抑制、血压下降、呼吸浅慢,并可伴有高热、谵妄、昏迷等,因此禁用静脉注射途径给药,静脉滴注时应缓慢,并密切观察患者的心脏、血压、呼吸等变化。

4. 其他 能刺激胰岛 B 细胞,引起高胰岛素血症和低血糖。

【禁忌证】

奎宁因有兴奋子宫平滑肌的作用并可致胎儿听力及神经系统损害,孕妇禁用,哺乳期及月经期妇女慎用。哮喘、严重心脏疾病、G-6-PD 缺乏、重症肌无力、视神经炎等患者慎用。

【药物相互作用】

抗酸药能延缓或减少奎宁的吸收;碱化尿液可增加肾小管对奎宁的重吸收,使血药浓度增高、毒性增加;奎宁与抗凝药合用,可增强抗凝作用;与琥珀胆碱、筒箭毒碱合用,可能会引起呼吸抑制;与硝苯地平合用,后者可使游离的奎宁浓度增高。

Note:

甲 氟 喹

甲氟喹(mefloquine)是由奎宁经结构改造而获得的 4-喹啉-甲醇衍生物。甲氟喹对间日疟原虫和恶性疟原虫的红细胞内期裂殖体均有杀灭作用。主要用于防治耐药的恶性疟和间日疟,与青蒿素化合物合用能更有效治疗多药耐药的恶性疟。甲氟喹用于控制急性发作时,半数患者发生胃肠道反应。可出现一过性中枢神经精神系统毒性,如眩晕、烦躁不安和失眠等,很少引起严重的神经精神系统的反应。孕妇、2 岁以下幼儿和神经精神病史者禁用。

青 蒿 素

青蒿素(artemisinin)是我国以屠呦呦为代表的学者从菊科植物黄花蒿中提取的一种新型抗疟药,属倍半萜内酯过氧化物。因在青蒿素研发上的卓越贡献,屠呦呦于 2015 年 10 月获诺贝尔生理学或医学奖。将青蒿素进行结构改造,可得到蒿甲醚(artemether)和青蒿琥酯(artesunate),均可用于治疗疟疾。其活性代谢产物双氢青蒿素(dihydroartemisinin)也已作为抗疟药物使用,且疗效好,复发率低(2%)。

【体内过程】

口服吸收迅速完全,1 小时血药浓度达峰值,分布广泛,肝、肾组织浓度较高,易透过血脑屏障。体内代谢快,有效血药浓度维持时间短。

【药理作用与作用机制】

青蒿素能快速杀灭各种疟原虫红细胞内期裂殖体,48 小时内疟原虫从血中消失,对耐药疟原虫也有较好疗效。与其他抗疟药比较,本药起效快,作用维持时间短,杀灭疟原虫不彻底,复发率高。作用机制尚未完全阐明,可能是青蒿素被疟原虫体内的血红素或 Fe^{2+} 铁催化,产生自由基,破坏疟原虫表膜和线粒体结构,导致虫体死亡。

【临床应用】

青蒿素主要用于耐氯喹或多药耐药的恶性疟,因可透过血脑屏障,对脑型疟的抢救有较好效果。与伯氨喹合用可降低复发率。疟原虫对青蒿素也可产生耐药性,但比氯喹慢。

【不良反应】

青蒿素毒性低,不良反应少,偶有恶心、呕吐、腹痛、腹泻及血清转氨酶轻度升高等,可自行消退。也可有一过性心脏传导阻滞、白细胞减少等。

【药物相互作用】

与奎宁合用,抗疟作用相加;与甲氟喹合用具有协同作用;与氯喹或乙胺嘧啶合用则表现为拮抗作用。

咯 萘 啶

咯萘啶(malaridine)为我国研制的一种抗疟药。对红细胞内期疟原虫裂殖体有杀灭作用,对耐氯喹的恶性疟也有效。可用于治疗包括脑型疟的各种类型疟疾。口服生物利用度约为 40%,$t_{1/2}$ 为 2~3日。药物分布以肝脏中浓度最高。轻症患者可口服给药,脑型或危重患者可缓慢静脉滴注给药。与乙胺嘧啶或伯氨喹合用可增强疗效,延缓耐药性产生,防止复发。治疗剂量时不良反应轻微,可有胃部不适、食欲减退、恶心、头痛、头晕、心悸、皮疹和精神兴奋等。严重心、肝、肾病患者慎用。

(二)主要用于控制复发和传播的抗疟药

伯 氨 喹

【体内过程】

伯氨喹(primaquine)口服吸收快而完全。1~2 小时血药浓度达峰值,主要分布于肝脏,其次为肺、脑和心脏等组织。体内代谢迅速,代谢物经肾排泄,$t_{1/2}$ 为 3~6 小时。

【药理作用和临床应用】

对间日疟红细胞外期迟发型子孢子有较强的杀灭作用,对各种疟原虫的配子体也有杀灭作用,是控制复发和传播的首选药。通常与红细胞内期抗疟药氯喹等合用,根治间日疟,减少耐药性的产生。

对红细胞内期的疟原虫无效,不能控制疟疾临床症状的发作。作用机制与损伤线粒体、促进氧自由基生成、影响疟原虫的能量代谢与呼吸有关。

【不良反应与注意事项】

毒性比其他抗疟药大,治疗量可引起头晕、恶心、呕吐、腹痛等,停药后可消失。少数特异质患者可发生急性溶血性贫血和高铁血红蛋白血症,这与患者体内红细胞缺乏 G-6-PD 有关,因此,给药前应仔细询问病史,并测定 G-6-PD 活性。

(三) 主要用于病因性预防的抗疟药

乙 胺 嘧 啶

【体内过程】

乙胺嘧啶(pyrimethamine)口服吸收慢而完全,4~6 小时血药浓度达峰值,主要分布于肺、肝、肾、脾等组织。肾排泄缓慢,$t_{1/2}$ 为 4~6 日。

【药理作用和临床应用】

乙胺嘧啶为二氢叶酸还原酶抑制药,对疟原虫酶的亲和力远大于对人体酶的亲和力,可阻止二氢叶酸转变为四氢叶酸,阻碍核酸的合成。能抑制红细胞外期裂殖体增殖,对红细胞内期未成熟的裂殖体也有抑制作用,对已发育成熟的裂殖体则无效,常需在用药后第二个无性增殖期才能发挥作用,故控制临床症状起效缓慢,主要用于病因性预防。与磺胺类或砜类药物合用,可对叶酸合成起到双重阻断作用,增强疗效。作用持久,一周服药一次即可。不能直接杀灭配子体,但含药血液随配子体被按蚊吸入后,能阻止疟原虫在蚊体内的有性增殖,发挥控制传播的作用。

【不良反应】

治疗剂量毒性小,偶可致皮疹。长期大量服用可干扰人体叶酸代谢,引起巨幼红细胞性贫血、粒细胞减少等,应及时停药或用甲酰四氢叶酸治疗。过量可致急性中毒,表现为恶心、呕吐、发热、发绀、惊厥,甚至死亡。严重肝、肾疾病患者慎用,孕妇禁用。

知 识 拓 展

诺氏疟原虫

诺氏疟原虫(*Plasmodium Knowlesi*)是继间日疟原虫、恶性疟原虫、三日疟原虫和卵形疟原虫之后感染人类的第五种疟原虫。研究结果表明,该疟原虫通过按蚊不仅在猴群中相互传染,也可以传染给人类,造成人 - 人和人 - 猴之间的传播。诺氏疟原虫在光镜下常被误诊为三日疟原虫。该疟原虫感染的特点是红细胞周期较短(24 小时,而三日疟原虫为 72 小时)和寄生虫血症水平较高。与三日疟原虫一样,诺氏疟原虫通常对氯喹敏感,但即使服用足够的药物剂量,出现晚期疾病的患者仍可能进展至死亡。诺氏疟原虫是造成严重和致命疟疾的潜在原因。

第二节　抗阿米巴药及抗滴虫药

一、抗阿米巴药

阿米巴病由溶组织内阿米巴原虫所引起。溶组织内阿米巴原虫生活史包括滋养体和包囊两个时期。滋养体为致病因子,侵入肠壁,破坏肠黏膜和黏膜下组织,引起急、慢性阿米巴痢疾,可致腹痛、腹泻、便血等;也可随肠壁血液或淋巴侵入肠外组织(肝、肺、脑等),引起肠外阿米巴病。包囊为传播因子,在经饮食污染进入人体小肠后,在肠腔内脱囊并迅速分裂成滋养体寄生于肠道,部分滋养体转移

Note:

至结肠形成新的包囊,随粪便排出体外,成为阿米巴病的传染源。

甲 硝 唑

甲硝唑(metronidazole)为人工合成的 5-硝基咪唑类化合物,同类药物有替硝唑、尼莫唑和奥硝唑等,药理作用与甲硝唑相似。

【体内过程】

口服吸收迅速,1~3 小时血药浓度达峰值,生物利用度在 95% 以上,$t_{1/2}$ 为 8~10 小时。分布广,可渗入全身组织和体液,也可透过胎盘和血脑屏障,脑脊液中药物浓度可达有效水平。主要在肝脏代谢,代谢物与原形药主要经肾排泄。

【药理作用和临床应用】

1. 抗阿米巴作用 对肠内、肠外阿米巴滋养体均有强大杀灭作用,可用于治疗重症急性阿米巴痢疾与肠外阿米巴病,疗效显著,但对无症状排包囊者疗效差,可能与肠道药物浓度较低有关。

2. 抗滴虫作用 对阴道毛滴虫有直接杀灭作用,是治疗阴道毛滴虫感染的首选药,口服后药物可分布于阴道分泌物、精液及尿液中,对感染阴道毛滴虫的男女患者均有良好的疗效。

3. 抗厌氧菌作用 对革兰氏阳性或革兰氏阴性厌氧杆菌和球菌均有较强的抗菌作用,尤其是对脆弱类杆菌感染效果显著。主要用于治疗厌氧菌引起的腹腔、盆腔、口腔、骨和骨关节感染以及由此引起的败血症等,也可与抗菌药合用防止妇科手术、胃肠外科手术时厌氧菌感染。

4. 抗贾第鞭毛虫作用 治疗贾第鞭毛虫病,治愈率可达 90%。

【不良反应】

常见的不良反应有头痛、恶心、呕吐、腹痛、腹泻、口干、口腔金属味等。少数患者出现荨麻疹、红斑、瘙痒、白细胞减少等。极少数患者可出现头昏、眩晕、惊厥、共济失调和肢体感觉异常等神经系统症状,一旦出现,应立即停药。

【禁忌证及注意事项】

急性中枢神经系统疾病者禁用。妊娠期及哺乳期妇女禁用。长期大量应用有致癌作用。肝、肾疾病者应酌情减量。因可抑制乙醛脱氢酶,使乙醇作用增强,服药期间饮酒可出现恶心、呕吐、腹痛、腹泻、头痛等症状,用药期间及停药后一周内应禁酒。

【药物相互作用】

本品与口服抗凝血药合用,可增强后者的作用,使凝血酶原时间延长。与肝药酶诱导剂合用,可加速本品的代谢,降低疗效。

依米丁和去氢依米丁

依米丁(emetine)又名吐根碱,为吐根中提取的一种生物碱,去氢依米丁(dehydroemetine)为其衍生物,药理作用相似,两种药物对溶组织内阿米巴滋养体均有直接杀灭作用,但对肠腔内阿米巴滋养体和包囊无效。其作用机制为抑制肽酰基 tRNA 的移位,使肽链延伸和蛋白质合成受阻,从而干扰滋养体的分裂与繁殖。主要用于治疗急性阿米巴痢疾与阿米巴肝脓肿,能迅速控制临床症状。因毒性较大,仅限于甲硝唑治疗无效或禁用甲硝唑的患者,并应在医师监护下进行。

本药选择性低,易蓄积产生毒性反应。不良反应:①局部刺激作用可致注射部位出现肌痛、硬结或坏死,须深部肌内注射。②胃肠道反应较常见,表现为恶心、呕吐、腹泻等。③神经肌肉阻断作用可表现为肌无力、疼痛、震颤等。④心脏毒性,表现为心前区疼痛、脉细弱、血压下降、心律失常,甚至心力衰竭,如有心电图变化应立即停药。孕妇、儿童、老弱患者和有心、肝、肾疾病者禁用。

卤化喹啉类

卤化喹啉类包括喹碘方(chiniofon)、双碘喹啉(diiodohydroxyquinoline)和氯碘羟喹(clioquinol)。

本类药物口服吸收较少,在肠腔内浓度较高,能直接杀灭肠腔内的阿米巴滋养体,作用机制与抑制肠内阿米巴共生菌,阻碍阿米巴滋养体的生长繁殖有关。主要用于治疗轻症、慢性阿米巴痢疾及无症状排包囊者,或与甲硝唑合用治疗急性阿米巴痢疾。对肠外阿米巴病无效。不良反应有恶心、呕

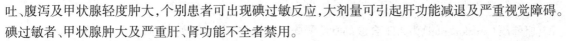

吐、腹泻及甲状腺轻度肿大,个别患者可出现碘过敏反应,大剂量可引起肝功能减退及严重视觉障碍。碘过敏者、甲状腺肿大及严重肝、肾功能不全者禁用。

二 氯 尼 特

二氯尼特(diloxanide)为二氯乙酰胺类衍生物,口服吸收迅速,1 小时血药浓度达高峰,分布广泛。本药可直接杀灭阿米巴滋养体,单用对无症状或症状轻微的排包囊者有较好疗效,也可用于治疗慢性阿米巴痢疾;但对急性阿米巴痢疾疗效较差;可在甲硝唑控制症状后再用本药,以肃清肠腔内包囊,预防复发。对肠外阿米巴病无效。不良反应轻,偶有恶心、呕吐、腹泻、瘙痒、皮疹等。肝功能不良者应酌情减量。大剂量应用可致流产,孕妇禁用。

巴 龙 霉 素

巴龙霉素(paromomycin)为氨基糖苷类抗生素,口服吸收少,肠道浓度高,对肝及肠外阿米巴脓肿无效。可通过抑制蛋白质合成,直接杀灭阿米巴滋养体;也可通过抑制肠内阿米巴共生菌的代谢,间接影响阿米巴的生存与繁殖。临床用于治疗急性阿米巴痢疾,对慢性阿米巴痢疾效果不理想。

氯 喹

氯喹(chloroquine)为抗疟药,也有杀灭肠外阿米巴滋养体的作用。口服吸收快而完全,肝中药物浓度可高于血浆药物浓度数百倍,而肠壁的分布量很少,对肠内阿米巴病无效。仅用于甲硝唑无效或禁忌的阿米巴肝炎或肝脓肿,应与肠内抗阿米巴药合用,以防复发。

二、抗滴虫药

抗滴虫药主要用于治疗阴道毛滴虫所引起的阴道炎、尿道炎和前列腺炎,常用药有甲硝唑、乙酰胂胺、曲古霉素等。

甲 硝 唑

甲硝唑(metronidazole)是治疗滴虫病的首选药,同类药有替硝唑,主要用于男女泌尿生殖道毛滴虫感染的治疗。

乙 酰 胂 胺

乙酰胂胺(acetarsol)能直接杀灭滴虫。在耐甲硝唑滴虫株感染时,可改用乙酰胂胺局部给药。有轻度局部刺激作用,可使阴道分泌物增多。阴道毛滴虫可通过性接触或使用公共浴厕间接传播,为保证疗效,应夫妇同时治疗。

曲 古 霉 素

曲古霉素(trichomycin)抗真菌作用与制霉菌素相似,对滴虫及抗阿米巴滋养体也有较强抑制作用。对阴道滴虫病合并阴道念珠菌感染有较好疗效,可口服给药,也可局部用药,与甲硝唑合用可提高疗效。

第三节　抗血吸虫药和抗丝虫药

一、抗血吸虫药

血吸虫病是一类严重危害人类健康的蠕虫病,寄生于人体的血吸虫有日本血吸虫、曼氏血吸虫、埃及血吸虫等,在我国流行的血吸虫病是由日本血吸虫引起,疫区主要分布在长江流域及其以南的 12 个省、市、自治区,药物治疗是消灭该病的重要措施之一。酒石酸锑钾是最早用于治疗血吸虫病的特效药物,但因必须静脉注射,对心脏及肝脏毒性大,现已少用。20 世纪 70 年代发现的广谱抗吸虫病药吡喹酮,使血吸虫病的药物治疗进入了一个新阶段,是目前治疗血吸虫病的首选药物。

吡 喹 酮

吡喹酮（praziquantel）为人工合成的吡嗪异喹啉衍生物，具有高效、低毒、吸收快、降解快、疗程短、口服有效等特点。

【作用机制】

吡喹酮的抗血寄生虫作用机制与用药后虫体发生强直性收缩致痉挛性麻痹、虫体皮质损害及宿主免疫功能参与以及虫体生化代谢和能量供应发生障碍有关。

【药理作用】

吡喹酮为广谱抗吸虫和抗绦虫药，对多种血吸虫具有迅速而强效的杀灭作用，对成虫作用强，对童虫作用弱。对其他吸虫如华支睾吸虫、姜片吸虫、肺吸虫也有显著杀灭作用，对绦虫感染和囊虫病也有较好疗效。

【临床应用】

本品主要用于治疗日本血吸虫、埃及血吸虫、曼氏血吸虫单一感染或混合感染、华支睾吸虫病、肺吸虫病、姜片虫病以及绦虫病和囊虫病。治疗脑囊虫病时，为防止虫体死亡后的炎症反应导致脑水肿、颅内压升高，应辅以脱水药、糖皮质激素等药物治疗。合并眼囊虫病时，应先手术摘除虫体，而后进行药物治疗。

【不良反应】

不良反应少且短暂，可有头晕、头痛、恶心、腹痛、腹泻、乏力、四肢酸痛等，服药期间应避免驾车和高空作业。少数患者可出现心悸、胸闷等症状，也可致一过性转氨酶升高，偶发消化道出血、精神失常。虫体被杀死后释放出大量抗原物质，可引起发热、嗜酸性粒细胞增多、瘙痒、皮疹等，偶可致过敏性休克，必须密切观察。严重心脏病、肾病、肝病患者及有精神病史者慎用。

二、抗丝虫药

丝虫病是由丝状线虫所引起的一种流行性寄生虫病。寄生于人体的丝虫有 8 种，我国仅有班氏丝虫和马来丝虫两种，蚊子为传播媒介，幼虫在中间宿主蚊体发育，成虫在人体发育成熟。丝虫主要侵犯淋巴系统，早期表现为淋巴管炎和淋巴结炎，晚期可致淋巴管阻塞。乙胺嗪是治疗丝虫病的首选药物。

乙 胺 嗪

【体内过程】

乙胺嗪（diethylcarbamazine）口服吸收迅速，1~2 小时血药浓度达峰值，$t_{1/2}$ 为 8 小时，原形药及代谢产物主要经肾排泄，酸化尿液能促进其排泄，碱化尿液则减慢其排泄。

【药理作用和临床应用】

乙胺嗪对班氏丝虫和马来丝虫的成虫和微丝蚴均有杀灭作用，但需依赖于宿主防御机制参与。乙胺嗪分子中的哌嗪部分可使微丝蚴肌组织超极化，发生弛缓性麻痹而脱离寄生部位，迅速聚集到肝微血管中，并被吞噬细胞杀灭。乙胺嗪也可破坏微丝蚴表膜的完整性，致暴露抗原，使其易遭宿主防御系统的破坏。主要用于治疗丝虫病，对马来丝虫病的疗效优于班氏丝虫病。因本药对成虫作用弱，必须数年内反复用药才能治愈。

【不良反应与注意事项】

不良反应轻微，常见畏食、恶心、呕吐、头痛、乏力等，通常在几日内消失。但成虫和微丝蚴死亡后可释出大量异体蛋白，引起过敏反应，表现为畏寒、发热、淋巴结肿大、血管神经性水肿、哮喘、肌肉关节酸痛、皮疹、瘙痒、心率加快以及胃肠功能紊乱等，用地塞米松可缓解症状。

【禁忌证】

孕妇、哺乳期妇女禁用。活动性肺结核、严重心脏病、肝肾功能不良患者应暂缓使用本品。儿童兼有蛔虫感染者应先驱虫。

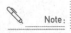
Note:

呋喃嘧酮

呋喃嘧酮(furapyrimidone)为硝基呋喃衍生物,是我国研制合成的一种抗丝虫新药,口服吸收迅速,30分钟血药浓度达峰值,$t_{1/2}$约为1小时,代谢物主要经肾排出,无蓄积作用。对班氏丝虫和马来丝虫的成虫和微丝蚴均有杀灭作用,对成虫的作用强于微丝蚴,主要用于班氏丝虫病和马来丝虫病的治疗。不良反应与乙胺嗪相似,可有过敏反应及淋巴系统反应,以发热和呕吐较常见。偶有心悸、胸闷、皮疹等。大剂量有肝毒性。孕妇及育龄妇女禁用。严重心、肝、肾病和溃疡病患者禁用。

第四节　抗肠蠕虫药

抗肠蠕虫药是能驱除或杀灭肠道蠕虫的药物。肠道蠕虫包括线虫、绦虫、吸虫等,我国肠蠕虫病以线虫感染为主,如蛔虫、蛲虫、钩虫、鞭虫等。

甲苯达唑

甲苯达唑(mebendazole)为苯并咪唑类衍生物。

【体内过程】

口服吸收少,且首过消除明显,生物利用度为22%。血浆蛋白结合率约为95%,大部分在肝脏代谢为极性强的羟基及氨基代谢物,由胆汁分泌经肠道排出。未吸收部分以原形随粪便排出。

【作用机制】

甲苯达唑通过影响虫体的多种生化代谢途径发挥疗效,与虫体微管蛋白结合抑制微管聚集,可使分泌颗粒转运、亚细胞器运动及虫体对葡萄糖的摄取受到抑制,导致糖原耗竭;抑制虫体线粒体延胡索酸还原酶系统,使ATP生成减少,导致虫体死亡。

【药理作用和临床应用】

甲苯达唑为高效、广谱抗肠蠕虫药,但显效缓慢,给药数日后才能将虫体排出。对蛔虫、钩虫、蛲虫、鞭虫、绦虫和粪类圆线虫等肠道蠕虫均有效,主要用于治疗上述肠蠕虫单独感染或混合感染。甲苯达唑对蛔虫卵、钩虫卵、鞭虫卵及幼虫也有杀灭和抑制发育作用。

【不良反应】

不良反应少,少数患者用药后由于大量虫体排出可致短暂的腹痛和腹泻。大剂量应用,偶见转氨酶升高、粒细胞减少、血尿、脱发等。孕妇、2岁以下儿童、对本药过敏者及肝、肾功能不全者禁用。长期应用可致蠕虫产生耐药性,且存在交叉耐药现象。

【药物相互作用】

脂类或油脂类物质可使甲苯达唑胃肠道吸收率增加,增强药物毒性。与西咪替丁合用,可能会增加甲苯达唑的血药浓度。不宜与甲硝唑合用。

阿苯达唑

阿苯达唑(albendazole)也属苯并咪唑类衍生物,是高效、低毒的广谱抗肠蠕虫药,在体内迅速代谢为砜类或亚砜类发挥作用,作用机制与甲苯达唑相似。能杀灭多种肠道线虫、绦虫和血吸虫的成虫及虫卵,可用于多种线虫单独感染或混合感染,疗效优于甲苯达唑。也可用于治疗肠道外寄生虫病,如棘球蚴病(包虫病)、囊虫病、旋毛虫病,以及肝片吸虫病及肺吸虫病等。与噻嘧啶合用可减少不良反应,增强驱虫效果。

不良反应较少,偶有腹痛、腹泻、恶心、头痛、头晕、口干、乏力、皮疹等。少数患者可出现血清转氨酶升高,停药后可恢复正常。也可引起脑炎综合征。对本品过敏、孕妇、2岁以下儿童、癫痫及肝、肾功能不全者禁用。活动性溃疡病患者慎用。

左旋咪唑

左旋咪唑(levamisole)为四咪唑的左旋体,为广谱抗肠蠕虫药,对多种线虫有杀灭作用,作用机制为抑制虫体琥珀酸脱氢酶活性,影响虫体肌肉的能量代谢,使虫体麻痹,失去附着能力而排出体外。

Note:

主要用于蛔虫及钩虫感染。对丝虫病和囊虫病也有一定疗效。也可用于自身免疫性疾病和某些恶性肿瘤的辅助治疗。

治疗剂量偶有恶心、呕吐、腹痛、头晕、嗜睡、乏力、皮疹等不良反应。大剂量或多次用药,偶可出现粒细胞减少、剥脱性皮炎、肝功能损害等。妊娠早期、肝肾功能不全者禁用。

哌　嗪

哌嗪(piperazine)为常用驱蛔虫药,临床常用其枸橼酸盐制剂。对蛔虫、蛲虫具有较强的驱虫作用,对钩虫、鞭虫作用不明显。主要通过改变虫体肌细胞膜对离子的通透性,使细胞膜发生超极化,阻断神经-肌肉接头处的冲动传导,导致虫体弛缓性麻痹而随粪便排出体外。也能抑制虫体琥珀酸的合成,干扰虫体能量代谢,使肌肉收缩受到影响。主要用于驱除肠道蛔虫,治疗蛔虫所致的不完全性肠梗阻和早期胆道蛔虫。对蛲虫感染也有一定疗效,但用药时间长,已少用。

大剂量应用偶可出现恶心、呕吐、腹泻、上腹部不适、便秘等不良反应,也可有嗜睡、眩晕、眼球震颤、共济失调、肌肉痉挛等神经系统症状。孕妇、肝肾功能不良、神经系统疾病及有癫痫病史者禁用。与氯丙嗪合用有可能引起抽搐,与噻嘧啶合用可产生拮抗作用,故应避免合用。

噻 嘧 啶

噻嘧啶(pyrantel)为广谱抗肠蠕虫药,对蛔虫、蛲虫、钩虫感染均有较好疗效,对鞭虫无效。能抑制虫体胆碱酯酶,使神经-肌肉接头处乙酰胆碱堆积,神经肌肉兴奋性增强,肌张力增高,出现虫体痉挛性麻痹,不能附壁而排出体外。口服吸收少,全身毒性小。主要用于治疗蛔虫、钩虫、蛲虫单独或混合感染,偶有腹部不适、恶心、呕吐、腹痛、腹泻等胃肠道反应。也可见头晕、头痛、胸闷、皮疹和氨基转移酶升高等。孕妇与两岁以下儿童禁用。急性肝炎、肾炎、严重心脏病患者禁用,有严重溃疡病史者慎用。

恩波吡维铵

恩波吡维铵(pyrvinium embonate)具有较强的杀蛲虫作用,对其他肠道寄生虫作用弱或无效。其作用机制为干扰虫体线粒体呼吸酶系统,抑制其需氧代谢,同时阻碍其对葡萄糖的吸收,使虫体逐渐衰竭而死亡。口服不易吸收,可在肠道内保持较高浓度,可用于治疗单一蛲虫感染,治愈率达80%~90%。不良反应少,少数患者可有恶心、呕吐、腹痛、腹泻、荨麻疹、肌肉痉挛等。常处在紫外线或阳光照射下的患者,易产生光敏反应。恩波吡维铵可染红大便,应事先告知患者和家属。胃肠道发生炎症时不宜应用本品。

氯 硝 柳 胺

氯硝柳胺(niclosamide)为水杨酰胺类衍生物,对猪肉绦虫、牛肉绦虫、阔节裂头绦虫、短膜壳绦虫感染均有效。能抑制绦虫线粒体氧化磷酸化过程,减少 ATP 的生成,也能抑制葡萄糖摄取,从而杀死绦虫头节和近端节片,但不能杀死节片中的虫卵。对钉螺、血吸虫尾蚴和毛蚴也有杀灭作用。主要用于猪肉绦虫、牛肉绦虫、短膜壳绦虫感染,服用本药后,应用硫酸镁导泻,可将死亡节片迅速排出。可与甲氧氯普胺合用,防止节片被消化后散出的虫卵逆流入胃和十二指肠引起囊虫病。也可制成涂敷剂,下水前涂于皮肤以预防急性血吸虫感染和稻田皮炎。

口服不易吸收,也无直接刺激作用,偶见胃肠不适、恶心、腹痛、头晕、胸闷、发热、皮肤瘙痒等不良反应。

吡 喹 酮

吡喹酮(praziquantel)除对多种吸虫有强大杀灭作用外,对绦虫感染也有较好疗效,是治疗各种绦虫病的首选药。

(曾祥周)

思 考 题

1. 简述氯喹、奎宁、青蒿素、伯氨喹、乙胺嘧啶的药理作用、临床应用和主要不良反应。

2. 简述甲硝唑及其硝基咪唑类药物的药理作用、临床应用和主要不良反应有哪些?

3. 简述吡喹酮的药理作用、临床应用和主要不良反应。

4. 简述广谱驱肠虫药的临床应用和主要不良反应。

抗恶性肿瘤药

43章 数字内容

学习目标

知识目标:

1. 掌握抗恶性肿瘤药的分类,掌握常见细胞毒性抗肿瘤药的药理作用和临床应用。

2. 熟悉常见靶向药物的药理作用和临床应用。

3. 了解其他抗肿瘤药的作用特点及不良反应。

能力目标:

通过学习能够应用章节知识进行该类药物处方、医嘱审核,用药护理及用药咨询。

素质目标:

1. 通过学习能树立坚持以患者为中心、用药整体护理观念。

2. 结合患者临床症状充分理解关心患者,并能进行相应心理护理。

3. 建立防止滥用药物、过度用药的理念,培养药物合理应用思维和能力。

导入案例与思考

患者,女,58岁。因"发现左乳外上肿块4个月"入院,无明显疼痛,无乳头溢液、无乏力、消瘦等,病例活检提示导管癌。术后病理:肿瘤位于内上象限,1.8cm×1.5cm×1cm大小,浸润性导管癌Ⅲ级,未见癌转移;ER(−),PR(−),Her2/Neu(3+),EGFR(−),FISH c-erbB2(+),Ki-67(+)80%;术后病理分级pTN0M0(p是病理诊断,T是肿瘤大小,N是淋巴结转移情况,M是远处转移情况),Ⅰ期。术后4周开始CEF方案化疗(环磷酰胺、表柔比星、氟尿嘧啶)3疗程。

请思考:

1. 患者是否可以选择抗HER2的靶向治疗?

2. 常见的抗恶性肿瘤的单克隆抗体药物有哪些?

恶性肿瘤是目前威胁人类健康的严重疾病。全球新发癌症发病率最高的依次为肺癌、乳腺癌、结肠直肠癌、前列腺癌和胃癌。男性中,肺癌发病率和死亡率最高;女性中,乳腺癌发病率和死亡率最高。中国癌症发生率约占世界22%,发患者数居全球第一位。癌症的发生与不良的生活方式、有害的环境因素及基因因素有关。该病发病隐晦、进展潜伏,待出现临床症状就诊时已多达晚期,治疗效果不佳,故病因预防、及早发现、及早治疗仍是降低癌症死亡率最有效的方法。目前治疗恶性肿瘤的方法主要有三种:手术、放射治疗和化学治疗(简称化疗),近年来肿瘤生物治疗等技术取得较大进展,但临床上常用的治疗方法仍是上述手段的综合。已经上市并应用于临床的抗肿瘤药较多,根据这些药物的特点可将其分为细胞毒型与非细胞毒型两大类。非细胞毒型药物包括抗肿瘤的靶向药物、调节体内激素平衡的药物、免疫调节剂等;细胞毒性药物包括直接影响DNA结构和功能的药物、干扰核酸生物合成的药物、干扰转录过程和阻止RNA合成的药物、抑制蛋白质合成与功能的药物等。

第一节 细胞毒类抗肿瘤药

细胞毒类抗肿瘤药物指能够直接杀伤肿瘤细胞或抑制肿瘤细胞生长、增殖的一类化疗药物,主要分为四类:①直接影响DNA结构和功能的药物。②干扰核酸生物合成的药物。③干扰转录过程和阻止RNA合成的药物。④抑制蛋白质合成与功能的药物。细胞毒类抗肿瘤药物是目前治疗恶性肿瘤的主要手段之一。

抗恶性肿瘤药还可分为细胞周期特异性药物和细胞周期非特异性药物两类。细胞周期指细胞从一次分裂结束到下一次分裂终了的过程或间隔时间。细胞周期分为四个阶段:即 G_1 期(first gap phase,DNA合成前期)、S期(synthetic phase,DNA合成期)、G_2 期(second gap phase,DNA合成后期)和M期(mitotic phase,有丝分裂期)。其中最关键的是S期,此期细胞进行DNA倍增和染色体复制。细胞周期特异性药物指仅对肿瘤细胞增殖周期中某一期细胞有杀灭作用的药物,而对处于其他期的细胞不敏感的药物。如羟基脲、阿糖胞苷、巯嘌呤等主要作用于S期的抗代谢药,长春新碱和长春碱则可特异性杀伤处于M期的细胞。细胞周期非特异性药物指对处于细胞增殖周期中的各期或是休眠期的细胞(甚至包括 G_0 期)均具有杀灭作用的药物,如烷化剂、铂类配合物、细胞毒性抗生素。

细胞毒类抗肿瘤药在杀灭或抑制肿瘤细胞的同时,也会对机体的正常细胞(尤其是代谢旺盛的细胞)产生影响,通常在药效剂量下就会导致患者出现不良反应。本类药物共有的不良反应:①骨髓抑制,可引起血液中白细胞及血小板水平降低,一般可在化疗后采用粒细胞集落刺激因子、粒细胞-巨噬细胞集落刺激因子等药物处理。②呕吐,分为急性(化疗后24小时内)和迟发性(化疗后24小时后)两种类型,一般可采用昂丹司琼、地塞米松、阿瑞匹坦等药物处理。③消化道黏膜组织损伤,引起口腔炎、口腔溃疡等,应注意口腔卫生和预防感染。④脱发,停药后可恢复。⑤免疫力抑制。部分药物特有的主要不良反应:①心脏毒性,如多柔比星可引起心肌退行性病变和心肌间质水肿。②呼吸系统毒性,如博来霉素等可引起间质性肺炎和肺纤维化。③肝脏毒性,如 L-门冬酰胺酶、放线菌素 D、环磷酰胺等可导致肝损伤。④肾和膀胱毒性,大剂量环磷酰胺可引起出血性膀胱炎;顺铂可损伤肾小管而出现肾毒性。⑤神经毒性,长春新碱易引起外周神经病变,顺铂、氨甲蝶呤、氟尿嘧啶偶尔引起神经毒性。⑥过敏反应,多肽类抗肿瘤药与紫杉醇等静脉注射易引起过敏。⑦组织坏死和血栓性静脉炎,刺激性强的药物(如丝裂霉素、多柔比星)可引起注射部位的血栓性静脉炎,漏出血管外可致局部组织坏死。此外,抗恶性肿瘤药还有一些远期毒性,包括免疫抑制、与化疗相关的第二原发恶性肿瘤、不育和致畸等。

一、直接影响 DNA 结构和功能的药物

直接影响 DNA 结构和功能的药物主要分为以下几类:

1. 破坏 DNA 的烷化剂　①氮芥类:如氮芥、环磷酰胺。②乙烯亚胺类:如噻替哌。③烷基磺酸类:如白消安。④亚硝基脲类:如卡莫司汀。⑤三氮烯类:如达卡巴嗪。⑥其他烷化剂:如丙卡巴肼。

2. 破坏 DNA 的铂类化合物　如顺铂、卡铂、奥沙利铂。

3. 破坏 DNA 的抗生素　如丝裂霉素、博来霉素。

4. 拓扑异构酶抑制剂　如喜树碱、鬼臼毒素类衍生物。

(一) 破坏 DNA 的烷化剂

烷化剂(alkylating agent)又名烃化剂,是一类高度活泼的化合物,在体内可产生带正电的碳离子或其他具有活泼的亲电性基团,与细胞中许多具有亲核作用物质中的生物大分子(RNA、DNA、酶等)中含有丰富电子的基团(如氨基、羟基、巯基、羧基及磷酸基等)形成共价键,即可使细胞中的核酸、蛋白质、酶分子烷基化,从而改变其结构和功能、使细胞的分裂增殖受到抑制或引起细胞死亡。此类药物属于周期非特异性药物,对 G_1、S、G_2、M 期细胞以及 G_0 期细胞均有作用,增殖较快的正常细胞如骨髓细胞和肠道上皮细胞也易受影响。

环 磷 酰 胺

环磷酰胺(cyclophosphamide,CTX)为氮芥与磷酸胺基结合而成的化合物,是临床应用最广泛的烷化剂之一。环磷酰胺在体外无活性,经肝 CYP3A4、CYP2B6 和 CYP2C9 代谢裂环生成中间产物醛磷酰胺,在肿瘤细胞内分解出磷酰胺氮芥而发挥作用。

环磷酰胺抗瘤谱较氮芥广,抑瘤作用明显而毒性较低。对恶性淋巴瘤疗效显著,对多发性骨髓瘤、急性淋巴细胞白血病、乳腺癌、卵巢癌疗效也较好,对其他肿瘤如小细胞肺癌、神经母细胞瘤、视网膜母细胞瘤、尤文瘤、软组织肉瘤也有一定的疗效。目前环磷酰胺多与其他抗癌药联合化疗用于临床治疗。本药也可被用作免疫抑制剂使用。

环磷酰胺的不良反应较氮芥轻,主要不良反应为骨髓抑制,大剂量可出现膀胱炎。约 20% 患者出现脱发,偶见肝功能损害,皮肤色素沉着,月经不调,精子无活力,肺纤维化,心肌损害及抗利尿激素分泌不足等。出血性膀胱炎与环磷酰胺的代谢产物丙烯醛的尿中排出有关,严重时出现血尿,发生率可达 40%,大量饮水和使用美司钠可使发生率降低,症状减轻。

其他常见烷化剂见表 43-1。

表 43-1　其他常见烷化剂

药物	作用特点	临床应用
噻替哌(thiotepa)	在肝内转化成三亚乙基磷酰胺(TEPA),而产生细胞毒作用	肝癌、卵巢癌、乳腺癌和恶性黑色素瘤等
白消安(busulfan)	能与细胞核 DNA 的鸟嘌呤起烷化作用,将甲基结合到 DNA 上,破坏 DNA 的结构与功能,起到细胞毒作用	慢性粒细胞白血病、其他骨髓增殖性疾病

Note:

续表

药物	作用特点	临床应用
卡莫司汀（carmustine）	与 DNA 共价结合、抑制 DNA 聚合酶等方式,抑制 DNA、RNA 和蛋白质的合成,杀死处于所有细胞周期相的细胞	霍奇金瘤、脑瘤和恶性肿瘤的脑转移
达卡巴嗪（dacarbazine）	经细胞色素 P_{450} 代谢活化引起 DNA 的鸟嘌呤烷基化	霍奇金病、恶性黑色素瘤和成人肉瘤
丙卡巴肼（procarbazine）	在体内可释放甲基正离子与 DNA 结合,抑制蛋白质和核酸合成,抑制有丝分裂	霍奇金病

(二) 破坏 DNA 的铂类化合物

顺　铂

顺铂（cisplatin,DDP）是二价铂同一个氯原子和两个氨基结合形成的金属配合物。DDP 进入体内后,先解离出氯原子,然后与 DNA 链的碱基形成交叉联结,破坏 DNA 的结构和功能。DDP 属于细胞周期非特异性药物。DDP 抗瘤谱广,对多种实体肿瘤有效,如小细胞肺癌、非小细胞肺癌、卵巢癌、睾丸癌、宫颈癌、子宫内膜癌、头颈部癌、前列腺癌、膀胱癌、黑色素瘤、肉瘤、鳞状上皮癌、恶性淋巴瘤等。不良反应有消化道反应、骨髓抑制、周围神经炎、耳毒性,大剂量或连续用药可致严重而持久的肾毒性。

卡　铂

卡铂（carboplatin,CBP）为第二代铂类化合物,具有抗瘤活性较强,毒性较低的特点;主要用于治疗小细胞肺癌、卵巢癌、头颈部癌、生殖细胞肿瘤,也可用于甲状腺癌、宫颈癌、膀胱癌及非小细胞肺癌等。主要不良反应为骨髓抑制。

奥沙利铂

奥沙利铂（oxaliplatin）为第三代铂类抗癌药,对卵巢癌、结肠癌有较好疗效,对胃癌、非小细胞肺癌和非霍奇金淋巴瘤有一定疗效。适应证为氟尿嘧啶治疗失败后的结肠与直肠癌转移的患者,可以单独或联合氟尿嘧啶/甲酰四氢叶酸使用。不良反应主要为胃肠道反应、骨髓移植、外周感觉神经病变。

(三) 破坏 DNA 的抗生素

丝裂霉素

丝裂霉素（mitomycin C,MMC）为一种抗肿瘤抗生素。其可抑制 DNA 的复制,同时还可引起 DNA 单链断裂,高浓度时对 RNA 亦有抑制作用。丝裂霉素具有广谱的抗肿瘤作用,主要用于治疗各种实体瘤如肺癌、胃癌、乳腺癌等。丝裂霉素还具有一定的抗菌作用,对革兰氏阳性菌的作用比对革兰氏阴性菌的作用强。

主要毒性为明显而持久的骨髓抑制,其次为胃肠道反应如恶心、呕吐、腹泻、胃炎、皮炎发热和不适等亦有发生。本药的最危险的毒性表现为溶血性尿毒综合征。丝裂霉素与多柔比星同时应用可增加心脏毒性。

博来霉素

博来霉素（bleomycin,BLM）是含多种糖肽的复合抗生素,主要成分为 A_2。BLM 在体内可与铁或铁离子络合,使氧分子大量转为氧自由基后嵌入 DNA,使 DNA 双链或单链断裂,阻碍 DNA 复制;为细胞周期非特异性药物,对鳞状上皮细胞癌、睾丸癌和恶性淋巴瘤有较好疗效;治疗睾丸癌时与长春碱、顺铂合用可使部分患者完全缓解。不良反应有发热、脱发等。对骨髓抑制作用轻,肺毒性是本药的最严重的毒性,可引起间质性肺炎或肺纤维化。

平阳霉素

平阳霉素（pingyangmycin,PYM）是从我国浙江平阳县土壤中的放线菌培养液中分离得到的抗肿瘤抗生素,经研究与国外的博来霉素成分相近,为单一组分 A5,其作用与不良反应与博来霉素相似,

Note:

但抗肿瘤活性较强,毒性较低。

(四)拓扑异构酶抑制剂

喜 树 碱

喜树碱(camptothecins,CPT)又名喜树素,是从我国特有的喜树(*Camptotheca acuminata*)的种子或根皮中提取的一种生物碱。CPT 主要是通过特异性抑制 DNA 拓扑异构酶 I,使 DNA 断裂,到最后肿瘤细胞死亡,与其他常用抗癌药无交叉耐药性。伊立替康、拓扑替康是在喜树碱分子结构的基础上,进一步引进亲水基团,使其具有水溶性,方便临床应用。

喜树碱具有较强的细胞毒性,对消化道肿瘤(如胃癌、结直肠癌、肝癌)、头颈部癌、膀胱癌、卵巢癌、肺癌,以及急、慢性粒细胞白血病有较好的疗效。但毒性比较大主要为泌尿系统反应,主要表现为尿频、尿痛、血尿。胃肠道方面,反应严重者可出现肠麻痹和电解质紊乱。

鬼臼毒素类衍生物

鬼臼毒素能与微管蛋白结合,抑制微管聚合,使细胞的有丝分裂停止。其衍生物依托泊苷(etoposide,VP-16)和替尼泊苷(teniposide,VM-26)主要抑制 DNA 拓扑异构酶 II 活性,从而干扰 DNA 复制、转录和修复功能,属细胞周期非特异性药物。依托泊苷在同类药物中毒性最低,临床用于肺癌、睾丸肿瘤及恶性淋巴瘤等。替尼泊苷抗肿瘤作用与依托泊苷相似,前者作用是后者的 5~10 倍,对儿童白血病和脑瘤有较好疗效。

二、干扰核酸生物合成的药物

本类药物又称抗代谢药,是模拟机体正常代谢物质,如叶酸、嘌呤碱、嘧啶碱等化学结构而合成的类似物,用于干扰核酸尤其是 DNA 的生物合成,从而阻止肿瘤细胞的分裂繁殖。干扰核酸生物合成的药物主要分为以下几类:

1. **胸腺核苷酸合成酶抑制剂** 如氟尿嘧啶、卡培他滨。
2. **嘌呤核苷酸合成酶抑制剂** 如巯嘌呤、硫鸟嘌呤。
3. **核苷酸还原酶抑制剂** 如羟基脲。
4. **二氢叶酸还原酶抑制剂** 如氨甲蝶呤、培美曲塞。
5. **DNA 聚合酶抑制剂** 如阿糖胞苷、吉西他滨。

氟 尿 嘧 啶

氟尿嘧啶(fluorouracil)是尿嘧啶 5 位上的氢被氟取代后形成的衍生物。其可在细胞内转变为 5-氟尿嘧啶脱氧核苷酸(5F-dUMP)而抑制脱氧胸苷酸合成酶,阻止脱氧尿苷酸(dUMP)甲基化转变为脱氧胸苷酸(dTMP),从而抑制 DNA 合成。此外,氟尿嘧啶在体内可转化为 5-氟尿嘧啶核苷,以伪代谢物形式掺入 RNA 中,从而干扰肿瘤细胞蛋白质合成。

氟尿嘧啶对消化系统肿瘤(食管癌、胃癌、肠癌、胰腺癌、肝癌)和乳腺癌疗效较好。氟尿嘧啶对宫颈癌、卵巢癌、绒毛膜上皮癌、膀胱癌、头颈部肿瘤也有效。

氟尿嘧啶对骨髓和消化道毒性较大,其中胃肠道反应较为明显,若见出血性腹泻,应立即停药。骨髓抑制可表现为白细胞减少和血小板下降,用药期间应严格检查血象;氟尿嘧啶也可引起脱发、皮肤色素沉着,偶见肝、肾损害。与氨甲蝶呤合用时,应当先给予氨甲蝶呤,4~6 小时后再给予氟尿嘧啶。

其他常见干扰核酸生物合成的药物见表 43-2。

表 43-2 其他常见干扰核酸生物合成的药物

药物	作用机制	临床应用	不良反应
氨甲蝶呤(methotrexate,MTX)	抑制二氢叶酸还原酶	儿童急性白血病、绒毛膜上皮癌、乳腺癌、肺癌、恶性葡萄胎、头颈部肿瘤及盆腔肿瘤	骨髓抑制、胃肠道反应、皮炎、肾毒性、脱发等

续表

药物	作用机制	临床应用	不良反应
巯嘌呤(mercaptopurine,6-MP)	抑制嘌呤核苷酸合成酶	急性淋巴细胞白血病、急性非淋巴细胞白血病,也可作为免疫抑制剂	骨髓抑制、胃肠道反应、肝损害、尿酸性肾病、间质性肺炎及肺纤维化
羟基脲(hydroxycarbamide)	抑制核苷二磷酸还原酶	慢性粒细胞白血病、真性红细胞增多症、多发性骨髓瘤等	骨髓抑制、轻度胃肠道反应
阿糖胞苷(cytarabine,Ara-C)	抑制 DNA 聚合酶	成人和儿童急性非淋巴细胞性白血病	骨髓抑制、胃肠道反应

三、干扰转录过程和阻止 RNA 合成的药物

蒽环类抗肿瘤抗生素,常用药物有柔红霉素、多柔比星、表柔比星、吡柔比星等。本类药物主要作用机制为:①通过嵌入 DNA 双链的碱基之间,形成稳定的复合物,抑制 DNA 复制和 RNA 合成,阻碍癌细胞的分裂。②抑制拓扑异构酶Ⅱ,影响 DNA 超螺旋解旋,而阻碍 DNA 的复制与转录。③螯合铁离子后产生自由基,破坏 DNA、蛋白质及细胞膜结构,这也是本类药物产生心脏毒性的原因。

柔 红 霉 素

柔红霉素(daunorubicin,DRN)为一种蒽环类化合物,能嵌入 DNA 的双键中碱基对之间形成稳定复合物,影响 DNA 的功能,阻止了 DNA 复制和 RNA 的转录,抑制肿瘤细胞的分裂繁殖。本药为细胞周期非特异性药物,对 S 期细胞比较敏感。还有免疫抑制和抗菌作用。主要用于对常用抗肿瘤药物耐药的急性粒细胞白血病和急性淋巴细胞白血病,对儿童疗效好,缓解率高但缓解期较短。本药毒性较大,主要为骨髓抑制,其他有消化道反应和心脏毒性。

多 柔 比 星

多柔比星(doxorubicin,adriamycin,ADM)又名阿霉素,是由链霉菌属的发酵液中提取的蒽环类抗生素,其化学结构与柔红霉素相似。主要用于急、慢性淋巴细胞性或粒细胞性白血病、恶性淋巴瘤,还用于霍奇金病、神经母细胞瘤、横纹肌肉瘤、软组织肉瘤、肾母细胞瘤、乳腺癌、肺癌、胃癌、胰癌、膀胱癌、前列腺癌、卵巢癌、子宫内膜癌、宫颈癌、睾丸癌、头颈部鳞状细胞癌和肝母细胞瘤。本药常与其他抗肿瘤药物联合应用以提高疗效。最严重的毒性反应为引起心肌退行性病变和心肌间质水肿,右丙亚胺(dexrazoxane)作为化学保护剂可预防心脏毒性的发生。此外,此药还有骨髓抑制、消化道反应及脱发等不良反应。

四、抑制蛋白质合成与功能的药物

抑制蛋白质合成与功能的药物主要有长春碱类、紫杉醇类、高三尖杉酯碱和门冬酰胺酶,它们均为植物提取物或其半合成衍生物,可干扰微管蛋白聚合功能、干扰核糖体的功能和影响氨基酸转运,从而抑制蛋白质的合成与功能,使细胞生长停滞于分裂中期,主要分为以下几类:

1. **微管蛋白活性抑制药**　①长春碱类,如长春新碱、长春地辛、长春瑞滨。②紫杉醇类:如紫杉醇、多西他赛。
2. **干扰核糖体功能药**　三尖杉酯碱、高三尖杉酯碱。
3. **影响氨基酸供应的药物**　L- 门冬酰胺酶。

长 春 碱 类

长春碱及长春新碱是一种由夹竹桃科长春花所含一种生物碱。长春地辛(vindesine,VDS)和长春瑞滨(vinorelbine,NVB)为长春碱的半合成衍生物。

细胞骨架和纺锤体等多种细胞结构均由微管构成。长春碱类作用机制为与微管蛋白结合,抑制微管聚合,从而使纺锤丝不能形成,细胞有丝分裂停止于中期。此类药还可干扰蛋白质合成和 RNA

Note:

聚合酶,因此不仅作用于 M 期细胞,也作用于 G_1 期细胞。抑制有丝分裂的作用长春碱比长春新碱作用强。长春碱主要用于治疗急性白血病、恶性淋巴瘤及绒毛膜上皮癌。长春地辛主要用于治疗肺癌、恶性淋巴瘤、乳腺癌、黑色素瘤、食管癌和白血病等。长春瑞滨主要用于当前肺癌、乳腺癌、淋巴瘤和卵巢癌等。长春碱不良反应包括骨髓抑制、消化道反应、神经毒性、脱发及注射局部刺激等。长春新碱骨髓抑制不明显,但其外周神经毒性作用较大。

紫 杉 醇

紫杉醇(paclitaxel)抗肿瘤机制独特,能促进肿瘤细胞的微管聚合,并抑制微管解聚,导致纺锤体失去正常功能,从而终止细胞有丝分裂,对耐药细胞也有效。对卵巢癌、乳腺癌疗效较好,对肺癌、食管癌、大肠癌、黑色素瘤、头颈部肿瘤、淋巴瘤、脑瘤也有效。本药不良反应主要有骨髓抑制、神经毒性、心脏毒性、过敏反应。

三尖杉生物碱类

三尖杉生物碱类是从三尖杉属植物的枝、叶和树皮中提取的生物碱。其中三尖杉酯碱(harringtonine)和高三尖杉酯碱(homoharringtonine)抗肿瘤疗效较好。三尖杉酯碱可抑制真核生物蛋白质合成的起始阶段,使核糖体分解,释放出新生的肽链,但是对 mRNA 或 tRNA 与核糖体的结合无抑制作用。此类药物为周期非特异性药物。主在用于治疗各型白血病、真性红细胞增多症、恶性淋巴瘤、肺癌和恶性葡萄胎等。不良反应主要为骨髓抑制、脱发、消化道反应等。

L-门冬酰胺酶

L-门冬酰胺酶(asparaginase,L-Asp)是细胞合成蛋白质及生长增殖所必需的氨基酸,正常细胞能自身合成门冬酰胺,而某些肿瘤细胞不能自身合成,需从细胞外摄取。门冬酰胺酶可将血清中门冬酰胺水解为门冬氨酸和氨,使细胞缺乏门冬酰胺而导致蛋白质合成障碍,增殖受到抑制。门冬酰胺酶静脉给药后从血管扩散到血管外间隙和细胞外间隙较慢,可于淋巴液中测出,注射后以肝、肾含量最高。适用于治疗急性淋巴细胞白血病、急性粒细胞白血病、急性单核细胞白血病等。不良反应为消化道反应及肝毒性,对骨髓无抑制作用。

第二节　靶向抗肿瘤药

传统的抗肿瘤药物大多具有细胞毒性,在杀伤肿瘤细胞的同时,也会对骨髓、消化道、肝、肾等某些正常组织和细胞带来损害。现阶段化疗等内科治疗仍是肿瘤治疗的重要手段之一。近年来,针对某些受体、基因或关键物质的靶向治疗药物正在成为药物研制的重要方向。这类药物主要作用于相关肿瘤细胞,一方面提高对肿瘤细胞的杀伤力,另一方面减少对正常组织细胞的不良作用。靶向治疗药物包括具有靶向性的表皮生长因子受体拮抗药、针对某些特定细胞标志物的单克隆抗体、针对某些癌基因和癌细胞遗传学标志的药物、抗肿瘤血管生成的药物、抗肿瘤疫苗以及基因治疗,等等。它们的共同特点是:①具有非细胞毒性和肿瘤靶向性。②具调节作用和细胞稳定性作用。③毒性的作用谱和临床表现与现在常用的细胞毒类药物有很大区别。④与常规化疗、放疗合用有更好的效果。

靶向抗肿瘤药物目前尚无统一的分类方法,主要有以下几类:

1. 小分子靶向药物　①Bcr-Abl 酪氨酸激酶抑制剂,包括伊马替尼、尼洛替尼、达沙替尼等。②表皮生长因子受体(EGFR)酪氨酸激酶抑制剂,包括吉非替尼、阿法替尼、奥希替尼等。③血管内皮生长因子受体(VEGFR)酪氨酸激酶抑制剂,包括舒尼替尼等。

2. 单克隆抗体　①靶向人表皮生长因子 2(HER-2)蛋白的单克隆抗体,如曲妥珠单抗。②靶向CD20 的单克隆抗体,如利妥昔单抗。③靶向血管内皮生长因子(VEGF)的单克隆抗体,如贝伐珠单抗。④靶向免疫检查点的单克隆抗体,如 PD-1 抑制剂;纳武利尤单抗和帕博丽珠单抗;PD-L1 抑制剂;阿特珠单抗、德瓦鲁单抗等。

一、小分子靶向药物

（一）*Bcr-Abl* 酪氨酸激酶抑制剂（表 43-3）

表 43-3　酪氨酸激酶抑制剂

药物	药理作用	临床应用	不良反应
尼洛替尼（nilotinib）	选择性的酪氨酸激酶抑制剂，对 Bcr-Abl、PDGF 受体、c-kit 等有抑制作用	用于治疗对伊马替尼耐药的慢性粒细胞白血病，对 90% 以上难治性白血病有效	不良反应较伊马替尼轻，常见的有皮疹、一过性胆红素升高和骨髓抑制
达沙替尼（dasatinib）	第二代酪氨酸激酶抑制剂，与 Bcr-Abl 失活和活化构象均能结合，可抑制绝大部分 Bcr-Abl 激酶突变，具有广泛的抗突变活性	治疗对伊马替尼耐药，或不耐受的慢性髓细胞白血病（CML）慢性期、加速期和急变期成年患者	体液潴留（包括胸腔积液）、腹泻、头痛、恶心、皮疹、呼吸困难、出血、疲劳、肌肉骨骼疼痛、感染、呕吐、咳嗽、腹痛和发热

伊 马 替 尼

伊马替尼（imatinib）第一个分子靶向机制的抗肿瘤药，为一种酪氨酸激酶的抑制剂。

【体内过程】

口服生物利用度为 98%，达峰时间 2~4 小时。血浆蛋白结合率为 95%，原药与活性代谢产物的 $t_{1/2}$ 分别为 18 小时、40 小时。主要经 CYP3A4 代谢，约 67% 经粪便排泄。

【药理作用及作用机制】

伊马替尼能特异性抑制 Bcr-Abl 阳性细胞系细胞。此外，经干细胞生长因子受体（c-kit）和血小板衍生生长因子受体（PDGFR）途径激活的酪氨酸激酶也可被抑制。

【临床应用】

伊马替尼用于治疗费城染色体阳性（Ph+）的慢性粒细胞白血病（CML）急变期，加速期或 α- 干扰素治疗失败后的慢性期患者。还可用于治疗不能切除和 / 或发生转移的恶性胃肠道间质肿瘤的成人患者。

【不良反应】

常见轻度恶心，发生率 50%~60%，呕吐，腹泻、肌痛及肌痉挛。其次为水肿和水潴留，发生率分别为 47%~59% 和 7%~13%，其中严重者分别为 1%~3% 和 1%~2%。大多数患者的水肿，表现为眶周和下肢水肿，也有表现为胸腔积液、腹腔积液、肺水肿和体重迅速增加，个别患者情况严重，甚至威胁生命。

（二）EGFR 酪氨酸激酶抑制剂

吉 非 替 尼

吉非替尼（gefitinib）为第一个用于治疗非小细胞肺癌的分子靶向药物。

【体内过程】

口服给药达峰时间 3~7 小时，血浆蛋白结合率 90%，主要经肝 CYP3A4 代谢，经粪便排泄，$t_{1/2}$ 约 48 小时。

【药理作用及作用机制】

本品通过选择性地抑制表皮生长因子受体酪氨酸激酶（EGFR-TK）的信号传导通路而发挥作用。表皮生长因子受体（EGFR）为一种糖蛋白的跨膜受体，现已知 EGFR 在结、直肠癌，头颈部鳞癌，胰腺癌，肺癌，乳腺癌等多种肿瘤细胞的生长、修复和存活等方面发挥了重要作用，它的过度表达常与预后差、转移快、生存短等相关。EGFR 抑制剂可通过竞争 EGFR-TK 催化区域上 Mg-ATP 结合位点，阻断其信号传递；抑制有丝分裂原活化蛋白激酶的活化，促进细胞凋亡；抑制肿瘤血管生成、抗分化增殖和

Note:

抗细胞迁移而实现抗癌作用。

【临床应用】

本品适用于表皮生长因子受体基因突变的局部晚期或转移性非小细胞肺癌患者的一线治疗,还可用于既往接受过化学治疗的局部晚期或转移性非小细胞癌患者的治疗。

【不良反应】

腹泻和皮肤反应(包括皮疹、痤疮、皮肤干燥和瘙痒)发生率 20% 以上,一般见于服药后的第一个月内,通常是可逆性的。其次为恶心、呕吐、口炎、畏食、虚弱、丙氨酸氨基转移酶升高、继发性脱水、间质性肺病(常较严重)、出血、发热、蛋白尿、天冬氨酸氨基转移酶升高、总胆红素升高、结膜炎、眼睑炎和眼干。偶见胰腺炎、消化道穿孔、肝炎、可逆性角膜糜烂、过敏反应。罕见出血性膀胱炎。

其他 EGFR 酪氨酸激酶抑制剂见表 43-4。

表 43-4　其他 EGFR 酪氨酸激酶抑制剂

药物	药理作用	临床应用	不良反应
阿法替尼 (afatinib)	第二代 EGFR 酪氨酸激酶抑制剂,同时抑制 EGFR 和 HER-2 两种受体	适用于晚期突变型(EGFR 外显子 19 缺失突变或外显子 21(L858R)替代突变)非小细胞肺癌(NSCLC)的一线治疗及 HER-2 阳性的晚期乳腺癌患者	最常见的毒副作用是腹泻,其他为皮疹、恶心、甲沟炎、头晕、高血压、畏食、无症状的 QT 间期延长、蛋白尿
奥希替尼 (osimertinib)	第三代 EGFR 酪氨酸激酶抑制剂	用于治疗携带 EGFR T790M 突变、且其他 EGFR 酪氨酸激酶抑制剂治疗无效的转移性非小细胞肺癌(NSCLC)患者	腹泻(42%)、皮疹(41%)、皮肤干燥(31%)和指(趾)甲毒性(25%)

(三) 血管内皮生长因子受体(VEGFR)酪氨酸激酶抑制剂

舒 尼 替 尼

舒尼替尼(sunitinib)为第一个靶向多种受体酪氨酸激酶的新型抗肿瘤药物,能同时抑制多条信号传导通路,具有抗肿瘤和抗血管生成作用。

【体内过程】

舒尼替尼主要经 CYP3A4 代谢,原形药及其活性代谢产物的平均达峰时间分别为 8.5 小时和 6.5 小时,血浆蛋白结合率分别为 95% 和 90%,平均消除 $t_{1/2}$ 分别为 50 小时和 95 小时,大部分以原形药经粪便排出,少量通过肾脏清除。

【药理作用及作用机制】

舒尼替尼可以抑制多种参与肿瘤生长、血管增生以及肿瘤转移的受体酪氨酸激酶。其主要代谢产物的抑制效果与原药相当。除抑制 VEGFR 酪氨酸激酶外,对 PDGFR、I- 型集落刺激因子受体(CSF-1)、c-kit 等多种酪氨酸激酶均有抑制作用。

【临床应用】

舒尼替尼适用于胃肠间质瘤对伊马替尼耐药或者治疗后进展者,或用于肾细胞癌的治疗。

【不良反应】

常见骨髓抑制和淋巴细胞减少、腹泻,恶心,呕吐,消化不良,畏食和腹痛、乏力、口腔炎和味觉改变、皮肤脱色、高血压。偶见皮疹和手足综合征、出血、虚弱、头痛、关节痛、肌痛、口腔痛、背痛、咳嗽、呼吸困难、充血性心力衰竭、肝功能异常、轻度肾功能异常、电解质紊乱、甲状腺功能低下、水肿。罕见致命性胃肠道并发症包括穿孔。

二、单克隆抗体

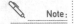

单克隆抗体是由单一 B 细胞克隆产生的高度均一、仅针对某一特定抗原表位的抗体,通常采用杂

交瘤技术来制备。杂交瘤抗体技术是在细胞融合技术的基础上,将具有分泌特异性抗体能力的致敏B细胞和具有无限繁殖能力的骨髓瘤细胞融合为B细胞杂交瘤,用具备这种特性的单个杂交瘤细胞培养成细胞群,可制备针对一种抗原表位的特异性抗体即单克隆抗体。随着基因工程抗体研究技术的快速发展,单克隆抗体来源的抗肿瘤类药物的类别逐渐增多,成为治疗肿瘤患者的有效手段。

(一) 靶向人表皮生长因子2(HER-2)蛋白的单克隆抗体

曲妥珠单抗

曲妥珠单抗(trastuzumab)是第一个上市的抗HER-2的人源化单克隆抗体药物。

【药理作用及作用机制】

本品在原发性乳腺癌患者中观察到有25%~30%的患者HER-2过度表达,导致HER-2受体活化。HER-2过度表达的肿瘤患者较无过度表达的无病生存期短。曲妥珠单抗是一种重组DNA衍生的人源化单克隆抗体,选择性地作用于人表皮生长因子受体2的细胞外部位,从而阻断癌细胞的生长。

【临床应用】

本品适用于治疗HER-2过度表达的转移性乳腺癌;作为单一药物治疗已接受过1个或多个化疗方案的转移性乳腺癌;与紫杉类药物合用治疗未接受过化疗的转移性乳腺癌。

【不良反应】

1. **输液相关症状** 第一次输注本药时,约40%患者会出现寒战、发热等症候群。一般不需停药,可用解热镇痛药或抗组胺药治疗。

2. **心脏毒性** 本药治疗过程中可能引起严重充血性心功能不全,甚至引起死亡,黏液栓子脑栓塞。单独用药的患者,中至重度心功能不全的发生率约为5%;与蒽环类药(如多柔比星等)和环磷酰胺合用后,发生率可达16%。

3. **肝肾毒性** 在单独使用本药治疗的患者中,12%发生(Ⅲ级或Ⅳ级)肝毒性反应,其中60%的患者其肝毒性与肝转移瘤进展相关。

4. **腹泻** 单独用药的患者腹泻发生率约为27%。

(二) 靶向CD20的单克隆抗体

利妥昔单抗

利妥昔单抗(rituximab)是第一个被批准用于临床治疗非霍奇金淋巴瘤(NHL)的单克隆抗体。

【药理作用及作用机制】

CD20抗原位于前B和成熟B淋巴细胞,但在造血干细胞、后B细胞、正常血浆细胞或其他正常组织中不存在。CD20抗原在95%以上的B淋巴细胞型的非霍奇金淋巴瘤中表达。该抗体可与CD20抗原特异性结合可引起B细胞溶解。细胞溶解的可能机制包括补体依赖性细胞毒性和抗体依赖性细胞的细胞毒性。

【临床应用】

1. 复发或耐药的滤泡性中央型淋巴瘤(国际工作分类B、C和D亚型的B细胞非霍奇金淋巴瘤)的治疗。

2. 未经治疗的CD20阳性Ⅲ~Ⅳ期滤泡性非霍奇金淋巴瘤的治疗,应与标准CVP化疗(环磷酰胺、长春新碱和泼尼松)8个周期联合治疗。

3. CD20阳性弥漫大B细胞性非霍奇金淋巴瘤的治疗,应与标准CHOP化疗(环磷酰胺、多柔比星、长春新碱、泼尼松)8个周期联合治疗。

【不良反应】

1. **输液相关反应** 主要发生在第一次滴注时,通常在2个小时内发生。首先表现为发热和寒战,随后的症状包括恶心、荨麻疹、皮疹、疲劳、头痛、瘙痒、支气管痉挛、呼吸困难、舌或喉头水肿(血管神经性水肿)、鼻炎、呕吐、暂时性低血压、潮红、心律失常、肿瘤性疼痛等。用药的不良反应随着滴注时间延长而减轻。

2. 常见心绞痛和充血性心功能不全加重。

3. 严重的血小板减少和中性粒细胞减少,发生率为1.8%,严重贫血发生率为1.4%。

4. 感染　主要与B淋巴细胞减少、血清免疫蛋白减少有关,但感染的发生率明显少于传统化疗。

（三）靶向血管内皮生长因子（VEGF）的单克隆抗体

贝伐珠单抗

贝伐珠单抗（bevacizumab）是第一个获得批准上市的抑制肿瘤血管生成的单克隆抗体。

【药理作用及作用机制】

VEGF广泛分布于脑、心、肝、脾等组织和细胞中,它在血管形成、肿瘤生长和发展、动脉粥样硬化等方面有重要的调节作用。VEGF与其相应的受体结合可导致内皮细胞增殖和新生血管形成,贝伐珠单抗通过与血管内皮生长因子（VEGF）特异性结合,阻止其与受体相互作用,主要表现为:①使现有的肿瘤血管退化,切断肿瘤细胞生长所需氧气及其他营养物质。②使存活的肿瘤血管正常化,降低肿瘤组织间压,改善化疗药物向肿瘤组织内的传送,提高化疗效果。③抑制肿瘤新生血管生成,持续抑制肿瘤细胞的生长和转移。

【临床应用】

贝伐珠单抗主要用于转移性结直肠癌和晚期、转移性或复发性非小细胞肺癌。

【不良反应】

常见不良反应包括高血压、疲劳、乏力、腹泻、腹痛。严重可出现胃肠道穿孔、出血、肺出血/咯血（多见于非小细胞肺癌患者）、动脉血栓栓塞。高血压与蛋白尿的发生具有一定的剂量依赖性。

（四）靶向免疫检查点的单克隆抗体

PD-1的全称为程序性死亡蛋白1（programmed cell death protein 1）,是一种重要的免疫抑制分子,为CD28超家族成员。其配体PD-L1（programmed cell death-ligand 1）在许多类型的细胞中表达,包括胎盘、血管内皮细胞、胰岛细胞、肌肉、肝细胞、上皮细胞、间充质干细胞,以及B细胞、T细胞、树突状细胞、巨噬细胞和肥大细胞。正常情形下免疫系统会对聚集在淋巴结或脾脏的外来抗原产生反应,促进具有抗原特异性的T细胞增生。而细胞PD-1与PD-L1结合,可以传导抑制性的信号,减低T细胞的增生,从而避免对体内正常细胞的攻击。而PD-L1在肿瘤细胞表面的表达则成为了肿瘤逃脱免疫细胞攻击造成肿瘤生长的驱动因素。以PD-1为靶点的免疫调节在抗肿瘤、抗感染、抗自身免疫性疾病及器官移植存活等方面均有重要的意义,PD-L1也可作为靶点,相应的抗体也可以起到相同的作用（文末彩图43-1）。

PD-1/PD-L1免疫疗法旨在充分利用人体自身的免疫系统抵御和抗击癌症,通过阻断PD-1/PD-L1信号通路使癌细胞死亡,具有治疗多种类型肿瘤的潜力,改善患者总生存期。与传统疗法相比,PD-1/PD-L1免疫疗法的优势表现为:①更广谱的抗癌效果。②整体副作用明显减少。③可能让晚期患者存活时间明显延长。PD-1抑制剂在未经选择的实体瘤患者中,有效率只有10%~30%。预测PD-1抑制剂效应的重要生物标志物包括:肿瘤组织中PD-L1的表达情况、肿瘤组织中微卫星不稳定性、肿瘤基因突变负荷、肿瘤浸润淋巴细胞等。对于不适合PD-1抑制剂治疗的患者,通过联合治疗可转化为获益人群,同时也可以提高治疗效果。

目前针对PD-1/PD-L1靶点的药物研发成为一个热点,在国内已上市的主要药物:①纳武利尤单抗（nivolumab）,俗称O药,靶点为PD-1,在国内外已获批的适应证主要有黑色素瘤、非小细胞肺癌、肾癌、经典型霍奇金淋巴瘤、头颈鳞状细胞癌、尿路上皮癌、结直肠癌、肝细胞癌、小细胞肺癌等。②帕博丽珠单抗（pembrolizumab）,俗称K药,靶点为PD-1,在国内外已获批的适应证有黑色素瘤、非小细胞肺癌、经典型霍奇金淋巴瘤、头颈鳞状细胞癌、尿路上皮癌、结直肠癌、胃癌及胃食管交界处腺癌、宫颈癌等。③阿特珠单抗（atezolizumab）,俗称T药,靶点为PD-L1,在国内外已获批的适应证有局部晚期或转移性尿路上皮癌等。④德瓦鲁单抗（durvalumab）,俗称I药,靶点为PD-L1,在国内外已获批的适应证有局部晚期或转移性尿路上皮癌、非小细胞肺癌等。

纳武利尤单抗

纳武利尤单抗是我国批准注册的首个以 PD-1 为靶点的单抗药物,同时也是全球首个问世的 PD-1 抑制剂。目前在我国获批的主要适应证:①非小细胞肺癌(NSCLC),单药适用于治疗表皮生长因子受体(EGFR)基因突变阴性和间变性淋巴瘤激酶(ALK)阴性、既往接受过含铂方案化疗后疾病进展或不可耐受的局部晚期或转移性非小细胞肺癌(NSCLC)成人患者。②头颈部鳞状细胞癌(SCCHN),单药适用于治疗接受含铂类方案治疗期间或之后出现疾病进展且肿瘤 PD-L1 表达阳性(定义为表达 PD-L1 的肿瘤细胞≥1%)的复发性或转移性头颈部鳞状细胞癌(SCCHN)患者。③胃或胃食管连接部腺癌,可用于治疗既往接受过两种或两种以上全身性治疗方案的晚期或复发性胃或胃食管连接部腺癌患者。

常见不良反应为腹泻、恶心、皮疹、瘙痒、疲乏、中性粒细胞减少等,其次为发热、水肿、肌肉骨骼痛、关节痛、皮肤干燥、红斑、脱发、结肠炎、口腔炎、呕吐、腹痛、便秘、口干、呼吸困难、咳嗽、高血压、甲状腺功能减退、甲状腺功能亢进等。

第三节　其他非细胞毒类抗肿瘤药

除靶向抗肿瘤药外,其他非细胞毒类抗肿瘤药主要分为以下几类:

1. 调节体内激素平衡的药物　①雌激素类:如己烯雌酚、炔雌醇。②抗雌激素类:雌激素受体拮抗剂,如他莫昔芬;芳香氨酶抑制剂,如来曲唑、阿那曲唑;孕激素类,如甲羟孕酮、甲地孕酮。③雄激素类:如甲睾酮。④抗雄激素类:如氟他胺、环丙孕酮。⑤促性激素释放激素类似物:如戈舍瑞林,亮丙瑞林。⑥其他类:如糖皮质激素等。

2. 调节免疫的药物　如干扰素、白介素、香菇多糖、胸腺素、酵母多肽等。

3. 其他　①细胞分化诱导剂:如维甲酸。②细胞凋亡诱导剂:如亚砷酸。③新生血管生成抑制药:如重组人血管内皮抑制素。

一、调节体内激素平衡的药物

有些肿瘤的发生与相应激素失调有关,如乳腺癌、前列腺癌、宫颈癌、卵巢肿瘤和甲状腺癌等。因此如用激素或其拮抗剂调节体内激素平衡,即可抑制这些激素依赖肿瘤的生长(表 43-5)。本类物质一般无骨髓抑制作用,但使用不当可发生其他不良反应。

表 43-5　调节体内激素平衡的药物

药物	作用特点	临床应用
雌激素类		
己烯雌酚(diethylstilbestrol)	减少促间质细胞激素(ICSH)分泌,使来源于睾丸间质细胞与肾上腺皮质的雌激素分泌减少	雄激素依赖的前列腺癌
雌激素受体拮抗剂		
他莫昔芬(tamoxifen)	阻断雌激素受体	乳腺癌
来曲唑(letrozole)	抑制芳香化酶阻止雄激素转化为雌激素	治疗绝经后晚期乳腺癌
雄激素类		
甲睾酮(methyltestosterone)	抑制垂体促卵泡激素释放,并可对抗雌激素	晚期乳腺癌
抗雄激素类		
氟他胺(flutamide)	能阻止雄性激素在靶细胞的吸收和 / 或阻止雄性激素与细胞核的结合	前列腺癌
促性激素释放激素类似物		
戈舍瑞林(goserelin)	可抑制促性腺激素的分泌,从而引起男性血清睾酮降低	前列腺癌

二、调节免疫的药物

调节免疫的药物见表 43-6。

表 43-6　调节免疫的药物

药物	临床应用
干扰素（interferon）	用于毛细胞白血病、慢性白血病、非霍奇金淋巴瘤、骨髓瘤、膀胱癌、卵巢癌晚期转移性肾癌及胰腺恶性内分泌肿瘤、黑色素瘤和 Kaposi 肉瘤等。与其他抗肿瘤药物并用，作为放疗、化疗及手术的辅助治疗剂
白介素 -2（interleukin-2）	用于肿瘤的生物治疗，尤其适用于肾癌、恶性黑色素瘤及癌性胸、腹腔积液的治疗，也可以适用于其他恶性肿瘤和免疫功能低下患者的综合治疗
胸腺素（thymopeptides）	各种细胞免疫功能低下的疾病，肿瘤的辅助治疗
香菇多糖（lentinan）	用于不宜手术或复发的胃肠道肿瘤。配合放疗、化疗可用于小细胞肺癌、乳腺癌、恶性淋巴瘤等治疗

三、其他

其他抗肿瘤药见表 43-7。

表 43-7　其他类抗肿瘤药

药物	作用特点	临床应用
细胞分化诱导剂		
维甲酸（tretinoin）	为细胞诱导分化剂，可诱导急性早幼粒细胞白血病（APL）细胞分化成熟，并抑制 APL 细胞的增殖	急性早幼粒细胞白血病（APL）
细胞凋亡诱导剂		
亚砷酸（arsenious acid）	可引起 NB4 人急性早幼粒细胞白血病细胞的形态学变化、DNA 断裂和凋亡，具体机制尚不清楚	急性早幼粒细胞性白血病、原发性肝癌晚期
新生血管生成抑制剂		
重组人血管内皮抑制素（recombinant human endostatin）	抑制形成血管的内皮细胞迁移从而抑制肿瘤新生血管的生成，阻断肿瘤细胞的营养供给达到抑制肿瘤增殖或转移目的	联合 NP 化疗方案用于治疗初治或复治的 Ⅲ/Ⅳ 期非小细胞肺癌

第四节　抗恶性肿瘤药的应用原则

肿瘤的治疗多采用综合治疗，药物治疗效果受到肿瘤、宿主、药物等三个方面的交互影响。应根据患者状态、肿瘤的病理类型、侵犯范围、分期和发展趋势将化疗药物与其他疗法合理有计划地联合应用。合理地应用抗肿瘤药物不但可以增加临床疗效，而且可以减少药物不良反应和耐药性产生。应用抗恶性肿瘤药物时，需要注意以下几个原则：

一、基于细胞增殖动力学特点

1. **招募（recruitment）作用**　即序贯应用细胞周期非特异性药物和细胞周期特异性药物，可招募更多的 G_0 期细胞进入增殖周期，以便杀灭。具体策略为：①对增长缓慢（GF 不高）的实体瘤，可先用细胞周期非特异性药物杀灭增殖期和部分 G_0 期细胞，使瘤体缩小而招募 G_0 期细胞进入增殖周期，接着用细胞周期特异性药物杀灭。②对增长快（GF 较高）的肿瘤（如急性白血病等），可先用细胞周期

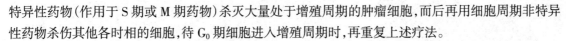

特异性药物(作用于 S 期或 M 期药物)杀灭大量处于增殖周期的肿瘤细胞,而后再用细胞周期非特异性药物杀伤其他各时相的细胞,待 G_0 期细胞进入增殖周期时,再重复上述疗法。

2. **同步化作用** 先用细胞周期特异性药物(如羟基脲)阻滞肿瘤细胞于某时相(如 G 期),待药物作用消失后,肿瘤细胞即同步进入下一时相,再使用作用于后一时相的药物。

二、药物抗肿瘤机制

针对肿瘤的发病机制,联用多个作用于不同病理环节的药物,可提高抗肿瘤疗效。如联合应用氨甲蝶呤和巯嘌呤,可同时作用于一个线性代谢过程中的前后两个不同靶点,起到序贯抑制作用。

三、降低药物毒性

1. **减少毒性的重叠** 毒性相似的药物合用易出现毒性叠加现象,大多数抗肿瘤药物具有骨髓抑制等不良反应,如与无明显骨髓抑制作用的药物如泼尼松和博来霉素等联合使用,可提高疗效并减少对骨髓的毒性。

2. **降低药物的毒性** 如美司钠可预防环磷酰胺引起的出血性膀胱炎;亚叶酸钙可减轻氨甲蝶呤对骨髓的毒性。

四、药物抗瘤谱

根据药物的抗瘤谱选择用药。如胃肠道癌选用氟尿嘧啶、环磷酰胺、丝裂霉素、羟基脲等,鳞癌宜用博来霉素、氨甲蝶呤等。肉瘤选用环磷酰胺、顺铂、多柔比星等,骨肉瘤用多柔比星。脑瘤首选亚硝脲类,亦可用羟基脲等。

五、个体化治疗

肿瘤基因检测是肿瘤精准化靶向治疗的重要方法。通过对肿瘤患者的基因突变情况进行分析,为肿瘤患者选择合适的(靶向/免疫)治疗方案,进而达到疗效最大化,损害最小化,资源最优化的目的。

六、给药方法设计

抗肿瘤药物杀灭肿瘤细胞的作用遵循一级动力学原则,一定剂量的药物只能杀灭一定数量的肿瘤细胞。无限制地增加药物剂量只会导致更大的不良反应,如严重的免疫功能抑制。因此,选用合适的剂量并间歇给药,可以保护患者的免疫功能,更利于肿瘤的治疗。

(张跃文)

思 考 题

1. 简述抗肿瘤的常见靶向制剂的作用机制。
2. 简述抗肿瘤药的应用原则。

Note:

影响免疫功能的药物

44章 数字内容

─── 学 习 目 标 ───

知识目标：

1. 掌握常用免疫抑制药的种类、药理作用、作用机制和临床应用。

2. 熟悉免疫调节药的药理作用和临床应用。

3. 了解新型免疫抑制剂的作用特点。

能力目标：

通过学习能应用章节知识进行该类药物处方、医嘱审核、患者用药护理及用药咨询。

素质目标：

1. 通过学习进一步建立应用免疫抑制剂的整体护理观念。

2. 坚持以患者为中心，应用免疫抑制剂的不良反应并能进行相应心理护理。

3. 建立防止免疫抑制剂与免疫佐剂滥用的理念和合理应用药物的思维和能力。

患者,女,36 岁。近半月进行性乏力、面色苍白,不能胜任工作,稍动则心慌、气短,尿色如浓茶。查体:体温 36.5℃,脉搏 96 次/min,呼吸 16 次/min,血压 110/70mmHg,贫血貌,无皮疹和出血点,全身浅表淋巴结未触及,巩膜轻度黄染,甲状腺(-),心肺无异常,腹平软,肝未及,脾肋下 1cm,腹腔积液征(-),双下肢不肿。实验室检查:血 Hb 68g/L,WBC 6.4×10⁹/L,N 72%,L 24%,M 4%,PLT 140×10⁹/L,网织红细胞 18%,尿常规(-),尿胆红素(-),尿胆原强阳性,大便常规(-),隐血(-),血总胆红素 41μmol/L,直接胆红素 5μmol/L,Coombs 试验(+)。临床诊断:自身免疫性溶血性贫血(温抗体型,原发性)。药物治疗方案:应用糖皮质激素加环孢素。

请思考:

1. 糖皮质激素治疗自身免疫性溶血性贫血中的作用机制是什么?

2. 糖皮质激素的主要不良反应有哪些?

免疫系统(immune system)是机体执行免疫应答及免疫功能的重要系统,由免疫器官(骨髓、脾脏、淋巴结、扁桃体、小肠集合淋巴结、阑尾、胸腺等)、免疫细胞(淋巴细胞、单核吞噬细胞、中性粒细胞、嗜碱性粒细胞、嗜酸性粒细胞、肥大细胞、血小板等)和免疫活性物质(抗体、补体、免疫球蛋白、干扰素、白细胞介素、肿瘤坏死因子等细胞因子)组成,是防卫病原体入侵最有效的武器。免疫系统分为非特异性免疫(又称固有免疫)和特异性免疫(又称适应免疫)。非特异性免疫是机体遇到病原体之后,能够迅速产生的反应,主要执行者是肥大细胞、粒细胞、补体等,它们可清除异物,介导和参与特异性免疫反应。特异性免疫包括细胞免疫和体液免疫,分别由 T、B 淋巴细胞介导,在非特异性免疫应答之后发挥作用,清除病原体,对防止再感染起重要作用。某些条件下人体会发生自体免疫功能紊乱,免疫系统会对自身的器官或组织产生对抗,导致疾病如炎症、感染、肿瘤、衰老等的发生。机体免疫系统在抗原刺激下发生一系列变化称为免疫应答(immune response)。免疫系统对抗原的适当应答是机体执行免疫防御、自我稳定及免疫监视功能不可缺少的过程。免疫系统对抗原的不适当应答,即过高或过低的应答,或对自身组织抗原的应答,均会导致免疫性疾病,包括:①超敏反应(hypersensitivity),即异常过高的免疫应答,如荨麻疹、哮喘、过敏性休克和接触性皮炎等;②免疫缺陷病(immunodeficiency disease),即免疫系统发育不全或受损引起的疾病,如先天性的重症联合免疫缺陷病(severe combined immunodeficiency disease,SCID)以及由营养不良、恶性肿瘤、药物和病毒感染等引起的继发性免疫缺陷病;③自身免疫性疾病(autoimmune disease),即机体对自身抗原产生免疫反应导致自身组织损害引起的疾病,如类风湿关节炎、糖尿病、系统性红斑狼疮等。免疫系统的功能与人类健康密切相关,因此调节免疫功能的药物在临床上很有价值。影响免疫功能的药物有两类:①免疫抑制剂(immunosuppressive drugs),能抑制免疫活性过强者的免疫反应,主要用于治疗器官移植排斥反应和自身免疫疾病;②免疫增强剂(immunostimulants),能增强机体特异性免疫功能,主要用于治疗免疫缺陷病、恶性肿瘤和慢性感染的辅助治疗。这些药物通过影响上述一个或多个环节而发挥免疫抑制或免疫增强作用。

第一节　免疫抑制剂

免疫抑制剂(immunosuppressant)是一类对机体的免疫反应具有抑制作用的药物,能抑制与免疫反应有关细胞(T 细胞和 B 细胞)的增殖和功能,降低抗体免疫反应。多数免疫抑制剂主要作用于免疫反应的诱导期,抑制淋巴细胞增殖,也有一些药物作用于免疫反应的效应期。常用的免疫抑制剂主要有五类:①微生物代谢产物;②糖皮质激素类;③抗代谢类药;④单克隆和多克隆抗淋巴细胞抗体;⑤烷化剂。

一、微生物代谢产物

环 孢 素

环孢素（cyclosporin）又名环孢霉素 A（cyclosporin A，CsA），是从真菌代谢产物中分离的中性环多肽，含 11 个氨基酸。

【体内过程】

口服吸收慢不完全，首过消除 27%，生物利用度为 20%~50%。口服 3~4 小时血药浓度达峰值。约 50% 被红细胞摄取，4%~9% 与淋巴细胞结合，30% 与血浆脂蛋白结合，游离药物仅为 5% 左右。肝 CYP3A4 代谢，胆汁排泄，0.1% 药物以原形经尿排出。

【作用机制】

环孢素通过增加转化生长因子 -β 表达，特异性抑制淋巴细胞应答，抑制 IL-2 介导的 T 细胞增殖。抑制 T 细胞信号转导过程，减弱 IL-1 和抗凋亡蛋白等细胞因子的表达。

【药理作用】

环孢素对 T 细胞，尤其是辅助性 T 细胞有选择性抑制作用，对其他的免疫细胞的抑制作用相对较弱。

【临床应用】

环孢素主要用于治疗器官移植后排异反应和自身免疫性疾病。

1. **器官移植** 抑制肾、肝、心、肺、角膜和骨髓等组织的移植排异反应，常单用或与糖皮质激素联用。

2. **自身免疫性疾病** 治疗大疱性天疱疮及类天疱疮，能改善皮肤损伤，使自身抗体水平下降。局部用药治疗接触性过敏性皮炎，对牛皮癣亦有效。

3. **其他** 可治疗血吸虫病，对雌虫的作用较明显。

【不良反应】

1. **肾毒性** 最常见的不良反应，发生率为 70%~100%。用药时应控制剂量，并密切监测肾功能。血清肌酐水平超过用药前 30%，即应减量或停用。

2. **肝损害** 多见于用药早期，表现为高胆红素血症，转氨酶、乳酸脱氢酶、碱性磷酸酶升高，减量后缓解。

3. **神经系统毒性** 多见于长期用药，表现为震颤、惊厥、癫痫发作、神经痛、精神错乱、共济失调等，减量或停药可缓解。

4. **胃肠道反应** 常见恶心、呕吐、食欲减退等。与食物同用可减轻上述症状。

5. **其他** 常见齿龈增生、多毛症等。一般无须处理，停药后可逐渐恢复。

【药物相互作用】

苯妥英钠、苯巴比妥、利福平等肝药酶诱导剂可降低环孢素血药浓度。红霉素等肝药酶抑制剂可提高环孢素血药浓度。与两性霉素 B、氨基糖苷类抗生素、复方磺胺甲噁唑等合用加重肾毒性。

他 克 莫 司

他克莫司（tacrolimus）是一种免疫抑制剂，化学结构属 23 元环大环内酯类。

【体内过程】

口服吸收快，吸收部位为肠道上段，血药浓度达峰时间 1~2 小时，生物利用度 25%。$t_{1/2}$ 为 5~8 小时，有效血药浓度可维持 12 小时。经肝 CYP3A4 代谢，经肠道排泄。

【作用机制】

他克莫司作用于细胞 G_0 期，能抑制刀豆素 A、单克隆抗体、CD3 复合体刺激的淋巴细胞增殖，但对 IL-2 刺激引起的淋巴细胞增殖无作用。

【药理作用】

他克莫司抑制 Ca^{2+} 依赖性 T 和 B 淋巴细胞的活化;抑制 T 细胞依赖的 B 细胞产生免疫球蛋白的能力。

【临床应用】

他克莫司用于器官移植排斥反应,对肝移植疗效最好,可降低急性排异反应的发生率和再次移植率,并可降低糖皮质激素的用量。还可以用于类风湿关节炎、肾病综合征等免疫性疾病。

【不良反应】

1. **中枢神经系统反应** 常见神经毒性,轻者可出现头痛、震颤、失眠、畏光、感觉迟钝等症状;重者可出现运动不能、缄默症、癫痫发作等。大多数症状在减量或停用后消失。

2. **肾毒性** 肌酐和尿素氮升高、尿量减少肾功能异常等症。

3. **内分泌系统反应** 对胰岛细胞具有毒性作用,可导致高血糖和糖尿病。

【药物相互作用】

他克莫司与环孢素合用可延长半衰期导致肾毒性。与巴比妥类药物、苯妥英钠、利福平、卡马西平、异烟肼合用可降低血药浓度。与溴隐亭、可的松、红霉素、奥美拉唑合用可升高血药浓度。与肾毒性药物合用可增加肾毒性。

西 罗 莫 司

西罗莫司(rapamycin)是从土壤中链霉菌提取到的一种亲脂性含氮大环内酯类免疫抑制药,用于器官移植排斥反应的免疫抑制剂。西罗莫司可抑制 T 细胞和 B 细胞活化,抑制 IL-2 及 INF-γ 的生成,抑制膜抗原表达,抑制 IL-2 和 IL-4 及生长因子诱导的成纤维细胞、内皮细胞、肝细胞和平滑肌细胞增殖,拮抗 IL-2 与受体结合后的信号转导。西罗莫司结构与他克莫司相似,但作用机制不同。对外周血单核细胞的抗增殖作用比环孢素强 50~500 倍,肾毒性比环孢素和他克罗司低。与环孢霉素 A 和藤霉素等免疫抑制剂有良好的协同作用,能延长移植物存活时间,减轻环孢素的肾毒性,提高治疗指数。该药是一种疗效好、低毒、无肾毒性的新型免疫抑制剂。主要不良反应包括头痛、恶心、头晕、鼻出血、关节疼痛等。

二、肾上腺皮质激素类

肾上腺皮质激素类为非选择性免疫抑制药,作用广泛。生理情况下所分泌的糖皮质激素主要影响物质代谢过程,超生理剂量可发挥抗炎、免疫抑制等作用。

【体内过程】

肾上腺皮质激素类药物口服、注射均可吸收。口服可的松或氢化可的松 1~2 小时血药浓度可达峰值。一次给药药效持续 8~12 小时。主要在肝 CYP3A4 代谢,与葡萄糖醛酸或硫酸结合,经肾随尿排出体外。

【作用机制】

其抑制免疫反应的机制包括:

1. 抑制巨噬细胞对抗原的吞噬,抑制 IL-1 合成和分泌。

2. 抑制淋巴细胞 DNA 合成和有丝分裂,破坏淋巴细胞,使外周淋巴细胞数量减少。

3. 抑制 Th 细胞和 B 细胞,减少抗体生成。

4. 抑制细胞因子 IL-2、IL-6 等基因表达,减轻效应期的免疫性炎症反应。

【药理作用】

肾上腺皮质激素作用于免疫反应的各期,通过抑制转录因子,降低多种炎症因子转录的上调,减少炎症因子的合成。

【临床应用】

肾上腺皮质激素类药用于治疗急性炎症、预防器官移植的排斥反应、自身免疫疾病和变态反应性

Note:

疾病。用于抗慢性排斥反应时,常与环孢素等其他免疫抑制剂合用。抗急性排斥反应,多采用泼尼松大剂量给药。

【不良反应】

较大剂量肾上腺皮质激素易引起糖尿病、消化道溃疡等,对下丘脑-垂体-肾上腺轴抑制作用较强。突然停药可引起反跳现象。

三、抗代谢药

6-巯嘌呤

6-巯嘌呤(6-mercaptopurine)是腺嘌呤6位上的-NH$_2$被-SH所取代的衍生物,为抗嘌呤药。

【体内过程】

6-巯嘌呤口服吸收良好,分布广泛。在肝内经黄嘌呤氧化酶代谢为无活性的硫尿酸与原形物一起由尿排泄。静脉注射 $t_{1/2}$ 50~90min。

【作用机制】

6-巯嘌呤在体内先经酶代谢为硫代肌苷酸,阻止肌苷酸转变为腺苷酸和鸟苷酸,干扰嘌呤代谢、阻碍核酸合成,对增殖周期S期细胞有效。

【药理作用与临床应用】

6-巯嘌呤通过整合巯基嘌呤的甲基转移酶代谢产物进入DNA和RNA,抑制嘌呤合成。主要用于白血病治疗。

【不良反应】

1. 胃肠道反应　主要表现食欲减退、恶心、呕吐、腹泻、口腔炎、口腔溃疡。

2. 骨髓抑制　白细胞和血小板下降。用药期间定期检查血象及出、凝血时间。

3. 肾毒性　血尿酸过高、结晶尿、严重肾功能障碍。用药期间,应定期检查肝肾功能,增加水摄入量(2 000~3 000ml/d),并保持尿液碱性。

4. 偶见间质性肺炎及肺纤维化。

【药物相互作用】

6-巯嘌呤与别嘌醇合用,增强抗肿瘤作用及毒性。与肝毒性药物合用,可增加肝毒性。与骨髓抑制药或抗肿瘤药合用,可增加血药浓度。与华法林合用,可拮抗抗凝血作用。

四、单克隆和多克隆抗体

抗胸腺细胞球蛋白

抗胸腺细胞球蛋白(antithymocyte globulin,ATG)系从人胸腺细胞免疫动物获得。ATG含有细胞毒性抗体,能与人T淋巴细胞表面CD2、CD3、CD4、CD25等分子结合。在血清补体参与下,使外周血淋巴细胞裂解。对T、B细胞均有破坏作用,但对T细胞的作用较强。主要用于器官移植的排斥反应。与其他免疫抑制剂如糖皮质激素等联用,可使同种异体肾移植的一年存活率提高10%~15%,还可明显减少糖皮质激素的用量。亦可用于治疗白血病、多发性硬化症、重症肌无力、溃疡性结肠炎、类风湿关节炎等疾病。常见不良反应有寒战、发热、血小板减少、关节疼痛和血栓性静脉炎等。静脉注射可引起血清病严重者发生过敏性休克。重复肌内注射,可致注射部位剧烈疼痛。建议少量多次深部肌内注射,或加用局部麻醉药,亦可通过理疗、超声波、按摩等措施加速吸收,缓解疼痛。

CD3单克隆抗体

CD3单克隆抗体是第一个用于治疗器官移植急性排斥反应患者的单克隆抗体,通过阻断T细胞的功能来抑制器官移植中的急性排斥反应。其静脉给药用于逆转心脏、肾脏和肝脏器官移植排斥反应。在治疗结束后,T细胞功能通常在一周内恢复正常。不良反应大,包括高热、全血细胞下降等流感样症候群,严重致肺感染、肺水肿、左心衰等。

五、烷化剂

环磷酰胺

环磷酰胺（cyclophosphamide）免疫抑制作用强而持久，杀伤增殖期淋巴细胞，减少淋巴细胞数目。选择性抑制 B 细胞，对 B 细胞较 T 细胞更为敏感。还可明显降低 NK 细胞活性，抑制初次和再次体液与细胞免疫反应。常用于排异反应与移植物抗宿主反应或长期应用糖皮质激素疗效不佳的自身免疫性疾病。不良反应有骨髓抑制、胃肠道反应、出血性膀胱炎及脱发等。采用小剂量、短疗程及小剂量与他药联用疗法，可避免或减轻不良反应。

知识拓展

雷公藤总苷

雷公藤总苷（tripterygium glycosides）是从卫矛科植物雷公藤根提取精制而成的一种脂溶性混合物，有"中草药激素"之称。药理活性由多种成分协同产生，既保留了雷公藤生药的免疫抑制等作用又去除了许多毒性成分。雷公藤具免疫抑制和免疫调节作用，是目前国内外热点研究的免疫调节药。可用于治疗类风湿关节炎、原发性肾小球肾病、肾病综合征、紫癜性及狼疮性肾炎、红斑狼疮、亚急性及慢性重症肝炎、慢性活动性肝炎，亦可用于过敏性皮肤脉管炎、皮炎和湿疹，以及银屑病性关节炎、麻风反应、白塞氏病、复发性口疮、强直性脊柱炎等。主要不良反应为恶心、呕吐、腹痛、腹泻、便秘、食欲缺乏、头晕、乏力、失眠、嗜睡、听力减退、周围神经炎、皮肤黏膜过敏、肾毒性、月经周期紊乱、经期延长、闭经等。

第二节 免疫增强剂

免疫增强剂（immunostimulants）是一类能激活免疫细胞的药物，可增强机体免疫功能，使低下的免疫功能恢复正常，或增强抗原的免疫原性，加速诱导免疫应答反应。临床主要用于免疫缺陷性疾病、恶性肿瘤及难治性细菌或病毒感染。免疫增强剂按其作用的先决条件可分为两类：免疫替代恢复剂、免疫佐剂。

一、免疫替代恢复剂

免疫替代恢复剂用来代替某些具有免疫增强作用的生物因子的药物。按其作用机制可分为提高巨噬细胞吞噬功能的药物、提高细胞免疫功能的药物、提高体液免疫功能的药物。

干 扰 素

干扰素（interferon，IFN）是单细胞或成纤维细胞分泌的一种糖蛋白，主要分为 α、β、γ 三类。对酸、碱、热有较强耐受性，易被蛋白酶破坏。哺乳动物的淋巴细胞、巨噬细胞及成纤维细胞均可因病毒感染或其他刺激产生干扰素。IFN 具有高度的种属特异性。现已可用 DNA 重组技术生产人干扰素。

【体内过程】

IFN 口服不吸收，多采用肌内或皮下注射给药。干扰素 α 吸收率 80%，干扰素 β、γ 吸收率较低。其中 IFN-γ 全身给药后，可再分布至呼吸道分泌物、脑脊液、眼和脑。IFN-α、IFN-β 和 IFN-γ 血浆消除 $t_{1/2}$ 分别为 2、1 及 0.5 小时，注射 4~8 小时血药浓度达峰值。

【作用机制】

IFN-γ 免疫调节作用较强。能活化巨噬细胞，表达组织相容性抗原，介导局部炎症反应，此外还可调节抗体生成、NK 细胞的杀伤作用。IFN-γ 对免疫应答的效应取决于用药剂量和用药时间。致敏前或大剂量给药可抑制免疫,致敏后或小剂量给药可增强免疫。这可能与其分别通过不同的细胞膜受体介导有关。

【药理作用与临床应用】

IFN 具有抗病毒、抗肿瘤和免疫调节作用。IFN 为广谱抗病毒药,可用于预防感冒、乙型肝炎、带状疱疹、腺病毒性角膜炎感染。也可用于肿瘤辅助治疗、抑制器官移植的排斥反应和治疗类风湿关节炎及多发性硬化症。

【不良反应】

IFN 可致可逆性血细胞减少,以白细胞和血小板减少为主,故用药期间应定期检查血常规。偶有变态反应、肝功能障碍。局部注射可引起疼痛、红肿。过敏体质、严重肝及肾功能不全、白细胞及血小板减少患者慎用。

白介素 -2

白介素 -2(interleukin-2,IL-2)由白细胞或其他细胞产生并介导白细胞间相互作用的一类细胞因子,也称为 T 细胞生长因子。现已能应用基因工程生产,称人重组白细胞介素 -2。

【作用机制】

IL-2 能激活细胞毒性淋巴细胞,促进细胞因子合成,增强 NK 细胞活性,对细胞毒 T 细胞(CTL)和巨噬细胞有预激活作用。部分淋巴细胞经 IL-2 刺激后可转化为具有广谱杀伤肿瘤细胞和淋巴因子激活的杀伤细胞。同时,IL-2 可直接作用于 B 细胞,促进其增殖、分化和分泌免疫球蛋白。

【药理作用】

1. 抗肿瘤　IL-2 可增强机体对肿瘤的免疫力。

2. 感染性疾病　IL-2 本身无直接抗病毒作用,但可通过增强 CTL、NK 细胞的活性,以及诱导 IFN-γ 产生而介导抗病毒作用。

【临床应用】

IL-2 常与其他细胞因子或化疗药物联用,治疗肾细胞癌、黑色素瘤、非霍奇金淋巴瘤、结肠癌、膀胱癌、卵巢癌、多发性骨髓瘤、肝癌等。对某些因细胞免疫功能低下的病毒感染患者有效。对活动性肝炎和单纯疱疹病毒感染等也有一定的疗效。

【不良反应】

常见不良反应有发热、寒战等流感样症状。一般无须处理,严重时可静脉注射哌替啶控制寒战,用对乙酰氨基酚退热。大剂量用药,可引起毛细血管渗漏综合征、严重低血压,并可产生致命性心血管毒性,一旦发生,应立即停药,并及时对症处理。严重低血压者、严重心肾功能不全者、高热者禁用,孕妇慎用。

转 移 因 子

转移因子(transfer factor,TF)从正常人的淋巴细胞或脾脏、扁桃体等淋巴组织提取的一种核酸肽。无抗原性不易被 RNA 酶、DNA 酶及胰酶破坏。TF 可将供体的细胞免疫信息转移给受体,使受体的淋巴细胞转化并增殖分化为致敏淋巴细胞,由此获得供体的特异性和非特异性的细胞免疫功能。TF 对细胞免疫功能呈双向调节作用,对体液免疫无影响。该药还能促进干扰素的释放。主要用于原发或继发性细胞免疫缺陷病,难治性病毒或真菌感染以及肿瘤的辅助治疗。不良反应较少。注射局部有酸、胀、痛感。

左 旋 咪 唑

左旋咪唑(levamisole)为口服有效的免疫调节药四咪唑的左旋体,咪唑环和含硫部分为其主要活性部位。口服易吸收,主要在肝内代谢,5% 以原形经肾排泄。本品及其代谢物的消除 $t_{1/2}$ 分别为 4~16 小时,单剂量用药的免疫作用可持续 5~7 日,故可每周给药一次。

左旋咪唑对免疫调节作用具有双向性。对免疫功能低下者,可促进抗体生成和恢复低下的细胞免疫功能,对自身免疫性疾病患者,可减少抗体的生成。对正常人和动物几乎不产生影响。主要用于免疫功能低下者恢复免疫功能,增强机体抗病能力。与抗癌药物合用治疗肿瘤,可巩固疗效、减少复发和转移。改善自身免疫疾病如类风湿关节炎、系统性红斑狼疮等免疫功能异常临床症状。

不良反应主要有恶心、呕吐、腹痛等症状,少数有发热、头痛、乏力等现象。偶见肝功能异常、白细胞及血小板减少,一般无须处理,停药后能自行缓解。肝炎活动期患者禁用。

二、免疫佐剂

又称非特异性免疫增生剂。本身不具抗原性,预先注射到机体内能增强免疫原性或改变免疫反应类型。

卡 介 苗

卡介苗(Bacillus Calmette-Guerin,BCG)又名结核菌素,是牛型结核分枝杆菌的减毒活疫苗,为非特异性免疫增强剂。

【作用机制】

BCG 能增强抗原的免疫原性,加速诱导免疫应答,提高细胞和体液免疫;并能刺激多种免疫细胞如巨噬细胞、T 细胞、B 细胞和 NK 细胞活性,增强机体的非特异性免疫功能。预先或早期应用 BCG,可增强小鼠对病毒或细菌感染的抵抗力,延长荷瘤动物的生存时间,减慢肿瘤增长速度及减少转移,降低死亡率。

【药理作用】

BCG 具有免疫佐剂作用,能增强抗原的免疫原性,加速诱导免疫应答。

【临床应用】

BCG 用于肿瘤的辅助治疗,如恶性黑色素瘤、白血病及肺癌,亦可用于乳腺癌、消化道肿瘤,可延长患者的存活期。也用于膀胱癌术后灌洗以及预防肿瘤的复发。

【不良反应】

BCG 注射局部可见红斑、硬结和溃疡。反复瘤内注射可发生过敏性休克或肉芽肿性肝炎。一旦发生,应立即停药,对症处理。剂量过大可降低免疫功能,促进肿瘤生长。

【药物相互作用】

卡介苗与免疫抑制剂如环孢霉素、来氟米特等合用可致严重感染。与糖皮质激素合用可降低疗效。与茶碱合用可延长其血浆半衰期。

(王宏婷)

思 考 题

1. 请简述环孢素的用途及主要不良反应。
2. 请简述免疫增强药常用药物有哪些。

Note:

NURSING

第四十五章

消毒防腐药

45章　数字内容

───── 学 习 目 标 ─────

- 知识目标：
  1. 掌握影响消毒防腐药作用的因素。
  2. 熟悉常见消毒防腐药的作用与用途。
  3. 了解消毒防腐药的作用机制。
- 能力目标：
  通过学习能应用章节知识合理使用消毒防腐药。
- 素质目标：
  1. 通过学习坚持以患者为中心，充分理解关心患者，并能进行相应心理护理。
  2. 建立和培养消毒防腐药的合理应用思维和能力。

---------- 导入案例与思考 ----------

患者,女,39 岁。肛门疼痛伴便血 1 个月,指诊显示为轻度混合痔、肛裂,采用 1∶5 000 的高锰酸钾溶液坐浴治疗。12 日后,患者疼痛及便血消失,痔核缩小。

请思考:

1. 高锰酸钾消毒防腐的作用机制是什么?

2. 高锰酸钾其他应用时的浓度是多少?

第一节 消毒防腐药概述

消毒药指能迅速杀灭病原微生物的药物。防腐药指能抑制病原微生物生长繁殖的药物。消毒药低浓度时抑菌,防腐药高浓度时杀菌,两者无严格界线,故统称为消毒防腐药。消毒防腐药对病原微生物和人体组织细胞无明显选择作用,不可内服。刺激性较弱的消毒防腐药可外用,称为外用消毒药;对组织有剧烈作用的称为环境消毒药,可用于器械、用具、环境及排泄物的消毒。

一、消毒防腐药的作用机制

防腐消毒药的种类很多,其作用机制各不相同,主要有以下三个方面:

1. 使病原微生物的蛋白质凝固成胶性,使其生长繁殖停止而达到消毒防腐的目的,如酚类、醛类、醇类、重金属盐类等。

2. 改变细菌细胞膜的通透性,导致细胞的内容物大量流失,使菌体破裂溶解,如清洁剂苯扎溴铵及有机型溶剂乙醚等。

3. 干扰细菌的酶系统,破坏细菌的正常代谢,如高锰酸钾等氧化剂的氧化、漂白粉等。

二、影响消毒防腐药作用的因素

1. **药液浓度** 浓度越高其作用越强。消毒防腐药对组织有刺激性和腐蚀性,需根据消毒对象选择浓度,应用于外界环境、用具、器械消毒时可选择高浓度;而体表应用,特别是创伤面消毒时应选择低浓度。

2. **作用时间** 作用时间越长,其作用越强。临床上可针对消毒对象的不同选择消毒时间,作用时间过短可能达不到抗菌目的。

3. **温度** 一般温度每升高 10℃作用可增加 1 倍,如氢氧化钠容易在 15℃时 6 小时条件下可杀灭炭疽杆菌芽孢,而 55℃只需 1 小时,75℃只需 6 分钟。

4. **消毒环境中的有机物** 消毒环境中的粪、尿等或创伤上的脓血、体液等有机物可减弱消毒防腐药的效果。因此,使用前必须彻底清除消毒物表面的脓血、坏死组织和污物。

5. **病原微生物的种类及状态** 不同种类或不同状态的微生物,对消毒防腐药的敏感性不同。如多数防腐消毒药对细菌的繁殖型有较好的抗菌作用,而对芽孢型的作用很小。

6. **其他方面** 环境或组织的 pH 对部分消毒防腐药作用的影响较大,如含氯消毒剂作用的最佳 pH 为 5~6。

第二节　常用的消毒防腐药

一、酚类

苯　酚

苯酚（phenol）又称石炭酸,杀灭细菌繁殖体和某些亲脂病毒作用较强。本品 0.1%~1% 溶液有抑菌作用;1%~2% 溶液有杀灭细菌、真菌作用;局部应用浓度过高可引起组织损伤甚至坏死,如 1%~2% 酚甘油溶液可用于中耳炎,而 5% 溶液对组织产生强烈的刺激和腐蚀作用。在碱性环境、脂类、皂类中杀菌力减弱,应用时避免与这些物品接触或混合。

甲　酚

甲酚（cresol）又称煤酚,其腐蚀性及毒性较小,抗菌作用比苯酚强 3~10 倍,能杀灭繁殖型细菌,对结核分枝杆菌、真菌有一定的杀灭作用;对细菌芽孢和亲水性病毒无效。甲酚皂溶液（由甲酚 500ml、植物油 300g、氢氧化钠 43g 配制而成）又称来苏儿,是临床常用的消毒液。2% 来苏儿用于皮肤、橡胶手套消毒;3%~5% 溶液用于手术器械、金属、木制家具、房屋地面、空气消毒;5%~10% 溶液用于患者排泄物或厕所消毒。

二、醇类

乙　醇

乙醇（alcohol）又称酒精,易挥发、易燃烧。能杀死繁殖型细菌,对结核分枝杆菌、囊膜病毒也有杀灭作用,但对细菌芽孢无效。乙醇在浓度为 20%~75%,其杀菌作用随溶液浓度增高而增强。高浓度酒精使组织表面形成一层蛋白凝固膜,妨碍渗透,影响杀菌作用。20%~30% 溶液用于皮肤涂搽物理降温;50% 溶液涂搽局部受压皮肤,用于防止压疮发生;75% 溶液杀菌作用最强,可用于皮肤消毒、温度计消毒、手术器械消毒（需浸泡 30 分钟以上）。乙醇对黏膜的刺激性较大,不能用于黏膜和创面的消毒。对芽孢无作用,不宜用于外科手术器械消毒。

苯氧乙醇

苯氧乙醇（phenoxyethanol）为无色稍带黏性液体,对铜绿假单胞菌有较强的杀灭作用,对其他革兰氏阴性细菌和阳性细菌作用较弱。可用其 1%~2% 的水溶液（其中含 10% 乙醇）治疗铜绿假单胞菌感染的表面创伤、灼伤和脓肿。

三、醛类

甲　醛

甲醛（formaldehyde）为强还原剂。40% 溶液又称福尔马林。本品不仅能杀死繁殖型的细菌,也可杀死芽孢、结核分枝杆菌、病毒及真菌等。对皮肤和黏膜的刺激性很强,但不损坏金属、皮毛、纺织物和橡胶等。2% 福尔马林可用于手术器械消毒（需浸泡 1~2 小时）;10% 福尔马林用于固定生物标本及保存疫苗。本品对黏膜有刺激性和致癌作用。

戊 二 醛

戊二醛（glutaraldehyde）具有广谱、高效和速效的杀菌作用,对金属腐蚀性小。对细菌繁殖体、芽孢、结核分枝杆菌、真菌及乙肝病毒等均有作用。2% 戊二醛水溶液可用于口腔科器械、内镜、温度计、橡胶、塑料制品以及不宜加热的器械或制品消毒;5%~10% 溶液可用于除面部以外的寻常疣;10% 溶液可治疗多汗症。因有刺激性应避免接触皮肤和黏膜。金属器械消毒加入 0.5% 亚硝酸银可防锈蚀。

四、酸类

过氧乙酸

过氧乙酸(peroxyacetic acid)具爆炸性、强氧化性、强腐蚀性、强刺激性,遇有机物可释放新生氧,产生氧化作用。对细菌繁殖体、芽孢、病毒、霉菌均有杀灭作用。0.04% 溶液喷雾或熏蒸用于食品、空气、地面、墙壁、家具、垃圾的消毒;0.1%~0.2% 溶液用于洗手浸泡消毒(需浸泡 1 分钟);0.3%~0.5% 溶液用于医疗器械消毒;1% 溶液用于衣物、被单消毒(需浸泡 2 小时)。

硼酸

硼酸(orthoboric acid)对细菌和真菌有微弱的抑制作用,刺激性极小。外用于洗眼或冲洗黏膜,治疗眼、鼻、口腔、阴道等黏膜炎症;也用其软膏涂敷患处,治疗皮肤创伤和溃疡等,但不适用于大面积创伤和新生肉芽组织,以避免吸收后蓄积中毒。3% 硼酸溶液用于眼、口腔、膀胱、子宫等的冲洗;10% 硼酸软膏用于皮肤、黏膜患处。

乳酸

乳酸(lactic acid)为酸性防腐剂,抑菌作用弱。0.5%~2% 乳酸溶液可做阴道冲洗;5% 乳酸阴道栓可治疗滴虫性阴道炎;10% 溶液 12ml 加水 20ml,加热蒸发 30 分钟,可消毒 100m³ 房间。高浓度乳酸对皮肤、黏膜有刺激作用和腐蚀性。

苯甲酸

苯甲酸(benzoic acid)为常用的食品和药物防腐剂,有抗真菌作用。0.05%~0.1% 浓度的苯甲酸用于食品和药物防腐;6%~12% 苯甲酸与水杨酸制成酊剂或软膏,可治疗皮肤浅部真菌感染,如手癣、足癣、体癣等。

五、卤素类

碘酊

碘酊(iodine tincture)是由碘与碘化钾、蒸馏水、乙醇按一定比例制成的酊剂,可杀灭细菌芽孢、真菌、病毒、原虫。2% 碘酊可用于皮肤消毒;3%~5% 碘酊用于手术野皮肤消毒;5%~10% 碘酊用于毛囊炎、甲癣、传染性软疣等。2% 碘甘油(由碘与碘化钾、蒸馏水、甘油配制)局部应用治疗牙龈感染和咽炎。

碘伏

碘伏(iodophor)为碘与表面活性剂形成的络合物,对细菌繁殖体、真菌、原虫和部分病毒有杀菌作用。医用碘伏常见的浓度是 1%,用于皮肤的消毒治疗可直接涂擦;0.5% 的碘伏用于阴道炎冲洗治疗;2% 的碘伏用于外科手术中手和其他部位皮肤的消毒。

碘仿

碘仿(iodoform)本身无防腐作用,与组织液接触时,能缓慢地分解出游离碘而呈现防腐作用,作用持续 1~3 日。对组织刺激性小,能促进肉芽形成。具有防腐、除臭和防蝇作用。用于瘘管和深部创伤等。

次氯酸钠

次氯酸钠(sodium hypochlorite)为强氧化剂,有漂白作用,是一种有效、快速、杀菌力强的消毒剂,对细菌、病毒、芽孢等有强大的杀灭作用。用于饮水消毒、污水处理和医院各种用具及排泄物的消毒。高浓度对组织有腐蚀和溶解作用。其杀菌作用随环境 pH 的增大而降低,且受有机物及温度影响,遇光、热易分解。

含氯石灰

含氯石灰(chlorinated lime)为次氯酸钙、氯化钙、氢氧化钙的混合物。加入水中可产生具有杀菌作用的次氯酸和次氯酸离子,与有机物接触可迅速释放出氯,杀菌作用强大而迅速,用于消毒饮用水及排泄物。0.03%~0.15% 用于饮用水消毒;0.5% 用于消毒用具;1%~2% 乳状液或干粉用于消毒粪便和痰;1%~3% 用于喷洒浴室和厕所。对皮肤有刺激性,禁用于金属制品和有色织物。

六、氧化剂

高锰酸钾

高锰酸钾(potassium permanganate)为强氧化剂,遇不饱和烃即放出新生态氧,有很强的杀菌作用。0.1% 溶液用于水果、食物、食具等消毒及冲洗溃疡或脓肿,或处理蛇咬伤伤口;0.01%~0.02% 溶液用于药物中毒时的洗胃及阴道冲洗;0.01%~0.025% 溶液湿敷治疗湿疹。

过氧化氢

过氧化氢(hydrogen peroxide)为强氧化剂,可杀灭肠道致病菌、化脓性球菌、致病酵母菌,对厌氧菌尤其敏感。1%~3% 溶液用于口腔溃疡与炎症部位冲洗,也用于皮肤创面、溃疡局部的清洗;1% 溶液用于扁桃体、口腔炎等含漱。对舌及口腔黏膜有轻度刺激性。

七、表面活性剂

苯扎溴铵

苯扎溴铵(benzalkonium bromide)为阳离子表面活性剂,能改变细菌细胞膜的通透性,使菌体内一些重要物质外渗,并阻碍其代谢而呈杀菌作用,对革兰氏阳性菌、革兰氏阴性细菌、真菌等均有作用,作用强而快。0.01% 苯扎溴铵溶液用于创面消毒;0.1% 溶液用于皮肤、黏膜、真菌感染;0.05%~0.1% 溶液用于手术前泡手消毒;0.1% 溶液用于医疗器械消毒,一般煮沸 15 分钟再浸泡 30 分钟;0.005% 以下溶液用于膀胱及尿道冲洗。冲洗体腔应注意防止吸收中毒。

氯己定

氯己定(chlorhexidine)为阳离子表面活性剂,具有较强的抑菌和杀菌作用,对铜绿假单胞菌、真菌亦有效,但对耐酸菌、芽孢及病毒无效。0.02% 的氯己定溶液用于洗手消毒;0.05% 溶液冲洗伤口、创面及滴耳;0.5% 溶液用于器械消毒;0.05% 氯己定乙醇溶液用于手术区皮肤消毒;0.1% 氯己定软膏、气雾剂等可用于烧伤、烫伤感染。

八、染料类

甲紫

甲紫(methylrosanilinium chloride)属三苯甲烷类染料消毒剂。主要对革兰氏阳性菌如葡萄球菌、白喉杆菌以及铜绿假单胞菌、白念珠菌、表皮癣菌有杀灭作用,对其他革兰氏阴性菌和抗酸杆菌几乎无作用。0.25%~2% 溶液外用涂搽可用于皮肤、黏膜的杀菌或口炎;0.1%~1% 溶液用于烧伤、烫伤的涂搽;1% 甲紫糊剂用于脚癣继发性感染及脓皮病。对黏膜可能有刺激或引起接触性皮炎,对动物有致癌作用故禁用于伤口破溃处。

依沙吖啶

依沙吖啶(ethacridine)能抑制革兰氏阳性细菌,主要是球菌。0.1%~0.2% 溶液常用于外科创伤、皮肤、黏膜化脓性感染,创面的清洗和湿敷,也用于口腔黏膜溃疡、牙龈炎、牙周炎的辅助治疗。局部外用毒性小,对组织刺激性小。禁与含氯溶液、碘制剂、苯酚及碱性药物配伍。

九、其他

硝酸银

硝酸银(silver nitrate)具有杀菌、收敛和促进创面愈合的作用,对淋病奈瑟菌特别敏感,对化脓性肺炎球菌、金黄色葡萄球菌、铜绿假单胞菌、变形杆菌及沙眼衣原体具有较强的抗菌活性。0.25%~0.5% 溶液用于黏膜收敛;10%~20% 溶液用于灼烧慢性溃疡及过度增生的肉芽组织;10% 溶液还原成金属银可作牙本质脱敏。

知 识 拓 展

气体消毒剂 - 环氧乙烷

环氧乙烷(ethylene oxide)在室温和大气压下为无色的可燃气体,是一种广谱、高效的杀菌消毒剂。环氧乙烷能使微生物的蛋白质、DNA和RNA的活性基团发生非特异性烷基化,使其正常的生化反应和新陈代谢受阻,导致微生物死亡;可杀灭大多数病原微生物,包括细菌、芽孢、病毒和真菌;可用于皮革、棉织品、化纤织物、精密仪器、生物制品、纸张、书籍、文件、某些对热不稳定的药物、橡皮制品等的气体熏蒸消毒。

（张跃文）

思 考 题

1. 影响消毒剂作用的因素是什么?
2. 对病毒与细菌芽孢应选用什么消毒剂?

B

C

E

F

G

K

M

P

Q

R

T

W

X

Z

［1］朱依谆,殷明 . 药理学［M］. 8 版 . 北京：人民卫生出版社,2016.

［2］尤黎明,吴瑛 . 内科护理学［M］. 6 版 . 北京：人民卫生出版社,2017.

［3］董志 . 药理学［M］. 4 版 . 北京：人民卫生出版社,2017.

［4］BRUNTON L L,CHABNER B A,KNOLLMANN B C.古德曼·吉尔曼治疗学的药理学基础［M］. 12 版 . 金有豫,李大魁,译 . 北京：人民卫生出版社,2017.

［5］杨俊卿,秦大莲 . 药理学［M］. 2 版 . 北京：科学出版社,2018.

［6］李俊 . 临床药理学［M］. 6 版 . 北京：人民卫生出版社,2018.

［7］杨宝峰,陈建国 . 药理学［M］. 9 版 . 北京：人民卫生出版社,2018.

［8］KATZUNG B G,MASTERS S B,TREVOR A J.Basic & clinical pharmacology ［M］. 12th ed. New York：McGraw Hill,2011.

［9］BRUNTON L L,HILAL-DANDAN R,KNOLLMANN B C.Goodman & Gilman's the pharmacological basis of therapeutics ［M］. 13th ed.New York：McGraw Hill,2017.

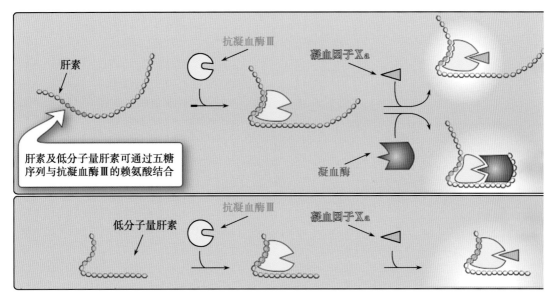

彩图 25-2　抗凝血酶 Ⅲ、肝素、低分子量肝素和凝血因子相互作用示意图

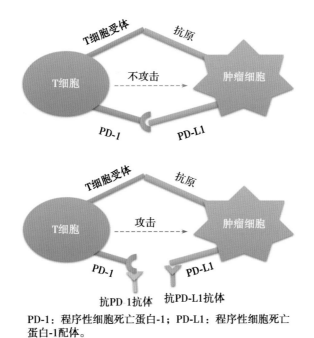

PD-1：程序性细胞死亡蛋白-1；PD-L1：程序性细胞死亡蛋白-1配体。

彩图 43-1　PD-1/PD-L1 免疫疗法的作用机制